外科常见病诊断与治疗

主编 沈海龙 邵一阳 卢 晨
　　　陶海学 李 纲 陈凌燕

天津出版传媒集团
天津科学技术出版社

图书在版编目(CIP)数据

外科常见病诊断与治疗 / 沈海龙等主编. -- 天津：天津科学技术出版社, 2024.7. -- ISBN 978-7-5742-2337-0

Ⅰ. R6

中国国家版本馆 CIP 数据核字第 2024QR7666 号

外科常见病诊断与治疗

WAIKE CHANGJIAN BING ZHENDUAN YU ZHILIAO

责任编辑：张建锋

出　　版：	天津出版传媒集团 天津科学技术出版社
地　　址：	天津市西康路 35 号
邮　　编：	300051
电　　话：	(022)23332400
网　　址：	www.tjkjcbs.com.cn
发　　行：	新华书店经销
印　　刷：	廊坊市海涛印刷有限公司

开本 787×1092　1/16　印张 32　字数 600 000
2024 年 7 月第 1 版　2025 年 1 月第 1 次印刷
定价：180.00 元

《外科常见病诊断与治疗》编委会

主　编

沈海龙［顺义区妇幼保健院（北京儿童医院妇儿医院）］
邵一阳［顺义区妇幼保健院（北京儿童医院妇儿医院）］
卢　晨（安徽医科大学第一附属医院）
陶海学（武威市古浪县古浪镇卫生院）
李　纲（庆云县人民医院）
陈凌燕（青海省中医院）

副主编

姚树智（联勤保障部队第九六四医院）
孙小惠（四川大学华西医院）
杨培容（四川大学华西公共卫生学院/华西第四医院）
代海燕（衡水市人民医院）
刘嘉斌（四川大学华西医院）
李晓磊（海南省第二人民医院）
刘　洋（湖南省常德市第一人民医院）
沈　琼（湖北省妇幼保健院）

前 言

随着近年来医学科学的迅速发展,外科的内容也不断地更新和增加,外科疾病的诊治手段也发生着日新月异的变化,在新世纪中呈现出崭新的面貌,作为一个医生或者即将成为医生的研究生,为适应新形势应需不断学习和提高,在自己的专业范围内汲取新的知识,掌握先进的技术,才能成为一名合格的医生以适应社会的需求。

全书内容包括临床外科常见疾病的诊断和治疗进展,共分为七篇:第一篇为普外科基础,第二篇介绍胸外科疾病,第三篇介绍肝胆外科疾病,第四篇介绍肛肠外科疾病,第五篇介绍其他外科常见疾病,第六篇为外科麻醉,第七篇为外科护理。本书的编写注重实用,理论与实践、普及与提高相结合的原则,以临床常见病、多发病为出发点,以诊断和治疗为中心,对每种疾病从概述、分析病因开始,讲述临床表现、实验室及其他检查、诊断和鉴别诊断、治疗等。

由于资料的选择和观点的阐述可能因实践经验的不同而存在差异,书中不足之处恐难避免,敬请同仁不吝赐教,也衷心希望广大读者批评指正。

《外科常见病诊断与治疗》 编委会

目 录

第一篇 普外科基础

第一章 普外科学基础 ··· 1
第一节 肝脏的解剖和生理 ··· 1
第二节 胆管系统的解剖和生理 ··· 3

第二章 普外科常用检查技术 ······································· 7
第一节 超声内镜检查 ··· 7
第二节 胃镜检查 ··· 9

第三章 普通外科常用诊疗技术 ··································· 21
第一节 淋巴结活检术 ·· 21
第二节 体表肿块穿刺活检术 ·· 22

第四章 外科患者的营养代谢 ····································· 24
第一节 肠外营养 ·· 24
第二节 肠内营养 ·· 30

第五章 外科感染 ··· 34
第一节 皮肤和软组织坏死性感染 ······································ 34
第二节 外科病毒性感染 ·· 38

第六章 外科休克 ··· 45
第一节 损伤性休克 ·· 45
第二节 失血性休克 ·· 46

第二篇 胸外科

第一章 胸部外科基础 ··· 52
第一节 胸部外科发展概况 ·· 52
第二节 胸心外科手术切口 ·· 54

第二章 胸部手术前后处理 ······································· 58
第一节 胸外科患者的术前评价 ·· 58
第二节 胸外科患者的术后监护 ·· 70

第三章 胸外科手术 ··· 81
第一节 食管穿孔与破裂缝合术 ·· 81
第二节 食管贲门肌层切开术 ·· 81

第四章 肺部手术 ··· 84
第一节 肺切除术 ·· 84

第二节　纵隔淋巴结清扫术 ………………………………………………………………… 93

第三篇　肝胆外科

第一章　肝脏外科疾病 ……………………………………………………………………… 95
　　第一节　肝脓肿 ………………………………………………………………………………… 95
　　第二节　肝囊肿 ……………………………………………………………………………… 102
　　第三节　肝损伤 ……………………………………………………………………………… 103
　　第四节　肝血管瘤 …………………………………………………………………………… 106
　　第五节　肝细胞腺瘤 ………………………………………………………………………… 108
　　第六节　肝细胞癌 …………………………………………………………………………… 110
　　第七节　肝内胆管癌 ………………………………………………………………………… 115
　　第八节　结直肠癌肝转移 …………………………………………………………………… 117

第二章　胆管外科疾病 …………………………………………………………………… 124
　　第一节　胆囊炎 ……………………………………………………………………………… 124
　　第二节　胆囊结石 …………………………………………………………………………… 127
　　第三节　肝外胆管结石 ……………………………………………………………………… 130
　　第四节　肝内胆管结石 ……………………………………………………………………… 132
　　第五节　胆总管结石 ………………………………………………………………………… 134
　　第六节　先天性畸形 ………………………………………………………………………… 137
　　第七节　医源性胆管损伤 …………………………………………………………………… 138
　　第八节　胆管良性狭窄 ……………………………………………………………………… 144
　　第九节　胆囊良性肿瘤 ……………………………………………………………………… 148
　　第十节　胆囊癌 ……………………………………………………………………………… 151
　　第十一节　胆管癌 …………………………………………………………………………… 159

第三章　肝脏外科微创 …………………………………………………………………… 171
　　第一节　肝囊肿的微创治疗 ………………………………………………………………… 171
　　第二节　肝脓肿的微创治疗 ………………………………………………………………… 175
　　第三节　肝癌的微创治疗 …………………………………………………………………… 177
　　第四节　腹腔镜肝切除术 …………………………………………………………………… 197

第四章　胆管外科微创 …………………………………………………………………… 210
　　第一节　腹腔镜胆囊切除术 ………………………………………………………………… 210
　　第二节　急性胆囊炎的腹腔镜胆囊切除术 ………………………………………………… 211
　　第三节　胆囊管或壶腹结石嵌顿的腹腔镜胆囊切除术 …………………………………… 212
　　第四节　萎缩性胆囊炎的腹腔镜胆囊切除术 ……………………………………………… 213
　　第五节　保胆取石术 ………………………………………………………………………… 214
　　第六节　残余胆囊的腹腔镜胆囊切除术 …………………………………………………… 217

第七节　腹腔镜胆总管切开取石、T形管引流术……218
　　第八节　腹腔镜胆囊癌根治术……222
第五章　胰腺外科微创……225
　　第一节　胰腺炎的微创治疗……225
　　第二节　胰腺癌的微创治疗……230
　　第三节　腹腔镜胰腺手术……237
　　第四节　腹腔镜胰十二指肠切除术……240
第六章　脾脏外科微创……247
　　第一节　腹腔镜脾切除术……247
　　第二节　脾脏部分切除术……252
第七章　腔镜器械的处理……256
　　第一节　腔镜器械处理操作流程……256
　　第二节　各专科常用腔镜器械的处理……258

第四篇　肛肠外科

第一章　肛肠疾病的病因病机……266
第二章　肛肠疾病常见症状与体征……271
　　第一节　便秘……271
　　第二节　腹泻……276
第三章　肛门直肠周围脓肿……281
　　第一节　病因病理……281
　　第二节　治疗……282
第四章　肠梗阻……305
　　第一节　肠梗阻的诊断……305
　　第二节　肠梗阻的治疗……314

第五篇　其他外科疾病

第一章　体表肿瘤与肿块……318
　　第一节　脂肪瘤……318
　　第二节　纤维瘤……319
　　第三节　皮脂腺囊肿……320
　　第四节　腘窝囊肿……322
　　第五节　血管瘤……323
　　第六节　淋巴管瘤……324
　　第七节　恶性黑色素瘤……326
　　第八节　皮肤癌……327

第二章 甲状腺及乳腺疾病 … 330
第一节 甲状腺腺瘤 … 330
第二节 甲状腺癌 … 331
第三节 急性乳腺炎 … 334
第四节 乳腺囊性增生症 … 336
第五节 乳腺纤维腺瘤 … 337
第六节 乳腺癌 … 338

第三章 胃部疾病 … 343
第一节 胃扭转 … 343
第二节 胃下垂 … 345

第四章 泌尿系统疾病 … 347
第一节 急性细菌性膀胱炎 … 347
第二节 急性尿道炎 … 348
第三节 急性细菌性前列腺炎 … 350
第四节 慢性前列腺炎 … 351
第五节 急性附睾炎 … 354
第六节 良性前列腺增生症 … 356
第七节 急性尿潴留 … 360
第八节 肾积水 … 361
第九节 肾结石 … 364
第十节 输尿管结石 … 366
第十一节 尿道结石 … 368
第十二节 精索静脉曲张 … 370

第五章 外周血管疾病 … 372
第一节 血栓闭塞性脉管炎 … 372
第二节 原发性下肢深静脉瓣膜功能不全 … 379
第三节 下肢动脉硬化闭塞症 … 382
第四节 单纯性下肢浅静脉曲张 … 387
第五节 多发性大动脉炎 … 395

第六章 常见创伤性疾病 … 402
第一节 头皮血肿 … 402
第二节 脑震荡 … 403
第三节 脑挫裂伤 … 404
第四节 颅内血肿 … 406
第五节 肋骨骨折 … 407

第七章	骨与关节损伤	409
第一节	肘部创伤	409
第二节	前臂损伤	414

第六篇　外科麻醉

第一章	麻醉前评估与准备	419
第二章	麻醉期间监测技术	439
第一节	呼吸功能监测	439
第二节	循环功能监测	445
第三章	胸外科手术麻醉	450
第一节	常见胸内手术的麻醉	450
第二节	气管手术的麻醉	451
第四章	腹部外科手术麻醉	453
第一节	腹部外科手术麻醉特点	453
第二节	腹部手术常用的麻醉方法	454

第七篇　外科护理

第一章	甲状腺外科护理	456
第一节	甲状腺肿瘤的护理	456
第二节	甲状腺功能亢进症的护理	458
第二章	腹部外科护理	466
第一节	胃十二指肠溃疡的护理	466
第二节	胃癌的护理	470
第三节	肠梗阻的护理	473
第四节	急性阑尾炎的护理	478
第五节	腹外疝的护理	482
第六节	原发性肝癌的护理	487
第三章	血管外科护理	493
第一节	下肢静脉曲张的护理	493
第二节	血栓闭塞性脉管炎的护理	497
参考文献		500

第一篇　普外科基础

第一章　普外科学基础

第一节　肝脏的解剖和生理

一、肝脏的解剖

肝是人体内最大的实质性脏器。在成人约占体重的2%（1200～1500g），在新生儿约占体重的5%。它位于右上腹，膈肌下方，受到右侧肋弓保护。

1. 肝的韧带

肝的韧带有左三角韧带、右三角韧带、圆韧带、镰状韧带、肝胃韧带、肝十二指肠韧带以及后面的腔静脉韧带等。左、右三角韧带为腹膜的返折，分别与左、右膈肌相连，同时也是镰状韧带的延续。镰状韧带位于肝膈面，矢状位走行，一端与肝圆韧带相连，另一端延伸为左、右三角韧带。肝圆韧带是胎儿时脐静脉的残迹，连接于腹前壁和肝。在胎儿时期母体与胎儿之间的营养交换通过脐静脉来进行，胎儿出生后脐静脉逐渐闭锁为韧带。门静脉高压患者此静脉可重新开放，是腹壁静脉曲张发生的解剖基础。肝胃韧带和肝十二指肠韧带又称"小网膜"，内含胃左动脉及肝动脉、门静脉、胆总管等。门静脉、肝动脉和胆总管被包裹于一结缔组织鞘内（称"glisson 鞘"）一同进入肝内，其入肝处称第一肝门。

2. 肝的分叶

既往是以镰状韧带为界将肝脏分为左、右肝，这种分界法不能适应现代外科学的发展。目前常用的是法国学者 Couinaud 提出的八段（最近又分为九段）肝分叶法和美国的肝分叶法。两者都是以肝静脉的肝内走行方向作为分界平面。肝中静脉走行的方向为胆囊窝与肝上、下腔静脉的左侧缘的连线。在美国的分叶方法中，以肝中静脉为界把肝分成左、右半肝。右半叶又以肝右静脉为界分为右前叶和右后叶；左半叶以肝左静脉分为左内叶和左外叶。Couinaud 的肝段分别是在上述肝分叶的基础上，又以肝裂（即肝内含有门静脉三联的平面）把左外叶分为Ⅱ段、Ⅲ段；右前叶和右后叶分别包括Ⅴ段、Ⅷ段和Ⅵ段、Ⅶ段；左内叶为Ⅳ段；尾状叶为Ⅰ段，共计八段。

3. 肝的血流

肝的血液供应非常丰富，包括入肝和出肝两套血流系统，是唯一有双重血液供应的器官；其一是门静脉，主要接受来自胃肠和脾脏的血液；另一是腹腔动脉的分支之——肝动脉。门静脉与肝动脉进入肝脏以后，反复分支，在肝小叶周围形成小叶间静脉和小叶间动脉,进入肝血流窦中(肝毛细血管),再经中央静脉,注入肝静脉,最后进入下腔静脉而回心脏。

肝动脉占入肝血流的25%,门静脉占75%,但因为肝动脉血中富含氧,所以两者对肝的供氧各占50%左右。肝动脉大多起源于腹腔干,少数起源于肠系膜上动脉。有时临床上会遇到右肝动脉发自肠系膜上动脉或左肝动脉发自胃左动脉的变异情况。肝动脉在第一肝门处多数分为左、右肝动脉后进入肝实质,少数分为左、中、右三支肝动脉,其中肝中动脉血流供应左内叶。门静脉在胰颈后方接受肠系膜上静脉和脾静脉的血流,行走于肝十二指肠韧带的后方。手术中常把胆总管和肝动脉游离拉起后才能显露门静脉全程。多数门静脉入肝时分为左、右两支,少数分为三支。肝的出肝血流是指肝静脉系统。肝动脉和门静脉血流进入肝窦,经物质交换和代谢后逐渐汇成肝静脉血。三支主肝静脉(肝右、肝中和肝左静脉)汇入肝上、下腔静脉形成第二肝门。80%的肝左和肝中静脉在肝实质内合成共干再汇入下腔静脉。除三支主肝静脉外,在肝后下腔静脉前壁与肝实质之间有8~10支肝短静脉直接汇入下腔静脉,称之为"第三肝门"。

二、肝脏的生理

肝脏是人体最大的腺体器官,有很多生理功能,它参与体内消化、代谢、排泄、解毒和免疫等过程,其中以代谢功能最为重要。

1. 肝脏的胆汁分泌作用

肝脏的胆汁分泌作用在胆汁部分中有详述。

2. 代谢功能

肝脏的代谢功能包括碳水化合物、蛋白质、脂肪三大物质的代谢和各种维生素、多种激素的代谢。肝脏在碳水化合物代谢方面主要起到血糖稳定作用,即餐后将单糖转化为糖原贮存起来,即糖原合成作用;而在饥饿状态下,将糖原分解为葡萄糖,或将非糖物质转化为葡萄糖,即所谓的糖异生作用。所以肝功能障碍时易引起低血糖,糖耐量降低及血中乳酸、丙酮酸增多。

肝脏与机体的蛋白质代谢的关系极为密切,肝主要依赖一些酶发挥合成、脱氧和转氨三个作用。肝是人体合成和分解蛋白质的主要器官,也是血浆蛋白的最重要来源,肝脏合成的蛋白质包括肝的组织蛋白、各种酶蛋白、纤维蛋白原、凝血酶原、凝血因子和大部分血浆蛋白。肝内蛋白质的分解可能主要在溶酶体中进行,分解为氨基酸,大多数必需氨基酸是在肝内代谢,而支链氨基酸主要在肌肉内通过转氨基作用而降解。所以肝功能障碍时易引起低蛋白血症,增加游离药物的浓度,增强药物的作用,并引起血浆氨基酸特别是芳香族氨基酸含量增高,导致肝性脑病而对镇痛镇静药物特别敏感。

肝在脂肪代谢中具有维持体内各种脂质(包括磷脂酰胆碱)恒定的重要作用,也是胆固醇和胆盐代谢的中枢。肝中脂肪的运输与脂蛋白有密切关系,而磷脂酰胆碱是合成脂蛋白的重要原料。因此,当磷脂酰胆碱不足时,可导致肝内脂肪堆积,造成脂肪肝。此外,胆固醇在胆汁中的溶解度取决于胆盐与磷脂酰胆碱的比例组成,若比例失调则产生胆固醇结石。

肝还参与各种维生素代谢。肝内胡萝卜素酶能将胡萝卜素转化为维生素 A,并加以储存;肝脏还能储存维生素 B 族、维生素 C、维生素 D、维生素 E 和维生素 K。

在激素代谢方面，肝可使雌激素、垂体后叶分泌的抗利尿激素灭活；肾上腺皮质醇和醛固酮的中间代谢过程大部分在肝内进行。肝硬化时肝功能减退，体内雌激素增多可引起蜘蛛痣、肝掌及男性乳房发育等现象；抗利尿激素和醛固酮增多，促使体内水钠潴留，引起水肿和腹水。

3. 解毒功能

肝脏是人体内主要的解毒器官，它可保护机体免受损害。外来的或体内代谢产生的有毒物质都要经过肝脏处理，使毒物成为毒性比较小的或溶解度比较大的物质，随胆汁或尿液排出体外。肝脏的解毒作用主要通过以下几种方式进行。

（1）化学作用：有氧化、还原、结合和脱氨等作用，其中结合是非常重要的方式。毒物与葡萄糖醛酸、硫酸、氨基酸等结合后可变为无毒物质，由尿液排出。体内氨基酸脱氨时，以及肠道内细菌分解含氮物质时所产生的氨是一种有毒的代谢产物，氨的解毒主要是通过在肝内合成尿素，随尿排出体外。所以当肝衰竭时血氨含量增高；

（2）分泌作用：一些重金属（如汞），以及来自肠道的细菌可经胆汁分泌排出；

（3）蓄积作用：某些毒物或药物可以蓄积在肝脏，如吗啡，然后小量释放以减轻中毒程度；

（4）吞噬作用：肝静脉窦的内皮层含有大量的 Kupffer 细胞，有很强的吞噬能力，能吞噬血中的异物、细菌、染料及其他颗粒物质。据估计门静脉血中的细菌有 99% 在经过肝静脉窦时被吞噬，由此可见，肝脏的这一滤过作用的重要性。

4. 造血和调节血液循环

肝内有铁、铜、维生素 B_{12} 和叶酸等，可间接参与造血。正常情况下，肝血流量为 $1000 \sim 1800 mL/min$，肝储有大量血液，在急性失血时能输出约 300mL 血液以维持有效循环血量，而肝功能不受影响。

5. 凝血功能

除上述的纤维蛋白原、凝血酶原的合成外，肝还合成凝血因子 V、VII、VIII、IX、X、XI 和 XII。另外，储存在肝内的维生素 K 对凝血酶原和凝血因子 VII、IX、X 的合成是不可缺少的。肝病时可引起凝血因子缺乏造成凝血时间延长及发生出血倾向。

6. 热量的产生

机体在安静状态下主要由内脏器官产热，其中肝脏产热居首位。肝再生能力很强，切除肝右三叶后，余下约 25% 的正常肝组织仍能维持正常的生理需要，并逐渐（约 1 年左右）恢复到原肝重量。肝再生必须有足够的血液供应，其中门静脉血供尤为重要。肝对缺氧比较敏感，一般认为肝血流阻断时间不超过 20~30min 为宜。若肝实质有明显改变，常温下一次阻断入肝血流的时间应严格限制在 10min 之内。

第二节 胆管系统的解剖和生理

一、胆管系统的解剖

胆管系统包括肝内、外胆管，胆囊及 Oddi's 括约肌等部分。它起于毛细胆管，末端与胰管汇合，开口于十二指肠乳头，外有 Oddi's 括约肌围绕。

（一）肝内胆管

正常的肝内胆管很细，起自毛细胆管，继而汇集成小叶间胆管、肝段、肝叶胆管及肝内部分的左、右肝管。肝内胆管和肝内肝动脉、门静脉及其各级分支的分布和走行大体一致，三者同为一个结缔组织鞘（glisson 鞘）所包裹，又称为"glisson 系统"。左、右肝管为一级支，左内叶、左外叶、右前叶、右后叶胆管为二级支，各肝段胆管为三级支。

（二）肝外胆管

1. 左、右肝管和肝总管

左、右肝管出肝后，在肝门部呈"Y"字形汇合形成肝总管。左肝管较为细长，约 1.6cm，全程位于肝门横沟内，与肝总管之间形成 90°夹角；右肝管较粗短，约 0.8cm，与肝总管间形成 150°夹角。在肝门处，肝管、门静脉、肝动脉三者关系密切，一般是左、右肝管在前，肝左、右动脉居中，门静脉左、右主干在后；左、右肝管的汇合点位置最高，门静脉分为左、右主支的分叉点稍低，肝固有动脉（分为肝左、右动脉）的分叉点最低。

肝总管直径为 0.4~0.6cm，长约 3~4cm，位于肝十二指肠韧带中，其下端与胆囊汇合形成胆总管。有时肝总管前方有肝固有动脉发出的肝右动脉或胆囊动脉越过；有时除左、右肝管外，还可有副右肝管（6%~10%）单独从肝门右侧出肝，可开口于肝管、胆囊管或胆总管。

2. 胆总管

肝总管与胆囊管汇合形成胆总管，长约 7~9cm，直径 0.6~0.8cm。若直径超过 1cm 应视为异常。根据其行程和毗邻关系，胆总管分为四段。

（1）十二指肠上段：始于肝总管与胆囊管汇合处，止于十二指肠上缘。此段经网膜孔前方，肝十二指肠韧带右缘下行，肝动脉位于其右侧，门静脉位于两者后方。胆总管探查、取石及引流手术多在此段进行。

（2）十二指肠后段：行经十二指肠第一段后方，其后方为下腔静脉，左侧有门静脉和胃十二指肠动脉。

（3）胰腺段：在胰头后方的胆管沟内或实质内下行。

（4）十二指肠壁内段：位于十二指肠降部中段内后侧壁内，斜行走行长约 1.5~2cm。约 85%人的胆总管与主胰管形成共同通路开口于十二指肠乳头；约 15%人的胆总管与主胰管分别进入十二指肠或有间隔。胆总管进入十二指肠前扩大成壶腹，称"Vater 壶腹"。壶腹癌发生在此处，是胆总管下段梗阻的另一常见部位。胆总管在十二指肠壁内段和壶腹部其外层均有平滑肌纤维包绕，包括胰管括约肌，统称 Oddi's 括约肌，在控制胆管开口和防止反流方面起重要作用。

胆总管黏膜是单层柱状上皮，有微绒毛和细毛衬于胆管细胞顶膜上，在胆管运动方面有重要作用。中层为较多结缔组织掺杂少量肌肉成分，在其远端肌肉的分布密度增加。外层为浆膜层。

胆总管的血液供应主要来自胃十二指肠动脉的分支。在胆总管周围相互吻合细小的小动脉丛，滋养胆总管。其静脉汇入门静脉，上段直接入肝。

3. 胆囊

胆囊是一个囊样器官,分为底、体、颈、胆囊管四部分。其大小约 8cm×3cm,容积约 40~60mL。胆囊位于肝的脏面,是左、右半肝分界的标志点。胆囊被脏腹膜覆盖,借疏松结缔组织与肝相连;约 10% 的胆囊完全被腹膜包盖,其与肝相连部构成胆囊系膜。胆囊底为盲端,易因缺血而坏死穿孔。胆囊体为胆囊的大部分,与肝相连。胆囊颈是位于胆囊体与胆囊管之间的狭窄部分,呈漏斗状,称"Hartmann 袋",胆石可嵌于此处造成胆囊管梗阻。胆囊管与肝总管和胆总管相连接是肝总管和胆总管的分界点。胆囊管内壁有螺旋状黏膜皱襞,称"Heister 瓣"。胆囊管是胆汁进入和排出胆囊的重要通道。

胆囊的血供主要来自胆囊动脉。胆囊动脉来自肝右动脉,常有变异。胆囊动脉在胆囊三角内靠近胆囊管,分前后两支供应胆囊血运。胆囊的静脉不与胆囊动脉伴行,流入门静脉右支。胆囊淋巴引流丰富,胆囊淋巴结位于胆囊三角内。胆囊壁富含交感神经和副交感神经纤维的分支,其痛觉经内脏交感神经纤维传递。胆囊的收缩受迷走神经和腹腔神经节调节。胆囊壁由浆膜层肌纤维层和黏膜层构成。胆囊肌层由纵行肌和螺旋状肌纤维组成。胆囊黏膜能分泌黏液,并具有吸收功能。

4. 胆囊三角(Calot 三角)

胆囊三角是由胆囊管、肝总管和肝下缘围成的三角区。胆囊动脉和副右肝管在此区经过,是胆管手术,尤其是胆囊切除术极易发生误伤的危险区域。

5. 肝门区的解剖特点

肝门位于肝横沟内,是左、右肝管,肝动脉分支,门静脉分支及神经和淋巴管出、入肝的部位。在此区域内,胆总管、肝固有动脉和门静脉在肝十二指肠韧带内呈倒"品"字排列。左、右肝管汇合点位置最高,肝总管和胆总管位于肝十二指肠韧带的右前方;肝固有动脉位于肝十二指肠韧带的左前方;门静脉分叉居中,位于胆总管和肝固有动脉后方偏左;肝右动脉也可来自肠系膜上动脉,经胆总管右后向上走行入肝。此部位的解剖特点对于胆管手术至关重要。

二、胆管系统的生理功能

(一)胆汁的生成、成分、作用及分泌

胆汁由肝细胞和毛细胆管分泌,成人肝每日分泌胆汁约 800~1200mL。胆汁是一种复合溶液,97% 是水,其他主要成分有胆汁酸盐、胆固醇、磷脂酰胆碱、胆色素、脂肪酸和无机盐等,比重 1.011,pH 6.0~8.0。胆汁中的电解质成分与细胞外液相似。胆汁是等渗液,其蛋白质含量很低。

胆汁中三种主要的脂类物质包括胆汁酸、胆固醇和磷脂。在肝内胆固醇经肝内酶作用转变合成的胆汁酸称为初级胆汁酸,即胆酸(CA)和鹅脱氧胆酸(CDCA)。初级胆汁酸在小肠内被细菌降解而成为次级胆汁酸,即脱氧胆酸和石胆酸。大多数的胆汁酸与甘氨酸或牛磺酸以氨基酰化结合物的形式存在于胆汁中。胆汁酸在胆汁的形成、胆固醇的溶解运输、胆红素的助溶、脂肪消化和脂溶性维生素的吸收、防止胆石形成中均具有重要作用。胆固醇是细胞膜的重要构成成分,也是血浆脂蛋白成分之一,是胆汁酸合成的原料。胆汁是胆固醇被肝清除的重要途径。磷脂也是细胞膜的主要成分。人胆汁中 40% 的磷脂是磷脂酰胆碱。磷脂在溶解和运输胆固醇的生理过程中起重要作用。

胆汁的作用：各种肝代谢的产物随胆汁排泄；胆汁能乳化脂肪，刺激胰脂肪酶的分泌并使之激活；水解食物中的脂肪，促进胆固醇和各种脂溶性维生素的吸收；中和胃酸，刺激肠蠕动，抑制肠道内致病菌的繁殖等。

胆汁的分泌：受神经内分泌的控制，刺激迷走神经胆汁分泌增加；刺激交感神经使其分泌减少。促胰液素以及脂肪酸和蛋白质分解产物等可使胆汁分泌增加。

（二）胆固醇的溶解和运输

胆固醇在胆汁中是不溶的。研究表明，维持胆固醇溶解的关键是胆汁酸-磷脂酰胆碱-胆固醇构成的微胶粒，胆汁酸是极性两性化合物，在微胶粒中其疏水端向内，亲水端向外，将胆固醇包在中间使其呈被溶解状态。微胶粒不是运输胆固醇的唯一形式，胆固醇与磷脂构成的"泡"是胆汁中运输胆固醇的非"微胶粒"形式。两种运输胆固醇的形式在胆汁中处于复杂的动态平衡：当胆汁中胆盐的浓度较高时，超过微胶粒的溶解限度，过量的胆固醇与磷脂以"泡"的形式存在。而当胆固醇过饱和时，胆固醇则从"泡"中析出结晶，导致胆固醇结石的形成。

（三）胆汁中的胆红素

胆红素是胆汁的重要组成成分。胆红素是衰老红细胞的血红蛋白分解后生成的。与清蛋白结合的胆红素在肝细胞内进行酯化形成葡萄糖醛酸胆红素，水溶性强、无毒，是可溶性的结合性胆红素。它作为代谢产物被肝细胞排泄入胆汁中，并使胆汁呈黄色。

（四）胆囊的功能

1. 胆汁的浓缩和储存

胆囊黏膜具有很强的吸收水和电解质的作用，可使肝胆汁浓缩 5~10 倍，而使其容积减少 80%~90%。肝每日分泌的胆汁大部分经胆囊浓缩并储存在胆囊内。

2. 胆囊的分泌功能

胆囊能分泌黏液性物质，具有保护胆囊黏膜的作用。每日分泌黏液约 20mL。当胆囊管阻塞后，胆囊内积存的无色透明黏液被称为"白胆汁"。

3. 胆囊收缩和排空

胆囊的收缩受体液因素和神经系统的调节。一些胃肠道激素，如小肠黏膜释放的胆囊收缩素具有收缩胆囊（CCK）和舒张胆总管下端及 Oddi's 括约肌的作用。脂肪、蛋白、胃酸等均可刺激十二指肠分泌 CCK。血中 CCK 浓度和胆囊收缩和排空程度有关。其他激素如胃泌素、组胺及前列腺素对胆囊收缩也有不同的作用。餐后 90~120min 胆囊排空最大（能达到 80%~90%）。胆囊收缩时可产生 2.45kPa（25cmH$_2$O）的内压，迫使胆汁排入十二指肠。血管活性肠肽（VIP）和生长抑素等可抑制胆囊收缩。刺激迷走神经可使胆囊收缩，括约肌松弛；刺激交感神经则使胆囊收缩受抑制。迷走神经干切断术后胆囊排空受一定影响。胆囊在非消化期也有节律性地收缩，持续不断地排放胆汁。

（李　纲）

第二章　普外科常用检查技术

第一节　超声内镜检查

一、食管疾病

能对其进行病程诊断，配合活检基本能确诊食管癌、食管炎和息肉等病变。EUS 是目前诊断食管隆起性病灶的最佳方法，它不仅能对平滑肌肿瘤进行准确诊断和分期，还能对肿瘤切除术后进行随访。

食管疾病的 EUS 超声图像特征取决于病灶的病理特性，借以反映病灶内部结构的均匀性、纤维性、含液性及钙化等改变。黏膜下囊肿及曲张的食管静脉，其包膜及静脉壁均为致密的纤维结构，故呈完全的强回声带，而其内部的囊液及血液能完全或大部分吸收声波，超声探头基本上接收不到反射波、故其内部呈无回声区。食管平滑肌肿瘤内部的不规则低回声、在平滑肌瘤可能低于肿瘤的不全性坏死或血凝块，在平滑肌肉瘤可能源于恶性肿瘤的浸润坏死与不全液化。食管疾病病种广泛，各有其不同的图像特征。

（一）壁外脏器压迫

食管壁结构完整，层次清楚，脏器与食管浆膜层间可见清晰的低回声带，呈弧形或圆形向腔内隆起，并可见所压脏器的形态，如脾脏和胆囊等。

（二）壁外肿瘤压迫

良性肿瘤压迫时，食管壁结构完整；恶性肿瘤如纵隔肿瘤多侵犯食管壁，导致壁的结构层次完整性消失，由浆膜层到黏膜层可见不规则低回声灶侵犯。如食管隆起物系壁外恶性肿瘤，常见的有肺癌或贲门癌的转移性淋巴结、纵隔恶性肿瘤等。EUS 下可以见到食管壁的外膜层甚至全层浸润，隆起物表面不光滑，有时伴糜烂性溃疡，呈无包膜强回声带。尤其是伴中心液性坏死的肿瘤压迫时，易与平滑肌肉瘤相混淆。

（三）黏膜下肿瘤

用直径3cm 的充水囊扩张食管腔后，正常时其壁厚3mm 且均匀一致，EUS 既能正视病变表面，也可查清病变和食管外纵隔内的、包括主动脉、气管和心脏等器官的相互关系。EUS 能精确地显示食管局部癌灶浸润的深度和范围以及有无区域性淋巴结转移，确定食管癌的准确率高于 CT 50%以上。其成像特征是食管壁各层的成像紊乱，破裂从黏膜层开始，可侵犯食管壁各层及周围结构。而平滑肌瘤均有完整或基本完整的强回声包膜、内部回声大多呈均匀的低回声，少数病灶的中心欠均匀，极少数病灶内部可探到不规则无回声区。至于黏膜下囊肿则均呈无回声伴完整的强回声包膜。

（四）其他食管疾病

息肉的超声表现呈向腔内隆起的食管黏膜的低回声灶，表面光滑，广基或窄蒂，其实质回声均匀。静脉曲张呈圆形、类圆形及管状，成簇状向腔内降起。大部分食管隆起性病灶位于食管中、下段，尤其是静脉曲张，而纵隔肿瘤则以中段居多。从总体来看，息肉在胃镜下易于诊断而不需 EUS 确诊，而黏膜下肿瘤的诊断依赖于 EUS 确诊，因此需要 EUS 检查食管隆起病灶的病种顺序依次为：黏膜下肿瘤＞静脉曲张＞息肉＞纵隔肿瘤。

超声内镜（EUS）可对食管癌进行术前 TNM 分期，特别对早期癌中的 T1 期肿瘤的区分极为重要，因为黏膜癌的淋巴结转移相对较少，能进行 EUS 引导下肿瘤的组织学活检和细胞学针吸穿刺活检，同时可行内镜下局部黏膜切除（Endoscopic Mucosal Resection，EMR）治疗。约 25% 食管癌患者 EUS 不能通过狭窄部位，但也可做出确切 TNM 诊断。EUS 对判断食管静脉曲张的程度及栓塞治疗后早期发现静脉曲张复发和再通现象也具有独到的优点。

二、胃癌

超声内镜在胃癌尤其是黏膜下肿瘤的诊断方面具有重要价值，胃黏膜下肿瘤的 EUS 诊断采用水囊直接接触法或水浴法+脱气水充盈法显示，以两种频率对照超声，图像经多倍放大处理。

EUS 对胃肠壁的超声影像分为 5 层。第 1 层为高回声，表达浅表黏膜层。第 2 层低回声，表达深部黏膜层。第 3 层高回声，表达黏膜下层附加黏膜下层和固有肌层之间的传声界面。第 4 层低回声，表达固有肌层减去黏膜下层和固有肌层之间的传声界面。第 5 层亦系高回声区带，表达浆膜层和浆膜下脂肪。用脱气水充满胃后，EUS 超声显示正常胃壁厚度约 3mm、其后侧为腹主动脉，其右侧为肝左叶，左侧可看到脾脏；胃体的 EUS 成像，其前右侧为肝左叶，后左侧为腺体部和尾部；胃窦部的 EUS 成像前方为肝左叶，其后为胰腺、脾静脉和门静脉。在胃窦的最远端右侧可看到胆囊、脾脏压迫胃是胃隆起性病灶中最常见的脏器压迫征象，其中少数系脾大所致，大多数为脾上极压迫胃，在胃蠕动时于胃底或胃体上部可见较大的球形隆起。胃内广基型息肉需与黏膜下肿瘤鉴别。在胃窦部常见的壁外性压迫系肝脏肿瘤和胆囊积液，前者以肝左叶囊肿（通常门径＞5cm）为多，也可见肝癌侵犯胃壁或巨大肝癌膨胀性生长压迫胃壁；后者多为胆囊结石，尤其是胆囊颈嵌顿性结石所致，胆囊积液，胆囊肿大压迫胃壁。

当消化道受壁外脏器（如脾脏、胆囊和血管）压迫时，壁的各层次完整性好，无破坏和变化，或良性病灶如肝囊肿、胰腺囊肿或腺瘤等压迫胃等消化道时，表现为向腔内的半球形隆起，表面光滑，黏膜面无溃疡，与此同时 EUS 可以显示脏器或病灶，明确隆起的性质。如隆起物系消化道壁外恶性肿瘤，常见的有转移性淋巴结、纵隔肿瘤、肝左叶肝癌、胰腺癌和胰腺囊腺瘤等，可见胃壁的浆膜层甚至全层浸润，隆起物表面不光滑。有时伴溃疡和糜烂，也可见无包膜强回声带。但是伴中心液化坏死的肝癌压迫时，易与平滑肌肉瘤相混淆。

虽然 EUS 在鉴别恶性和良性病变的胃壁改变上有时会遇到困难，但对胃癌浸润的深度和范围，近位转移淋巴结和距癌灶边缘 3cm 以上远处转移淋巴结的诊断，尤其是贲门部的近位癌灶，EUS 具有极大的诊断价值和独到之处。

胃淋巴瘤在胃壁内呈水平方向浸润生长，一般局限于黏膜层（m）至黏膜下层（sm）。Caletti 等对 82 例原发性胃淋巴瘤进行 EUS 检查，敏感性为 93%，阳性检出率为 91%，浸润深度的诊断符合率为 87%，诊断胃旁淋巴结的敏感性为 56%。对于黏膜相关组织（MALT）淋巴瘤，EUS 同样具有较好的诊断价值，且对预测抗幽门螺杆菌（HP）治疗后的反应有指导意义。Sackmann 等曾对 22 例 MALT 淋巴瘤患者于 2 周 HP 根除治疗后行 EUS 随访，结果显示 14 例中 12 例患者病灶仅局限于黏膜或黏膜下层，且其余 8 例患者病灶无浸润发展，提示疾病完全缓解（P<0.01）。此外，最新的研究报告提示，尽管 HP 根除后胃壁层次结构恢复正常，但只要存在胃壁全层增厚则仍然提示淋巴瘤的存在。

由于 EUS 对胃癌能做出准确的 TNM 分期诊断，故对临床决定治疗方案具有决定意义，尤其对早期胃癌进行内镜直视下直接治疗（激光、注射药物等）有实用价值，且对术后随访发现残余癌或复发癌有很大意义。在 EUS 引导下做黏膜下层针吸活检，有助于正确诊断微小病灶，目前 EUS 已能发现直径 0.5cm 的微小胃肿瘤病灶。

三、结直肠癌

结直肠癌肿的 EUS 体现包括两个部分。

（一）内镜表现

可直观地看到肠黏膜病变的形态学改变。

（二）超声表现

结直肠癌肿的 EUS 影像均表现为不规则的低回声或低位回声（低于第 3 层高于第 2、4 层回声）肿块影，伴部分或全层管壁结构层次的破坏。EUS 管壁的 5 层结构中，第 4 层低回声带（固有肌层）是划分早期癌与进展期癌的分界线。早期癌表现为第 2~3 层管壁融合、增厚或变薄、缺损或模糊不清等。如果第 4 层有病变，则揭示进展期癌，表现为大面积局限性管壁增厚并伴中央凹陷，且第 1~3 层回声消失（溃疡型），或呈大而不规则突出于腔内的低回声肿块（肿块型），腔外组织受浸表现为管壁第 4 和第 5 层回声带分辨不清，不易分辨低回声的肿瘤组织与外界组织或低回声肿块突破第 5 层高回声带侵入外周组织。癌周淋巴结转移可表现为圆形、边界清楚的低回声结节。

在直肠癌，EUS 区分 T_1 癌或腺癌与晚期癌（T_2~T_4）的正确率 91%。与 MRI 和 CT 分期比较，EUS 有更高的准确性（83%比 54%和 67.8%）；EUS 在结肠癌对 T 分期的正确率达 83%，对 N 分期敏感性和特异性分别为 80.1%和 72.0%，正确率为 74.4%。细针探头虽为结肠超声提供了方便，但对分期的精确性无明显提高。对肝脏、腹膜等远处部位的转移，由于 EUS 的穿透深度有限，难以做出正确判断，因此必须与 CT、MRI 配合应用。

第二节　胃镜检查

一、胃、十二指肠解剖

（一）胃的解剖

胃位于上腹部，其入口是贲门，与食管相连；出口是幽门，与十二指肠球部相连；前后壁相连处呈弯曲状的称小弯和大弯，小弯侧胃窦与胃体交界处有一切迹称胃角切迹。胃分为 4 个部分，贲门部、胃底部、胃体部、胃窦部。近幽门 2cm 范围称幽门前区。

（二）十二指肠的解剖

十二指肠起始端与幽门相连，全长 25~30cm，呈马蹄形，十二指肠分为 4 段：即十二指肠球部、降部、水平部和升部。十二指肠球部呈球形。胃镜下定位为上壁、下壁（小弯和大弯侧）、前壁和后壁。从球部至降部相连处呈近直角的方向移行，其弯曲称上曲。与弯曲相对的肠壁成角，称上角。降部与水平部又呈近直角方向改变，其弯曲部称下曲，与下曲相对的成角称下角。球部与降部交界处以下统称为球后部。在降部的内侧壁可见到十二指肠乳头、胆总管开口和副乳头。

二、胃、十二指肠的正常胃镜像

（一）贲门部

贲门距门齿约40cm左右，平时呈闭合状态，镜检充气后张开。在贲门上方可见齿状线，呈犬齿样交错，其上方为被覆鳞状上皮的食管黏膜，呈白色；其下方为被覆柱状上皮的胃黏膜，呈红色。胃镜在胃内用反转法检查时，可见到贲门部黏膜光滑无皱襞。

（二）胃底部

胃底在贲门下方，将胃镜前端翻转，可获满意检查，胃底部皱襞较多，且常常充满黏液（为半透明的无色液体）。在左侧卧位或脾大时，胃底挤压脾脏，产生一胃底脾压迹，位于胃底的左后侧，呈半球形，向腔内凸起，表面光滑，色泽与周围黏膜相似，仰卧位时减小或消失。

（三）胃体部

胃体部小弯侧皱襞较小，注气多时呈光滑状。胃体部大弯侧位置较低，有时为黏膜占据，其黏膜皱襞明显，沿胃长轴走行，即使过量充气，其皱襞也不能完全消失。

（四）胃角切迹

胃角切迹是胃内最重要的定位标志，胃镜在体部时见到胃角切迹呈拱门形，在胃窦部行"丁"字形弯曲时见角切迹呈凹面向上的月牙形，角切迹光滑，整齐。

（五）胃窦部

胃窦部黏膜光滑，皱襞不多，在大弯侧偶见皱襞呈丘陵状，充气后可消失。

（六）幽门

正常时幽门呈开放、关闭交替出现，开放时幽门呈圆形成椭圆形孔洞，边缘整齐、光滑。

（七）正常胃黏膜

正常胃黏膜呈浅红色。黏膜光滑、柔软，胃黏膜表面附有一层透明的黏液，紧贴胃表面。有黏滞性和弹性。

（八）胃蠕动波

胃蠕动起于胃体中部大弯侧，渐向胃窦推进，消失于幽门。一般每分钟蠕动3~4次。蠕动的强弱因人而异，胃窦部的蠕动收缩较胃体部强，有时使胃窦形似幽门，但蠕动过后即消失，称为"假幽门"。胃体上部及胃底亦有收缩和舒张，但无胃蠕动波出现。

（九）胃内血管

正常胃黏膜见不到血管。仅可在胃底部见到少量血管网。

（十）胃内分泌物

胃镜检查时，可见胃黏膜上覆盖有闪闪发光、透明而稀薄的黏液，它是形成黏液糊的主要成分。当它进入黏液糊后，形成半透明无色液体。

（十一）十二指肠球部

呈球形，黏膜光滑无皱襞，胃镜下见黏膜因由高柱状微绒毛组成而呈现天鹅绒样表现。色较胃黏膜略淡或暗红。

三、胃镜操作方法

插镜前检查器械是否完整，有无故障，并再次检查患者情况。为了插入顺利，胃镜头端弯曲部分可涂以润滑油。

（一）胃镜插入食管

1. 单人法

术者面对患者，左手持胃镜操纵部，右手执镜端约15cm处，从垫口圈内插入胃镜。当镜前端达舌根部时，左手示指和拇指转动弯角钮，使胃镜前端向前弯曲，并保持在正中线上沿舌根曲度向下推进。此时应在观察下插镜，至环状软骨水平（距镜端约15cm）时，嘱患者做吞咽动作，可见环咽肌的开放和关闭，此时顺着患者的吞咽动作，轻轻推进镜身，镜端即可顺利通过环咽肌进入食管。有时此处可能有阻力感，多系环咽肌痉挛所致。可让患者休息片刻再插一次，切不可用暴力强行推进，以免造成损伤。

2. 双人法

先将垫口圈套在胃镜上，助手托住胃镜操作部，术者右手执镜前端15~20cm处呈执笔状，左手示指和中指压住患者舌根，让胃镜前端沿左手示指、中指之间正中插入，不可偏向两侧的梨状窝。当胃镜头端到达食管入口部即环状软骨水平时，嘱患者做吞咽动作，同时术者将胃镜轻轻推进，即能顺利通过环咽肌进入食管。然后将垫口圈送至患者上、下牙齿间，让患者轻轻咬合固定，随后接过助手手中的操纵部，边充气观察，边推进。

（二）胃镜进入胃腔

由于纤维胃镜大多为前视式或斜视式，故在食管内进镜时能观察到管腔，无阻力，当距门齿40cm左右，可看到食管与胃黏膜交界处的齿状线，贲门呈自然开放和关闭。在此处稍充气后贲门开放，胃镜即进入胃腔。此时应立即注气并调节弯角钮寻找胃体腔。可根据胃大弯侧黏膜走向寻找，因胃大弯黏膜纵行、粗大，注气后不消失，为胃腔内重要标志；亦可循黏膜糊上方进入胃体中上部。越过胃体上部后，一边轻轻推进胃镜，一边调节上下弯角钮即可见到桥拱状胃角，此为胃体和胃窦的分界线。继续沿大弯侧推进，胃镜便可进入胃窦并可见到幽门的远望像，而且可观察到胃窦的蠕动情况。

（三）胃镜进入十二指肠

胃镜进入胃窦后循大弯侧轻轻推进以贴近幽门，将幽门调节到视野中央（前视镜），并对准幽门持续吹气，随着幽门的开放，略用些力推镜身，胃镜头端便可进入十二指肠。因十二指肠球腔较小，稍微充气，即可见微绒毛状十二指肠黏膜。此时调节弯角钮，轻推镜身，即可通过球后进入降部，见到呈环形排列的十二指肠降部黏膜。

(四) 胃镜检查各部位的观察

胃镜在插入过程中，一般仅作大致观察，直至进入幽门、十二指肠。细致观察是在退镜过程中进行，依次观察十二指肠、幽门、胃窦、胃角、胃体、胃底、贲门及食管。胃镜插入深度以门齿距镜端的距离来计算。病变的定位有深度定位、四壁定位和部位定位，一般用几种方法相结合以准确描述病变所在位置。操作中术者每时每刻对胃镜在胃内所处部位都应有一个明确的概念。

1. 十二指肠的观察

胃镜头端进入十二指肠时呈一片红色，乃因胃镜头端靠近球部黏膜所致。此时，稍退镜并注气后，就可观察到球部及降部上段。降段黏膜皱襞呈环形，注气后亦不消失。十二指肠球部呈穹隆状，黏膜皱襞少，呈微绒毛状。观察球部时应注意其形态，有无憩室、溃疡等。

2. 胃的观察

当胃镜头端退至幽门区，可看到幽门口呈圆形或椭圆形的黑洞。随着胃窦部蠕动，幽门闭合时周围黏膜皱襞呈星状向四周放射，开放时可看到球前壁，还常见到肠液或胆汁反流。必须注意两种假幽门现象：胃窦蠕动而形成收缩轮和胃窦癌环形浸润时形成一小孔或狭窄。

观察幽门区后，将胃镜稍退出2~3cm，便可观察胃窦部。通过调节角度钮和转动镜身，分别观察前壁、小弯、后壁和大弯。胃小弯的观察需在胃窦部做低位反转观察。观察黏膜病变时，注气量应由少到多。

胃角是胃体和胃窦的分界线，是溃疡和肿瘤的好发部位，检查必须认真仔细，从不同的角度和距离立体地观察。具体方法是在胃窦部做低位反转观察，并调节角度钮及注气量，使整个胃角暴露于视野中间。此时胃角呈嵴样结构，并可观察到以胃角为分界的上下两个腔，上腔至胃体及胃底，下腔至胃窦。由于胃镜的位置和观察角度不同，胃角可表现为不同形态，但其轮廓和边缘必须是光滑和规则的。

观察胃体部，应先调整好视野，能够看到整个胃体腔。先观察全貌，在退镜时不断调节弯角钮或左右旋转镜身，分别靠近并仔细观察胃体四壁的情况。

观察完胃体部后，将胃镜退至胃底贲门下，调节角度钮使胃镜头端转动并向左或向右旋转镜身，便可先后观察胃底贲门小弯、前壁、后壁、穹隆部及黏液糊。亦可采用高位反转法，将胃镜退至胃体上部，旋转镜身使镜端对着大弯侧，调节角度钮向上，同时推进镜身并适当注气，使镜身沿大弯反转，这样弯隆部及贲门即暴露于视野中。但需注意反转操作中动作应轻巧，胃底贲门检查完后应尽量抽吸胃内气体，以减轻术后上腹胀痛。

3. 食管的观察

胃底贲门检查完后，胃镜退至食管（距门齿约40cm处）。食管通过膈肌食管裂孔受膈肌夹缩关闭，胃镜所见第三狭窄部呈裂隙状，食管黏膜皱襞呈星状向贲门集中。胃镜继续退出，距门齿23~24cm，为食管第二狭窄部，此处可见食管壁搏动运动，是由主动脉及心脏搏动传导而来。胃镜退至距门齿16cm左右，即为环咽狭窄（第一狭窄部），因食管上段黏膜进镜时不易观察，故退镜时应缓慢退出，以便仔细观察。

四、胃镜在外科疾病中的诊断应用

（一）胃、十二指肠溃疡的分期

胃镜下一般把胃、十二指肠溃疡病分为 3 期。

1. 活动期（A 期）

此期溃疡面长有厚苔，又称"厚苔期"。A 期分为 2 个不同阶段。A1 阶段，溃疡面苔厚而污秽，周边黏膜充血肿胀，无皱襞集中。A2 阶段，溃疡面苔厚而清洁，周围黏膜肿胀逐渐消失，开始出现向溃疡集中的黏膜皱襞，此阶段患者必须积极治疗。

2. 愈合期（H 期）

此期因苔薄，又叫"薄苔期"。H 期又分为 H1 期和 H2 期。H1 期特征为溃疡缩小，周边有上皮再生，形成红晕，黏膜皱襞向溃疡集中。H2 期溃疡明显缩小，接近愈合。

3. 瘢痕期（S 期）

此期已无苔，而形成瘢痕。S 期又分为 S1 期和 S2 期。S1 期为红色瘢痕期，溃疡面消失，中央充血，瘢痕呈红色，属不稳定的可再发时期，仍须巩固治疗。S2 期为白色瘢痕期，有浅小凹陷黏膜皱襞向该处集中，颜色与正常黏膜相似，此凹陷可保留很久，以后亦可完全消失，代表溃疡痊愈并稳定。

（二）胃溃疡的胃镜检查

1. 胃溃疡分型

（1）急性胃溃疡：常因药物、应激、大量饮酒等因素所致。溃疡直径较小，在 1cm 以内，溃疡的底部平坦，覆有白苔。形状小规则，溃疡一般较浅表。周围黏膜充血、水肿明显，边缘锐利，多发生于胃窦、胃体部，常为多发；

（2）慢性胃溃疡：常为圆形或椭圆形。胃角附近的溃疡常为长圆形，其长轴垂直于胃小弯的长轴，有时呈马鞍状，跨在前后壁之间，愈合后呈线状瘢痕；有的溃疡呈线状或不规则形。线状溃疡一般与胃的纵轴方向垂直，其长度多在 3cm 以上，引起小弯明显短缩是线状溃疡的特征。

胃溃疡的底部常覆有黄白色、灰白色或灰黄色坏死组织形成的苔，如有陈旧性出血，底面呈褐色；有活动性出血，底部常被鲜血所覆盖；幽门梗阻时，食物嵌入溃疡底部而呈结节状；如溃疡穿透入胰腺，底部可见灰蓝色大小规则的结节，系胰腺小叶。

胃良性溃疡的直径一般小于 2.5cm。直径大于 3cm 者称"巨大溃疡"。因受病变的部位、目镜插入的深度、空气注入量及胃的形态等多种因素的影响，胃镜下精确估计溃疡的大小较为困难，可从活检孔道中插入活检钳，使其前端张开接近溃疡并与之比较。能较正确地评估溃疡的大小。

胃溃疡的深度在目镜下难以估计。有时溃疡很浅，可被漏诊；有时溃疡深如洞穴，胃镜下见一"黑洞"，如穿透性溃疡。

胃溃疡常为单发，也有多发，同时有两个以上的溃疡称"多发性溃疡"，同时发生胃和十二指肠的溃疡称"复合性溃疡"。以胃小弯为中心同时发生于胃前、后壁相对位置上的溃疡称对称性溃疡，亦称"对吻溃疡"。

胃溃疡周围黏膜的反应性变化随溃疡的不同时期而呈现不同的征象。在活动期，溃疡周围黏膜充血、水肿明显、有时有糜烂。在愈合期，周围黏膜充血，水肿消失。有时溃疡反复发作，溃疡的底和周围产生明显的纤维化，周围黏膜呈堤状隆起，高而硬，称胼胝样溃疡。

胃溃疡好发部位以胃窦、胃角多见，并以小弯侧为最多见。

溃疡一般在3个月内会瘢痕化，3个月以上未发生瘢痕化的称难治性溃疡。如线状溃疡和胼胝样溃疡。

2. 几种特殊类型的胃溃疡

（1）幽门管溃疡：幽门管溃疡多见于50~60岁的男性，有时与十二指肠球部溃疡或胃窦部小弯侧溃疡同时存在，胃镜下的表现与一般的消化性溃疡相同，但由于溃疡周围黏膜充血水肿，导致幽门狭窄，使镜身难以通过。幽门管溃疡愈合后由于瘢痕收缩，常导致幽门器质性幽门梗阻。幽门管溃疡很少是恶性溃疡；

（2）吻合口溃疡：胃、十二指肠或空肠吻合术后发生的吻合口溃疡多发生于吻合口的肠侧。吻合口溃疡容易反复发作，并容易引起出血。吻合口溃疡胃镜下的表现同一般的消化性溃疡分期。由于残胃癌常发生于吻合口的小弯侧，并常于黏膜下浸润扩展，因此，胃镜下见到呈结节状的皱襞应注意活检，以防漏掉病变；

（3）老年性溃疡：胃镜下溃疡与一般消化溃疡分期相同，但高位胃溃疡常见，巨大溃疡、复合性溃疡多见，愈合缓慢，且并发出血、穿孔、幽门梗阻及胃癌的发生率较高。

由于老年人常伴有心、肺、脑、肾等病变，所以胃镜检查前应做好有关的检查，如心电图等。检查时应准备急救药品与仪器。操作时手法应轻巧，熟练，时间不宜过长；

（4）应激性溃疡（急性胃黏膜病变）：常因严重烧伤、颅脑外伤、大手术后和某些严重的内科疾病而引起。严重烧伤后引起的应激性溃疡又叫Curling溃疡。应激性溃疡可发生于上消化道的任何部位，但以胃黏膜多见，根据其发生发展，胃镜下分为以下5型：

①缺血苍白型，黏膜缺血、色泽淡或苍白。见于应激性溃疡发生前期；

②充血水肿型，黏膜呈弥漫广泛或散在片状充血、水肿、反光增强，以胃体大弯、壁及胃底为重，见于发生的早期；

③出血糜烂型，黏膜除充血、水肿明显外，可见有弥漫或散在的点、片状或线状糜烂、出血，见于发生的中期；

④急性溃疡型，溃疡表浅，可呈圆形、椭圆形、线形及不规则形。常为多发，散在分布，溃疡表面常附有血痂或黏液。好发于胃体大弯侧、后壁及贲门下方；

⑤坏死脱落型，胃黏膜呈大片状坏死脱落，并见不规则溃疡和出血创面。

以上各型病变可同时存在，但由于患者的应激状态不同，往往是以某型损害为主的表现。

3. 胃良性、恶性溃疡的鉴别

晚期胃癌在胃镜下的表现较典型，一般诊断不难。胃良性溃疡，尤其是胃巨大溃疡的活动期，由于周围黏膜充血、肿胀较明显等，使之与BorrmannⅡ型进展期胃癌不易区别，而愈合期溃疡有时与早期胃癌不易区别。

（三）十二指肠溃疡的胃镜检查

十二指肠溃疡以球部多见，球后部少见。十二指肠溃疡可呈单发性，亦可呈多发性。十二指肠溃疡胃镜下可见其形状，大小变异较大，可呈圆形、椭圆形、线形、不规则形及霜降样。溃疡的直径一般小于2cm，但亦有占据一个侧壁或整个球腔的巨大溃疡。溃疡周围黏膜可有充血、水肿、糜烂或出血，球部溃疡时，幽门常见变形，呈多角形或菱形，球部变形亦常见。十二指肠球部溃疡，尤其是巨大溃疡常可有出血、穿孔、梗阻等并发症。发生于球部后壁的巨大溃疡常深侵入胰腺，形成穿透性溃疡。

（四）胃良性、恶性肿瘤的胃镜检查

1. 胃良性肿瘤

胃良性肿瘤占胃镜检查患者的1.5%~3%，根据其组织来源，可分为：来源于胃黏膜上皮组织的胃息肉、腺瘤和来源于胃壁间叶组织的基质瘤、平滑肌瘤、脂肪瘤、嗜酸性粒细胞肉芽肿、血管瘤等两大类。前者临床上较为多见，而后者间质瘤相对少见，仅占良性肿瘤的25%左右。

（1）胃息肉：胃息肉是由胃黏膜上皮在胃腔内形成的肿瘤样突出物，多数胃息肉患者无明显的临床症状，常于钡餐或胃镜检查时发现。胃息肉多见于胃窦部，胃镜下呈圆形或球形、半球形隆起，少数呈乳头状、蕈伞状隆起，边界清楚，表面光滑或呈细颗粒状，部分可呈分叶状，红色或橘红色，可有充血、出血、糜烂等改变，息肉直径大小从0.1~6.0cm不等，多在0.5~1.0cm之间，可以是单发，也可以是多发，以前者多见。根据息肉基底部形态的不同又分为无蒂、亚蒂和有蒂息肉三种。胃镜所见的息肉需经病理学检查才能确定其组织学类型，通常分为：

①炎性息肉：又称假性息肉，它并非由上皮细胞增生所致，而是由黏膜炎症引起的局限性水肿、炎性细胞浸润，使黏膜隆起而形成，常为多发、半球形隆起；

②增生性或再生性息肉：是由黏膜细胞过度增生或腺体再生所致，两者形态学上表现一致，多见于胃窦部、体部，有蒂或无蒂，边界不清，表面可有充血、小结节；

③腺瘤性息肉：在萎缩性胃炎患者较正常人发病明显增高，多发于胃窦部，有蒂或无蒂，界限清楚，表面光滑或颗粒状。有统计表明，炎性息肉与增生性息肉约占94%，而腺瘤性息肉约占4.3%。

一般认为炎性息肉多呈良性经过，增生性息肉均伴有不同程度的不典型增生，Ⅱ、Ⅲ级不典型增生属于癌前病变，可发生恶变，而腺瘤性息肉恶变率高。有报道，癌变率达1/3以上。因此，对于胃息肉不仅要进行细致的观察，而且要对息肉顶部、底部进行多方位的活检。由于胃镜下胃黏膜活检取材的局限性，即使是活检阴性，仍有必要将电烙圈套切除的息肉送组织学检查，以免漏诊。

胃镜下所见的胃息肉形态学特点与胃癌的发生具有一定的关系，通常直径小于2.0cm的息肉多为良性，而大于2.0cm，特别是3.0cm，表面呈疣状、结节、颗粒状、有糜烂、色泽改变、边界不清等情况者，要高度考虑恶变的可能。Hughers报道，直径大于2.0cm的腺瘤性息肉，其恶变率高达43%~59%，无蒂息肉或亚蒂息肉恶变率远高于有蒂息肉。

对胃息肉患者，特别是多发息肉，要注意是否有Canada-Cronkbite综合征、Peutz-Jepher综合征、家族性息肉病、gardner综合征等息肉病的存在。此外胃息肉应注意与疣状胃炎、小平滑肌瘤、异位胰腺等情况相鉴别；

（2）黏膜下肿瘤：黏膜下肿瘤是指生长于黏膜下层并被黏膜覆盖的所有肿瘤。它们多来源于胃的间叶组织，此外有异位的胰腺组织、囊肿等。胃镜下所见黏膜下肿瘤通常表现为球形或半球形，广基的隆起、肿瘤大小差异较大，大的直径可达10cm以上，与周围分界明确，表面黏膜与周围黏膜色泽一致，具有平滑、光亮的外观，少数可见隆起部黏膜糜烂、溃疡或出血改变。由于正常胃黏膜皱襞被黏膜下肿瘤顶起而形成一个或多个黏膜皱襞，从四周黏膜向肿瘤表面延伸，呈放射状，走向肿瘤时逐渐变细，形似拱桥，被称之为"桥形皱襞"，是黏膜下肿瘤的特征之一，可与胃外肿瘤压迫形成的平行皱褶区别。

由于黏膜下肿瘤被胃黏膜覆盖，胃镜下往往难以准确判断肿瘤的种类及良性、恶性的区别，活检阳性率低，在溃疡的底部或采用探挖活检，可使阳性率提高。常见黏膜下肿瘤有：基质瘤及平滑肌瘤：在黏膜下良性肿瘤中最为常见，约占60%。根据其与胃壁的关系，可分为胃内型、胃壁型、胃外型和混合型，其中胃内型最多见，胃底及前壁为其多发部位。胃镜下平滑肌瘤呈球形、卵圆形或分叶状，无蒂，通常是单发，也可为多发，表面可有溃疡、脐样凹陷、出血等改变。胃镜下难以与恶性基质瘤和平滑肌肉瘤相区别，恶性基质瘤和平滑肌肉瘤多较大，表面更易形成糜烂、溃疡、出血。脂肪瘤：脂肪瘤较少见，多发生于胃窦部，常为多发性。胃镜下表现为黏膜呈球形或半球形隆起，亦可形成有蒂息肉样改变，表面显黄色，光滑，少数呈分叶状，顶部可有糜烂或溃疡形成，组织软，取活检后可有黄色物质渗出。嗜酸性肉芽肿：临床上较少见，病变多见于胃窦部，呈息肉样的圆形隆起。多无蒂，表面颗粒状，可有糜烂，也可呈蕈伞状，肿块突入胃腔，表面结节状，可有溃疡形成；或呈卵石状隆起，环形侵袭胃壁，使胃腔狭窄。胃异位胰腺组织：胃镜下常呈球形、半球形或盘状隆起，可分叶，表面黏膜正常，大小一般1~2cm，中央可见胰管开口而形成的凹陷，活检阳性率低，取中央凹陷部冲洗液测定胰淀粉酶活性，其活性显著高于胃液中活性，达数倍以上。

2. 胃恶性肿瘤

（1）胃癌：胃癌是我国最常见的恶性肿瘤，胃镜不仅可以直接观察病变的形态、范围，同时还可进行活检、刷检等，可提供病理学诊断依据，是鉴别良性、恶性病变，诊断早期胃癌的主要方法之一。

早期胃癌：早期胃癌又称表浅性胃癌，日本内镜学会于1962年提出的诊断标准是：癌肿浸润仅限于黏膜层或黏膜下层而不管有无淋巴结转移。这一标准已被世界多数国家所接受，其中病灶最大直径小于5mm者称为"微小胃癌"，小于10mm者称为"小胃癌"。有少数患者胃镜检查发现并活检证实为胃癌，但手术标本中未见癌灶，这一情况可能是由于癌灶局限、微小，胃镜下活检时已被切除，此情况被称之为"一点癌"，临床上将具有2个以上癌灶者称之为"多发癌"，大多数多发癌为2个癌灶，多者可有10个以上的癌灶，检查时应当注意，以免遗漏病变。

早期胃癌的好发部位与累及范围：早期胃癌以胃窦、胃角以及胃体下部的小弯侧最多见，是胃镜检查重点观察部位，而高位胃体、贲门部的早期胃癌往往易于漏诊，应当予以注意，如发现可疑的病变，应多方位进行活检。有人统计发现早期胃癌的浸润深度，2/3的仅累及黏膜层，1/3的达黏膜下层，而微小胃癌90%仅累及黏膜层。

早期胃癌的形态学分型：日本内镜学会根据早期胃癌肉眼形态学改变将之分为3型：突起型（Ⅰ型）、表浅型（Ⅱ型）、凹陷型（Ⅲ型），其中Ⅱ型又分为：表浅隆起型（Ⅱa）、表浅平坦型（Ⅱb）、表浅凹陷型（Ⅱc）3个亚型。

Ⅰ型早期胃癌：胃镜下见病变黏膜明显隆起，高于周围黏膜0.5cm以上，表面凸凹不平，发红或苍白、可有出血，糜烂，或白色覆盖物。或呈息肉样隆起，广基，少数可有蒂、其直径常大于2.0cm。

Ⅱ型早期胃癌：Ⅱa型早期胃癌，胃镜下癌灶隆起不高于5mm，病变范围较大，表面不规则，凹凸不平，发红或苍白，可有出血，糜烂或溃疡形成，常需结合组织学活检或（和）细胞学检查才能做出正确诊断。Ⅱb型早期胃癌，该型胃癌诊断较为困难，病变部位无明显的隆起凹陷可见，与周围组织分界不清，病变黏膜主要表现为黏膜不规整，发红或苍白等。Mori认为局部黏膜苍白是其重要的胃镜表现，对此进行多点活检有助诊断，该型胃癌常病变范围小，浸润深度浅，属小胃癌范畴。病检发现癌细胞是确诊的依据。Ⅱc型早期胃癌，胃镜下见病变黏膜表现为浅表溃疡或糜烂，溃疡底部常有白苔附着，或呈细小颗粒，或小结节状，或出现黏膜的岛状残留，可伴有出血，溃疡边缘可有糜烂，不规则，虫咬状或锯齿状。可见皱襞中断现象，也可见溃疡周围黏膜皱襞集中，但其中常可见皱襞突然中断、尖端变细或膨大或融合等情况。

Ⅲ型早期胃癌：病变区黏膜呈明显的凹陷或溃疡形成，表面有白苔或黄色、灰褐色的坏死性渗出物覆盖，边缘不整，结节状，可有出血、糜烂，病变区黏膜有僵直感。该型胃癌做病理活检阳性率较高。

混合型早期胃癌：上述各型早期胃癌的改变常可同时存在，如糜烂性病变中出现凹陷性溃疡（Ⅱc+Ⅲ），低平隆起的病变区中出现浅表溃疡（Ⅱa+Ⅲc）或深凹溃疡（Ⅱa+Ⅲ）等。

早期胃癌的分型诊断常受到胃腔内注气量、胃蠕动等因素的影响，随着病变的发展，其分型可发生改变，如Ⅱc型转变成Ⅲ型，还有少数患者胃镜下病变广泛，诊断为进展期胃癌，术后病理检查仍为早期胃癌。

早期胃癌的诊断包括隆起型早期胃癌Ⅰ型、Ⅱa型，约占早期胃癌检出率的8.2%，该项早期胃癌的诊断首先要注意与胃息肉、胃黏膜下肿瘤、胃巨大皱襞症等相鉴别。一般良性病变的表面光滑或呈均匀的细颗粒状，边缘整齐，颜色与周围一致，或有充血改变，病变较小，直径多在2cm以下；而恶性病变则多为表面不平、大小不等的颗粒、结节状，边缘不规整，呈颜色色调不均的充血发红，或苍白，病变较大，直径常达3cm以上。日本学者山田将胃隆起型病变划分为4型：

Ⅰ型（丘状隆起），病变轻度隆起，周边边界不清；

Ⅱ型（半球状隆起），起始部有明显界限的隆起，但基底部无变细现象；

Ⅲ型（亚蒂状隆起），黏膜隆起明显，基底部有变细；

Ⅳ型（有蒂隆起），呈有蒂息肉状。早期胃癌以Ⅱ、Ⅲ型隆起多见。

凹陷型早期胃癌：包括Ⅱc、Ⅲ型。该型最多见，约占早期胃癌检出率的61.6%，凹陷型病变要注意与良性溃疡及黏膜糜烂相鉴别，检查中要注意病变的边缘与病变底部的改变，如黏膜皱襞中断、棒状增粗、鸟嘴状变细、溃疡底部粗糙不平、黏膜上皮呈岛状残存等特征性改变均有助于与良性凹陷性病变相区别，胃镜活检是确诊的重要手段。

以往认为恶性溃疡药物治疗不能愈合，随着质子泵抑制药等强制酸药及新的黏膜保护剂的应用，这一观点已不再作为良性、恶性溃疡的鉴别方法，日本学者早已提出过溃疡型胃癌经治疗后也可以缩小、愈合，形成瘢痕，但随后可出现溃疡复发。有学者在临床上也多次发现"胃溃疡"患者经内科治疗，溃疡在短期内（2周）愈合。但在胃镜复查时也同时发现病变区黏膜有明显发红，皱襞紊乱，中断，僵硬感，活检发现癌细胞。

平坦型早期胃癌：指Ⅱb型，约占早期胃癌检出率的15%，该型早期胃癌病变表浅，缺乏特征性，临床上Ⅱb型早期胃癌中心区常伴有Ⅱc或Ⅱa型改变，仔细观察有助于诊断，主要依靠活检发现癌细胞确诊；

（2）进展期胃癌诊断：进展期胃癌的肿瘤浸润已达固有肌层或浆膜层，病变范围大，形态改变明显，预后较差。目前临床上广泛使用Borrmann分型法将进展期胃癌分为4型。

Ⅰ型（隆起型）主要表现为局限性的半球状或蕈伞状肿块，凸入胃腔，直径3cm以上，表面凸凹不平，结节状，或菜花状，有充血、糜烂或溃疡形成，呈深红色，覆盖有分泌物、血迹或污秽苔，组织脆，易出血，活检阳性率高。

Ⅱ型（局限溃疡型）：病变表现为溃疡形成，溃疡周围明显结节状隆起，呈环堤状，溃疡一般较大，溃疡底凸凹不平，表面覆盖污秽及坏死组织。组织硬、脆、易出血，少数患者溃疡底部光滑，覆盖白苔。

Ⅲ型（浸润溃疡型）：病变表现类似于Ⅱ型，但有巨大溃疡形成，溃疡周围组织受累更严重而广泛，与周围黏膜分界不清，呈结节状隆起、僵硬、胃腔变形等。

Ⅳ型（弥漫浸润型）：癌组织呈弥漫浸润生长，胃壁广泛受累。胃壁变厚，僵硬，狭窄，扩展受限，胃蠕动消失，病变区黏膜可发生不规则的糜烂、溃疡、大小不等的结节、隆起，该型胃癌最多见；

（3）活检与刷检：正确选择活检部位，对于活检的准确性极为关键。一般情况下，隆起性病变应首先在其隆起顶部取活检，凹陷性病变则应首先选择其隆起、结节的内侧边缘取活检，要特别注意首块活检标本取材的准确，特别是病变范围小的情况下，以免活检后的出血影响随后的活检定位。对有蒂息肉样病变可使用带针型活检钳，先将息肉固定，再取活检。活检次数、标本大小、取材深浅与阳性率有一定关系，一般须取材4~6块，直径0.5cm以上，避免夹取坏死组织。进展期胃癌黏膜活检阳性率较高，Ⅲ型早期胃癌阳性率约85.6%，Ⅰ、Ⅱ型次之。对某些特殊部位，如贲门、胃角体侧等往往活检困难，阳性率低，应用刷检细胞学检查可使诊断率提高；

（4）黏膜色素染色法胃镜检查：近年来国外较广泛地应用黏膜色素染色胃镜检查，诊断消化道表浅癌，特别是早期胃癌。该法不仅有助于早期胃癌的诊断，同时也是胃镜肉眼判断胃癌浸润深度的参考指标，还对胃镜治疗早期胃癌设计黏膜切除范围极有帮助。主要有以下几种方法。

染色对照法：利用色素在胃小窝或凸凹面的积聚，使色素与正常的橘红色黏膜形成对照，从而有利于观察病变凸凹形态学改变，常用的染料有1.5%靛胭脂20mL口服，0.2%靛胭脂或0.3%偶氮蓝（伊文思蓝）胃镜下直接喷洒后观察。

化学反应法：利用上皮细胞分泌的糖原或酸性液体同染色剂发生化学显色反应而鉴别正常胃黏膜与异常黏膜，常用方法有0.3%刚果红，5%碘溶液或10%碘化钾胃镜下喷洒，后二者主要适用于食管黏膜的染色。

生物染色法：通过染色剂进入细胞，与细胞内物质结合显色，有利于发现病变，了解肿瘤浸润范围。常用方法是：先用蛋白酶、碳酸氢钠、稀释的祛泡沫剂口服，然后转动体位，以除去黏膜表面的黏液，再口服亚甲蓝（美蓝）100mg或甲苯胺蓝500mg，数小时后行胃镜检查，或胃镜检查时经胃镜将0.2%亚甲蓝或2%甲苯胺蓝直接喷洒在胃黏膜上，数分钟后冲洗观察。

此外有许多复合染色法，以加强正常与异常黏膜的对照，如靛胭脂-亚甲蓝染色法，刚果红-亚甲蓝染色法等。

(五) 胃癌的超声胃镜检查

超声胃镜可以比较客观地判断肿瘤的浸润深度，对术前进行TMN分期有很好的参考价值。

1. 胃淋巴瘤

胃淋巴瘤占胃恶性肿瘤的3%~5%，是除胃癌以外最常见的胃恶性肿瘤。胃淋巴瘤主要是非霍奇金病，霍奇金淋巴瘤少见，发病年龄平均为50岁。胃淋巴瘤的分型方法复杂，简单地可概括为低度恶性、中度恶性、高度恶性三大类。临床上根据其生长方式分为胃内生长型、胃壁浸润型及胃外生长型。胃淋巴瘤无论是原发灶还是继发灶，无论是何种组织学类型，在胃镜下其表现大致可分为如下4型。

(1) 隆起型：肿瘤可呈结节状、息肉状隆起，常为多发，也可单发，结节大者直径可达10cm，表面覆盖正常充血黏膜，大结节顶部常可发现糜烂或溃疡，邻近可有巨大皱襞样黏膜隆起；

(2) 溃疡型：常在胃腔内隆起性病变的中央形成深大溃疡，形态不规则，单发或多发，边缘锐利、增厚、隆起，似火山口状，与周围组织分界清楚，可行皱襞中断，与进展期胃癌的BorrmannⅡ型相似，但淋巴瘤病变可沿淋巴组织扩展而累及十二指肠球部，出现溃疡，或在结节、隆起的基础上发生溃疡或糜烂，而有别于胃癌的病变；

(3) 浸润型：又分为表浅浸润型与弥漫浸润型两种。表浅浸润主要表现为受累黏膜出现形态不规则的多发糜烂或浅表溃疡，可覆污秽苔，形似早期胃肠Ⅱc型，但后者多为单发溃疡，弥漫浸润则主要是由于病变沿黏膜下广泛浸润生长所致，胃壁广泛受累，增厚，形成皮革样胃，与胃癌BorrmannⅣ型相似；

(4) 巨大皱襞型：黏膜皱襞巨大，不规则，似脑回样外观，与肥厚性胃炎相似，但其组织尚软，充气后胃腔可以扩张，有别于癌性黏膜浸润而形成的粗大、坚硬皱襞。

胃淋巴瘤由于病变部位较深，被黏膜覆盖，常规活检阳性率不高，为50%~60%，大块、深挖活检可使阳性率提高。

2. 胃平滑肌肉瘤

胃平滑肌肉瘤临床上少见，约占胃恶性肿瘤的1%，好发年龄在50~70岁。临床上根据其生长方式分为向胃腔内生长的局限型、沿胃壁浸润生长的浸润型和向腔外生长的腔外型。内镜下，局限型主要表现为胃腔内无蒂或亚蒂的肿块，可呈分叶状，直径常在5cm以上，被覆扩张黏膜，中央可有溃疡形成，少数患者可出现有蒂肿块，浸润型则表现为多发结节状隆起，皱襞消失，表面可出现糜烂，溃疡，组织稍硬，胃镜下活检阳性率约为40%。

3. 胃类癌

少见，约占胃肿瘤的0.3%，病变多见于胃体、胃底部的黏膜深层或黏膜下层，胃镜下病变表现为单发或多发的广基息肉样隆起，直径多在1~2cm，大者可达数厘米不等、覆盖正常黏膜，表面光滑，或充血发红，有的顶部有凹陷或糜烂，溃疡形成，质地较硬。

4. 胃转移癌

常见的胃转移癌有如下几种：恶性黑色素瘤、绒毛膜细胞瘤、胃多发骨髓瘤、乳腺癌、结肠癌、肺癌、肝癌转移或浸润至胃等。胃镜下主要表现为胃黏膜圆形的结节状隆起，顶部可出现溃疡、胃壁增厚、皱襞粗大等，临床上要注意与巨大肥厚皱襞相鉴别。恶性黑色素瘤胃转移灶呈黑色的结节状隆起为其特点。

（李　纲）

第三章 普通外科常用诊疗技术

第一节 淋巴结活检术

一、概述

淋巴结活检是临床上最常见的诊断疾病和判断病情的重要方法,最常见的淋巴结活检部位包括颈部、腋窝和腹股沟淋巴结等,具体部位需根据淋巴结肿大情况和具体病情决定。本节以颈部斜方肌旁淋巴结活检为例进行介绍。

二、适应症

(1) 性质不明的淋巴结肿大,经抗感染和抗结核治疗效果不明显;
(2) 可疑的淋巴结转移癌,需做病理组织学检查以明确诊断者;
(3) 拟诊淋巴瘤或为明确分型者。

三、禁忌证

(1) 淋巴结肿大并伴感染、脓肿形成,或破溃者;
(2) 严重凝血功能者。

四、操作方法

1. 体位

仰卧位,上半身稍高,背部垫枕,颈部过伸,头上仰并转向健侧。严格消毒、铺巾。采用利多卡因局部浸润麻醉。

2. 切口

根据病变部位选择。原则上切口方向应与皮纹、神经、大血管走行相一致,以减少损伤及瘢痕挛缩。前斜方肌旁淋巴结切除时采用锁骨上切口。在锁骨上一横指,以胸锁乳突肌外缘为中点,做一长 2cm 左右的切口。

3. 切除淋巴结

切开皮下、皮下组织和颈阔肌,向中线拉开(或部分切断)胸锁乳突肌,辨认肩胛舌骨肌。可牵开或切断以暴露肿大的淋巴结。于锁骨上区内将颈横动、静脉分支结扎,钝性分离位于斜方肌及臂丛神经前面的淋巴结,结扎、切断出入淋巴结的小血管后,将淋巴结切除。如淋巴结已融合成团,或与周围及外缘组织粘连紧时,可切除融合淋巴结中一个或部分淋巴结,以做病理检查。创面仔细止血,并注意有无淋巴漏,如有淋巴液溢出,应注意结扎淋巴管。必要时切口内放置引流片。如切断肌肉,应对端缝合肌肉断端。缝合切口。

五、并发症

淋巴结活检的可能并发症包括：

（1）创面出血；

（2）切口感染；

（3）淋巴漏；

（4）损伤局部神经等。

六、注意事项

（1）颈部淋巴结周围多为神经、血管等重要组织，术中应做细致的钝性分离，以免损伤；

（2）锁骨上淋巴结切除时，应注意勿损伤臂丛神经和锁骨下静脉。还要避免损伤胸导管或右淋巴导管，以免形成乳糜瘘；

（3）淋巴结结核常有多个淋巴结累及或融合成团，周围多有粘连。若与重要组织粘连，分离困难时，可将粘连部包膜保留，尽量切除腺体。对有窦道形成者，则应梭形切开皮肤，然后将淋巴结及其窦道全部切除。不能切除者，应尽量刮净病灶，开放伤口，换药处理。若疑为淋巴结结核，术前术后应用抗结核药物治疗；

（4）病理检查确诊后，应根据病情及时做进一步治疗（如根治性手术等）。

第二节 体表肿块穿刺活检术

一、概述

体表肿块穿刺活检因其操作简便，并发症低，准确率高，已成为表浅肿瘤获取组织病理诊断的重要方法。然而，目前部分学者认为，对于恶性肿瘤，穿刺活检有时因穿刺部位的原因，容易出现假阴性结果，而且存在针道转移的危险。因此，对于能够完整切除的体表肿块，多数建议行肿块的完全切除，只对于肿块无法完整切除或有切除禁忌证时才采用穿刺活检的方法。对于肿块的穿刺方式，目前有细针穿刺和粗针穿刺两种，前者对周围结构损伤小，但穿刺组织较少。后者虽然可取得较多的组织，但对周围损伤较大。

二、适应症

体表可扪及的任何异常肿块，都可穿刺活检，例如乳腺肿块、淋巴结等均可穿刺。

三、禁忌证

（1）凝血机制障碍；

（2）非炎性肿块局部有感染；

（3）穿刺有可能损伤重要结构。

四、操作方法

1. 粗针穿刺

如下所述。

（1）患者取合适的体位，消毒穿刺局部皮肤及术者左手拇指和示指，检查穿刺针；

（2）穿刺点用20%利多卡因做局部浸润麻醉；

（3）术者左手拇指和示指固定肿块，右手持尖刀作皮肤戳孔；

（4）穿刺针从戳孔刺入肿块表面，将切割针芯刺入肿块1.5~2cm，然后推进套管针使之达到或超过切割针尖端，两针一起反复旋转后拔出；

（5）除去套管针，将切割针前端叶片间或取物槽内的肿块组织取出，用10%甲醛溶液固定，送组织学检查；

（6）术后穿刺部位盖无菌纱布，用胶布固定。

2. 细针穿刺

如下所述。

（1）患者选择合适体位，消毒穿刺局部皮肤及术者左手拇指和示指，检查穿刺针；

（2）术者左手拇指与示指固定肿块，将穿刺针刺入肿块表面；

（3）连接20~30ml注射器，用力持续抽吸形成负压后刺入肿块，并快速进退（约1cm范围）数次，直至见到有吸出物为止；

（4）负压下拔针，将穿刺物推注于玻片上，不待干燥，立即用95%乙醇固定5~10min，送细胞病理学检查。囊性病变则将抽出液置试管离心后，取沉渣检查；

（5）术后穿刺部位盖无菌纱布，用胶布固定。

五、并发症

体表肿块穿刺活检的可能并发症包括：

（1）出血；

（2）感染；

（3）肿瘤种植转移等。

六、注意事项

（1）不能切除的恶性肿瘤应在放疗或化疗前穿刺，以明确病理诊断；

（2）可切除的恶性肿瘤，宜在术前7d以内穿刺，以免引起种植转移；

（3）穿刺通道应在手术中与病灶一同切除；

（4）穿刺应避开恶性肿瘤已破溃或即将破溃的部位；

（5）疑为结核性肿块时，应采用潜行性穿刺法，穿刺物为脓液或干酪样物，则可注入异烟肼或链霉素，避免其他细菌感染，术后立即抗结核治疗。

（李　纲）

第四章 外科患者的营养代谢

第一节 肠外营养

肠外营养（parenteral nutrition，PN）指通过静脉给予适量氨基酸、脂肪、糖类、电解质、维生素和微量元素，供给患者所需的全部营养或部分营养，以达到营养治疗的一种方法，前者称全胃肠外营养（total parenteral nutrition，TPN）。根据输入途径可分为经中心静脉肠外营养（central venous parenteral nutrition，CPN）和经周围静脉肠外营养（peripheral parenteral nutrition，PPN）。

一、肠外营养的适应症

凡不能或不宜经口摄食超过5~7天的患者都是肠外营养的适应症。从外科角度肠外营养支持主要用于下列情况。

（1）不能从胃肠道进食，如高流量消化道瘘、食管胃肠道先天性畸形、短肠综合征、回肠造口、急性坏死性胰腺炎等；

（2）消化道需要休息或消化不良，如肠道炎性疾病（溃疡性结肠炎和Crohn病）、长期腹泻时；

（3）严重感染与脓毒症、大面积烧伤、肝肾功能衰竭等特殊疾病；

（4）营养不良者的术前应用、复杂手术后，肿瘤患者放、化疗期间胃肠道反应重者。

若患者存在严重水、电解质、酸碱平衡失调，凝血功能异常，休克等情况均不适宜进行肠外营养支持。恶性肿瘤患者在营养支持后会使肿瘤细胞增殖、发展，因此，需在营养支持的同时加用化疗药物。

二、肠外营养液的成分

主要由葡萄糖、脂肪乳剂、氨基酸、电解质、维生素及微量元素组成。患者每天对各种营养素的需要一般根据病情、体重和年龄等估算。

1. 葡萄糖

生理性的糖类燃料，肠外营养的主要能源物质，供给机体非蛋白质热量需要的50%~70%。机体所有器官、组织都能利用葡萄糖，一天补充葡萄糖100g就有显著节省蛋白质的作用。来源丰富、价格低廉，通过血糖、尿糖的监测能了解其利用情况。

常用浓度有5%、10%、25%、50%。高浓度葡萄糖液虽能提供充足热能，但因其渗透压高，如25%及50%葡萄糖液的渗透量（压）分别高达1 262mmol/L及2 525mmol/L，对静脉壁的刺激很大，应从中心静脉输入，并添加胰岛素，一般为每4~20g葡萄糖给予1U胰岛素（可从10:1左右开始，再按血糖、尿糖的监测结果调整胰岛素剂量）。由于人体利用葡萄糖的能力有限，约为5mg/（kg·min），且在应激状态下其利用率降低，过量或过快输入可能导致高血糖、糖尿，甚至高渗性非酮性昏迷；外科不少患者常并发糖尿病，糖代谢紊乱更易发生。多余的糖将转化为脂肪而沉积在器官，例如肝脂肪浸润，影响其功能，因此，目前 PN 多不以单一的葡萄糖作为能源。

2. 脂肪乳剂

PN 的另一种重要能源。一般以大豆油、红花油为原料加磷脂和甘油乳化制成，制成的乳剂有良好的理化稳定性，微粒直径与天然乳糜微粒直径相仿。脂肪乳剂的能量密度大，10%溶液含热量 4.18kJ（1kcal）/mL。除提供能量外还含有必需脂肪酸，能防止必需脂肪酸缺乏症。常用制剂浓度有 10%、20%、30%。10%脂肪乳剂为等渗液，可经外周静脉输注。在饥饿、创伤、应激时机体对脂肪的氧化率不变，甚至加快。现主张肠外营养支持时以葡萄糖与脂肪乳剂双能源供给，有助于减轻肺脏负荷和避免发生脂肪肝。成人常用量为每天 1~2g/kg，如仅用于防治必需脂肪酸缺乏，只需每周给 1~2 次。单独输注时滴速不宜快，先以 1mL/min 开始（<0.2g/min），500mL 脂肪乳剂需输注 5~6h，否则，输注过快可致胸闷、心悸或发热等反应。脂肪乳剂的最大用量为 2g/（kg·d）。

脂肪乳剂按其脂肪酸碳链长度分为长链三酰甘油（long chain triglyceride，LCT）及中链三酰甘油（medium chain triglyceride，MCT）两种。LCT 内包含人体的必需脂肪酸（EFA）——亚油酸、亚麻酸及花生四烯酸，临床上应用很普遍，输入后仅部分被迅速氧化产能，大部分沉积在脂肪组织，释放过程相对缓慢，且其水解产物长链脂肪酸的代谢过程需要卡尼汀参与，而后者在感染应激情况下常减少，以致长链脂肪酸氧化减少。MCT 水解生成的中链脂肪酸（辛酸及癸酸）进入线粒体代谢产能不依赖卡尼汀，因此，输入后在血中清除快，迅速氧化产能，很少引起脂质沉积，对肝功能影响小。但 MCT 内不含必需脂肪酸（EFA），且快速或大量输入后可产生神经系统毒性作用。临床上对于特殊患者（例如肝功能不良者）常选用等量物理混合兼含 LCT 及 MCT 的脂肪乳剂（10%或 20%的 MCT/LCT）。正在研制的结构脂肪乳剂，即在 1 分子甘油分子上连接长链和中链脂肪酸，在耐受性方面将优于物理混合的中、长链脂肪乳剂。多不饱和脂肪酸制剂中含有 ω-3 脂肪酸、ω-6 脂肪酸，为亚麻酸、亚油酸的衍生物，能降低血液黏滞性，对预防血栓形成、降低内毒素毒力有一定作用。另外，在乳剂中增加维生素 E，也有减轻脂质过氧化的作用。

3. 氨基酸

对于创伤和感染患者，氮的消耗增加，需要较多蛋白质才能维持氮平衡。在提供足够热量同时，补充复方氨基酸制剂作为蛋白质合成的原料，有利于减轻负氮平衡。复方氨基酸溶液是肠外营养的唯一氮源，由结晶 L-氨基酸按一定模式（如鸡蛋白、人乳、WHO/FAO 等模式）配成，其配方符合人体合成代谢的需要，有平衡型及特殊型两类。平衡氨基酸溶液含有 8 种必需氨基酸以及 8~12 种非必需氨基酸，其组成符合正常机体代谢的需要，适用于大多数患者。特殊氨基酸溶液专用于不同疾病，配方成分上做了必要调整。如用于肝病的制剂中含有较多的支链氨基酸（亮、异亮、缬氨酸），而芳香氨基酸含量较少。用于肾病的制剂则以 8 种必需氨基酸为主，仅含少数非必需氨基酸（精氨酸、组氨酸等）。用于严重创伤或危重患者的制剂中含更多的支链氨基酸，或含谷氨酰胺二肽等。由于谷氨酰胺水溶性差，且在溶液中不稳定，易变性，故目前氨基酸溶液中均不含谷氨酰胺，用于肠外营养的谷氨酰胺制剂都是使用谷氨酰胺二肽（如甘氨酰-谷氨酰胺、丙氨酰-谷氨酰胺），此二肽的水溶性好、稳定,进入体内后可很快被分解成谷氨酰胺而被组织利用。适用于严重的分解代谢状况,如烧伤、严重创伤、严重感染等危重症,以及坏死性肠炎、短肠综合征等肠道疾病和免疫功能不全或恶性肿瘤患者。将来,氨基酸的配方将因人、因疾病的不同阶段而异,个体化配方将成为可能。

4. 电解质

肠外营养时需补充钾、钠、氯、钙、镁及磷。根据生化监测结果及时调整每天的供给量。常用制剂有10%氯化钾、10%氯化钠、10%葡萄糖酸钙、25%硫酸镁等。磷在合成代谢及能量代谢中发挥重要作用,肠外营养时的磷制剂有无机磷及有机磷制剂两种,前者因易与钙发生沉淀反应而基本不用,有机磷制剂为甘油磷酸钠,含磷10mmol/10mL,用于补充磷酸不足。

5. 维生素

用于肠外营养支持的复方维生素制剂每支所含各种维生素的量即为正常成人每日的基本需要量,使用十分方便。常用制剂有脂溶性维生素及水溶性维生素两种。由于体内无水溶性维生素储备,应每天常规给予;而人体内有一定量的脂溶性维生素贮存,应注意避免过量导致蓄积中毒。

6. 微量元素

也是复方微量元素静脉用制剂,含人体所需锌、铜、锰、铁、铬、钼、硒、氟、碘9种微量元素,每支含正常人每日需要量。短期禁食者可不予补充,TPN超过2周时应静脉给予。

7. 生长激素

基因重组的人生长激素具有明显的促合成代谢作用。对于特殊患者(烧伤、短肠综合征、肠瘘等)同时应用生长激素能增强肠外营养的效果,利于伤口愈合和促进康复。注意掌握指征,要避开严重应激后的危重期。常用量为8~12U/d,一般不宜长期使用。

三、肠外营养液的配制和输注

1. 肠外营养液的配制

配制过程中严格遵守无菌技术操作,最好在有空气层流装置的净化台上进行。按医嘱将各种营养素均匀混合,添加电解质、微量元素等时注意配伍禁忌。配制后的营养液应贴标签,标明患者姓名、床号、配制日期、所含成分,便于核对。从生理角度,将各种营养素在体外先混合再输入的方法最合理,因此,临床上广泛采用3L袋全营养混合液(total nutrient admixture,TNA)的输注方法,即将肠外营养各成分配制于3L袋中后再匀速滴注。TNA又称全合一(all in one,AIO)营养液,强调同时提供完全的营养物质和物质的有效利用,即多种营养成分以较佳的热氮比同时均匀进入体内,有利于机体更好地利用,增强节氮效果,降低代谢性并发症的发生率;且混合后液体的渗透压降低,可接近10%葡萄糖,使经外周静脉输注成为可能;并使单位时间内脂肪乳剂输入量大大低于单瓶输注,可避免因脂肪乳剂输注过快引起的不良反应。使用过程中无须排气及更换输液瓶,简化了输注步骤,全封闭的输注系统大大减少了污染和空气栓塞的机会。

全营养混合液（TNA）配制过程要符合规定的程序，由专人负责，以保证混合液中营养素的理化性质仍保持在正常状态。具体程序：

（1）将电解质、微量元素加入氨基酸溶液中；

（2）将磷制剂、胰岛素分别加入葡萄糖溶液中；

（3）将水溶性维生素和脂溶性维生素混合后加入脂肪乳剂中；

（4）将含有上述添加物的葡萄糖液、氨基酸液借重力注入 3L 袋中，最后加入脂肪乳剂；

（5）用轻摇的方法混匀袋中内容物。应不间断地一次完成混合、充袋，配好后的 TNA 在室温下 24 小时内输完，暂不用者置于 4℃ 保存。

营养液的成分因人而异。在基本溶液中，根据具体病情及血生化检查，酌情添加各种电解质溶液。由于机体无水溶性维生素的贮备，因此肠外营养液中均应补充复方水溶性维生素注射液；短期禁食者不会产生脂溶性维生素或微量元素缺乏，因此，只需在禁食时间超过 2~3 周者才予以补充。溶液中需加适量胰岛素。

各种特殊患者，营养液的组成应有所改变。糖尿病者应限制葡萄糖用量，并充分补充外源性胰岛素，以控制血糖；可增加脂肪乳剂用量，以弥补供能的不足。对于肝硬化有肝功能异常（血胆红素及肝酶谱值升高）的失代偿期患者，肠外营养液的组成及用量均应有较大的调整。此时肝脏合成及代谢各种营养物质的能力锐减，因此，肠外营养液的用量应减少（约全量的一半）；在营养制剂方面也应做调整，包括改用 BCAA 含量高的氨基酸溶液，改用兼含 LCT/MCT 的脂肪乳剂等。并发存在明显低蛋白血症的患者，由于肝脏合成白蛋白的能力受限，因此，需同时补充人体白蛋白，才能较快纠正低白蛋白血症。肾衰竭患者的营养液中，葡萄糖及脂肪乳剂用量一般不受限制，氨基酸溶液则常选用以必需氨基酸（EAA）为主的肾病氨基酸；除非具备透析条件，否则应严格限制入水量。

2. 肠外营养液的输注

可经周围静脉或中心静脉途径给予。前者较简便、无静脉导管引起的并发症，全营养混合液的渗透压不高，可经此途径输注。适用于肠外营养支持时间不长（<2 周）、能量需要量不高的患者。后者可经颈内静脉或锁骨下静脉穿刺置管入上腔静脉，主要用于肠外营养支持时间较长、营养素需要量较多以致营养液的渗透压较高的患者。近年来经外周导入的中心静脉置管（peripherally inserted central catheter，PICC）临床应用较广。

肠外营养液的输注方法如下。

（1）持续输注法：将预定液体 24h 内均匀输注，能量与氮同时输入，有节氮作用。临床上常将全营养混合液（TNA）于 12~16h 输完；

（2）循环输入法：在 24h 输注过程中先停输葡萄糖 8~10h，此间仅输入氨基酸加脂肪乳剂，后单独输入葡萄糖，防止因持续输入高糖营养液刺激胰岛素分泌而抑制体脂分解、促进脂肪合成。在无糖输注期间机体可以利用以脂肪形式储存的过多热能，不易发生脂肪肝。理论上，循环输入较持续输入更接近生理要求，但实际临床效果有待进一步验证。

四、常见并发症及预防

经中心静脉肠外营养需有较严格的技术与物质条件，并发症的发生率及危险性与置管及护理经验密切相关；经周围静脉肠外营养技术操作简单，并发症较少，已有各种类型的外周静脉导管用于周围静脉肠外营养，血栓性静脉炎是限制其应用的主要技术障碍。充分认识肠外营养的各种并发症，采取措施予以预防及积极治疗，是安全实施肠外营养的重要环节。

1. 技术性并发症

与中心静脉插管或留置有关，如穿刺致气胸、血管损伤、神经或胸导管损伤等，空气栓塞是最严重的并发症，一旦发生，后果严重，甚至导致死亡。此类并发症多与穿刺不熟练、经验不足有关。提高穿刺技术，可以有效预防。

2. 感染性并发症

如下所述。

（1）导管性脓毒症：源于导管，由于输入液的污染、插管处皮肤的感染、其他感染部位的病菌经血行种植于导管而引起导管脓毒症。其发病与置管技术、导管使用及导管护理有密切关系。当患者突然有原因不明的寒战、高热、导管穿出皮肤处发红或有渗出时应考虑有导管脓毒症。发生上述症状后，先做输液袋内液体的细菌培养及血培养；更换新的输液袋及输液管进行输液；观察 8 小时，若发热仍不退，拔除中心静脉导管，导管端送培养。一般拔管后不必用药，发热可自退。若 24 小时后发热仍不退，则应加用抗菌药，病情稳定后再考虑重新置管。导管性脓毒症的预防措施有：放置导管应严格遵守无菌技术；避免中心静脉导管的多用途使用，不应用于输注血制品、抽血及测压；应用全营养混合液的全封闭输液系统；置管后进行定期导管护理；

（2）肠源性感染：长期 TPN 时肠道缺少食物刺激而影响胃肠激素分泌，以及体内谷氨酰胺缺乏，可致肠黏膜萎缩，造成肠屏障功能减退、衰竭。其严重后果是肠内细菌、内毒素移位，损害肝脏及其他器官功能，引起肠源性感染，最终导致多器官功能衰竭。应用强化谷氨酰胺的肠外营养液和尽早恢复肠内营养对防治此类并发症有重要作用。

3. 代谢性并发症

从其发生原因可归纳为补充不足、代谢异常及肠外营养途径所致这三个方面的并发症。

（1）补充不足所致的并发症有：

①血清电解质紊乱：在没有额外丢失的情况下，肠外营养时每天约需补充钾 50mmol、钠 40mmol、钙及镁 20~30mmol、磷 10mmol。由于病情而丢失电解质（如胃肠减压、肠瘘）时，应增加电解质的补充量。临床上常见的是低钾血症及低磷血症；

②微量元素缺乏：较多见的是锌缺乏，表现为口周及肢体皮疹、皮肤皱痕及神经炎等。长期肠外营养时还可因铜缺乏而产生小细胞性贫血，铬缺乏可致难控制的高血糖发生。对病程长者，在肠外营养液中常规加入复方微量元素注射液，可预防缺乏症的发生；

③必需脂肪酸缺乏（EFAD）：长期肠外营养时若不补充脂肪乳剂，可发生必需脂肪酸缺乏症。临床表现有皮肤干燥、鳞状脱屑、脱发及伤口愈合迟缓等。只需每周补充脂肪乳剂一次即可预防。

（2）代谢异常所致的并发症有：

①高血糖和高渗性非酮性昏迷：较常见。外科应激患者对葡萄糖的耐受力及利用率降低，若输入葡萄糖浓度过高、速度过快，超过患者代谢利用葡萄糖的速率，就会出现高血糖，持续发展（血糖浓度超过 40mmol/L）导致高渗性非酮性昏迷，有生命危险。对高血糖者，应在肠外营养液中增加胰岛素补充，随时监测血糖水平。重症者应立即停输葡萄糖液，

以 250mL/h 速度输入等渗或低渗盐水，纠正缺水、降低血渗透压，用适量胰岛素（10～20U/h）控制血糖，需注意纠正同时存在的低钾血症。在使用双能源经外周静脉输注时，此类并发症减少；

②低血糖：外源性胰岛素用量过大，或者高浓度葡萄糖输入时促使机体持续释放胰岛素，若突然停输葡萄糖后可出现低血糖。因很少单独输注高浓度葡萄糖溶液，此类并发症临床已少见；

③脂肪代谢异常：脂肪乳剂输入过多、过快可出现高脂血症，做血清浊度试验可测定患者对给予脂肪的廓清能力；

④氨基酸代谢异常：若输入氨基酸过量以及未能同时供给足够能量，致使氨基酸作为能量而分解，产生氮质血症；或者体内氨基酸代谢异常，在大量输入缺乏精氨酸的结晶氨基酸溶液后可引起高氨血症。

（3）肠外营养途径所致并发症有：

①肝功能异常：表现为转氨酶升高、碱性磷酸酶升高、高胆红素血症。引起肝功能改变的因素很多，最主要的是葡萄糖超负荷引起肝脂肪变性，其他相关因素包括必需脂肪酸缺乏、长期 TPN 时肠道缺少食物刺激、体内谷氨酰胺大量消耗，以及肠黏膜屏障功能降低、内毒素移位等。复方氨基酸溶液中的某些成分（如色氨酸）的分解产物以及可能存在的抗氧化剂（重硫酸钠）等对肝也有毒性作用。应调整肠外营养配方，采用双能源，以脂肪乳剂替代部分能源，减少葡萄糖用量；选用富含支链氨基酸的配方和同时含有中、长链三酰甘油的脂肪乳剂 MCT/LCT。通常由 TPN 引起的这些异常是可逆的，TPN 减量或停用，尽早开始肠内营养可使肝功能恢复；

②胆汁淤积、胆囊内胆泥和结石形成：长期 TPN 治疗，因消化道缺乏食物刺激，缩胆囊素等肠激素分泌减少，胆囊功能受损，胆汁淤积，容易在胆囊中形成胆泥，进而结石形成。实施 TPN 3 个月者，胆石发生率可高达 23%。尽早改用肠内营养是预防胆石的最有效的措施。

五、肠外营养支持的注意事项

（1）熟练掌握插管和留置技术，防止与插管、置管有关的并发症发生；

（2）妥善固定静脉导管，防止导管移位。所有操作均应严格遵守无菌技术原则，定期更换输注装置，每日消毒置管口皮肤，更换无菌敷料。勤巡视，勤观察，保持滴注通畅；

（3）营养液现配现用，不得加入抗生素、激素、升压药等，配制过程由专人负责，在层流环境、按无菌操作技术要求进行。配制后的 TNA 液应在 24 小时内输完。暂时不用者，保存于 4℃ 冰箱内，输注前 0.5～1h 取出，置室温下复温后再输；

（4）根据患者 24h 液体出入量，合理补液，维持水、电解质、酸碱平衡稳定；

（5）掌握合适的输注速度，每小时不超过 200mL，否则利用率下降可致高血糖等。TNA 输注过程应保持连续性，不应突然大幅度改变输液速度；

（6）定期监测全身情况，有无缺水、水肿，有无发热、黄疸等。每天监测血清电解质、血糖及血气分析，3 天后视稳定情况每周测 1～2 次。肝肾功能测定每 1～2 周 1 次；

（7）营养指标（人血清白蛋白、转铁蛋白、前白蛋白、淋巴细胞计数等）测定每 1～2 周 1 次，每周称体重，有条件时进行氮平衡测定，评价营养支持效果。

第二节 肠内营养

肠内营养（enteral nutrition，EN）是经胃肠道用口服或管饲的方法提供营养基质及其他各种营养素的临床营养支持方法。"只要胃肠道允许，应尽量采用肠内营养"已成为临床营养支持时应遵守的基本原则。

肠内营养与肠外营养相比，制剂经肠道吸收入肝，在肝内合成机体所需的各种成分，整个过程更符合生理；肝可发挥解毒作用；食物的直接刺激有利于预防肠黏膜萎缩，保护肠屏障功能。食物中的某些营养素（谷氨酰胺）可直接被肠黏膜细胞利用，有利于其代谢及增生，而且肠内营养无严重并发症，具有更安全、经济等特点。一般在选择营养支持方式时可依据以下原则：能口服者给予天然饮食是首选，当胃肠功能健全或部分功能存在时，优先采用肠内营养，如胃肠功能障碍较重或患者不能耐受肠内营养时可增加肠外营养以补充不足。周围静脉肠外营养与中心静脉肠外营养之间优先选用周围静脉途径，营养需要量较高或期望短期改善营养状况时可用中心静脉途径，需较长时间营养支持者应设法过渡到肠内营养。

一、肠内营养的适应症

（1）胃肠道功能正常，但存在营养物质需求增加而摄入不足或不能摄入的因素，如发热、感染、大面积烧伤、复杂大手术后及危重病症（非胃肠道疾病）等较长时间应激、妊娠、昏迷、味觉异常、精神问题等，此类应尽量采用肠内营养支持；

（2）胃肠道功能不良，如消化道瘘、短肠综合征、急性坏死性胰腺炎等，营养物质丢失增加或严重吸收不良，应在病情稳定后，尽快由肠外营养过渡到肠内营养；

（3）胃肠道功能基本正常但伴有其他脏器功能不良，如糖尿病、肝肾功能衰竭等。因肠内营养引起糖尿病患者糖代谢紊乱的程度比肠外营养轻，容易控制，所以原则上，只要胃肠功能基本正常，这类患者仍属于肠内营养的适应症。值得注意的是，用于肝肾衰竭者，肠内营养虽对肝肾功能影响较小，但因这类患者往往伴有不同程度的胃肠功能不良，对肠内营养的耐受性较差，因此以减量使用为宜。

若患者存在如颅骨骨折、意识障碍或持续、反复呕吐等误吸危险因素，存在严重腹泻或吸收不良，腹腔或肠道感染、消化道活动性出血、休克以及肠梗阻等情况，均不适宜进行肠内营养支持。

二、肠内营养制剂的种类和选择

可用于肠内营养的制剂很多，为适合机体代谢的需要，其成分均很完整，包括糖类、蛋白质、脂肪或其分解产物，也含有生理需要量的电解质、维生素和微量元素等。肠内营养制剂不同于通常意义的食品，其已经加工预消化，更易消化吸收或无须消化即能吸收。美国FDA使用医疗食品（medical foods，MF）定义肠内营养制剂，是指具有特殊饮食目的或为保持健康、需在医疗监护下使用而区别于其他食品。按营养素预消化的程度，肠内营养制剂可分为大分子聚合物和要素膳两大类。选择时应考虑患者的年龄、疾病种类、消化吸收功能、给予途径及患者的耐受力，必要时调整配方。

1. 大分子聚合物

有即用型液体制剂或需配制成一定浓度的溶液方能使用的粉剂，两者最终浓度为24%，可提供4.18kJ/mL（1kcal/mL）能量。该制剂以整蛋白为主，其蛋白质源为酪蛋白、乳清蛋白或大豆蛋白；脂肪源是大豆油、花生油、玉米油等植物油，有的还以中链三酰甘油代替长链三酰甘油以利于肠道吸收；糖源为麦芽糖、蔗糖或糊精；此外，还含有多种电解质、维生素及微量元素，通常不含乳糖。溶液的渗透压较低（约320mmol/L），适用于胃肠功能正常或基本正常者。某些配方还含有谷氨酰胺、膳食纤维等，纤维素可被肠道菌群酵解生成短链脂肪酸（乙酸、丙酸、丁酸等），在促进肠道吸收水分、供应结肠黏膜能量、增加肠系膜血供、促进肠道运动等方面发挥重要作用。近年来，肠内营养制剂的研制和发展较快，已有添加了ω-3多不饱和脂肪酸、精氨酸、核糖核酸等成分的产品，在提供营养支持的同时，改善机体免疫状况。

2. 要素膳

是一种化学组成明确、无须消化、可直接被胃肠道吸收的无渣饮食，由容易吸收的单体物质、无机离子及已乳化的脂肪微粒组成，含人体必需的各种营养素。该制剂以蛋白水解产物（或氨基酸）为主，其蛋白质源为乳清蛋白水解产物、肽类或结晶氨基酸，糖源为低聚糖、糊精，脂肪源为大豆油及中链三酰甘油，含多种电解质、维生素及微量元素，不含乳糖和膳食纤维，渗透压较高（470~850mmol/L），适用于胃肠道消化、吸收功能不良者，如消化道瘘，所用的肠内营养制剂即以肽类为主，可减轻对消化液分泌的刺激作用。

三、肠内营养的实施途径

由于肠内营养制剂均有特殊气味，除少数患者可耐受经口服外，多数需经管饲进行肠内营养。用以输注肠内营养液的管道有鼻胃管、鼻十二指肠管、鼻空肠管、胃造口管、空肠造口管或经肠瘘口置管。其途径可经鼻插管或手术造口置管于胃内、十二指肠或空肠内。

1. 经鼻胃管或胃造口

适用于胃肠功能良好的患者。鼻胃管多用于仅需短期肠内营养支持者；胃造口适用于需较长时期营养支持的患者，可在术时完成造口，或行经皮内镜胃造口术（percutaneous endoscopic gastrostomy，PEg）。

2. 经鼻肠管或空肠造口

适用于胃功能不良、误吸危险性较大或胃肠道手术后必须胃肠减压、又需较长时期营养支持者。空肠造口常伴随腹部手术时实施，如经针刺置管空肠造口术（needle catheter jejunostomy，NCJ），也可行经皮内镜空肠造口术（percutaneous endoscopic jejunostomy，PEJ）。

由于经鼻胃管饲食物可能产生胃潴留，胃内容物反流引起呕吐，易误吸导致肺炎，因此临床应用中，多数患者最好将其饲管前端置入十二指肠或空肠近端实施肠内营养。再者，长期放置鼻饲管可引起鼻咽部糜烂，影响排痰，易致肺炎，故预计术后需营养支持者常在术中加做胃造口或空肠造口便于实施肠内营养。如急性重症胰腺炎的病程很长，在病情稳定后（约发病后3~4周），可经预置的空肠造口管或鼻空肠管输入肠内营养制剂。由于营养液不经过十二指肠，因此不会刺激胰液分泌而使病情加重。

四、肠内营养的给予方式

能口服的患者每日饮用6~8次，每次200~300mL，必要时加用调味剂。口服不足的能量和氮量可经周围静脉营养补充。经管饲的患者可有下列给予方式。

1. 按时分次给予

适用于饲管端位于胃内和胃肠功能良好者。将配好的肠内营养液用注射器缓缓注入，每日4~8次，每次250~400mL。此方式易引起患者腹胀、腹痛、腹泻、恶心、呕吐等胃肠道反应，尽量不采用。

2. 间隙重力滴注

将配好的营养液置于吊瓶内，经输注管与饲管相连，借助重力缓慢滴注。每次250~500mL，持续30~60min，每日滴注4~6次。多数患者可以耐受。

3. 连续输注

用与间隙重力滴注相同的装置，在12~24h内持续滴注全天量的营养液。采用输液泵可保持恒定滴速，便于监控管理，尤其适用于病情危重、胃肠道功能和耐受性较差、经十二指肠或空肠造口管饲的患者。输注时应注意营养液的浓度、速度及温度。经胃管给予时开始即可用全浓度（20%~24%），滴速约50mL/h，每日给予500~1 000mL，3~4天内逐渐增加滴速至100mL/h，达到一天所需总量2 000mL。经空肠管给予时先用1/4~1/2全浓度（即等渗液），滴速宜慢（25~50mL/h），从500~1 000mL/d开始，逐日增加滴速、浓度，5~7天达到患者能耐受和需要的最大输入量。

五、肠内营养的常见并发症及预防

肠内营养的常见并发症包括胃肠道、代谢、感染、机械等方面，最常见的是胃肠道并发症，较严重的并发症是误吸。

1. 误吸

多见于经鼻胃管输入营养液者。由于患者存在胃排空迟缓、咳嗽和呕吐反射受损、意识障碍或饲管移位、体位不当等因素，导致营养液反流，发生误吸而引起吸入性肺炎。让患者取30°半卧位，输营养液后停输30min，若回抽液量超过150mL，应考虑有胃潴留，暂停鼻胃管输注，改用鼻腔肠管途径可有效预防误吸的发生。

2. 急性腹膜炎

多见于经空肠造口输入肠内营养液者。若患者突然出现腹痛、造口管周围有类似营养液渗出或腹腔引流管引流出类似液体，应怀疑饲管移位致营养液进入游离腹腔。立即停输，尽可能清除或引流出渗漏的营养液，合理应用抗菌药。

3. 恶心呕吐

与患者病情、配方、输注速度有关，避免胃潴留、配方合适、减慢滴速可有效预防。

4. 腹泻、腹胀

发生率为3%~5%，与输液速度、溶液浓度及渗透压有关，注意营养液应缓慢滴入，温度、浓度适当，避免过量，合理使用抗菌药，可有效控制腹泻、腹胀。因渗透压过高所致的症状，可酌情给予阿片酊等药物以减慢肠蠕动。

六、肠内营养的监测与注意事项

（1）饲管妥善固定，防止扭曲、滑脱，输注前确定导管的位置是否恰当，用 pH 试纸测定抽吸液的酸碱性，或借助 X 线透视、摄片确定管端位置。长时间置管患者应注意观察饲管在体外的标记，了解有无移位；

（2）配制粉剂前详细了解其组成和配制说明，根据患者所需营养量和浓度准确称量，一切用具必须清洁，每日消毒，一次仅配一日用量，分装后置于 4℃ 冰箱备用，并在 24 小时内用完。输注时保持营养液合适的温度（38~40℃），室温较低时可使用输液加热器将营养液适当加温；

（3）管道管理，每次输注前后均以温开水 20mL 冲洗管道，防止营养液残留堵塞管腔。经常巡视观察，调节合适的滴速，及时处理故障。确保营养管只用于营养液的输注，其他药物由外周静脉给予，防止堵塞管腔；

（4）观察病情、倾听患者主诉，尤其注意有无腹泻、腹胀、恶心、呕吐等胃肠道不耐受症状。如患者出现上述不适，应查明原因，针对性采取措施减慢速度或降低浓度，如对乳糖不耐受，应改用无乳糖配方；

（5）代谢及效果监测，注意监测血糖或尿糖，以便及时发现高血糖和高渗性非酮性昏迷。每日记录液体出入量。定期监测肝、肾功能，血浆蛋白、电解质变化，进行人体测量，留尿测定氮平衡以评价肠内营养效果。

（李　纲）

第五章 外科感染

第一节 皮肤和软组织坏死性感染

临床实践证明，外科感染的发病率有增长的趋势，各种感染仍是外科手术后常见的并发症，其中皮肤和软组织坏死性感染的死亡率很高，可达30%，其临床特点是组织广泛坏死，病情发展迅速，曾有不同名称，如细菌协同性坏死、链球菌坏死、气性坏疽、坏死性蜂窝织炎、坏死性筋膜炎和坏死性脓皮病等。

一、链球菌坏死

急性链球菌皮肤坏死是由β溶血性链球菌引起，曾被称为坏死性丹毒。自从青霉素问世以后，这种感染已极罕见。偶尔可发生于四肢的手术切口，但也可无明显外伤史。由于皮肤的供应动脉因感染而发生血栓形成，皮肤常发生大片坏死，如皮肤的感觉神经也被破坏则可出现皮肤感觉障碍炎症部位的皮肤红肿、疼痛，伴畏寒、发热、脉率细速和疲倦乏力，2~4d后皮肤色泽暗红，出现水疱，内含血性浆液和细菌，接着坏死干结，外貌酷似烧伤的焦痂，但不累及肌肉和骨骼。坏死的皮肤在2~3周后脱落，形成溃疡，其边缘潜行。皮下组织肿胀剧烈，筋膜间压力剧增，必须迅速切开筋膜，解除压迫，才能避免肌肉坏死。

链球菌皮肤坏死必须与丹毒、蜂窝织炎和梭状芽孢杆菌性肌坏死相鉴别。可用细针穿刺水疱抽取脓液做革兰染色，如见β溶血性链球菌则诊断即可明确。皮下组织中无气体或恶臭脓液。治疗方法是早期手术，将潜行皮肤彻底切开，切除坏死组织，敞开伤口，用抗生素溶液冲洗，每日调换敷料。有的需多次手术，才能将坏死组织清除彻底。手术前后应注射大剂量青霉素。

二、坏死性筋膜炎

坏死性筋膜炎是一种较少见的严重软组织感染，它与链球菌坏死不同，常是多种细菌的混合感染。致病菌包括革兰阳性的溶血性链球菌、金黄色葡萄球菌、革兰阴性菌和厌氧菌。以往由于厌氧菌培养技术落后，常不能发现厌氧菌，但近年来证实类杆菌、消化链球菌和肠球菌等厌氧菌常是本病的致病菌之一，但很少是单纯厌氧菌感染。不少资料均证明，坏死性筋膜炎常是需氧菌和厌氧菌的协同作用，兼性菌先消耗了感染组织中的氧气，降低了组织的氧化还原电位差，细菌产生的酶使过氧化氢分解，从而有利于厌氧菌的滋长和繁殖。

根据病情，坏死性筋膜炎可分为两种类型：一种是致病菌通过创伤或原发病灶扩散，使病情突然恶化，软组织迅速坏死。另一种病情发展较慢，以蜂窝织炎为主，皮肤有多发性溃疡，脓液稀薄奇臭，呈洗碗水样，溃疡周围皮肤有广泛潜行，且有捻发音，局部感觉麻木或疼痛，这些特点非一般蜂窝织炎所有。患者常有明显毒血症，出现寒战、高热和低血压。皮下组织广泛坏死时可出现低钙血症。

细菌学检查对诊断具有特别重要意义，尤其是伤口脓液的涂片检查。

坏死性筋膜炎治疗的关键是早期彻底清创手术，充分切开潜行皮缘，切除坏死组织，包括坏死的皮下脂肪组织或浅筋膜，但皮肤通常可以保留。伤口敞开，用3%过氧化氢或1：5000高锰酸钾溶液冲洗，用纱布疏松填塞，或插数根聚乙烯导管在术后进行灌洗。建议用含新霉素100mg/L和多黏菌素B 100mg/L的生理盐水冲洗，也有人建议用羧苄西林或0.5%甲硝唑溶液冲洗。术后勤换药以加速坏死组织脱落，发现有坏死组织需再次清创。换药时应重复细菌培养以早期发现继发性细菌例如绿脓假单胞菌、黏液沙雷菌或念珠菌。

坏死性筋膜炎的致病菌包括肠杆菌属、肠球菌属、厌氧性链球菌和类杆菌属，应联合用药，采用氨苄西林以控制肠球菌和厌氧性消化链球菌，氨基糖苷类抗生素以控制肠杆菌属，克林霉素以控制脆弱类杆菌。头孢噻吩、头孢羟羧氧酰胺或头孢氨噻的抗菌谱较广，既能对付需氧菌又能控制厌氧菌。氯霉素的抗菌谱也较广，对脆弱类杆菌也有效，但它是抑菌药且有抑制骨髓的潜在毒性，脆弱类杆菌偶尔也对它产生耐药性，故在危重患者或免疫功能缺陷的患者中最好不用。甲硝唑对脆弱类杆菌高度有效，长期应用也无毒性，故常可联合应用甲硝唑和氨基糖苷类抗生素。

三、细菌协同性坏死

又称进行性协同性坏死，主要是皮下组织坏死，很少扩展至筋膜，致病菌与坏死性筋膜炎相似。在炎灶周围常可发现微嗜气非溶血性链球菌，而在中央坏死区则为金黄色葡萄球菌，此外，还有专性厌氧菌、变形杆菌、肠杆菌、绿脓假单胞菌和梭状芽孢杆菌。

本病多发于腹部或胸部手术切口，特别是腹内脓肿或脓胸引流术后，偶尔也可发生于结肠造瘘口或回肠造瘘口附近或轻微外伤处。主要症状是伤口剧烈疼痛和压痛，常在受伤后2周出现。炎症区域的中央紫红硬结，四周潮红，逐渐向外扩展。紫红硬结区坏死后形成溃疡，周围有潜行性皮缘，常伴有散在的卫星状小溃疡或窦管。病变通常局限于皮下脂肪的上1/3。

治疗方法是广泛切除坏死组织，静脉滴注有效抗生素，局部用氧化锌油膏。

四、非梭状芽孢杆菌性肌坏死

肌坏死系由厌氧性链球菌或多种厌氧菌的协同作用引起，分别称为厌氧性链球菌性肌坏死和协同性厌氧菌性肌坏死。发病率低，即使在战时也极少见。诱因与梭状芽孢杆菌性肌坏死（气性坏疽）相同，但前者潜伏期较长，通常为3~4d，病情也较轻。受伤部位肿胀，但疼痛并非初发症状，可逐渐出现，伤口溢出浆液性脓液，炎症组织中可有气体，但不广泛。毒血症出现较晚，大多在临终前出现。治疗方法是广泛扩创，并静脉滴注大剂量青霉素或头孢菌素。如脓液培养出脆弱类杆菌，则可联合应用氨基糖苷类抗生素和甲硝唑。

五、弧菌性软组织坏死性感染

海水弧菌包括很多种，主要分为5群：副溶血性弧菌，溶藻性弧菌（V. alginolyticus），伤口弧菌（V. vulnificus），梅契尼柯夫弧菌（V. Mechnikov）（CDC 肠群16），F群弧菌（CDC EF-6）。副溶血性弧菌是胃肠炎的致病菌之一，但很少引起软组织感染和败血症。溶藻性弧菌偶尔引起伤口感染、中耳炎和脓毒症。梅契尼柯夫弧菌与人类疾病无关。F群弧菌的致病作用尚不能肯定，伤口弧菌过去曾被称为乳糖阳性海水弧菌，最近发现它是人类的致病菌之一，它对氯化钠的耐受性较副溶血性弧菌差。它不能使蔗糖发酵，又不能产生乙酰甲基原醇（Proskauer 反应），故可与溶藻性弧菌区别。乳糖阳性弧菌（伤口弧菌）对乳糖的发酵作用有时可延迟 3~7d 或较微弱，故从前报道的乳糖阴性弧菌感染可能实际上是乳糖阳性弧菌引起。

上述 5 群嗜盐性弧菌生活于海水和海洋鱼、蟹、贝壳和甲壳类动物中，通常引起胃肠道感染，也可引起肠道外感染。最近证明，这些弧菌能直接通过皮肤破口侵入引起软组织感染或经血液循环（败血症）播散至软组织而引起坏死性感染。

（一）发病机制

进食污染海水弧菌的生牡蛎、鱼、蟹后，弧菌可先引起胃肠炎，再通过血流播散而引起软组织感染。另一途径是人在涉水和游泳时，弧菌可通过细微的伤口或皮肤溃疡侵入。海水弧菌是短小、弯曲如弧状的革兰阴性菌，菌体一端大多有单鞭毛，运动活泼，能产生内毒素，感染后即引起明显的毒血症和低血压。皮下组织中的血管常有透壁坏死性血管炎和血栓形成，以致真皮、皮下组织和脂肪常发生广泛坏死，坏死偶尔可累及肌肉。

（二）临床表现

患者常有酗酒、肝硬化、血红蛋白沉着症、类固醇治疗、多发性骨髓瘤或白细胞减少症等慢性病病史。潜伏期较短，通常为数小时至数日，出现畏寒、高热，热度可高达 40℃，伴恶心、呕吐，但不一定有腹泻。四肢皮肤可出现红斑或瘀斑，继而出现大小水疱，水疱溃破后形成坏死性溃疡。皮下组织和脂肪也可发生广泛坏死。患者有明显毒血症和低血压，病情发展迅速。四肢肿痛剧烈，白细胞数可升高至 $(20~40) \times 10^9/L$，若降低至 $(2~3) \times 10^9/L$ 则预后恶劣。

（三）诊断

好发于海滨和沿海城市地区，特别在夏季旅游季节。渔民或与海水和海洋生物接触较多者如发生严重软组织感染时，应怀疑本病，可抽血和取脓液或水疱内容物送弧菌培养。如有弧菌生长，则诊断即可确定。

（四）治疗

关键是早期诊断和及时抢救。首先是大量静脉输液以纠正低血压。抗生素应选择氯霉素、红霉素、头孢菌素或磺胺甲噁唑。Joseph 等报道，嗜盐性弧菌常对氨苄西林产生耐药性。伤口弧菌对青霉素敏感。副溶血性和溶藻性弧菌可产生 β 酰胺酶，故应采用氯霉素或红霉素、林可霉素。

手术清创是治疗的关键，必须彻底切除坏死组织，有时需多次清创，必要时甚至截肢以抢救生命。原发性败血症型的死亡率可高达 40% 以上。

六、炭疽

炭疽是炭疽杆菌引起的人畜共患性急性外科感染，又称恶性脓疱病。多见于牛、马和羊等草食动物。人类的炭疽是由接触有病的家畜或污染的皮毛而获得，临床特征主要为皮肤坏死、溃疡、焦痂和周围组织广泛水肿及败血症，可因败血症导致死亡。本病多见于农牧民、屠宰、皮革和毛纺业的工人、兽医。

（一）病因和发病机制

炭疽杆菌是粗大无鞭毛的革兰阳性需氧性杆菌，细菌外表有一层荚膜。在外界环境不利于细菌生长时形成芽孢，芽孢有强大的抵抗力，可对抗干燥、热、紫外线、γ线照射和许多消毒剂。病畜口鼻的分泌物可污染牧场。接触含有炭疽杆菌芽孢的泥土、污物、病畜或其皮毛产品即可传染。炭疽杆菌的荚膜和毒素与致病性有关，荚膜具有抗原性，并有对抗吞噬细胞的作用。炭疽杆菌的外毒素编码 P×01 的有 3 种成分：

（1）水肿因子；

（2）保护性抗原；

（3）致死因子，形成水肿毒和致死素，前者引起本病的水肿特点，后者诱发巨噬细胞分泌 TNF-α 和 IL-β，介导休克的发生。炭疽包膜编码有 P×02，可抑制免疫细胞吞噬。炭疽杆菌和毒素可从局部病灶侵入血流，引起严重的败血症和毒血症，毒素能改变毛细血管的通透性，引起水肿、出血和血栓形成，并能损伤白细胞。致病菌通常经过皮肤小裂伤侵入体内，经 2~7d 的潜伏期，局部出现小丘疹，随即增大、化脓和破溃（恶性脓疱），中心有棕黑色焦痂，其色如炭，故名炭疽。吸入炭疽芽孢或进食病畜的奶和肉也可引起肺或肠道炭疽病。

（二）临床表现

潜伏期通常为 2~7d，短的仅数小时。症状和病程与炭疽杆菌传入途径有关。临床上分为皮肤炭疽、肺炭疽和肠炭疽 3 种类型，常并发败血症、胸膜炎、脑膜炎、心肌炎或中毒性休克。

1. 皮肤炭疽（恶性脓疱症）

较多见，占 90%~95%，可分为炭疽痈和恶性水肿两型，常见于脸面、颈项、手臂等暴露部位，由小擦伤或割伤污染炭疽杆菌开始，炭疽杆菌在局部繁殖，先形成一个无痛性丘疹；第 2 日顶部形成水疱，周围水肿硬结；第 3~4 日水疱溃破，中心区出现坏死，水肿区扩大，坏死区的四周出现成群小水疱；第 5~7 日坏死区形成凹陷的黑色干痂，周围水肿，病灶常能自行愈合。黑痂坏死区坚实、疼痛不明显、溃疡不化脓为其特点。细菌可沿淋巴管扩散至区域淋巴结和血液引起败血症和毒血症。患者畏寒发热、头痛、脉速、呕吐、吐泡沫血痰，并有全身毒性症状，如不及时治疗就易致命。

2. 肺炭疽

占 2.5%~5.0%，吸入炭疽杆菌芽孢，即被肺泡吞噬细胞吞噬，再通过淋巴管至纵隔淋巴结，在该处发芽滋长、繁殖，引起出血性纵隔炎。起病急，发展迅速，出现非典型性肺炎症状。患者先有感冒样症状，然后在缓解后再突然起病，畏寒、发热、胸痛、气急、吐泡沫血痰、呼吸困难、发绀，常有胸腔积液。痰中可见大量炭疽杆菌。X 线摄片显示纵隔阴影增宽，患者常在数天内因毒素抑制呼吸中枢和肺部毛细血管栓塞而死于呼吸循环衰竭，并可并发出血性脑膜炎。

3. 肠炭疽

极少见，占 2.5%~5.0%，由于进食病畜的肉引起，潜伏期 2~5d。患者主诉腹痛、呕吐、腹泻。粪便呈水样浆液或血性。腹胀甚至有腹腔积液。腹部有压痛。小肠黏膜有多发脓疱，穿孔后引起腹膜炎。严重病例可在 1～3d 内死于严重毒血症和休克。

（三）诊断

患者大多是农牧民或制革工人，黑色的焦痂是皮肤炭疽的特征。有关人群发生呼吸道感染时，尤其当症状与体征不相称时应提高警惕，需想到肺炭疽的可能。脓疱内容物、痰、脑脊液、骨髓、受累的淋巴结、血和粪便的涂片检查或细菌培养可见典型的具有荚膜的大肠杆菌。白细胞计数不升高。热沉淀试验（Ascoli 试验）：滴注病畜内脏的悬浮过滤液于患者的血清上可形成一个浑浊环，诊断即可明确。

（四）治疗

建议环丙沙星和多西环素作为首选抗生素，当上述药物有禁忌时，可选择阿莫西林或青霉素。成人（包括妊娠妇女）环丙沙星 400mg 静脉滴注，每 12h 1 次，儿童环丙沙星 20～30mg/kg 静脉滴注，每 12h 1 次。成人每日青霉素 1000 万 U 静脉滴注，小儿每日 10 万 IU/kg，儿童每日 50 万 U/kg。对青霉素过敏者改用红霉素或四环素。

局部病灶用 1∶2000 高锰酸钾液洗涤，敷以四环素软膏，也可以青霉素 1000U/mL 湿敷，严禁挤压，禁做手术，以防造成败血症。

（五）预防

总的原则是处理好病畜和防止接触感染，具体措施包括：

（1）消灭牲畜的炭疽病。凡与病畜接触过的牲畜须行预防接种。病畜应隔离，畜尸以及病畜粪便和垫草应焚毁。畜舍应使用 20% 漂白粉溶液消毒；

（2）患者应隔离，分泌物、排泄物、患者居室和用具须用 20% 漂白粉溶液消毒，患者用过的敷料或食物和垃圾应焚毁。接触者应观察 8d；

（3）畜产品加工厂的工作人员应穿工作服，戴口罩，皮肤破损时应立即用 2%～5% 碘酊消毒。工作后要洗手。对兽医、饲养员、畜产品加工人员应预防接种炭疽杆菌减毒活菌苗，效果约 92%。每年需强化一次。可采用皮上划痕接种法，接种后一般无不良反应，每年接种 1～2 次。明矾沉淀的炭疽杆菌培养滤液也可用作预防接种或肌内注射，也有效果。

第二节 外科病毒性感染

一、概论

病毒是一种专性细胞内寄生物，根据其所含核酸的种类，可分为 RNA 病毒和 DNA 病毒两大类。病毒能吸附在细胞的细胞膜上或穿入细胞内，然后在细胞内进行 RNA 和 DNA 的复制。病毒的 RNA 或 DNA 含有蛋白质合成必需的信息，使蛋白质合成信使 RNA（mRNA）。细胞溶解时，病毒又能侵入其他的宿主细胞。

（一）发病机制

病毒引起疾病的机制有两种：第一种发病机制是病毒经呼吸道或胃肠道黏膜侵入人体，通过淋巴管、区域淋巴结甚至血液循环而抵达靶器官，然后在靶器官内繁殖至一定程度方始引起细胞坏死而产生疾病，即原发性疾病。其特点是细胞坏死和单核细胞和淋巴细胞浸润。另一种机制是缓慢持久的病毒感染，并不立即引起细胞坏死，但病毒引起的宿主免疫反应却可导致靶器官的病理改变和临床疾病，称为免疫复合病。

病毒感染的特征之一是一种病毒可引起多种疾病，例如病毒感染可使细胞DNA和RNA合成停止或改变。病毒感染还可改变机体的免疫功能，抑制中性粒细胞和巨噬细胞的吞噬功能；产生病毒抗原抗体复合物，引起各种疾病；促使细胞或淋巴细胞增生和肿大，导致各种肿瘤、阑尾炎、肠系膜淋巴结炎、回盲部肠套叠等外科疾病。此外，病毒感染还可引起典型的狂犬病、流行性腮腺炎、区域性小肠炎、胰腺炎、溃疡性结肠炎等疾病。因此，根据发病的形式，病毒感染可分为急性、慢性和隐性等形式，根据病毒产生的疾病又可分为影响多脏器的全身性疾病和主要影响某些特殊脏器的疾病两大类。

（二）外科患者中的病毒感染

外科患者中的病毒感染两种：原发性病毒感染是指病毒感染发生于以往未曾接触此种病毒及无获得性特异免疫的患者中；继发性感染是指以往病毒感染的重新活动，通常由于宿主抵抗力受到抑制，而且以往的病毒感染可能并无明显临床表现。外科患者在治疗过程中可并发各种病毒感染，例如大量输新鲜血或心脏直视手术后可发生一种病毒感染称为灌流后综合征。临床表现的特点是在手术后3~5周出现发热、肝脾肿大、皮肤斑疹、全身淋巴结肿大、外周血液中嗜伊红细胞增多并有不典型的淋巴细胞出现，肝功能正常。本病由巨细胞病毒或Epstein Barr病毒引起。诊断是依靠典型的病史和体征，血和尿的病毒培养以及血中抗病毒抗体的浓度升高而确立。

另外，免疫功能抑制的患者在手术后常可发生各种病毒感染。例如白血病、霍奇金病和淋巴瘤等血液系统恶性肿瘤患者易患疱疹病毒和巨细胞病毒感染。霍奇金病、淋巴瘤患者在脾切除术、放射疗法或化学疗法后疱疹的并发率显著增高，有时是疾病复发的前驱症状。

脏器移植后应用免疫抑制剂能使患者对病毒的敏感性增加。肾移植患者中最多见的是疱疹病毒感染，特别是巨细胞病毒，发病率为70%~90%，主要是隐性病毒感染的重新活动（继发性感染），因为在免疫功能正常的患者中，巨细胞病毒感染仅在一小部分患者中产生疾病。诚然，手术时大量输新鲜血以及移植的肾脏都可能是病毒的来源，尤其在供者血液中含有巨细胞病毒的抗体时。

肾移植患者常发生口腔黏膜、咽喉或生殖器的单纯疱疹，还可发生疱疹性肝炎、脑炎或食管炎。最近报道Epstein Barr病毒可使脏器移植患者发生恶性淋巴瘤。同种肝移植后巨细胞病毒感染可使胆囊管梗阻，引起梗阻性黄疸。

此外，病毒感染还可使脏器移植患者在术后发生各种并发症，包括慢性活动性肝炎、视网膜炎和小肠溃疡等。

巨细胞病毒尚可加重患者免疫功能抑制，为其他机会菌例如卡氏肺囊虫等提供繁殖和扩散的适宜环境，引起严重的机会菌肺炎。

（三）诊断

外科病毒性感染的诊断非常困难，因为病毒引起的各种外科疾病例如阑尾炎、肠系膜淋巴结炎等的临床表现与通常细菌性感染引起者大致相同。诊断病毒感染不仅需根据病史，还需进行病毒的分离、鉴定、组织培养、病毒抗原免疫荧光检测和电镜检查等复杂方法，一般医院常难做到。流行病学的调查研究对诊断也有帮助。

（四）病毒感染的预防和治疗

1. 预防

（1）病毒疫苗接种活体病毒疫苗可经口服或鼻内滴注法，使患者产生保护性免疫反应；

（2）被动免疫静脉滴注含有病毒抗体或免疫球蛋白的血浆虽能预防肝炎和水痘，但维持时间较短。

2. 治疗

目前尚无特效的抗病毒抗生素。干扰素和转移因子尚在实验阶段，目前尚缺乏大量的临床报道。通常采用对症治疗控制发热和疼痛等症状。

二、狂犬病

狂犬病又名恐水症，是狂犬病毒引起的一种人兽共患性急性病毒性脑脊髓炎，多具有特有的恐水怕风、咽肌痉挛、进行性瘫痪等特征，常见于狗、猫、蝙蝠等动物，通过病兽的咬伤、搔伤或接触病兽的唾液而致人发病。

（一）病因和发病机制

狂犬病毒是一种子弹状RNA病毒，通过唾液传染引起。病毒可在鸡胚、鸭胚乳鼠脑以及多种组织培养中生长，从感染的人和动物分离出来的病毒称自然病毒，能在噬液腺中繁殖，各种接触途径均可致病。病犬唾液中含病毒较多，病犬于发病前3~4d唾液就具有传染性。人被狂犬咬后，发病率为25%（10%~70%），但也可通过抓伤、擦伤等使人受染。

病毒对神经有强大的亲和力，沿末梢神经和神经周围的体液，向心进入与咬伤部位相当的背根神经节和脊髓段，然后沿脊髓上行至脑，并在脑组织中繁殖，继而沿传出神经进入唾液腺，使唾液具有传染性。

（二）临床表现

潜伏期10d~2年，一般为3~7周。临床可分两型：兴奋型和瘫痪型。兴奋型的前驱期（2~4d）：患者有发热、头痛、面部感觉异常、麻木、痒或疼痛、恶心、呕吐、吞咽困难和声音嘶哑，继而出现兴奋和恐惧感。患者对声、光、风的刺激特别过敏，喉部有紧缩感觉。较有诊断意义的早期症状是伤口及其周围感觉异常，有麻痒痛及蚁走感，约占80%。

激动期：患者躁动不安，恐惧感加重，大声、吹风等刺激可激发躁动和惊厥。出汗和流涎增多，体温38~40℃，并有吞咽和呼吸困难。最突出的症状为恐水症，一般在发病后不久即行出现。患者口渴欲饮，但因咽喉痉挛、疼痛而无法下咽，甚至闻水声或见水即出现咽喉或全身痉挛，这是恐水病命名的来源。

疾病继续发展时，激动加重，出现幻听、幻视，患者冲撞叫跳，直到衰竭，但神志始终清楚。

瘫痪期：患者肌肉松弛，下颌坠落流涎、反射消失、瞳孔散大，呼吸微弱不规则，常在数小时内死于呼吸衰竭或心肌衰竭。

（三）诊断

早期容易误诊，发作期有被狗或猫咬伤史，突出的临床表现为咬伤部位感觉异常、兴奋躁动、恐水怕风、咽喉痉挛、流涎多汗、各种瘫痪等，即可做出初步诊断，确诊有赖于以下检查：

1. 病毒包涵体检查

对咬人的动物应观察 5~10d，如有症状出现，可杀死后取其脑组织在清洁玻璃片上涂片，未干时用 Seller 染色法检查细胞质内病毒包涵体，或做免疫荧光检查病毒抗原，在数小时内可得阳性结果。

2. 动物接种

将动物脑组织制成 10% 匀浆，接种于小白鼠脑内。接种后 6~8d 动物出现震颤、尾强直、麻痹等现象，12~15d 死亡，脑组织内可查见内氏小体。阳性结果可在 15d 内报告，而阴性结果需等 1 个月后方可出报告。

本病应与破伤风、癔症、脑炎、神经官能症等鉴别。

（四）预防

本病的死亡率极高，故预防极为重要。

1. 伤口的处理

迅速行清创术，以 20% 肥皂水或 0.1% 苯扎溴铵彻底清洗，伤口较深者尚需插入导管，以肥皂水持续冲洗以去除动物涎液。清洗后涂以 75% 乙醇、0.3% 碘液，局部应用抗狂犬病免疫血清，并注射破伤风抗毒血清和抗生素以控制感染。伤口应予敞开，不宜缝合或包扎。

2. 预防注射

预防注射的适应症：

（1）被野兽咬伤；

（2）被来历和下落不明的犬或动物咬伤；

（3）被犬咬伤后，病犬不久发病死亡，或经捕获后证明为病犬；

（4）兽医工作者；

（5）皮肤伤口被狂犬唾液沾污者；

（6）伤口在头、颈处或伤口较大且深者；

（7）医务人员的皮肤破损处为狂犬病患者沾污者。具体方法是接种狂犬病疫苗。疫苗有 4 种：脑组织灭活疫苗（Semple 疫苗），鸭胚疫苗，哺乳动物脑组织灭活疫苗及组织培养疫苗，前三者应用较久，均为粗糙的生物制品，含有大量非病毒抗原物质，均能导致严重并发症，同时由于其免疫原性低，故需注射较长时间，如 Semple 疫苗需每日皮下注射 2mL，连续 14~21d。鸭胚疫苗，每次 2mL，每日分 4 处交替在腹壁、背部等处皮下注射，14~21 次为一疗程，为了保证产生和维持高效价抗体水平，在完成最后一次注射后 20~50d 内再给予 1~2 次激发剂量的疫菌。注射鸭胚疫苗常有局部反应，但全身反应很少，疗效也较差，故必须同时注射抗狂犬病免疫血清。双倍体细胞疫苗，效价较高，无神经性反应，如患者对鸭胚疫苗有反应可予采用。肌内注射 5 针，于咬伤后 0、3、7、14、28d 各注射一针。兽医和动物饲养员可肌内注射 3 针作为伤前的预防。国内目前生产的鼠肾疫苗与之相类似，值得广泛应用。如被咬伤处在头面部且受染严重者，或儿童患者，应立即接种，每日注射两次，争取在 5~7d 内完成。最好是联合应用抗狂犬病免疫血清和疫苗，免疫马血清的剂量是 40U/kg，注射前先做血清皮肤试验。一半注射于伤口局部，另一半做肌内注射。人狂犬病免疫球蛋白 20U/kg 疗效较高，且不良反应。

(五) 治疗

一旦发病,患者几乎都在 2~6d 内死于心脏或肺部并发症,经积极治疗,可延长存活期,个别有治愈者。

患者应予隔离,安置在清静的单人病房内,由专人重点护理,避免各种外界刺激。医务人员应戴胶皮手套,以免唾液中病毒污染皮肤破损处。

抗狂犬病免疫血清:肌内注射免疫血清 10~20mL,或按 40U/kg 计算,每日或隔日注射一次。同时进行疫苗接种。

人狂犬病免疫球蛋白 20U/kg,半量注射于伤口,另半量肌内注射。

镇静剂的应用:为了减轻患者的兴奋性,可给予巴比妥或水合氯醛,也可注射较大剂量的地西泮或氯丙嗪。具体方法可参阅破伤风的治疗。

呼吸支持疗法:为了预防呼吸肌痉挛引起窒息,可做气管切开术,并采用人工呼吸器做辅助呼吸。给予氧气吸入,并保持呼吸道通畅。

全身支持疗法:补液输血,纠正水电解质紊乱和维持酸碱平衡。

可用肾上腺皮质激素及脱水剂等治疗颅内压增高,必要时侧脑室置管减压。

应预防和治疗心脏并发症和肺部并发症。

三、艾滋病

艾滋病(acquired immune deficiency syndrome,AIDS),又称获得性免疫缺陷综合征,其病原为人类免疫缺陷病毒(HIV),属反转录病毒,攻击的靶细胞均为 T 淋巴细胞,尤其是 CD_4^+ 细胞。HIV 易被 70%乙醇、0.1%次氯酸钠、0.02%戊二醛及加热 100℃ 等灭活。除全身乏力、消瘦和免疫低下等症状外,外周血 CD_4^- 淋巴细胞计数低于 $0.2×10^9/L$,有关艾滋病的发病机制和诊断依据在很多内科书籍中均有详细的记载,这里只讨论外科医师在处理艾滋病患者手术中的问题。艾滋病在外科领域中有两重意义:一是艾滋病患者的免疫功能低下,易患各种感染和需要手术治疗的疾病,要求能及时识辨和适当处理;二是外科医师在处理过程中如何加强自身防护的问题。

(一) 易感性疾病

人体感染 HIV 后,一般经 0.5~8 年的潜伏期(大多为 2~4.5 年),发展成典型的艾滋病,届时易发生条件病原体感染及 Kaposi 肉瘤,前者以卡氏肺孢子虫病为多见,占 51%;Kaposi 肉瘤占 26%,发生其他感染者 15%。条件性感染的治疗十分困难,因其免疫功能受损,药物治疗效果甚差。

感染 HIV 患者也易发生外科脓毒症,脓性感染见于女性生殖道、胸腔、大关节和肛门直肠,尚有多发部位的脓肿甚或少见部位如甲状腺处的感染等。有的还会发生需要手术治疗的疾病,如阑尾炎、胆囊炎、腹膜炎等,仍应按原有的手术指征进行处理,关键问题在于如何早期确诊,因为其临床表现不如寻常患者那么典型和确切,要提高警惕。

HIV 患者外科手术后脓毒症的发生率增高,伤口不易愈合,伴发结核病增多。外科医师在处理 HIV 感染和 AIDS 患者时要注意该类患者需要加强内科支持疗法,建立静脉径路以长期供应抗微生物药物、化疗药物或胃肠外营养。该类患者并发症率高,小至皮肤脓肿,大至致命性胃肠穿孔,由于这些患者的大部分感染和肿瘤的临床表现常不典型,故外科医师熟悉

HIV 感染和 AIDS 的临床表现，以便能对其诊断做出正确判断，对治疗和支持措施做出合理安排，可请专业医师会诊，采用诸如抗 HIV 鸡尾酒药物疗法。

易罹患的感染和肿瘤：AIDS 患者会发生平时遇见的外科疾病，如溃疡病、胆囊炎和阑尾炎等，其症状常不典型而易误诊。此外，AIDS 患者还易罹患一些其他严重感染和肿瘤。

（1）巨细胞病毒（CMV）：常是 AIDS 患者中多见的机会致病菌，引起口炎、食管炎、小肠结肠炎、胆囊炎和肝炎，免疫过氧化酶染色法找到 CMV 内涵体就可确诊。肠穿孔是一个常见并发症，由于肠壁黏膜和黏膜下层毛细血管炎导致坏死的结果；

（2）细胞内鸟型分枝杆菌（MAI）：常侵犯淋巴结、回盲部、肝脏和腹膜，临床表现为严重腹痛、发热、体重下降和肝脾肿大。肠炎的表现类似 Crohn 病，与肠结核也难鉴别。近期应用 PCR 技术可鉴定该抗酸杆菌。MAI 感染需联合应用乙胺丁醇。与 CMV 感染一样，MAI 小肠结肠炎可发生穿孔，需要做病段切除和粪便转流。罕见的孢子菌感染和肺孢子虫病也可发生于 AIDS 患者，给予支持疗法为主要措施，除非伴发致死性并发症时才考虑手术治疗；

（3）Kaposi 肉瘤：常发生于 AIDS 患者，但其类型与非 HIV 感染者不同，一般有 3 种类型：

①发生于老年男性的标准型，多属良性过程，常位于皮肤，呈单发病灶；

②见于非洲人和移植体受者以及接受免疫抑制剂者也属单一病灶，但侵袭性强；

③发生于 AIDS 患者的病灶弥散多发，可侵犯任何器官，尤以皮肤、淋巴结、肺或胃肠道最易受累。患者表现有吞咽困难、蛋白丢失性肠病、腹痛、腹泻、严重出血、肠梗阻或穿孔。由于 AIDS 患者的 Kaposi 肉瘤多属弥散型，仅发生严重外科并发症时才考虑手术；

（4）淋巴瘤：一般侵犯中枢神经系统、胃肠道和骨髓。AIDS 患者的胃肠道淋巴瘤具侵袭性，半数以上病例可经多方案化疗缓解，但复发率高，生存期短。局限性小肠淋巴瘤有时需做切除，但切除后要做回肠或结肠造口，是其缺点。

（二）各种器官受侵的表现

1. 口咽

口腔白念珠菌和黏膜白斑是口腔中常见的机会性感染，CMV 和单纯疱疹也常见。Kaposi 肉瘤可发生在口、腮、舌、唇或扁桃体窝。口咽病灶偶尔可产生咽喉梗阻、溃疡和大出血等，多数用局部治疗，如激光、手术切除、病灶内烷化剂注射或全身性多种化疗。

2. 腮腺

HIV 感染腮腺以腮腺肿大（75%为双侧）和口干症状为其特征，少数伴有恶变，细针穿刺细胞学检查为诊断方法。治疗有放疗、抗病毒药、囊肿抽吸和手术切除，在后者有局部切除、浅表或全腮腺切除等方法。

3. 食管

白念珠菌感染食管有吞咽困难和疼痛，CMV 和疱疹感染并发溃疡也可引起吞咽困难，食管溃疡穿孔时有手术指征，颈、胸或腹腔段食管穿孔有不同的后果，及时手术与预后密切相关，如延迟手术 24h 增加死亡率。初步处理包括禁食、鼻胃管吸引和抗微生物药物治疗，如无效即做食管切除、末段食管造口和胃造口喂饲，不宜做一期吻合。鉴于 AIDS 患者的全身情况及其生存期，不宜做广泛手术，应采取比较保守的操作。Kaposi 肉瘤可以引起食管梗阻、穿孔或大出血，届时需手术处理。在一般情况，仅用化疗以缩小肿瘤和改善症状。

4. 胃和小肠

CMV 可引起严重胃炎，出现腹痛和胃窦部梗阻。所引起的十二指肠炎可并发大出血，胃或小肠 CMV 感染可并发穿孔，以上情况均需手术处理。孢子菌属感染可累及整个胃肠道，病变弥散，一般不需手术。Kaposi 肉瘤和淋巴瘤需积极应用多种化疗药物注意穿孔的发生。

5. 阑尾

AIDS 患者并发阑尾炎的早期诊断比较困难，血白细胞值的诊断价值不大，近期已采用超声扫描和腹腔镜检查，后者还可同时进行阑尾切除。

6. 结肠

在 AIDS 患者的结肠病变中，CMV、MAI 和孢子菌属族及 Kaposi 肉瘤较为常见，结肠炎的表现有顽固性腹泻、消瘦和发热，偶尔有便血或黑粪。如出血不止，需手术探查，病灶局限者做肠段切除，如全结肠弥漫出血则需做结肠直肠切除，但手术危险很大，溃疡穿孔做病段切除，一期吻合常不愈合，宜做回肠或结肠造口术。

7. 肛管直肠

同性恋 AIDS 患者常有肛管直肠 HIV 感染，肛瘘常见，做传统的肛瘘切开术，避免做过大的敞开伤口，尽可能保护肛括约肌，因这类患者已有腹泻和肛门失禁。在 HIV 阳性人群中，肛管尖锐湿疣发生率达 57%，已有鳞状细胞癌恶变的报道，局部用鬼臼树脂（podophyllum resin）、电凝或局部切除，后者更可做活检以排除腺癌的可能。

在同性恋的 AIDS 男性患者中，肛管直肠溃疡多见，疼痛剧烈，难以愈合，需做活检以排除肿瘤的可能，可做局部切除。近期肛管直肠非霍奇金淋巴瘤和 Kaposi 肉瘤的发生增加，淋巴瘤表现为腔外肿块，位置深在和弥漫，常主诉发热、里急后重和直肠疼痛，易误诊为肛旁脓肿。治疗以化疗为主，很少需局部切除。

8. 肝脏和胆管

腹腔机会致病菌可累及肝脏和胆管。AIDS 患者主诉右上腹痛、发热和黄疸时，需警惕原有胆石性胆囊炎的可能。在 HIV 感染患者，CMV、MAI 或卡氏肺囊虫可引起肝炎，诊断主要依靠经皮肝穿刺活检。肝脓肿不常见，治疗以经皮穿刺引流和抗微生物药物为主。CMV 和孢子菌感染还可引起硬化性胆管炎样综合征。淋巴瘤和 Kaposi 肉瘤引起胆囊管或胆总管狭窄而分别发生胆囊炎或胆管炎，ERCP 是首选的诊断方法，治疗方法有经内镜括约肌切开术、气囊扩张或放置内支撑管等，很少需要剖腹手术。

9. 胰腺

HIV 患者很少有胰腺累及，CMV、孢子菌、弓形虫、结核分枝杆菌和白念珠菌偶可引起胰腺机会性感染。二脱氧核糖核酸药物也可引起胰腺炎。保守治疗无效，需用手术治疗，其指征与非 AIDS 患者相同。

（李　纲）

第六章 外科休克

第一节 损伤性休克

一、临床特点

损伤性休克见于严重的外伤,如复杂性骨折、挤压伤或大手术等。虽然创伤性休克与失血性休克同属低血容量性休克,但其病理生理过程有一定的复杂性。此时,可有血液或血浆的丢失,损伤处又有炎性肿胀和体液渗出,这些体液不再参与循环。另外,受损机体内可出现组胺、蛋白酶等血管活性物质,引起微血管扩张和通透性增高,又使有效循环血量进一步降低;损伤还可刺激神经系统,引起疼痛和神经-内分泌系统反应,影响心血管功能。有的创伤本身可使内环境紊乱,如胸部伤可直接影响心肺功能,截瘫可使回心血量暂时减少,颅脑伤可使血压下降等。

二、治疗

创伤性休克的治疗原则与失血性休克基本相同,但也有些特殊性。

(一) 补充血容量

对创伤性休克者的低血容量程度的判断有一定难度,除肉眼可见的出血之外,创伤区域的组织内出血、水肿和渗出等都是导致血容量降低的原因。因此,常常会对实际的失液量估计不足。为此,应强调对补充血容量后的结果进行认真的监测和分析,然后修正治疗方案。这样才能避免因补液不足休克不能纠正的问题。至于补充血容量的具体方法和成分,与失血性休克基本相同。

(二) 纠正酸碱失调

创伤后早期因患者疼痛所致的过度换气及神经-内分泌反应所致的留钠排钾,常会发生碱中毒。但在后期,由于组织缺氧和继发感染,产生酸性代谢产物,代谢性酸中毒转而替代了早期的碱中毒。临床有时会对创伤患者早期应用碱性药物,以对抗酸中毒。这种做法是不恰当的,因为当时可能并不存在酸中毒。有一个原则必须强调:凡应用碱性药物,都应有动脉血气分析的依据。

(三) 手术治疗

对危及生命的创伤,如开放性或张力性气胸、连枷胸等,应做紧急处理。创伤的其他手术治疗一般都是在休克已被纠正之后进行。

第二节 失血性休克

失血性休克在外科休克中很常见。多见于大血管破裂，腹部损伤引起的肝、脾破裂，胃、十二指肠出血，门静脉高压症所致的食管、胃底静脉曲张破裂出血等。通常在迅速失血超过全身总血量的20%时，即出现休克。主要表现为中心静脉压（CVP）降低，回心血量减少和一氧化碳下降所造成的低血压。在神经-内分泌机制作用下可引起外周血管收缩、血管阻力增加和心率加快。最终因微循环障碍可造成各组织器官功能不全和衰竭。及时补充血容量、治疗其病因和制止其继续失血是治疗失血性休克的关键。

失血、失液后血容量降低成为休克的始动因素，主要是由于静脉回流和心搏出量降低，超过了机体代偿机制的限度。其后果与失血量或失液量密切相关。但是，患者机体代偿能力有差异，治疗的时间和方法又不相同。实际上，这类低血容量性休克的转归，与组织低灌注所造成的细胞代谢障碍和结构改变有更密切的关系。动物实验和临床经验均已证明，相同出血量所造成的休克，治疗时间愈早，恢复愈快；治疗时间延迟，就会增加并发症和病死率。另一方面，这类休克的治疗效果与扩充血容量的方法密切相关。然而，如何合理扩容的问题，虽有许多动物实验和临床观察的报道，至今尚未取得完全一致的结论，尚需深入研究。

一、失血、失液的估计

（一）失血、失液的有关因素

外科医师对低血容量性休克的一般诊断并不生疏。但对失血量和失液量的估计，如果仅凭借临床经验，估计量相差很大。作为计划扩充血容量方法的重要依据之一，估计丢失量应尽量接近实际缺少量。询问患者或亲友估计的失血量往往偏多，参考价值小。根据口渴、面色苍白、手足皮温降低、浅静脉不充盈等，可以粗略估计失血多或者不多。脉率、收缩压、血细胞比容和中心静脉压四项指标，一般可作为估计失血量的客观指标。

（二）失液量的计算方法

计算失液量可用下述的简易方法。基本原理是血液与细胞间液之间，原有比较恒定的联系。单纯丢失血浆时，红细胞浓缩，故血细胞比容增高；组织间液丢失时，血液浓缩，血细胞比容、血清蛋白浓度均可增高；如果血浆和组织间液均有丢失，则血细胞比容与血清蛋白浓度两者的变化不相称，据此，可测定血细胞比容和血清蛋白，前后相对比，按以下公式推算失液程度。

1. 血浆丢失时

血浆容量降低% = $100\{1-[Ht_1/(100-Ht_1)\times(100-Ht_2)/Ht_2]\}$。其中，$Ht_1$为前一次测得的或正常的血细胞比容，$Ht_2$为近一次测得的血细胞比容。

2. 水分、电解质丢失时

细胞外液容量降低（%）= $100(1-Pr_1/Pr_2)$。其中，Pr_1为前一次测得的或正常的血清蛋白浓度，Pr_2为近一次测得的血清蛋白浓度。

此种估计失液的方法，如只测定血细胞比容和血清蛋白浓度一次，则仅在平素健康人体参考价值。

二、休克程度的估计

低血容量性休克的开始阶段,心血管系统尚保持对儿茶酚胺等的效应,生命器官尚有一定的灌注。及时补充血容量后,休克较易好转。休克进展以后,乳酸、缓激肽、5-羟色胺、组胺等增多,促使毛细血管容积扩大,通透性增高,有效循环血量进一步降低;冠状血管灌注减少或心肌抑制因子等释出,心肌功能降低;肝、肾等器官功能也可降低。此时的治疗较开始阶段复杂。可见,计划治疗需要对休克的程度做正确的估计,临床上常将低血容量性休克分为轻、中、重三度,但其指标尚未统一规定。重度休克实际并有重要器官衰竭,或还有凝血机制障碍等。因此,需要实验检查,如尿/血肌酐、尿/血清钠、血清胆红素、转氨酶、血小板、纤维蛋白原等,以及心电图、胸部 X 线平片等指导休克的诊断与治疗。此外,测定动脉血乳酸可提示休克的严重性,如乳酸达 270.24mmol/L(30mg/dL)者病死率为 30%,达 360.32mmol/L(40mg/dL)者病死率超过 50%。

三、休克的监测

休克的监测对休克的治疗极为重要,既有助于了解病情程度,利于调整治疗方案,同时也能反映治疗的效果。

(一)一般监测

1. 精神状态

患者的意识情况是反映休克的一项敏感指标。一旦脑组织血流灌注不足,就会出现意识改变。此时心率、血压等都可正常。在治疗中,若患者意识清楚,对外界的刺激能正常反应,则提示患者循环血量已基本正常。相反,若患者表情淡漠、谵妄或嗜睡、昏迷,则提示脑组织血液循环不足,存在不同程度的休克。

2. 皮肤温度、色泽

皮肤温度、色泽是体表血管灌注情况的标志,如患者的四肢温暖,皮肤干燥,轻压指甲口唇时,局部暂时缺血苍白,松压后色泽迅速转为正常,表明末梢循环已恢复,休克好转;反之则表明休克情况仍存在。感染性休克者,有时会表现为四肢温暖,即所谓暖休克,对此要有充足的认识,以免遗漏。

3. 脉率

脉率快多出现在血压下降之前,是休克的早期诊断指标。休克患者治疗后,尽管血压仍然偏低,但若脉率已下降接近正常、肢体温暖者,常表示休克已趋向好转。常用脉率/收缩压(mmHg)计算休克指数,帮助判定休克的有无及轻重。指数为 0.5 多表示无休克;指数为 1.0~1.5 表示有休克;指数大于 2 表示严重休克。

4. 血压

血压是机体维持稳定循环状态的三要素之一,与其他两个要素(心排血量和外周阻力)相比,血压值的获得较容易,因此血压是休克诊治中最常用也是最重要的指标,但是休克时血压的变化并不十分敏感,这是由于机体的代偿机制在起作用。例如,心排血量已有明显下降时,血压的下降却可能滞后发生;当心排量尚未完全恢复时,血压可能已趋正常。因此,在判断病情时,还应兼顾其他的参数进行综合分析。动态地观察血压的变化,显然比单个测定值更有临床意义。通常认为,收缩压低于12kPa(20mmHg)、脉压低于2.7kPa(20mmHg)是休克存在的表现;血压回升、脉差增大则是休克好转的征象。

5. 尿量

尿量是反映肾血流灌注情况的很有价值的指标。据此,尿量也能反映生命器官的血流灌注情况。尿少通常是早期休克和休克复苏不完全的表现。对休克者,应留置导尿管并连续监测每小时尿量。尿量小于25mL/h、密度增加者表明仍然存在肾血管收缩和血容量不足;血压正常但尿量仍少且密度偏低者,提示有急性肾衰竭可能。若尿量能稳定维持在30mL/h以上时,则提示休克已被纠正。

(二)特殊监测

1. 中心静脉压(CVP)

代表了右心房或胸腔段腔静脉内的压力变化,在反映全身血容量及心功能状态方面比动脉压要早。CVP的正常值为0.49~0.98kPa(5~10cmH_2O)。当CVP小于0.49kPa(5cmH_2O)时,表示血容量不足;高于1.47kPa(15cmH_2O)时,则提示心功能不全、静脉血管丛过度收缩或肺循环阻力增高;若CVP超过1.96kPa(20cmH_2O)时,则表示存在充血性心力衰竭。临床实践中强调对CVP进行连续测定,动态观察其变化趋势,其临床价值较单次测定为大。另外,无心脏器质性疾病病史者的CVP可控制在偏高水平(1.177~1.471kPa),将有利于提高心排血量。

2. 肺毛细血管楔压(PCWP)

经周围静脉将Swan-ganz漂浮导管置入经右心进入肺动脉及其分支,可分别测得肺动脉压(PAP)和肺毛细血管楔压(PCWP),可反映肺静脉左心房和左心室压。PCWP与CVP相比,PCWP所反映的左心房压更为确切。PAP的正常值为1.3~2.9kPa(10~22mmHg);PCWP的正常值为0.8~2kPa(6~15mmHg)。若PCWP低于正常值,则提示有血容量不足(较CVP敏感)。PCWP增高则常见于肺循环阻力增高时,例如肺水肿。若发现PCWP有增高,即使此时CVP值尚属正常,也应限制输液量,以免发生肺水肿。另外,通过Swan-ganz导管还可获得混合静脉血标本进行血气分析,不仅可了解肺内动静脉分流/通气灌注比值的变化情况,而且混合静脉血氧分压(PvO_2)是重症患者重要的预后指标。PvO2值明显降低,提示严重缺氧,预后极差。为便于连续监测,可采用带有血氧光度计的肺动脉导管,测得的混合静脉血氧饱和度(SvO_2)与PvO_2具有相同意义。SvO_2降低反映氧供不足,影响因素有心排血量、血红蛋白浓度和动脉血氧分压等。若SvO_2值低于75%,提示有严重缺氧,预后不良。虽然PCWP的临床价值很大,由于肺动脉导管技术属于有创性,且有发生严重并发症的可能(发生率为3%~5%),故应严格掌握适应症。

3. 心排血量、心脏指数(CI)

心排血量(CO)是每搏输出量和心率的乘积。用Swan-ganz导管由热稀释法测出,成人的心排血量正常值为4~6L/min。单位体表面积的心排血量称心脏指数(CI),正常值是2.5~3.5L/(min·m^2)。此外,还可按下列公式计算出总外周血管阻力(SVR):

SVR=(平均动脉压-中心静脉压)×0.8/心排血量

了解和检测上述各参数对于抢救休克时及早发现和调整异常的血流动力学有重要的意义。通常在休克时，心排血量均较正常值有所降低；有的感染性休克时却可能高于正常值。

4. 氧供应及氧消耗量

关于休克时氧供应（DO_2）和氧消耗（VO_2）的变化及其相互关系很受重视。DO_2是指机体组织所能获得的氧量，VO_2是指组织所消耗的氧量。DO_2和VO_2可通过公式计算而得。

$DO_2 = 1.34 \times SaO_2$（动脉血氧饱和度）$\times HgB$（血红蛋白）$\times CO \times 10$

$VO_2 = [CaO_2$（动脉血氧含量）$- CvO_2$（静脉血氧含量）$] \times CO \times 10$

$CaO_2 = 1.34 \times SaO_2 \times HgB$

$CvO_2 = 1.34 \times SvO_2 \times HgB$

氧供应和氧消耗在休克监测中的意义在于：当VO_2随DO_2而相应提高时，提示此时还不能满足机体代谢需要，应该继续努力提高，直至VO_2不再随DO_2升高而增加为止。即使此时心排血量仍低于正常值，也表明已满足机体代谢需要。

5. 动脉血气分析

动脉血气分析是休克时不可缺少的项目。动脉血氧分压（PaO_2）正常值为 10.7~13.0kPa（80~100mmHg），反映氧供应情况。在急性呼吸窘迫综合征时PaO_2降至 8kPa（60mmHg）以下；而且靠鼻导管吸氧不能得到改善。动脉血二氧化碳分压（$PaCO_2$）的正常值为 4.8~5.8kPa（36~44mmHg），是通气和换气功能的指标，可作为呼吸性酸中毒或碱中毒的诊断依据。过度通气可使$PaCO_2$降低，也可能是代谢性酸中毒代偿的结果。碱剩余 BE>正常值为-3~3mmol/L，可反映代谢性酸中毒或碱中毒。BE 值过低或过高，则提示存在代谢性酸中毒或碱中毒。血酸碱度（pH 值）则是反映总体的酸碱平衡状态，正常值为 7.35~7.45。在酸中毒或碱中毒的早期通过代偿机制，pH 值可在正常范围内。

6. 动脉血乳酸盐测定

无氧代谢是休克患者的特点。无氧代谢必然导致高乳酸血症的发生，监测其变化有助于估计休克程度及复苏趋势。正常是 1~1.5mmol/L，危重患者可达 2mmol/L。乳酸值越高，预后越差，若超过 8mmol/L 几乎无生存可能。

7. 弥散性血管内凝血的检测

对有弥散性血管内凝血（DIC）的患者应测定血小板的数量和质量、凝血因子的消耗程度及反映纤溶活性的多项指标，在下列 5 项检查中若有 3 项以上出现异常，临床上又有休克及微血管栓塞症状和出血倾向时，便可诊断 DIC，5 项检查：

（1）血小板计数低于 80×10^9/L；

（2）凝血酶原时间比对照组延长 3s 以上；

（3）血浆纤维蛋白原低于 1.5g/L；

（4）3P（血浆鱼精蛋白副凝固测定）试验阳性；

（5）血涂片中破碎红细胞超过 2%等。

8. 胃肠黏膜内 pH 值测量

休克时的缺血和缺氧可很早反映在胃肠道黏膜。最近，有主张测量胃黏膜内 pH 值，认为它能反映组织局部的灌注和供氧情况，其异常也能提示休克的存在，也可提示疾病的预后。有研究报道，pH 值低于 7.35 者预后不良。由于测定方法比较复杂，应用技术也不够多，因此需进一步的研究。

四、治疗

(一) 补充血容量

失血性休克者所丢失的血量并非都是可见血，可根据血压和脉率的变化来估计失血量。虽然失血性休克时，丢失的主要是血液，但补充血容量时，并不需要全部补充血液。关键是抓紧时机及时增加静脉回流量。临床处理时，可先经静脉快速（30~45min）滴注等渗盐水或平衡盐溶液 1000~2000mL。若患者血压很快恢复正常并维持，表明失血量较小已不再继续出血，此时，如果患者的血细胞比容超过 30%，表明能满足患者的生理需要（携氧能力），可不必输血。如上述治疗仍不能维持循环，血量、血压仍很低时，表明其失血量很大，或继续有失血，则应输入血制品，包括全血或浓缩红细胞等，以保证携氧功能，防止组织缺氧。失血性休克时补给适量等渗盐水或平衡盐溶液具有重要意义，补充因钠和水进入细胞内所引起的功能性细胞外液减少，降低血细胞比容和纤维蛋白原浓度，降低毛细血管内血液黏度和改善微循环的灌注。临床上，可根据动脉血压和中心静脉压两个参数进行综合分析，判断其异常现象的原因，并做出相应的处理。

补液试验，取等渗盐水 250mL，于 5~10min 经静脉注入。如血压升高而中心静脉压不变，则提示血容量不足；如血压不变而中心静脉压升高 0.29~0.49kPa（3~5cmH$_2$O），则提示心功能不全。

(二) 止血

对失血性休克者进行积极的止血处理显然极为重要。否则，尽管补充了晶体、胶体液，仍难以保持循环的稳定，休克不可能被纠正。能见效的临时止血措施有重要的临床意义。例如，用指压法控制体表动脉大出血，用三腔双气囊管压迫控制门静脉高压食管胃底静脉曲张破裂大出血等，可为进行彻底的手术治疗赢得宝贵的时间。对于多数内脏出血（如肝、脾破裂出血），手术才是根本性的处理方法。休克状态进行手术固然有其危险性，但如果犹豫不决，则可能因此而丧失手术时机。对于急性活动性出血病例，应在积极补充血容量的同时做好手术准备，及早施行手术止血，即使血压还不稳定，仍有手术指征。

(三) 给氧和用药

轻度失血失液性休克患者一般无须氧治疗，中度和重度休克者需要增加吸入氧浓度，甚至用呼吸机辅助呼吸。

近年临床研究发现，低血容量性休克时血培养可呈阳性。其原因为肠缺血使黏膜屏障作用缺损，肝缺血使其网状内皮细胞功能降低，肠细菌及其毒素可进入体循环，此种病变是低血容性休克的加重因素之一。所以对中度和重度失血、失液性休克，应用抗生素。

(1) 纠正代谢性酸碱失衡，在扩容的基础上根据血 pH 值、二氧化碳结合力或血气分析结果，选用碳酸氢钠纠正酸中毒。失液者常有高血钾或低血氯，大量输血后可有低血钙，应予以适当补充；

(2) 对重症休克已经输液扩容、纠正酸中毒，应用血管活性药物等疗效不显著者，可试用高渗盐水。取 5% 氯化钠，加温至 37℃，静脉推注每次 50mL（3~5min 注入），间隔

15~20min，总量400mL。据研究高渗盐水能使血渗透压上升，毛细血管前微动脉扩张，左室最大压变（dp/dtmax）上升，心排血量增加故有助于休克逆转。

（四）病因治疗

对失血、失液的病因应及早处理，否则休克即使可暂时好转，仍将再加重。病因治疗先选用侵袭性较小的方法，例如，对食管胃底曲张静脉出血，可先用三腔气囊导管压迫、垂体后叶素静脉点滴或Mansell液（含硫酸高铁）口服，或经内镜曲张静脉栓塞术、选择性腹腔动脉导管注射血管收缩剂，必要时施行门奇静脉断流术或门静脉分流术。此类手术在紧急条件下施行，病死率高于择期手术者。所以，侵袭性较大的病因治疗措施，要争取在患者全身状态较稳定时实施。

（李　纲）

第二篇　胸外科

第一章　胸部外科基础

第一节　胸部外科发展概况

胸部包括心脏、肺、食管、纵隔、大血管等重要脏器，如果没有妥善的措施，胸部手术必然导致呼吸和循环系统的严重功能障碍，因此胸外科在外科学中发展相对较晚，直到19世纪末期，胸腔仍是外科手术的禁区。但是随着气管内插管麻醉技术的发展，对解剖和生理认知程度的提高，胸部外科即逐步得到开展。随着外科技术的完善以及术前准备、术后处理方法的改进，已使胸部手术死亡率和并发症发生率明显下降，治疗效果也显著提高。

（一）普胸外科发展概况

食管外科手术从食管部分切除后经胃造瘘饲食发展到同期施行食管部分切除和食管胃吻合术或结肠、空肠代食管术。1913年Torek经左胸切口行食管鳞癌次全切除术，并通过一橡胶管道连接颈部食管和胃造瘘口。1938年Marshall施行了胃食管切除术并通过端-侧吻合重建了消化道，患者术后可经口进食，改善了生活质量。1942年Churchill和Sweet强调了胃血供的保留和细密的吻合技术，奠定了经左胸食管切除和胃代食管手术的基础。1954年Mahoney和Sherman用结肠代替整个胸内食管，使结肠成为另一种食管替代物。20世纪90年代以来，内镜技术飞速发展，使食管疾病诊断水平不断提高，同时内镜下黏膜切除、射频等技术改变了一些食管早期恶性病变和部分良性疾病的治疗方式。

1933年graham完成了首例左全肺切除，奠定了外科切除在肺癌治疗中的基石。但当时采用肺门大块结扎法，术后大出血、支气管胸膜瘘和脓胸的发生率和死亡率均很高，而且牺牲了可保留的健康肺组织。之后肺切除的操作技术改进为肺动脉、肺静脉和支气管分别结扎处理，肺组织切除的范围也从一侧全肺改进为按病变情况施行肺叶或肺段切除术。20世纪50年代早期，Shaw和Paulson提出术前放疗后整块切除肿瘤的技术，为肺上沟瘤的手术治疗作出了巨大贡献。Pearson和ginsberg等为纵隔镜在纵隔淋巴结分期中的应用奠定了基础。气管外科也得到了发展，支气管成形术可以切除支气管内的肿瘤，而保留更多的肺组织。目前气管环形切除、气管隆嵴切除、主支气管袖状切除等重建术已较为普遍。肺癌的治疗目前采用以外科手术为主的多学科综合治疗方案，对于晚期肺癌，还开展了肺切除并发心脏大血管（心房、腔静脉）、食管、胸壁等的部分切除。

在肺气肿的治疗方面，1995年Cooper等重新将肺减容术用于部分肺气肿患者，在符合手术适应症的患者中，术后短、中期效果满意。目前国内肺减容术采用开胸手术和胸腔镜下手术的各占一半。2002年以来出现经气管镜的肺减容术，成为外科治疗肺气肿的全新方式。

1946年Hardy等施行了第一例人肺移植手术，患者术后17d死亡。1986年Cooper等应用环孢素替代皮质激素并用大网膜包绕气管吻合口，并报道了最初手术成功的2例患者，分别生存14个月和26个月。目前肺移植术后1年存活率达90%，5年存活率为55%左右，我国自2002年以来已有数个中心开展肺移植工作，但和国际先进水平相比仍有差距。

以电视胸腔镜手术及其辅助下以小切口手术为代表的普胸微创外科发展迅速，目前应用最多的是胸腔镜下做肺大疱切除术、肺部分切除术、胸膜肿瘤切除术、胸交感神经切除术及积血积液清除术和粘连疗法等，另外还开展了腔镜下食管肿瘤切除和贲门肌层切开术等。微创技术的应用减少了并发症的发生，提高了治疗效果。

（二）心脏外科发展概况

肺和食管外科的发展推动了心脏和胸内大血管的外科治疗。先天性心脏病的外科手术治疗始于1937年，JohnStreider医师首次成功阻断了未闭的动脉导管。在之后7年内，动脉导管未闭、主动脉狭窄和血管环等三种先天性心脏病相继被外科手术攻克。其中1944年Alfred Blalock医师为一位法洛四联症患儿施行了左锁骨下动脉-肺动脉分流术（Blalock-Taussig术），手术对复杂心内畸形采取了姑息治疗的原则，并注意到了心脏病的病理生理变化。伴随Lillehei交叉循环或Kirklin心肺机的临床应用，开辟了常见先天性心脏病心内修补手术的先河，首先开展了改善生理循环的姑息性手术，包括改良锁骨下-肺动脉分流术、创建人工房间隔手术和上腔静脉-肺动脉分流术。随着体外循环安全性的提高，外科医师施行了更复杂的心脏畸形矫治。

在瓣膜疾病方面，1925年Suttar医师成功地用手指施行了二尖瓣分离术。但之后未曾开展更多的心脏瓣膜手术。直至1948年，Charles Bailey、Dwight Harken和Russel Brock等医师分别开展了更多的二尖瓣交界分离术，为心内手术奠定了基础。1947年Thomas Holes Seller成功进行了肺动脉瓣手术。1952年Trace等第一次开展了多瓣膜手术。1953年人工心肺机的发展、低温以及心肌保护技术使心内直视手术成为可能。首次临床成功的病例是Dwight Harken完成了主动脉瓣球笼人工瓣膜置换。1960年Star和Edward应用球笼瓣膜成功地进行了二尖瓣置换术。1967年Ross首次报道应用自体肺动脉瓣置换主动脉瓣的手术技术。制造瓣膜的其他生物材料还包括心包、阔筋膜和硬脑膜，1965年Carpentier报道首次应用异种瓣膜置换术。瓣膜修复术也受到人们的重视，Carpentier和Duran研制了成形环，并分析了瓣膜病理的重要性，详细描述了几种瓣膜修复的技术。

在冠状动脉外科方面，1946年Arghur Vineberg通过在心肌打隧道并植入乳内动脉，但并非真正将乳内动脉与冠状动脉吻合。1960年Robert H goetz进行了第一次有明确记录并成功的人体冠状动脉旁路手术。1960—1967年冠脉搭桥术仅有个案报道。1967年V. I. Kolessov发表了其采用乳内动脉-冠状动脉旁路移植术的报道，1968年Rene Favalaro应用大隐静脉作为旁路材料。之后随着心脏表面固定器的发明，出现了不停跳冠状动脉旁路移植术（OPCABg），1994年首度开展了微创小切口冠状动脉旁路移植术（MIDCABg），1998年完成了首例机器人辅助下冠脉搭桥术，目前冠脉外科正向着微创方向发展。

第一例人体心脏移植是Hardy等进行的，当时用黑猩猩的心脏作为供心。1967年南非开普敦的Christian Barnard完成了第一例人-人心脏移植，患者术后18d死亡。之后的一年内，全世界进行了99例心脏移植手术，但到1968年末，多数外科小组由于排斥反应所致的高病死率而放弃了心脏移植手术。1970年Sandoz实验室的研究人员发现环孢素，1980年环孢素应用于心脏移植手术中，使并发症明显减轻。1981年Reitz开始了心肺联合移植的临床研究，第一例患者恢复良好出院，并健康生存超过5年。

1958年Harken首次提出主动脉内球囊反搏的概念，但直至1962年才应用于临床。1957年Akutsu和Kolff发明全人工心脏，并应用于动物实验，Denton Cooley等第一次应用全人工心脏作为等待心脏移植的替代装置。1982年De Vries等第一次完成了永久性全人工心脏的植入手术，其中一例患者术后生存620d。

Alexis Carrel的"缝合技术和血管移植"研究工作大大促进了血管、心脏和移植外科的进展，研究者们应用新鲜和冷冻移植物进行动脉和静脉血管的吻合和移植术。之后Arthur Voorhees发明合成血管移植物，DeBakey发明涤纶织物取代了动脉血管自体移植物。另一主动脉外科的进展是1955年DeBakey等报道采用更具侵袭性的手术治疗方法治疗主动脉夹层分离，并系统发展了切除和替换升主动脉、降主动脉和胸腹主动脉的手术技术。近年来，主动脉瘤手术明显增多，采用的深低温停循环及顺行或逆行脑灌注等方法，降低了主动脉弓部手术的死亡率和并发症率。

体外循环技术和心脏停搏技术仍是心内直视手术的基本方法，但人们始终致力于消除体外循环和各种操作技术或手术途径对机体的损害，微创心脏手术发展迅速，包括不用体外循环、用体外循环但不停跳、闭式体外循环等技术，以及改变手术途径（如右侧腋下进胸）或缩小切口等。

第二节 胸心外科手术切口

手术切口决定手术径路，为完成手术提供必要条件，也是决定手术效果的重要因素之一。选用手术切口应满足以下条件：

（1）有满意的术野暴露，有利于手术操作；

（2）切口对组织创伤小，出血少；

（3）手术切口对心肺功能影响少；

（4）手术方法简便，易于掌握。切口长度决定于手术范围和手术者的操作技巧。常用剖胸切口的技术操作和对切口应用的评价如下。

（一）后外侧剖胸切口

这是胸外科最为常用的切口。置患者于侧卧位，术侧向上，适当垫高健侧胸部，使术侧肋间隙增宽。健侧下肢髋、膝屈曲，术侧下肢伸直，两膝及小腿之间垫以软枕。腰部前后各置支撑架，以免手术过程中体位移动影响操作。常规消毒皮肤，铺放手术巾及剖胸单，从肩胛间区起作与肩胛骨后缘平行切口，到达肩胛下角下方约一横指处。根据手术需要，沿第5至第7肋骨方向到达腋中线或腋前线切开皮肤、皮下组织。在肩胛下角背阔肌后缘与斜方肌前缘之间，切开组织薄、血管少的听诊三角区筋膜，然后术者用示指和中指抬起胸壁浅层和深层肌肉分别向前、向后用电刀切开。切开的第一层肌肉为斜方肌和背阔肌，第二层为菱形肌、前锯肌。逐一结扎出血点或者电凝止血。牵开肩胛骨，手掌伸入肩胛下辨认肋骨，第一肋骨一般不能触及，因此摸到的最高一根肋骨是第2肋骨。

进入胸腔的方式如下。

1. 切除肋骨经肋床进胸

目前已少用。用电刀沿拟进胸肋骨上、下缘中间部切开骨膜，再用骨膜剥离器推开骨膜，从后向前推开肋骨上缘骨膜，从前向后紧贴肋骨推开肋骨下缘骨膜。注意避免损伤肋间血管。剥离肋骨内侧面骨膜，用肋骨剪切断肋骨前后端，修平肋骨断端，最后切开肋骨床和壁层胸膜，进入胸膜腔。

2. 保留肋骨经肋床进胸

可在肋骨的后端、中间或前端切断肋骨。中断肋骨剖胸切口又分为前上型和前下型，前者在切开皮肤肌肉后，剥离所选前半段肋骨下缘骨膜及后半段肋骨上缘骨膜，在切口中位处后上斜向前下约呈60°角斜形剪断选定的肋骨，从肋床进胸。前半段肋骨位于撑开器上方，故称前上型；后者肋骨横断线方向及肋骨骨膜剥离部位与前上型相反。在食管、贲门手术时，一般选用前上型，因其头足方位距离长，切口后端易于暴露主动脉弓上食管，切口前端易于分离胃。行肺切除术时宜采用前下型，因切口宽度大，切口前后端与肺门距离近，易于解剖前后肺门结构。

中山医院胸外科经过3000余例临床应用，表明中断肋骨剖胸切口有如下优点：

（1）暴露面积优于一般的保留肋骨的剖胸切口，而与切除肋骨的切口相仿；

（2）切口撑开后呈梭形，最宽处位于腋中线处，有利于处理位于术野中部的胸内重要结构，而且可以根据需要选用前上型和前下型两种方式，优化术野显露；

（3）骨性胸廓损伤小，出血少；

（4）关胸后肋骨对位佳，胸壁稳定性好，无胸壁凹陷畸形；

（5）手术方法简便。

3. 经肋间进胸

根据需要，以电刀紧贴选定肋骨的上缘或下缘切开肋间肌及壁层胸膜。手术中，也可根据患者的年龄和实际情况切断选定肋骨的后缘以增加胸腔切口撑开的显露范围，避免撑开器造成不规则的肋骨骨折。

胸内操作完成后根据需要在胸膜腔下部第7或第8肋间腋中线前后作胸壁小切口，经此放入引流胸管1~2根，缝线固定引流管，以防脱落。用肋骨合拢器将切口上下缘肋骨互相拉拢对合，分层跨肋骨缝合肋间肌、肋外肌层、皮下组织和皮肤。缝合肋外肌层及皮肤时应注意对位良好，缝针应穿过肌肉全层以免残留空隙。

后外侧切口能够暴露术侧整个胸腔、肺和食管，处理胸腔粘连非常方便。前后纵隔手术、胸段的气管、支气管和胸主动脉手术均可采用。但手术切断胸壁肌肉多，创伤较大，尤以切除肋骨的后外侧切口创伤最大。

（二）前外侧剖胸切口

患者仰卧位，术侧肩、背、臀部用软枕垫高30°~45°。术侧上肢前举，肘关节屈曲90°，悬挂于手术台头架上。从胸骨缘第3、第4或第5肋间沿乳房下缘作弧形切口达腋中线，用电凝或结扎皮肤和皮下出血点。女性患者在乳腺后方分离疏松的结缔组织后，将乳腺上翻，显露拟切开的肋间隙。切断胸大肌、胸小肌和部分前锯肌。在选定的上下两肋骨间隙中间部位切开肋间肌及壁层胸膜，用肋骨撑开器显露胸膜腔。为扩大术野显露，可切断一根切口上缘或下缘的肋软骨，进一步扩大切口。可切断胸廓内血管后横断胸骨达对侧前胸壁。如不需要进入对侧胸膜腔，则可推开对侧胸膜。

胸内操作完成后，经胸壁下部小切口于胸膜腔内放入引流管，用肋骨合拢器拉拢对合切口上下两肋骨。先用粗缝线缚扎对拢切口上下方肋骨，再逐层缝合肋间肌、肋外肌和皮肤。横断胸骨者，则先在距胸骨切缘上下缘1cm处穿孔放置钢丝2、3根，缚扎固定后，再对拢肋骨，缝合肋间肌和胸壁切口。

前外侧切口适用于前纵隔肿瘤、部分肺手术、食管切除和部分心血管手术。此切口对于患者心肺功能影响小，并利于肺门结构的解剖；由于胸壁肌肉切断少，创伤小，术后疼痛较轻，但不利于暴露后纵隔结构。

（三）保留肌肉的胸壁小切口

随着微创观念的推广，国内外不少学者设计并实施了各种胸壁小切口，通常位于腋下，不切断胸背肌群从肌间隙径路进胸。患者取侧卧位，上臂抬高外展90°左右，肘关节弯曲固定，对侧胸部略垫高。在肩胛骨下方2cm处向前至腋前线作水平切口，或于腋下背阔肌前缘作垂直切口，切口长度约10~15cm。切开皮肤及皮下组织，游离皮瓣。游离背阔肌前缘向后牵开，沿前锯肌肌纤维方向钝性分离至其肋骨附着处，经选定的肋骨上缘切开肋间肌进胸；或显露前锯肌后缘，切开前锯肌后缘筋膜组织，游离前锯肌并向前牵开，经肋骨上缘切开肋间肌进胸。此切口可保留胸背神经和胸长神经。撑开肋间，同时取另一把撑开器撑开皮肤和肌肉。关胸时间段缝合肋间和前锯肌。胸大肌和背阔肌自然复位，间断缝合皮下组织、皮肤。

另外还有一种听诊三角切口：横跨听诊三角区，绕过肩胛骨下缘，作一弧形皮肤切口，长度约8~10cm。切开听诊三角筋膜，显露斜方肌、背阔肌及前锯肌，将斜方肌向后牵拉，背阔肌及前锯肌向前牵拉，于第5或第6肋骨上缘切开肋间肌进胸。

此类切口较短，可以避免胸壁肌肉的横断损伤，关胸方便。多数学者同意具有美观、创伤小、恢复快及术后疼痛轻的优点。可用于简单的肺叶或全肺切除、肺楔形切除、肺大疱切除、某些纵隔肿瘤切除以及食管良性肿瘤切除等胸外科手术。右腋下直切口还可完成某些心脏手术操作，如动脉导管结扎、房间隔缺损心内修复术、心脏瓣膜修复或置换术等。不过，这种切口较小，显露不如标准后外侧切口，不适合胸壁肌肉发达、胸膜腔粘连严重、肺门解剖困难的患者。

（四）胸腹联合切口

置患者于45°侧卧位，术侧臀部用软枕垫高，并保持固定，术侧肩部略后仰。上肢前举，肘关节屈曲90°。悬挂于手术台头架上。通常沿第7或第8肋间自腋中线或腋前线切开胸壁皮肤并横行延伸至腹中线。切开胸、腹壁肌层，切断肋弓，注意结扎胸廓内动脉，切开膈肌。即可显露胸腔和腹腔。胸、腹内手术完成后，经胸壁小切口于胸腔下部放置引流管，缝合膈肌切口，肋弓用粗线或Maxon缝线缝扎固定，分别缝合肋间肌及胸壁、腹壁切口。

临床上常用的左侧胸腹联合切口能充分显露胸腔和上腹部，适用于贲门癌广泛侵犯胃体需做全胃切除、食管空肠吻合或结肠代食管手术，或以往有腹部手术史的病例以及胸腹主动脉病变手术。但此切口较长，创伤大，对患者心肺功能影响大，且肋弓难以对位愈合易造成肋软骨感染。

（五）胸骨正中切口

患者仰卧，背部垫以软枕，从胸骨切迹起向下作直切口或弧形切口，到达剑突附近处再沿腹中线向下延长切口至剑突下 2~3cm，显露胸骨。沿胸骨正中线用电刀切开胸骨全长骨膜，切开腹壁白线上段。紧贴胸骨后方钝性分离胸骨后方和剑突后疏松结缔组织。在胸骨切迹上方常需结扎切断 1 根横向行走的小静脉，切除剑突。用电锯或胸骨刀沿正中线纵向劈开胸骨全长，电锯或胸骨刀不可放入太深，以免损伤胸骨后器官组织。为减小手术创伤，在一些纵隔肿瘤手术和部分心脏手术中只做胸骨上部或下部的部分胸骨 T 字形劈开：先作胸骨横断，再根据需要纵行劈开上部胸骨暴露前上纵隔或劈开下部胸骨显露心脏。劈开胸骨后用骨蜡填塞骨髓腔并用电凝烧灼骨膜上出血点。放入胸骨撑开器显露前纵隔，推开胸腺和两侧胸膜，则可显露心包和心脏。

心脏或前纵隔手术操作结束后，在前纵隔下方放置引流管。如术中切开心包膜，则稀疏间断缝合后于心包腔内另放 1 根乳胶引流管，两根引流管均从上腹部另作的小切口引出体外。切开的胸骨左右两半各在骨质穿孔 3~4 个，用金属线牢固对合缚扎。再缝合腹壁白线皮下组织和皮肤。

胸骨正中切口能暴露前纵隔的整体和心腔大血管，最常用于前纵隔及心脏大血管外科手术，其优点是对心脏、大血管和前纵隔的显露极好，并能同时进行双侧胸腔内手术。另外此切口对患者术后疼痛较轻，对呼吸和循环生理功能影响也较小。

（六）横断胸骨双侧前胸切口

置患者于仰卧位，背部垫软枕，两侧上肢外展，双侧前胸乳腺下方作横切口，切口两端到达腋中线。将切口上方皮肤、皮下组织和乳腺沿胸大肌筋膜外分离，并向上翻转后，切断双侧胸大肌、胸小肌和部分前锯肌，再切开双侧第 3 或第 4 肋间隙的肋间肌和壁层胸膜。游离结扎左、右胸廓内血管，横向切断胸骨。切开的两侧肋间各用肋骨撑开器张开，分离心包前方结缔组织，即可充分显露双侧胸膜腔和心包、心脏。肺或心脏手术操作结束后，两侧胸腔分别放置引流管，用金属线牢固缚扎对合胸骨上下段，粗缝线缚扎双侧肋间切口上下缘肋骨。再逐层缝合肋间肌和胸壁软组织。

目前横断胸骨双侧前胸切口多用于双侧肺减容术、双肺移植等手术。但该切口创伤大，对心肺功能影响大，术后疼痛明显。

手术切口应根据拟行的手术方式、患者以往手术史、医院的设备条件和术者的经验水平灵活选择，本文所列的手术切口不可能包罗万象，也不必拘泥于某种特定的切口。

（卢　晨）

第二章 胸部手术前后处理

第一节 胸外科患者的术前评价

在整个外科手术范畴中，胸外科手术属于较复杂的一类手术，手术条件要求较高，几乎所有开胸手术均要求全身麻醉、气管内插管，需要一定的监测设备。胸外科手术创伤较大，手术范围多涉及与生命相关的重要脏器。接受胸外科手术的患者中，老年人多，高危因素多，具有较大的手术风险。胸外科的许多并发症又都是致命的。因此，术前正确选择必要的检查方法，可以充分估计患者对麻醉及手术的耐受性、手术的危险性、手术切除重要器官后的恢复程度、术后并发症发生的可能性。针对疾病的特点，结合患者（特别是高危患者）术前全身情况和重要脏器的功能状况，正确选择手术适应症，仔细设计和制定手术方案，是取得手术成功、减少手术并发症和死亡率的关键。

一、术前呼吸功能的评价

（一）开胸手术对呼吸功能的影响

近年来，大多数患者可以安全地接受胸外科的各种手术，这是重视术前准备，较好地了解和评价患者的心、肺、肾功能和水、电解质、酸碱状态，对临床药理学的理解和合理应用，改进和加强术中和术后管理的结果。而术中和术后的监测系统和加强治疗病房为术后重症患者生命支持提供有效保障。

开胸手术后，肺部并发症是引起术后死亡的主要原因。开胸手术后肺部发生的一系列改变，不论是术前肺功能正常或不正常，术后均会出现肺部功能的病理生理改变，必须了解和认识这些变化，才能预防和使肺部并发症减少到最少的程度。

开胸手术后首先是通气的方式受到影响，潮气量（tidal volume，TV）减少，呼吸次数增加，但每分通气量不减少。生理叹气（3 倍的潮气量）次数减少或丧失。正常人的这种生理叹气约每小时 10 次。自主的深呼吸能防止肺泡萎陷，增加肺的顺应性。开胸术后的通气方式使术后的呼吸功能降低，静态肺容量减少，TV、呼气剩余量（expiratory reserve volume，ERV）、功能残气量减少，这些变化将影响临床过程。

正常闭合气量（closing volume，CV）使小呼吸道闭合和变成无功能，高于残余气量，低于潮气末点，随着术后 ERV 的减少，CV 可能达到 TV 范围，导致在潮气呼吸时呼吸道闭合。当患者在术前有 CV 增加，ERV 减少，肺功能异常时，术后的这种变化可加剧肺不张的发生和发展。肺不张可表现为片状或 X 线正常的微小不张。CV 在老年和吸烟的患者增加，在肥胖患者 ERV 减少，患者有梗阻性肺疾病时，CV 和 ERV 均不正常，这些患者是高危患者。

气体交换异常伴有动脉氧分压下降，这是肺的通气灌注比下降的结果。呼吸道闭合造成有灌注而无通气的肺泡，产生功能性右向左分流，导致低氧血症，这时吸氧是无效的。在这种情况下，即使暂时的呼吸道闭合如分泌物堵塞，将导致氧在梗阻的远端迅速消失。通气灌注比异常在术后不动、平卧、胸痛、过多使用止痛药、呼吸道分泌物存在下加重。低氧血症将会在肺叶切除、肺切除甚至不切肺的开胸手术后更明显。

肺切除手术使右心压增加，可产生高压性肺水肿。术中对肺的挤压，术中、术后输液造成的血液稀释，血浆渗透压下降，残肺在胸腔内的过度膨胀，可造成渗透性肺水肿。

(二) 麻醉对肺功能的影响

众所周知，胸外科的手术几乎均要求全身麻醉，全身麻醉可引起气体交换障碍。由于全身麻醉对肺组织本身和胸壁的影响，改变了胸壁和膈肌的运动和运动的形状，胸壁的变化导致吸入气的分布不随着相应的肺血流改变而改变。这样，使肺单位的通气灌注比下降，引起肺泡-动脉氧差加大。

研究者发现，大多数患者在全身麻醉时胸壁的机械变化能使功能残余量减少20%，这种变化在麻醉诱导后立即发生并不受肌松剂的影响。但在使用静脉滴注氯胺酮麻醉时不发生这种情况。静脉麻醉剂通过抑制呼吸中枢的输出，抑制膈肌活动的张力而影响膈肌的功能。挥发性麻醉剂除具有抑制呼吸中枢和膈肌功能外，还抑制胞突结合传导，因此对肋缘肌的影响大于膈肌。使用麻醉吸入剂诱导，使膈肌的重要部分向头侧移动，膈肌位置的移动是源于活动张力的丧失，这是全身麻醉对中枢神经系统影响的结果。这种移动使功能残气量减少，胸腔容量减少340~750mL，并使气体交换改变。另外，麻醉诱导后引起肺盘状不张，当使用0.98kPa（10cmH$_2$O）（PEEP）时，这种盘状不张消失。肋缘肌丧失张力，是引起盘状不张的重要因素。注意氯胺酮可以维持呼吸肌的张力。当麻醉维持1小时的手术结束时，有90%的人发生盘状不张，并且50%的这种盘状不张在术后24小时仍然存在。因此，由麻醉引起的这种压缩性盘状不张，是术后气体交换障碍的重要因素。吸入麻醉药可引起低氧性肺血管收缩，这是术中肺泡-动脉氧差较大的结果。这种肺血管收缩的结果有益于维持通气灌注比，使之不易发生肺内分流，维持较好的动脉氧分压。

麻醉对胸壁和膈肌的影响，引起功能残气量的持续减少，吸入麻醉剂引起局部的盘状肺不张，这些因素均能引起正常人的气体交换异常，这种对于气体交换的影响在麻醉后仍持续几个小时，尽管对于没有心肺疾病的患者是轻微的。对于已有慢性肺部疾病的患者则可产生更严重的影响。

因为全身麻醉影响术中肺功能，且这种影响可持续到术后早期的几小时，全身麻醉后如没有给予吸氧，常引起低氧血症。在肺功能正常的患者，手术后15分钟时，动脉氧分压是5.200±0.933kPa（71±8mmHg），但在老年患者（>65岁）和使用镇痛麻醉剂及术前肺功能不好的患者，动脉氧分压下降的程度将十分明显。手术时间较长时，手术后肺炎、呼吸衰竭的发生率在这类患者较高。尽管术后疼痛使患者使用较小的潮气量呼吸，但近来的研究发现，术后疼痛不是术后肺功能衰竭的重要因素，在使用适当镇痛剂的患者，肺功能和膈肌功能不全仍然存在。

近来的研究还发现，食管贲门手术引起的膈肌功能不全、膈神经活动功能降低是术后肺功能不全的重要因素之一。采用硬膜外麻醉可以阻断内脏的交感神经受体，改善膈神经的活动和膈肌的功能。但研究显示，阿片类止痛剂无这种作用。肺容量减少、低氧血症、肺不张、术中对肺的机械性压迫、呼吸道分泌物蓄积、肺水增加、肺表面活性物质减少是引起胸外科术后肺功能不全的主要原因。肺部手术后膈肌功能不全是主要原因，膈神经损伤是原因之一，但并不多见。胸壁手术后具有较高的呼吸障碍并发症的发生率。胸腔和纵隔引流不影响肺功能。术后深呼吸运动能明显减少肺功能不全并发症的发生率和住院时间。增加肺容量，可使盘状不张的肺段再膨胀。

在发生术后肺功能不全并发症的高危患者中，中～重度 COPD、哮喘病史、吸烟是主要的三大诱因。

(三) 对吸烟患者的术前评价

吸烟患者的术后并发症增加源于吸烟对心血管和呼吸系统的影响。特别是在老年长期吸烟患者，术后易于发生发热、咳嗽、痰量增多、脓痰、手术后肺炎，胸部 X 线异常高达 53%。吸烟患者的碳氧血红蛋白较高，根据个人吸烟的程度和量，碳氧血红蛋白的浓度在 3%～15%之间，碳氧血红蛋白浓度增加会减少血红蛋白与氧的结合量，使动脉氧含量下降，使氧合血红蛋白饱和曲线向左移动。吸烟患者的氧输送减少，使组织摄入氧增加，导致较低的混合静脉氧含量。术前具有较高碳氧血红蛋白浓度的吸烟患者，术中和术后并发症发生危险性大。心血管对尼古丁具有的剂量依赖作用，可引起体循环血管收缩、心率加快、血压升高。因此，吸烟患者术前至少应停止吸烟 12～18 小时，使碳氧血红蛋白被清除到 3 个半衰期，吸烟者的短期戒断对心血管系统有益，可使血压、心率和血中儿茶酚胺水平下降。术前 4～6 周戒烟能减少肺部并发症。

(四) 对 COPD 患者的术前评价

许多临床研究均认为，有 COPD 的患者术后易于发生肺部并发症，如肺不张、肺炎、伴有发热加重的支气管炎，甚至呼吸衰竭等，发病率在 53%～70%。有 COPD 同时又吸烟的患者和术前肺功能明显异常的患者，发病率更高。动脉氧分压和二氧化碳分压是非常重要的术前评价指标，术前有低氧血症，术后吸氧的时间较长。术前有高碳酸血症的患者，术后可能需要呼吸肌辅助通气。术前肺功能异常伴低氧血症的患者，其中 1/4 术后需要呼吸肌辅助呼吸时间长于 24 小时。并且住院时间延长、死亡率增加。由于肺不张，严重缺氧和每分钟高通气量的患者，似乎也需要机械通气辅助呼吸。术前患者有长时间吸烟史、低动脉氧压血症、术前肺功能试验有严重异常，术后有需要机械通气的可能。

术前治疗这些高危患者包括戒烟 3 周，对有脓痰的患者应给予抗生素、支气管扩张剂治疗，雾化吸入，胸部理疗可明显减少术后肺功能不全并发症的发生率。这些术前治疗可在门诊进行。

(五) 对哮喘患者的术前评价

尽管没有专门研究证明哮喘患者术后肺部并发症增加，但麻醉插管和全身麻醉均可引起和加重支气管痉挛，所有吸入性麻醉剂均有防止和抗支气管痉挛的作用。氯胺酮诱导好于硫喷妥钠，具有防止抗原引起的肺部阻力增加的作用，镇痛药吗啡可引起组胺的释放，非去极化肌松剂也有这种作用。

(六) 对肺切除手术的术前评价

许多有支气管性肺癌的患者同时有 COPD，因为两者均与吸烟有关。而手术切除是早期肺癌唯一可能治愈的手段。术前对切除后的影响和对残余肺功能的估计是十分重要的。

呼吸道阻力明显增加、二氧化碳血症、肺气肿患者易于发生呼吸衰竭。切除全肺组织的 42%（左肺切除），弥散能力仅下降 30%，提示残余肺组织的弥散能力增强。肺叶或全肺切除后的影响研究显示，肺叶切除6个月后的患者潮气量减少15%，全肺切除术后的患者潮气量减少35%~40%。肺功能降低的比例通常少于预计值，提示术前肺肿瘤已经降低了受累肺的功能。肺切除后心排血量减少，周围血管阻力增加。肺叶切除同全肺切除一样，只是肺叶切除的反应不那么明显。

（七）预计肺切除后的肺功能

患者接受肺叶切除和肺切除后，运动耐受减少的程度是相似的，肺叶切除与肺切除术后死亡率相同。FEV_1减少在肺切除的患者大于肺叶切除的患者。

患者有无慢性气管炎术后肺功能相同。在预测肺手术后并发症的研究中，患者患有心脏并发症影响脱离呼吸机和最终医院转归。肺癌手术后最大的影响因素是心肌梗死、肺栓塞、肺炎、脓胸，影响手术死亡率。这些并发症与肺功能无关。

支气管肺量计由于需要气管插管，现在已很少使用。用放射性核素氙作放射性肺量计测分侧肺功能。静脉注射溶于氯化钠的放射性核素氙，由于氙不易溶于血液，从肺毛细血管进入肺泡，通过γ照相，测定每侧肺的通气功能。用放射性氙测定通气能力的功能同支气管肺量计一样。放射性核素灌注扫描是一种可接受的、简单的预测肺功能的方法。应用放射性核素氙的研究发现，全肺切除术后的血流和通气在残留的肺没有明显的改变。侧卧试验是一种估测功能残气量的方法，当患者左侧或右侧卧位时，较多功能的肺在上时，FRC将增加最多。肺动脉堵塞试验：尽管不同的肺功能试验可帮助确认适应症，掌握什么样的患者在肺切除术后耐受差，但都不能准确预测患者的预后。测量肺动脉压，堵塞预计要切除的肺动脉，能较好地指示肺切除后能否耐受。静止的平均肺动脉压高于2.9kPa（22mmHg），预后较差，运动后高于4.0kPa（30mmHg）时，具有较高的术后死亡率。Olsen等比较肺动脉栓塞与标准肺功能的研究认为，符合以下标准的患者可以接受肺切除手术气囊堵塞和运动时的平均肺动脉压<4.7kPa（35mmHg），动脉氧分压>6.0kPa（45mmHg），预计全肺切除后FEV_1>0.8L。无论患者术前FEV_1<2L，或残留容量与全肺容量比>50%，当患者的肺功能FEV_1>2L，可行切除手术。如果FEV_1<2L，或最大通气量<50%的预计值，应对患者进行定量灌注肺扫描以估测不同肺的功能。当预计术后FEV_1在0.8~1L时手术后死于呼吸衰竭的发生率为13%。大于70岁患者的手术死亡率是15%。运动试验：近来Olsen等发现肺切除前的运动试验，可以预测不能耐受肺切除的患者。一组52例患有严重肺功能不全患者中，因肺癌需要肺切除手术的患者，采用2次大量级负荷25W和40W运动试验，22例耐受手术并存活，7例不耐受未能存活，这些患者有心排指数、氧输送、氧耗量严重异常。当患者可以上3层楼时，术后不需长时间插管和延长住院时间。但患者的峰氧耗量>15mL/（kg·min）时，尽管FEV_1<40%，预计肺叶切除后FEV_1<33%，仍可接受开胸手术。一般来讲，当最大通气量<预计值的50%，潮气量<预计值的70%时具有较高的围手术期死亡率，但也有成功接受手术的报告。所有的肺功能检验对于预计手术后死亡率的特异性较低。肺功能检验不能预测谁将发生术后肺功能不全的并发症，但可以帮助确定谁是高危患者。

根据许多研究结果，认为下面的指导方针是非常有用的，可以确定有心肺功能不全的患者能否接受肺切除手术：

（1）肺切除患者的FEV_1<2000mL，或最大通气量（MVV）<50%，肺叶切除的患者FEV_1<1500mL，或MVV<35%，但这并不是唯一的标准；

（2）预计术后FEV_1<800mL；

(3) 慢性高碳酸血症，动脉二氧化碳分压>6.0kPa（45mmHg）或运动后出现高碳酸血症；

(4) 动脉低氧血症，静止动脉氧分压低于6.7kPa（50mmHg），运动后不增加。低氧血症不是由肺病引起；

(5) 肺弥散能力<预计值的50%；

(6) 静止肺动脉压>4.7kPa（35mmHg）。

二、术前心血管功能的评价

外科医师评价接受胸外科手术的患者，通常包括估计死亡的危险性，发生并发症的危险，可能是治愈或是姑息手术。并将这些危险同非手术治疗的危险进行比较，预测手术治疗后患者的长期预后。

(一) 流行病学

心血管疾病随着年龄的增加而增多，社会老龄化在我国也逐步成为严重问题。在过去的20年，年龄大于65岁的老年人明显增加，老年患者几乎占胸外科患者人数的60%，老年人接受胸外科手术、腹部大手术、血管手术、骨科手术与围手术期心血管的并发症和死亡率有明显的关系。

年龄已不再是手术的禁忌证，若在术前经过详细的重要器官功能评价后，老龄患者仍可以接受胸外科的手术。

术前对患者心血管方面的评价，也应考虑到采用评价心血管功能的方法和费用，花费较高的费用对低危险组的患者进行多种有创或无创的检查或是所谓全面检查是完全不必要的。培养临床医师利用现有的知识和设备条件，有针对性地选择更有效的检查手段，评价术前的患者是十分重要的。如果患者的心血管情况稳定，没有明显的症状，患者心血管方面的资料足以证明心血管方面的状态稳定，进一步的评价不影响围手术期的处理，这时的进一步评价也是不需要的。

术前心血管方面的评价包括复习患者的资料、了解患者的病史、体格检查、发现患者存在的问题和准备接受的手术。对非心脏手术患者进行术前心血管方面评定的目的，是确定患者心血管情况的严重性和稳定性，确定患者目前是否处在身体的最佳状态，以及患者所患疾病的状况，还包括调整药物和作必要的术前检查。根据术前一般检查的结果，确定患者的情况不能立即承受现在计划的手术，或患者接受这样的手术将增加手术的危险性时，术前进一步检查的项目必须实施。经过进一步的心血管状况的评定，更详细地掌握患者的心血管状况，经过调整治疗药物，改善术前患者的心血管状况，使病情稳定。根据术前的进一步检查，确定围手术期的监测方法和预防心血管并发症的措施，使患者的手术危险性降至最低，这是现代胸外科进展的重要表现，但不必要的检查必须避免。

(二) 术前心脏评价

对于急诊手术患者的术前评价因时间关系仅限于评定心血管方面的生命体征、容量状态、心动图。最初的病史、体格检查和心电图检查主要是为了确定患者是否患有严重的心脏疾病，包括冠心病、陈旧性心肌梗死、心绞痛、充血性心力衰竭和心律失常。当确定已有心脏疾病时，应确定疾病的严重性和稳定性以及治疗状况。进一步确定患者的心脏危险性，包括功能耐受能力，伴发的其他疾病如脆性糖尿病、周围血管疾病、肾功能不全、慢性肺功能不全、手术的类型和并发症发生的可能性。在不是很急的情况下，评价术前心脏功能的状况和患者是否能耐受开胸手术显得更为重要。忽略这种评价可使高危患者的手术并发症增加，并使患者的住院费用增加。入院心动图不正常、不典型的胸痛、良性心律失常，在其他方面健康的患者可不必做进一步的检查，当怀疑有冠心病或充血性心力衰竭时，需要做进一步的检查。围手术期的心脏评价有益于心脏疾病的长期治疗，或对这种疾病危险性的长期治疗。术前评价的结果和预后应告知患者和患者的随诊医师。

（三）病史

术前仔细了解有关心脏病的病史，特别应注意是否有过心绞痛，以前或近期是否有过心肌梗死、充血性心力衰竭、有症状的心律失常，同时还应注意是否有周围血管疾病、脑血管疾病、糖尿病、肾脏疾病以及慢性肺部疾病。对于有心脏病的患者，应特别注意近期症状变化的情况，目前药物治疗的种类和剂量，是否饮酒或使用违禁的药物。

病史还应包括患者的功能状况，当患者是老年人，已知有冠心病，但患者没有症状，每天可跑步30分钟，不需要做心脏方面的进一步评价。相反患者平时不活动，不知道有冠心病，但临床因素提示患者围手术期的危险因素增加，应对患者的心脏情况进行较全面的检查。

（四）体格检查

心血管方面的体格检查包括生命体征、双上肢血压、颈动脉搏动情况以及是否有杂音、颈静脉是否怒张、双肺听诊、胸前区扣诊和听诊、腹部触诊，注意下肢是否有水肿或血管疾病。

体格检查发现以下情况时，应特别注意：

（1）注意患者的全身状况，有经验的医师在与患者谈话时，观察患者有无轻微活动后出现发绀、苍白、呼吸困难、严重营养不良、肥胖、骨骼畸形、震颤和焦虑；

（2）患者有无急性心力衰竭、肺部啰音、肺充血、肺静脉压升高。慢性心力衰竭患者可能没有这些表现，但可发现颈静脉压升高，肝颈静脉反流征阳性，提示容量过多。周围水肿不是一项可靠的诊断慢性心力衰竭的指征，除非同时伴有颈静脉怒张；

（3）仔细检查颈动脉和其他周围动脉，当存在周围血管疾病时，应高度怀疑有冠心病；

（4）心脏听诊往往提供有用的线索，在心尖部听到第三心音，提示左室衰竭，但没有第三心音并不能提示左室功能正常；

（5）当存在心脏杂音时，需进一步确定是否有瓣膜疾病。在瓣膜疾病中，主动脉瓣狭窄是非心脏手术的高危因素，明显的二尖瓣狭窄或反流是发生心力衰竭的高危因素。主动脉反流和二尖瓣反流可以是轻度，但接受非心脏的手术后可能并发感染性心内膜炎。对于这种患者特别是有二尖瓣反流的患者，手术时应采取预防心内膜炎的措施；

（6）是否同时合并其他系统疾病：肺部有梗阻性或限制性肺部疾病时，可增加围手术期呼吸并发症的危险，出现低氧、高碳酸血症、酸中毒、呼吸时呼吸功能增加。开胸手术可使这些患者的情况进一步变坏。如果体格检查和病史发现明显的肺部疾病，应检查肺功能、患者对支气管扩张剂的反应、血气分析，如有肺部感染，应术前给予抗生素治疗。如果指征明确还应使用激素和支气管扩张剂，但同时应注意β受体激动剂可产生心肌缺血和心律失常。

（五）糖尿病

代谢性疾病可伴有心脏病变，脆性糖尿病是最常见的。当有糖尿病时，应高度怀疑有冠心病，并且有糖尿病的患者常表现为无症状的心肌缺血。围手术期血糖的调整有时是很困难的。围手术期应维持血糖在相对高一点的水平，以防止严格控制带来的低血糖。

（六）肾脏损害

心脏病常伴有氮质血症，维持适当的循环血量以利于肾灌注，而心力衰竭的患者常需要利尿，构成治疗矛盾。服用血管紧张素转换酶抑制剂同时过多利尿的患者常导致血浆尿素氮和肌酐的浓度升高。

（七）血液疾病

贫血对心血管系统造成应激反应，可加重心肌缺血和心力衰竭。对于有适应症的患者，特别是同时伴有冠心病或心力衰竭的患者，术前输血能减少围手术期心脏并发症的发生率。红细胞增多症、血小板增多症增加血液的黏稠性，并且使血栓栓塞和出血的危险增加。

根据以上病史，体格检查决定进一步的实验室检查的项目。当患者处于重度情况下，除非是急诊手术，患者应接受加强治疗，选择性手术应延迟或取消；当患者处于中度情况下，围手术期心脏并发症的危险性增加，应认真评定患者目前的状况；当患者处于轻度的情况下，不构成增加围手术期危险性的因素。

如果近期运动试验阴性，非心脏手术后发生心肌再次梗死的危险性是不大，心肌梗死后4~6周即可接受选择性非心脏手术。

（八）手术危险性

手术危险性主要包括两个方面，一方面是与本手术有关的危险性，另一方面是与心脏有关的危险性。在心脏危险性中，最严重的是围手术期心肌梗死。男性40岁以上已有冠心病的患者接受胸外科、大的腹部外科、泌尿外科、大的骨科和血管外科手术时，围手术期心肌梗死的发病率明显增加，梗死率可高达4.1%。当年龄大于75岁，即使没有冠心病病史的患者，也是发生心肌梗死的高危因素。

（九）耐受能力

人的耐受能力一般用代谢平衡水平（metabolic equivalent levels，MET）。基础MET值的倍数用来表示特殊活动的氧需。当患者不能达到4-MET时，围手术期心脏危险性和长期危险性增加。耗能的活动包括吃饭、穿衣、散步、洗碗，MET在1~4之间。能上1~2层楼梯，每小时行走速度达到6.4km，短距离跑步，能打高尔夫球，MET在4~10。能游泳、打网球、足球，MET在10以上。

（十）伴有特殊疾病的术前评价

1. 冠心病

患者已知有冠心病，有些患者存在明显的冠心病表现，如急性心肌梗死，旁路移植手术，冠状动脉血管成形术，或冠状动脉造影显示血管腔不规则。另一方面，许多患者没有心脏症状，却有严重的两支或三支血管病变，这些患者也许由于功能受限如关节炎、血管疾病未表现出临床症状。以下的患者应考虑冠状动脉造影：

(1) 怀疑或证实患者有冠心病，经过无创的检查证实为高危因素，对药物治疗反应不好的心绞痛、不稳定型心绞痛患者，高危组患者接受高危手术以前未诊断过或无创检查可疑的患者；

(2) 患者处于围手术期心肌梗死，急性心肌梗死恢复期需要接受急诊手术，或低危险组患者接受高危手术。

多种危险因素分析，有冠心病的患者，围手术期的危险增加。年龄、性别、糖尿病影响非心脏手术的预后。有些因素如糖尿病，不仅使患者易患冠心病，并使疾病加重，还使患者的并发症增加，如感染、高糖血症、低血糖，加上手术造成的血流动力学的应激状态，有糖尿病的患者有较高的隐性心肌缺血和心肌梗死、感染的发生率。

老年患者的特殊危险不仅在于易患冠心病，而且在于年龄对于心肌的影响。心肌细胞数随着年龄增加而减少，心肌的储备能力下降。老年患者术中和围手术期发生的心肌梗死具有较高的死亡率。

性别是另一重要因素。绝经期前的女性，冠心病的发生率很低，发生冠心病的年龄较男性晚10年。女性患者并发糖尿病的危险因素增加，心肌梗死后的死亡率高于男性。

2. 高血压

许多研究显示中等程度的高血压，并不是围手术期心血管并发症的危险因素。但另一方面，高血压是可能伴有冠心病的有意义的征兆。许多研究证明，术前有高血压的患者术中血压进一步升高，心电图表现心肌缺血。术中的心肌缺血与术后心脏的并发症有明显的相关性。术前有效地控制血压有助于减少围手术期心肌缺血的发生。对正在接受高血压治疗的患者，需仔细了解现在使用的药物和剂量，同时了解以前哪些药物是不能使用或不能耐受。体格检查时需注意高血压造成的靶器官损伤情况和心血管病理改变的情况眼底检查是一项有用的检查方法，特别是长期有严重高血压的患者。体格检查和简单的实验室检查还应除外其他少见原因的高血压。患者有严重高血压，特别是最近发生的高血压应延迟选择性手术，并对高血压的原因进行研究。如果怀疑有嗜铬细胞瘤，手术应延迟，直到明确病因。腹部杂音可以提示肾动脉狭窄，桡、股动脉延迟提示主动脉缩窄。未使用利尿剂出现低血钾，提示醛固酮增多症。如果经过最初的评价，患者的高血压是轻到中度，不伴有代谢和心血管异常，手术不必延迟。抗高血压药物应在整个围手术期继续使用，特别需要注意的是避免中止β受体拮抗剂和抗血管痉挛药。当患者不能口服时，应经胃肠外给药。如果是严重的高血压[舒张压大于14.6kPa（110mmHg）]，行选择性手术前应给予处理。在许多情况下，对于术前门诊的患者，应建立有效的生活习惯，几天或几周后即可使血压达到有效的控制。如果是急诊手术，应采用速效药物有效地控制血压。β受体拮抗剂是特别有效的药物。一些报告显示，术前使用β受体拮抗剂能有效地改善高血压的影响，并且减少围手术期冠状动脉缺血的发作。有趣的是，术前高血压的患者术中较非高血压的患者易于发生低血压。在某些患者可能与血管内容量有关。而术中低血压与围手术期心脏和肾脏的并发症有明显的相关性。

3. 充血性心力衰竭

对于术前有充血性心力衰竭的患者进行非心脏手术预后不佳。患者一旦有第三心音和心力衰竭的症状，使手术危险性增加，肺泡肺水肿也是高危因素。术前有充血性心力衰竭的患者不适合行开胸手术。如果术前患者有充血性心力衰竭，应找到病因，因为病因与围手术期心力衰竭和死亡有关。由于高血压引起的心力衰竭与冠心病引起的心力衰竭的危险性不同。

4. 心肌病

尽管较少有关于术前评价非心脏手术患者伴有心肌病这方面的信息，术前需详细了解心肌病的病理生理，努力确定原发心肌病的病因。浸润性病变如淀粉样变性可造成收缩和舒张功能不全，术前如发现这种病变，术中和术后静脉输液的处理方法应予改变。术前有心力衰竭的病史或症状，术前应确定左室功能，确定收缩和舒张功能不全的严重性，这些有用的信息有助于术中和术后的处理。术前评价还应包括超声心动图。

肥厚型心肌病是另一特殊问题，它使血容量减少、体循环阻力下降、静脉容量增加、左室容量减少及流出道梗阻，进一步减少充盈压导致每搏输出量下降。由于肥厚的心室使顺应性下降，要避免使用儿茶酚胺类的药物。因为这种药物使动力梗阻的压差增加和舒张期充盈减少。术中发生心律失常和低血压，需要升压药物约占14%和13%。患者有肥厚型心肌病增加围手术期充血性心力衰竭的危险性。

5. 瓣膜性心脏病

接受开胸手术的患者有心脏杂音者较多见，应区别是功能性还是器质性，有意义还是无意义，弄清产生心脏杂音的病因，目的是预防细菌性心内膜炎，并且需要估计瓣膜损坏的严重性。

主动脉瓣狭窄对非心脏手术的危险性最大。如果主动脉瓣狭窄是有症状的，并且是严重的，选择性手术应后延，这样的患者需要先行主动脉瓣替换术。当患者不适合行主动脉瓣替换术时，经皮主动脉瓣扩张成形术可能是恰当的。

对于二尖瓣狭窄，当二尖瓣狭窄是轻到中度时，术中和围手术期应控制心率，因为舒张期充盈减少伴有心动过速将导致严重的肺充血，若二尖瓣狭窄较严重，应先行二尖瓣手术。

主动脉瓣关闭不全需详细鉴定，不仅应预防细菌性心内膜炎，并应保证适当的药物治疗。注意容量控制和减少后负荷。同二尖瓣狭窄相反，主动脉瓣关闭不全不能减慢心率，因减慢心率能增加舒张期的反流量。

许多原因可引起二尖瓣关闭不全。最常见的是乳头肌功能不全和二尖瓣脱垂。当临床上或心脏超声证明有二尖瓣脱垂或是瓣叶增厚时，应在围手术期预防性使用抗生素，因为围手术期容量移动可使单纯二尖瓣对合不良发展成二尖瓣反流。患者有严重的二尖瓣反流时，在心尖部可听到全收缩期杂音、第三心音，术前减少后负荷和使用利尿药物有益于术前血流动力学的稳定。较重的患者可以在ICU使用导管监测肺动脉压来完成治疗。在严重二尖瓣反流的患者低压的左心房作为压力的缓冲，左心室的射血分数引起对真正左心室做功的过高估计，在这种患者即使左心室射血分数轻度减少，也意味着左心室储备功能减少。

以前曾接受瓣膜替换术的患者，需要围手术期预防细菌性心内膜炎。胸科手术可能引起菌血症，并且密切监测抗凝情况是十分重要的。对于需要接受小的侵袭性手术如牙齿、表面活检，推荐将抗凝的国际标准化比率（INR）减少到低的或亚治疗水平，手术后立即恢复口服剂量到正常需要的抗凝水平。当患者接受口服抗凝剂有出血危险或中止抗凝有发生血栓栓塞的危险时，如二尖瓣替换术的患者接受较大的开胸手术，围手术期应采用肝素治疗。当患者处于以上两个极端之间，临床医师需仔细衡量减少抗凝与肝素治疗两者的益处和危险。

6. 心律失常与传导障碍

心律失常和传导障碍在围手术期常见，特别是老年人。在围手术期出现心律失常需仔细寻找存在的心肺疾病、药物毒性、代谢异常，这些被认为是围手术期发生冠心病的独立危险因素，可增加手术危险性。当患者有血流动力学改变或伴有症状，应给予心动图监测或特殊的心动图检查，并给予药物治疗以减少心律失常的复发。许多心律失常尽管相对为良性，但可以揭示存在心脏问题。如室上性心律失常，由于心肌耗氧量增加，可以在已存在冠心病的患者引起心肌缺血。少发的心律失常，由于他们引起血流动力学或代谢的异常，可以发展到威胁生命的心律失常，如快速心房纤颤伴有传导旁路可以演变成心室纤颤。良性室性心律失常，无论是单发还是多发室性期前收缩，不伴有室性心动过速，通常不需治疗，除非引起心肌缺血或出现中到重度心室功能不全。一般来讲，在不伴有心肺疾病时，围手术期的这种心律失常预后良好。但多源性室性期前收缩、阵发性室性心动过速常常成为有意义的危险因素。如果室上性心动过速产生症状或血流动力学改变，需要电转复或药物转复。当转复不可能时，需应用口服或静脉注射地高辛、β受体阻滞剂、钙通道拮抗剂控制心律在满意的水平。心房纤颤患者口服的抗凝剂应在术前几天停用。当术前的时间不允许时，华法林的作用可通过静脉注射维生素 K 校正。当术前的心律失常出现症状时，应静脉注射利多卡因或普鲁卡因胺纠正。使用临时起搏器的指征与永久起搏器是一样的。患者有室内传导延迟、双束支阻滞（右束支加左前半或左后半束支阻滞）或左束支加一度房室传导阻滞时，在没有晕厥或传导阻滞加重的情况下，不需要临时起搏器。高度传导异常如完全性房室传导阻滞，增加手术的危险性，需要安装临时的或永久的起搏器。另一方面，患者有室内传导延迟，但没有严重传导阻滞的病史或症状，很少发展为围手术期完全性房室传导阻滞。经胸的临时起搏使经静脉临时起搏的使用减少。带有永久起搏器的患者，术前需检查起搏器的使用寿命和正常工作的程序及患者依赖起搏器的情况。当患者处于完全起搏器依赖状态，使用电灼时应特别注意。负极应放在远离起搏器和心脏的位置，使用双极起搏将减少电灼的危险性。另外，应将起搏器设在不能抑制的工作程序如 AOO、VOO、DOO 状态，并防止磁铁对起搏器的抑制。植入的除颤装置或抗心动过速装置在术前应关闭，术后重新打开。

7. 肺血管疾病

目前还没有对伴有肺血管疾病患者行非心脏手术进行特殊评价围手术期危险性的研究报告。事实上，没有系统研究患有可矫正或不可矫正的先天性心脏病行非心脏手术。有许多报告评价先天性心脏病手术后心血管功能、手术矫正室间隔缺损或动脉导管未闭 5 年肺血管的反应仍处于不正常状态，缺氧时肺动脉压升高。这种患者不能像正常人一样耐受术中和术后的缺氧。

有先天性心脏病的患者运动时的心脏储备能力下降。主动脉缩窄和法洛四联症手术后的研究显示，心室功能存在持续性的障碍。

肺动脉高压增加非心脏手术的危险性。有严重肺动脉高压和心内分流的患者，右向左的分流使体循环压力减少，患者易于发生酸中毒，使周围血管阻力进一步下降，应认识这种现象并给予适当的治疗。

(十一) 补充的术前评价

当患者准备接受非心脏的胸外科手术，通过术前一般评价认为有高危因素时，需做进一步补充的术前评价。补充术前检查的目的是测量客观的功能能力，确定是否存在严重的术前心肌缺血或心律失常，预测围手术期心脏危险性和远期预后。患有慢性冠心病、急性心脏病后而康复的患者，因心肌缺血后的暂时性心肌功能不全、各种原因引起的心脏储备能力低下、老年、肺储备能力下降手术后心脏死亡率和并发症的危险性增加，所以应做补充的术前评价。这些评价包括：

（1）静止的左室功能：非心脏手术前静止的心室功能评价可通过放射性核素、心脏超声、心室造影进行。术前射血分数与术后死亡率和并发症发生率呈正相关。当左室射血分数少于35%，发生并发症的危险性明显增加，围手术期左室收缩和舒张功能下降，可预示术后发生充血性心力衰竭，在危重患者常导致死亡。以下患者术前应行非侵袭性检查评价左室功能：①患者有充血性心力衰竭。②患者有轻微的充血性心力衰竭和原因不明的呼吸困难。③没有心力衰竭，做术前常规检查；

（2）运动试验：用运动试验评价非心脏手术的患者，可以确定冠状动脉梗阻的严重性。敏感度根据冠状动脉狭窄的程度和病变的范围而变化，患有单支血管病变的患者运动试验阴性者占50%，有三支血管病变者的阳性率达86%；

（3）非运动试验：用于术前评价非心脏手术的患者的技术是不增加心肌耗氧量的运动试验包括起搏、多巴酚酊胺和药物性血管扩张反应，如静脉注射腺苷或双嘧达莫。常用的技术是多巴酚酊胺超声和静脉注射双嘧达莫心肌灌注显像。在这类检查中腺苷同样可用于代替双嘧达莫。

心肌灌注显像采用双嘧达莫铊运动试验，显像正常的阴性结果预计值在99%。阳性预计值4%~20%。对于年龄大于65岁，有明确冠心病病史的患者是较好的预防心脏并发症的方法。在定量方面，当缺血的范围增加时，心脏危险性明显增加。当出现明显的心肌缺血时，可能需要冠状动脉造影。

超声多巴酚丁胺是一项安全的可耐受的试验，阳性结果预测所有并发症的发生率在17%~43%，占心肌梗死和死亡预计值7%~23%。而阴性的预计范围的价值在93%~100%。当出现新的心壁运动异常可预测围手术期的危险增加。一些研究提示，在低剂量多巴酚丁胺的情况下，心壁运动异常的程度和心壁运动的变化情况是特别重要的。由于这是一项较新的技术，预计比较运动试验和静脉注射双嘧达莫心肌灌注显像报道减少，这项技术的临床报道会很快增加；

（4）心电图监测：尽管有人采用术前心电图监测，通过监测ST段变化，估计冠心病是否存在和围手术期危险性。但这种方法有局限性，目前使用的方法不能预测患者是否高危和需要冠状动脉造影。仅限于患者术中、术后的严密监测；

（5）怎样选择检查的方法：对于大多数可行走的患者，首选是运动试验。这种方法可以提供心脏功能状况的评估、心肌缺血在心电图的反映和血流动力学改变。当患者在静息心电图表现为严重的异常（左束支阻滞、左心室肥厚、地高辛作用等），应考虑采用运动心脏超声心动图或运动心肌灌注显像。

当患者不能做适当的运动时，应考虑采用非运动的加强试验。其中，双嘧达莫铊试验和多巴酚丁胺超声心电图最常用。当患者有严重的支气管痉挛、严重的颈动脉疾病，不能停用茶碱制剂时，不能静脉使用双嘧达莫。当患者有严重的心律失常或严重高血压、低血压时，不能使用多巴酚丁胺作为加强的试验药物。当患者心脏超声显示心脏功能不佳，进一步检查应选择心肌灌注显像。当怀疑瓣膜功能有问题时，应做心脏超声的加强试验。在许多情况下，加强试验的心肌灌注和心脏超声是相同的。

当患者有高危因素，应做冠状动脉造影而不是非介入性检查，这些患者包括有术前不稳定型心绞痛，近期心肌梗死后仍有心肌缺血；

（6）危险预测与费用：当决定非心脏手术的患者接受非介入性或介入性检查时，应权衡进一步检查所带来的益处与未接受检查所承担的手术风险两者之间关系。好处当然是肯定的，能术前确定那些因未怀疑到心脏病所导致有意义的围手术期或术后心脏并发症和死亡。在进一步的筛选和治疗过程中，检查和治疗的危险可能相当甚至超过评价的益处。但筛选和治疗的费用也必须考虑在内。许多医学文献有助于确定术前进一步检查的危险与益处。当患者在5年内曾行冠状动脉旁路移植术，并且没有复发的心肌缺血症状，围手术期并发症的发病率低，进一步的筛选是不需要的。没有临床线索，如心绞痛、心肌梗死、充血性心力衰竭、心电图病理性Q波、不是胰岛素依赖型糖尿病的低危患者也不需进一步的筛选。有冠心病征象的患者，特别是有不明原因的心功能下降者，应做进一步的术前评价。具体采用哪种方法，需根据患者的情况、非心脏手术的大小、临床操作中的价格与效能比，即合理采用必要的检查，又不造成浪费和术前的疏忽。

有些患者可能在非心脏手术前，首先需要接受冠状动脉旁路移植术。一些研究发现已接受旁路移植手术的患者再接受非心脏手术，围手术期心脏并发症明显减少。有些患者不能等到第二次手术的时间，需考虑提早手术或同时手术。北京协和医院1998年治疗2例贲门癌伴消化道出血同时有严重的冠心病、不稳定型心绞痛的患者，术前冠状动脉造影显示左主干病变，采用一期手术，切除贲门癌，冠状动脉旁路移植术，术后恢复顺利。

当患者准备接受有危险的选择性的非心脏手术，如冠心病患者希望通过非心脏手术，主要取决于冠心病是否稳定。如术前发现有高危的冠状动脉病变，应先行冠状动脉旁路移植术。因为冠心病既影响长期存活，又影响近期非心脏手术的危险性。在这组患者应先行冠状动脉旁路移植术的适应症是左主干病变，三支血管病变伴有左室功能不全，累及左前降支近端的两支血管病变和适当的存活心肌。接受旁路移植手术后再接受非心脏手术的手术死亡率为1.8%，明显低于有冠心病而直接接受非心脏手术的患者14%；

（7）术前加强病房：高危患者术前放在加强治疗病房有利于改善氧输送，必要时应使用肺动脉导管和直接动脉压监测，术前最大可能地改善氧输送，减少重要器官受损。特别是患者有失代偿的充血性心力衰竭；

（8）静脉血栓形成：术前注意有无静脉血栓是有益的，预防这种并发症应从术前开始。发生静脉血栓的高危患者包括老年、长期不活动或有肢体运动障碍、以前有静脉血栓病史、患有恶性疾病、大手术、肥胖、静脉曲张、充血性心力衰竭、心肌梗死、脑卒中、下肢骨折、先天或后天性高凝状态、服用大剂量雌激素。预防的方法是使用低剂量抗凝药物，如皮下给予肝素、低分子肝素、低剂量华法林。

对于有冠心病的高危患者，术前给予服用受体阻滞剂的临床研究表明，能明显减少围手术期心肌缺血和心肌梗死的发生率及死亡的危险性。需要术前使用受体阻滞剂的患者包括：有心绞痛症状者，有心律失常伴有症状者，术前发现有未治疗的高血压者，有明确冠心病病史者或有冠心病的高危因素者。

第二节 胸外科患者的术后监护

胸外科手术对正常循环、呼吸生理状态有一定的影响,术后早期各系统、器官的代偿能力亦不稳定,病情变化迅速,倘有疏忽便可导致严重的并发症,甚至危及生命,因此,胸外科医师应当铭记,手术成功不等于疾病治疗的结束。设置术后监护室,对胸外科手术后患者的循环和呼吸状态进行监测,及时发现和处理并发症,对患者的康复和减少并发症、降低死亡率至关重要。近年来术后监护室已愈来愈受到重视。

术后监护应由经验丰富的医护人员完成。监护室配备先进的医疗仪器,对重症患者进行严格周密和认真细致的监测,预防早期并发症。一旦发现及时妥善处理,让各脏器处于良好的生理状态,安全度过术后病情不稳定期,使患者顺利康复。

一、监护室和监测设备

监护室要求光线充足,配备有温度、湿度的调节装置,维持室温21℃,湿度70%,最好有空气净化装置,保持无尘,并能滤除细菌。监护室应布局合理,床旁间隔1.5m以上,以利抢救和治疗时有足够的空间进行。

床头应备有氧气、压缩空气和负压吸引系统。每个床位均应设有多功能监护仪及计算机分析系统,随时监测患者的心电图、无创或有创血压、无创外周血氧饱和度、呼气末二氧化碳浓度、肛温以及Swan-ganz漂浮导管血流动力学分析。每个床位旁还应备有1~2台微量输液泵和微量注射泵,以便正确掌握单位时间输入液量及药量。呼吸机是监护室必不可少的治疗设备,要求性能可靠,操作简便,备有控制通气、辅助呼吸及间歇指令呼吸(SIMV)、压力支持(PS)、呼气终末正压(PEEP)、持续呼吸道内正压(CPAP)等基本呼吸管理方式。

其他监护室设备还包括:抢救用气管插管、气管切开包、除颤器以及各种急救药物、器材,有条件的监护室还应配备血气分析仪、血电解质测定仪。另外,床旁胸部X线检查应随时应召。

二、术后常规监测

普胸外科手术后患者一般在手术室内拔除气管插管,拔管前应注意吸痰。如果患者没有完全清醒或呼吸功能不全、循环功能状态不稳定时,离开手术室时应保留气管插管,并追加一定量的麻醉药物,以免患者不耐受气管内插管、躁动、屏气,从而加重呼吸、循环的不稳定状态。

转送患者过程中应注意:

(1) 将搬动和其他干扰降至最低限度;

(2) 注意心包、纵隔或胸管引流密封于水面下2~4cm,并防止倒流;

(3) 维持患者呼吸,并对其循环、呼吸状态保持高度注意。

在患者到达监护室以前,监护室人员应准备各种监护仪器并检验其工作状态是否正常,使之处于良好的待用状态。

患者进入监护室后,医护人员要注意以下几点。

(1) 保证呼吸道通畅，接呼吸机辅助通气，有效给氧；
(2) 立即建立各种重要生命体征的监测

①心电图：监测心率和心律的变化，观察有无心律失常和心肌缺血的改变；

②动脉压：反映患者循环功能状态，无创血压监测可以方便地显示动脉收缩压、舒张压及平均压，重症患者及呼吸机辅助通气者，需经常取血进行血气分析，桡动脉、足背动脉或股动脉穿刺留置导管测压是必要的；

③外周血氧饱和度测定：探头放在指尖，持续显示毛细血管血氧情况；

④危重患者还应监测中心静脉压，反映心脏前负荷和血容量情况；

⑤呼出气体二氧化碳的监测可以确定患者通气是否满意，有无二氧化碳潴留；

⑥Swan-ganz 导管监测肺动脉压和肺毛细血管楔压，了解右心后负荷和左心前负荷情况，从而间接了解心室功能，还可以通过 Swan-ganz 导管进行热稀释法心排血量测定，了解心排指数、外周阻力和肺循环阻力等情况；

(3) 连接各引流管

①心包、纵隔及胸管引流：保证引流管密封于水面下 2~4cm，并在上液面水平标记。观察胸管液面波动情况可以反映患者呼吸幅度及胸腔残腔的大小。注意引流液颜色、性质和引流量，提示术后出血情况。术后早期应每 30 分钟挤压引流管 1 次；

②尿管：术后留置尿管记录尿量，可以了解液体出入情况，间接反映内脏器官血流灌注情况；

③胃管：食管、胃贲门手术后患者留置胃管，自然引流或负压吸引，保持管道通畅，引流出胃液及气体。注意引流液颜色和性质，早期发现吻合口出血等并发症；

④注意患者神志是否清楚，瞳孔对光反射情况，了解皮肤有无电灼伤、压伤，观察呼吸频率和幅度，注意听诊双肺呼吸音的改变，记录体温，观察末梢循环情况；

⑤根据病情调整体位，一般患者取仰卧位，床头抬高 30°，以利呼吸和引流；

⑥监护室医护人员应了解患者手术方式，术中输血、补液及尿量情况，以及带入监护室的液体种类、各种药物的浓度等；

⑦抽血查血常规、红细胞比容以及了解血电解质情况，应用呼吸机辅助呼吸的患者还应了解血气情况；

⑧床旁 X 线胸片，观察双肺纹理、肺脏膨胀情况，纵隔影像有无增宽，反映纵隔积血情况。另外，通过胸片可以了解引流管位置，气管插管深度，深静脉置管情况等。

监护室工作人员要全面记录监测数据，认真观察，仔细分析，善于早期发现患者病情变化，预防并发症，及时妥善地处理。

其他常规监测还包括：胸管拔除前后拍 X 线胸片，了解肺脏膨胀情况；食管、贲门癌术后患者胃肠外营养（TPN）支持，注意其神志、血糖、尿糖监测以及消化道功能恢复情况；食管癌患者术后进食，注意拍 X 线胸片了解胸胃及胸腔积液情况；全肺切除患者术后了解胸腔积液界面的位置，防止支气管残端浸泡等。

术后监测应根据病情变化，随时调整。

三、呼吸功能监测和呼吸管理

(一) 呼吸功能监测

呼吸功能监测的意义在于早期发现缺氧和二氧化碳潴留，使呼吸衰竭的患者得到早期诊断和治疗。基本呼吸功能监测包括呼吸频率和幅度、皮肤黏膜色泽、肺部听诊情况、外周血氧饱和度、血气分析以及胸片。

全麻下开胸手术影响了胸廓呼吸运动的机械动力。术中对肺组织的挤压揉搓降低了肺的顺应性，易造成小气道关闭及通气、血流灌注比值（V/Q）不匹配，影响了通气储备及气体交换。另外，麻醉药物的残留效力、呼吸道分泌物的增多、肺膨胀不全、液体量过多、心功能不全以及原发肺部疾患、部分肺叶的切除都在一定程度上影响了患者的呼吸功能。

观察患者的呼吸频率及呼吸幅度，有无呼吸困难和发绀症状，如有鼻翼翕动、点头或抬肩呼吸、呼吸"三凹征"等症状，则应迅速找出原因，及时纠正。在肺脏膨胀良好、胸内残腔消失的情况下，胸管液面的波动可以反映患者的呼吸幅度。肺部听诊发现呼吸音减弱提示肺膨胀不全、肺不张或胸腔积液等；局部湿啰音提示呼吸道分泌物、肺水肿及左心功能不全；局部哮鸣音表示存在气管、支气管痉挛。手术后即刻、第 1 天及拔除胸腔引流管前后均应行胸部 X 线检查，不仅可以观察引流管、气管插管及动静脉插管的位置外，还可以了解有无胸腔积液、积气以及肺淤血、肺炎、肺不张、肺水肿等肺部病变。外周血氧饱和度的监测以及血气分析能进一步明确患者缺氧和二氧化碳潴留情况。其他临床外科不常应用的呼吸功能监测尚包括：肺泡动脉氧差的监测、肺泡无效腔的测量、混合静脉血氧张力以及氧运输、氧提取等监测。

(二) 呼吸管理

术后呼吸道管理最重要的就是维持满意的通气和氧合。早期拔除气管插管可以避免呼吸道感染，减少镇静剂使用量。拔管前应彻底吸痰，拔管时注意连同负压吸痰管一并拔出，使得插管周围及气囊上方包括鼻咽部分泌物清除干净。拔除气管插管后应禁食水 4~6 小时，以防误吸，并应用地塞米松及气管扩张剂防止声门水肿及气管支气管痉挛。患者出现发音嘶哑、饮水呛咳时，请耳鼻喉科医师会诊有无杓状软骨半脱位并予以复位及相应处理。此外患者应积极进行呼吸物理治疗，如湿化吸氧、间断雾化吸入等，经常坐起或翻身拍背，促进咳嗽和排痰。对咳痰无力而肺内啰音明显的患者，应间断经鼻气管内吸痰，必要时行纤维支气管镜吸痰，防治肺不张和肺内感染。当机体不能摄入足够的氧以供代谢需要及代谢后所产生的二氧化碳不能排出体外时，应考虑使用呼吸机机械通气治疗。

(三) 呼吸机的应用

1. 应用呼吸机的指征及禁忌证

当患者因麻醉用药、肌松剂、手术打击、肺功能不全等因素造成自主呼吸不能满足机体供氧以及二氧化碳的排出时，需要应用呼吸机辅助呼吸。主要呼吸机应用指征包括：

(1) 自主呼吸频率大于正常的 3 倍或小于 5 正常的 1/3 者；

(2) 自主呼吸潮气量小于正常 1/3 者；

(3) PaO_2<7.8kPa（60mmHg）；

(4) PaO_2>6.5kPa（50mmHg）（慢性阻塞性肺病除外），且有继续升高趋势，或出现精神症状者。

其他指征尚包括：

（1）生理无效腔潮气量>60%者

（2）肺活量<10~15mL/kg 者；

（3）当用力吸气氧含量（FiO_2）= 0.21，即吸空气时肺泡气-动脉血氧与压差［P(A-a)O_2］>6.5kPa（50mmHg）者；

（4）当 FiO_2 = 1.0，即吸纯氧时 P（A-a）O_2>39.0kPa（300mmHg）者；

（5）最大吸气压力<2.5kPa（25cmH_2O）（闭合气路，努力吸气时的呼吸道负压）；

（6）肺内分流（Qs/Qt）>15%者。

呼吸机应用相对禁忌证：

（1）大咯血或严重误吸引起的窒息性呼吸衰竭患者；

（2）伴有肺大疱的呼吸衰竭患者；

（3）张力性气胸的患者。

2. 常用的呼吸机辅助方式

（1）容量控制通气（CMV）：预定机械通气的潮气量及通气次数，并设定吸气时间和吸气平台时间。主要应用于无自主呼吸或自主呼吸很微弱的患者。在该方式通气期间，若患者的胸、肺顺应性或呼吸道阻力发生变化，也能保证通气量的供给，但呼吸道压力和气流速度会发生相应的变化，易产生高呼吸道压，因而有气压伤的危险。有漏气时可产生通气不足；

（2）同步间歇指令性通气（SIMV）：在患者自主呼吸的同时，间断给予机械通气，即自主呼吸+CMV。自主呼吸的气流由呼吸机持续大流量恒量供给，自主呼吸的频率和潮气量由患者控制。CMV 由呼吸机按预调的频率、潮气量、吸气时间等供给。分钟通气量=机械每分通气量+自主呼吸每分通气量。这里需要引入一个名词叫"同前触发时期"，一般为 CMV 呼吸周期的后 1/4 时间。例如，预调 CMV 为 10 次/min，其呼吸周期为 6 秒，触发周期为 1.5 秒，若在 6 秒后 1.5 秒内有自主呼吸触发呼吸机，即给予 1 次 CMV 通气。若在此期间内无自主呼吸或自主呼吸较弱不能触发，在 6 秒结束时予以下一次 CMV。此方式通气既能保证患者的有效通气，又无人机对抗产生；

（3）压力支持通气（PSV）：预调触发值和吸气峰压。自主呼吸期间，患者吸气相一开始，呼吸道负压达到预调触发值，呼吸机即开始送气并使呼吸道压迅速上升到预置的压力值，并维持呼吸道压在这一水平。随着患者吸入气体，吸气流速降低到最高吸气流速的 25%时，送气停止，患者开始呼气。此方式下，患者完全自主呼吸，呼吸频率和吸气、呼气比率由患者决定。潮气量的多少取决于 PSV 压力高低和自主吸气的强度。多用于呼吸肌功能减弱者，可减少患者呼吸做功，有利于呼吸肌疲劳的恢复；

（4）SIMV+PSV：即对患者的自主呼吸予以正压支持，同时间断给予机械通气。例如：预调 SIMV 为 10 次/min，其呼吸周期为 6 秒。触发期为后 1.5 秒，在 6 秒的前 4.5 秒内予以 PSV 通气，后 1.5 秒内有自主呼吸触发呼吸机，即给予 1 次 SIMV 通气。若在此期内无自主呼吸或较弱不能触发，在 6 秒结束时即予以 1 次 SIMV 通气。既保证患者的每分通气量，又减轻了呼吸机的工作负担；

（5）PEEP：吸气由患者自发或呼吸机产生，而呼气终末借助于装在呼气端的限制气流活瓣等装置，使呼吸道压力高于大气压。有利于小气道开放，加强氧气和二氧化碳排出，并

利于肺水肿的消退;

(6) CPAP:吸气时持续正压气流>吸气气流,相当于 PSV,使潮气量增加,吸气省力,自觉舒服。呼气时,呼吸道内正压,起到 PEEP 的作用,防止和逆转小气道闭合和肺萎陷,以增加功能潮气量,降低分流量以增高 PaO_2。多用于脱机过程中,应注意长时间应用 CPAP 会使呼气阻力增加,患者会产生疲劳;

(7) 压力控制通气(PCV):预调吸气峰压和吸气时间。当吸气使呼吸道压达到预定值时,气流速度会减慢,维持预置压力水平至吸气末,然后转为呼气。若呼吸道阻力增加或肺顺应性下降,可发生通气量不足。所以 PCV 需要有潮气量监测。

3. 呼吸机工作参数设定

(1) 潮气量:8~12mL/kg 体重;

(2) 通气频率:成人 10~15 次/min;小儿 15~25 次/min;

(3) 吸气、呼气比率:1:(1.5~2);

(4) 吸氧浓度:一般从 0.3 开始,根据 PaO_2 的变化渐增加。长时间通气时 FiO_2 不超过 0.5。吸纯氧的时间应少于 6 小时;

(5) PEEP:当 $FiO_2>0.6$ 而 PaO_2 仍小于 7.8kPa(60mmHg)时应加用 PEEP。PEEP 的范围为 0.2~1.2kPa(2~12cmH₂O)。原则上从小渐增,以达到最好的气体交换和最小的循环影响;

(6) 同步触发敏感度:-0.2~0.4kPa(-2~4cmH₂O);

(7) 辅助吸气压力支持:1.0~2.0kPa(10~20cmH₂O);

(8) 湿化器温度:34~36℃。

另外,尚需正确地设定呼吸机报警线。

4. 呼吸机监测

应用呼吸机过程中应注意患者的一般情况,观察胸廓的起伏、节律,可以大致判断潮气量是否足够;听诊胸部呼吸音的变化,可以判断有无肺叶通气不良,痰阻及支气管痉挛等情况;口唇、肢端有无青紫,可以判断有无缺氧现象;视颈静脉怒张程度可间接判断胸膜腔内压的高低和右心功能情况。

注意患者是否耐受插管,有无人机对抗,查明原因,予以相应处理。对于烦躁、疼痛、精神紧张引起的对抗,可予以镇静止痛剂,如地西泮 10mg,肌内注射,或吗啡 2~4mg,静脉注射,或哌替啶 50mg 肌内注射等,根据患者情况选用。对于气管内刺激性呛咳反射严重的患者,除了给予镇静剂外,可以向气管内注入 1%丁卡因 1~2mL 或 2%利多卡因 1~2mL,行表面麻醉。对于自主呼吸频率过快,潮气量小,不能配合治疗的患者,可给予呼吸抑制剂如芬太尼 0.1~0.2mg,必要时给予非去极化肌松剂,如阿曲库铵 0.3mg/kg、泮库溴铵 0.4~0.6mg 等,以停止自主呼吸。有必要指出,应用肌松剂时应注意调整呼吸机指数和呼吸方式,特别是 SIMV 方式下,每分通气量由自主呼吸和机械通气联合决定,达到自主呼吸后,应相应增加 SIMV 通气次数,以保证每分通气量,防止通气不足。

呼吸机监测除了正确设定各参数报警线外,应用定压型通气方式时应注意监测潮气量和每分通气量,防止由于肺顺应性下降,呼吸道压力上升过快而造成通气不足;而在应用定容型通气方式时应注意呼吸道压力,防止由于痰阻等原因,导致呼吸道压力过高引起气压伤。

机械通气过程中，最重要的呼吸监测指标是血气分析，至少应包括 pH、PaO_2、$PaCO_2$、碱剩余（BE）等指标。对于应用呼吸机初期及危重患者呼吸机参数调整后，应每 30~60 分钟查一次血气。

5. 呼吸机的撤离

呼吸机撤离的指征包括：

（1）神志清楚，一般情况良好，无气胸、肺不张、胸腔积液，无出血，水电酸碱平衡正常，Hb 在 100g/L 以上；

（2）循环稳定，停用升压药、正性肌力药或用量很小，末梢循环良好；

（3）肌力>4 级。

（4）呼吸功能明显改善，FiO_2<40%，PEEP<0.4kPa（4cmH_2O），血气分析在一段时间内稳定良好，降低机械通气量，患者能自主代偿。

呼吸机大致脱机程序常为：术后患者未清醒时予以容量控制通气 CMV，患者产生自主呼吸时应用 SIMV+PS，在保障每分通气量前提下，逐渐减少 SIMV 次数，过渡至 PS，逐步降低所设吸气峰压，并适时降低 PEEP 值。当 PEEP<0.31~0.4kPa（3~4cmH_2O），压力支持<0.6~0.8kPa（6~8cmH_2O）时，可直接脱机或转至 CPAP［0.5~0.6kPa（5~6cmH_2O）］，观察半小时后，无缺氧现象，呼吸次数不增加，可吸痰后拔除气管插管。

（四）血气分析

血气分析是重症监护及呼吸机应用过程中重要的监测指标。通过血气分析可以做到以下几点：

（1）判断血液的氧合状态，指导呼吸机的合理调节。

（2）判断机体的酸碱平衡情况。

（3）与呼吸监测结合判断气体交换情况。

血气分析的项目及临床意义包括以下几点：

（1）酸碱度（pH）：为氢离子活性的负对数，是表明血液酸碱度的指标。

①正常值：动脉血 pH 7.35~7.45（平均 7.41）。静脉血比动脉血 pH 低 0.05。

②临床意义：pH 7.35~7.41 为代偿性酸中毒；pH<7.35 提示酸中毒失代偿。pH 7.41~7.45 为代偿性碱中毒；pH>7.45 提示碱中毒失代偿；

（2）PaO_2：表示血浆中物理溶解的氧分子所产生的分压力。

①正常值：动脉血 PaO_2 为 10.6~14.6kPa（80~110mmHg）。

②临床意义：PaO_2 是反映机体氧合状态的重要指标，对于缺氧的诊断和程度的判断有重要的意义；

（3）$PaCO_2$：血浆中物理溶解的二氧化碳分子所产生的分压力。

①正常值：动脉血 $PaCO_2$ 为 4.7~6.0kPa（35~45mmHg）。

②临床意义：衡量肺通气和判断呼吸性酸碱平衡的重要指标；

（4）BE：标准条件下，即血液温度 37℃，$PaCO_2$ 5.2kPa（40mmHg），血氧饱和度（SaO_2）100%的情况下将全血用酸或碱滴定至 pH 为 7.41 时所需的酸或碱量。若 pH<7.41，需用碱滴定，说明体内酸过多，即 BE 为（-）；若 pH>7.41，需用酸滴定，说明体内碱过多，即 BE 为（+）。

①正常值：±3。

②临床意义：由于在标准条件下测量，排除了呼吸因素的影响，所以 BE 为反映代谢性酸碱平衡的指标；

（5）SaO_2：单位血液中血红蛋白实际结合氧量与应当结合氧量之比。

①正常值：SaO_2 为 91%～99%。

②临床意义：SaO_2 反映了血的氧合情况，但不及 PaO_2 敏感；

（6）二氧化碳结合力（CO_2-CP）：表示全血所能结合的 CO_2 量，可取静脉血测定。

①正常值：22～31mmol/L（50 容积%～70 容积%）。

②临床意义：CO_2-CP 受 HCO_3^- 和 $PaCO_2$ 的影响。反应代谢性酸碱失衡较及时，代酸时 CO_2-CP 下降；但反应呼吸性酸碱失衡较迟缓。应当注意当呼吸性酸中毒和代谢性酸中毒同时存在时，pH 明显下降，但 CO_2-CP 可在正常范围；

（7）实际碳酸氢（AB）：血浆在实际的温度，血氧饱和度和 $PaCO_2$ 下所测得的碳酸氢根（HCO_3^-）真实含量。

①正常值：22～27mmol/L，平均 24mmol/L。

②临床意义：AB 受肺和肾两方面的影响，即反映呼吸和代谢两个成分；

（8）标准碳酸氢（SB）：将全血纠正到标准状态下所测得的血浆碳酸氢根含量。

①正常值：（25±3）mmol/L。

②临床意义：由于 $PaCO_2$ 固定在正常范围，故 SB 仅随非呼吸因素而改变。将 SB 和 AB 结合起来，它们的差反映了呼吸因素对酸碱平衡影响的程度：AB>SB 提示呼吸性酸中毒；AB<SB 提示呼吸性碱中毒；AB=SB 且均低于正常值，提示代谢性酸中毒失代偿；AB=SB 且均高于正常值，提示代谢性碱中毒失代偿；

（9）缓冲碱（BB）：在标准情况下全血内所有缓冲系的阴离子浓度的总和。包括血浆内和血球内 HCO_3^-（约 24mEq/L），血浆蛋白阴离子 Pr-（约 16mEq/L），血红蛋白阴离子 Hb（约 15mEq/L），一价磷酸 $H_2PO_4^-$ 和二价磷酸 HPO_4^{2-}（约 2mEq/L）等。其中血红蛋白和血浆蛋白是最大量的化学缓冲质，H_2CO_3/HCO_3^- 是最重要的生理缓冲系统。①正常值：45～52mmol/L。②临床意义：反应机体在酸碱紊乱时总的缓冲能力，若 BB 降低而 SB 正常时，说明碳酸缓冲系的碱储备（HCO_3^-）正常，而其他碱储备不足，见于血浆蛋白降低（营养不良、低蛋白血症等）或血红蛋白降低（严重贫血等）。

血气分析项目繁多，总而言之：pH 值反映酸碱度；$PaCO_2$ 表示呼吸性指标；BE 提示代谢性因素；PaO_2 反映氧合状态。

四、循环系统监测和并发症处理

胸科手术患者多为老年患者，常常合并有高血压、冠心病，心脏需氧增加，加之手术应激、麻醉，以及术中单肺通气，手术切除部分肺组织，输血补液等都会对循环系统造成一定的影响。术后一般情况的观察包括：循环功能良好的患者，意识清醒，安静配合，肢端温暖，肤色红润，心率血压正常，尿量满意。另外通过各种仪器的监测，科学地显示患者血流动力学变化，预防和早期发现心血管方面的并发症。

（一）心电监测

普通胸科手术后常规连接心电图，通过对心电图的观察，可以：

(1) 持续监测患者的心率和心律，及时发现心律失常。
(2) 早期发现心肌缺血改变，预防围手术期心肌梗死。

1. 心律失常及其处理

高龄患者合并高血压冠心病或慢性肺部疾病，由于水电解质的改变和药物的影响，以及手术中心包切开行肺叶切除等操作，使得胸外科术后患者心律失常发生率高，有报道达20%～50%。常见心律失常包括：

（1）窦性或室上性心动过速：心电图表现心率>160次/min，心律整齐，QRS波形态时限正常，P波常难看清。室上性心动过速多由于疼痛、发热、贫血、低血容量、低氧血症及迷走神经损伤等因素所致。处理常用药物：

（1）血钾正常时可考虑予毛花苷C 0.4mg静脉注射，必要时2小时后可以重复，成人1天用量不超过0.8mg。

（2）血压稳定时可予普罗帕酮70mg或维拉帕米5mg，缓慢静脉推注，并严密监测血压和心率。

（3）顽固性室上性心动过速而血压正常者，服用阿替洛尔12.5～25.0mg，常能收到良好的效果；

（2）心房纤颤（简称房颤）、心房扑动（简称房扑）：心电图表现P波消失，并为F波或f波代替。房颤的治疗主要是控制心室率，可使用洋地黄类药物。另外，近期房颤患者应行心脏彩超检查，监测有无心房血栓形成，必要时予抗凝治疗；

（3）频发室性期前收缩：阵发性室性心动过速：心电图表现室性期前收缩QRS波宽大畸形，时限>0.12秒，前面无固定P波，后面的T波与QRS波方向相反，有完全代偿间歇。室性期前收缩多由于低血钾、低氧血症及洋地黄中毒所致。频发室性期前收缩（每分钟5次以上）或R on T时，易发生室性心动过速或心室纤颤，需立即治疗。可予利多卡因1～2mg/kg静脉注射。无效时30分钟可重复。心律恢复后，利多卡因400mg入500mL液体持续静脉滴注。可以口服给药者，予胺碘酮200mg，1天3次，1周后改为200mg，1天2次维持。疑为洋地黄中毒引起的室性期前收缩二联律，首选药物为苯妥英钠2mg/kg静脉注射；

（4）心动过缓：表现为心率<70次/min。高血钾及长期缺氧，洋地黄过量等均可引起房室传导阻滞或病态窦房结综合征。治疗上应立即停用抑制心脏传导和心肌兴奋性的药物如钾、洋地黄类药物、胺碘酮等，可应用阿托品1～2mg肌内注射。或血压好时予异丙肾上腺素1mg静脉滴注，根据心率调整液体速度。高钾时可应用$NaHCO_3$、$CaCl_2$、高渗糖加胰岛素以及利尿药治疗，必要时安放心脏起搏器；

（5）心脏停搏：包括心室纤颤、心室停搏或心室缓慢自身节律以及心脏电与机械活动分离等。心电图表现为水平线或颤动波。高龄合并器质性心脏病患者，严重的低氧血症及二氧化碳蓄积，严重的酸中毒及电解质紊乱，围手术期心肌梗死等均可导致心脏停搏和患者意识丧失、呼吸停止心音消失、血压脉搏测不到、瞳孔散大、外周发绀等，是最严重、最危险的心律失常。导致心脏排血功能丧失，组织严重缺氧而致细胞新陈代谢停止，必须立即进行抢救。心肺复苏包括：人工呼吸和保持呼吸道通畅；心脏按压重建人工循环；电击除颤，恢复室上性心律；迅速建立静脉通路，保证抢救药物的使用。急救药物包括：多巴胺、阿托品、肾上腺素、多巴酚丁胺以及利多卡因、碳酸氢钠、地塞米松等。

2. 围手术期心肌梗死

对于合并器质性心脏病的高龄患者，应注意围手术期心肌梗死的监测和预防。患者主诉有心前区疼痛不适发作，在除外胸部伤口疼痛的可能性以后，心电图监测显示 ST 段压低是心肌缺血的表现。应行全导联心电图检查。ST 段的抬高，T 波倒置以及异常 Q 波的出现提示围手术期心肌梗死的可能。可以根据各导联心电图的不同表现判断心肌缺血的具体部位，前间壁梗死心电图改变为 V_1、V_2、V_3 导联；前壁心肌梗死为 V_3、V_4、V_5 导联改变；下壁心肌梗死为 Ⅱ、Ⅲ、avF 导联变化最明显；而 Ⅰ、aVL、V_5、V_6 导联心电图改变多是侧壁心肌梗死的表现。同期取血进行心肌酶谱的监测更具诊断意义。

心肌梗死的处理，首先予镇静、止痛，使患者安静，充分的休息。适量吸氧。特殊治疗包括扩冠、抗凝、控制心率等，在外科无活跃出血的情况下，早期可联系内科溶栓治疗。

（二）血流动力学监测

动脉压的监测多由上臂袖带无创血压检查获得，桡动脉或股动脉插管测压能更直接反映动脉压的变化情况。血压监测可以保证安全，方便地了解左心系统循环情况，收缩压常代表左心的收缩能力，舒张压表示周围血管的阻力，而脉压常标志着组织的灌注状态。

中心静脉压的监测反映血容量情况或心脏充盈程度，提示右心功能，指导补液量和速度。最好经颈内静脉或锁骨下静脉穿刺插入导管至上腔静脉入口处，如经股静脉插管应进入胸腔段下腔静脉处或右房下部，以减少和避免腹胀等腹内压增高因素造成 CVP 升高的假象。CVP 正常值为 0.5~1.2kPa（5~12cmH$_2$O）。

危重患者有时需置入 Swan-ganz 导管进行肺毛细血管楔压的监测和血流动力学的计算。Swan-ganz 导管是一种四腔肺动脉导管，其顶部带有气囊，当导管经颈内静脉插入右房后，经一个腔向气囊内充气，导管便顺血流漂浮进入右室-肺动脉。另一腔内含有绝缘导丝与镶嵌在气囊附近侧壁上的热敏电阻相连，以便测定导管顶端周围肺动脉血流的温度。第三腔在距导管顶端 30cm 处有一侧孔，当导管顶端位于肺动脉时，此孔恰位于右心房，可作为右房压测定，静脉输液和测定心排血量用。第四个腔与导管顶端相通，可作肺动脉压测定，当气囊充气后可测定肺毛细血管楔压，间接反映左房和左室舒张末期压力。正常 PCWP 为 0.8~1.4kPa（8~14mmHg）。采用热稀释法，用 0℃ 的 5% 葡萄糖溶液 10mL，快速注入右房，并在 15 秒内通过导管顶部的热敏电阻测定肺动脉血流温度的变化。利用 Stewart-Hamilton 公式和监测仪内计算机系统，测定心排血量。以体表面积等校正为心排血指数，更直接反映心室射血状态及外周血管阻力情况，更准确、更全面地体现患者循环功能状态。

五、引流管和术后出血的监测

胸科手术后心包纵隔引流管以及胸管应行闭式引流，引流管密闭于水面下 2cm，引流胸腔内残存的气体和液体，促进肺的膨胀。

术后监护中应经常观察水封瓶玻璃管中的水柱波动情况，挤压胸管使其保持通畅正常水柱波动范围为 3~10cm。水柱波动情况间接反映了患者的呼吸幅度和胸腔残腔的大小。患者因术后伤口疼痛而呼吸较浅时，水柱波动小；如果水柱波动消失，患侧呼吸音减弱或出现皮下气肿时，应检查引流管位置是否合适，是否扭曲、压迫、折叠或堵塞，并立即做出相应处理；水柱波动巨大，提示有残腔过大或肺不张的情况存在，应加强吸痰和膨肺治疗；如果引流管不断有气泡排出，可能是手术本身所致漏气，应视其程度予以纠正。

准确记录胸管引流量和颜色的变化十分重要，常用于监测术后早期出血情况。术后第一天胸液渗出500mL左右尚属正常范围。倘血性胸腔积液较多，应注意保持胸管通畅，并计算每小时胸液引流量，严密观察血压和脉搏的变化，同时予以止血药。患者的症状和体征与失血速度和总量密切相关。肺动静脉结扎线脱落引起大出血而致休克，虽偶有立即剖胸抢救成功者，但多数因救治不及时而死亡。血性胸液1小时超过800mL；血性胸腔积液1小时超过400mL，且连续2小时无减少；血性胸液1小时超过150mL，且连续5小时无减少趋势；或虽经大量输血而休克征象无明显改善；或估计胸内有大量积血者，应考虑立即再开胸止血，对于再次开胸止血要积极而果断。

全肺切除术后患者的胸腔闭式引流管应夹闭以减少纵隔摆动，术后2、4小时及次日早晨定期开放，以观察引流渗血情况。

患者进食后胸管引流量增多，且呈血浆样，或呈乳白色，应考虑乳糜胸的可能性。苏丹Ⅲ染色胸腔积液沉渣有助于诊断。多见于高位食管癌切除，弓上吻合手术，术中损伤胸导管及其较大分支所致。

食管贲门手术后患者进食，胸管引流出带有食物残渣和有臭味的胸腔积液，伴有体温高和外周血WBC升高者，应高度警惕吻合口瘘的发生。可口服亚甲蓝液，观察胸腔积液颜色变化以明确诊断。

拔除胸腔引流管的指征：24小时内无气泡溢出，引流量在70mL以下，经胸部X线检查肺膨胀良好，无积气积液者，即可拔除引流管。全肺切除术后视引流液多少决定是否拔除引流，倘胸液少且呈淡色血清样，术后24~48小时即可拔除引流管。

拔管前嘱患者深吸气后屏气，迅速拔除引流管，立即用凡士林纱布封闭引流伤口并用胶布固定。

另外，普胸科食管贲门手术后应常规留置胃管，自然引流或负压吸引，保持管道通畅，引流出胃液和气体，防止胃胀影响呼吸和增加吻合口张力。通过胃管引流可以及早发现消化道及吻合口出血，予以冰盐水和凝血酶等治疗。如果引流血性胃液每小时超过400mL，且连续2小时无减少趋势，或经大量输血而休克症状无改善者，应积极再手术处理。

胸科患者术后常规滞留尿管，记录尿量。反应液体出入情况。结合CVP的监测，指导补液。尿量<400mL/d为少尿，应积极予以利尿。尤其是老年患者，是防治肺水肿顺利康复的重要环节。

六、水、电解质和酸碱平衡的监测

开胸手术术中对肺的挤压、揉搓、过度膨肺、大量输血等都会影响肺的顺应性，造成肺毛细血管床通透性增加；手术切除部分肺组织，造成肺循环血量相应增加；另外，胸科患者多为老年患者，常合并高血压冠心病，手术打击造成心功能不全，引起肺淤血。所有这些因素都有可能造成胸科手术后急性肺水肿，进一步影响呼吸功能。因此，术后早期，尤其是肺叶切除、全肺切除的患者应限制补液量。一般地，在没有大量出血，循环稳定，无低血容量休克的情况下，体重60kg成人术后第1天补液量限制在1000~1500mL之内，且应以胶体为主，如血浆、蛋白、血定胺、血代等，增加胶体渗透压，减少渗出。术后监测注意肺部听诊呼吸音的变化，有无水泡音的出现，观察胸片注意肺纹理情况，颈静脉充盈程度及中心静脉压(CVP)测量有助于了解循环血量,积极利尿保证尿量>0.6~1.0mL/(kg·h)。

输血、补液和肾功能情况以及麻醉过程,呼吸生理改变都会影响患者手术中、手术后血、电解质及酸碱平衡的情况。而电解质及酸碱平衡紊乱常常会引起心律失常、乏力、倦怠、胃肠功能不协调等各脏器并发症。因此,术后血电解质和酸碱平衡的监测就显得格外重要。一般地,术后即刻及术后第1~7天都要取血查血电解质情况根据结果随时予以调整。

低钾血症常导致快速心律失常及房性期前收缩、室性期前收缩的出现,还可引起胃肠胀气和消化功能不恢复,应受到特殊的重视。快速补钾可以用0.6%~0.9%KCl液体由中心静脉缓慢补充,同时监测心率和血压的变化。

高钾血症多由于补钾过多或过快而尿量不足所引起。血钾高于5.5mEq/L时,可能导致心脏停搏。治疗上停止补钾,加强利尿,必要时输注高糖胰岛素液处理。

代谢性酸中毒的主要原因是机体缺氧和组织灌注不良,主要的防治措施是维持正常的心排血量和保证组织供氧,当BE<-6时,应考虑用5%NaHCO$_3$液纠正。所需5%NaHCO$_3$液的毫升数=[-2.3-(测得的BE值)]×0.25×体重(kg)×595×1000。

代谢性碱中毒的原因可能是碱性药物应用过多或低钾低氯所致,常常通过补液即可得到纠正。严重者可通过等渗HCl溶液中心静脉输注来纠正。呼吸性酸中毒多是由于通气不足。呼吸性碱中毒常是换气过度引起。通过调节呼吸参数加以治疗。

术后营养情况也是患者能否顺利康复的重要环节。一般,全麻下普胸科肺、纵隔手术的患者,神志清楚,循环良好,没有喉头水肿、声带麻痹等情况,术后6小时即可进半流食,应注意高蛋白饮食的摄入,以利伤口愈合,并提高胶体渗透压,减少肺部并发症。食管贲门手术的患者术后应禁食,等待消化道功能的恢复。其间可采用锁骨下静脉穿刺全静脉营养支持TPN。保证热卡125.4kPa(30kcal)/(kg·d);补液量50mL/(kg·d);糖和脂肪供热比1:1;热卡与蛋白比例为150~200kcal:1gN。另外,注意钾、钠、钙、镁及其他微量元素及维生素的补充。营养监测包括患者体重增长情况、尿量的多少、神志及精神状态以及血糖、尿糖及其他元素的测定等。

(卢 晨)

第三章 胸外科手术

第一节 食管穿孔与破裂缝合术

食管穿孔是指器械损伤、创伤及异物所致的损伤，而食管破裂系指自发性所致的损伤。二者病理一致，治疗方法也无差别。预后与及时诊断和及时处理有密切关系。若裂伤较小，症状较轻，可在严密观察下用非手术治疗，采用绝对禁食、胃肠营养、抗生素等，裂伤多可治愈。当形成局限性脓肿时，则应切开引流。颈部和上纵隔脓肿可经颈部切开引流；后纵隔脓肿经后纵隔切开引流。引流处若发生食管瘘，则需做暂时性胃造瘘术，以解决进食问题。当食管裂伤较大，可发生气胸、气腹、纵隔或皮下气肿，或食管造影出现造影剂外漏。损伤在24小时以内，应早期进行手术。对并发张力性气胸或有休克表现者，应给予胸腔闭式引流及抗休克治疗，病情稳定后再考虑手术治疗。

一、麻醉

静脉复合麻醉，气管内插管。

二、手术步骤

患者取侧卧位，经后外侧切口进胸。在食管裂伤部位切开纵隔胸膜，探查裂伤处有无异物，远端有无狭窄和肿块。有异物先取异物，远端有梗阻者，需采用食管切除及食管胃吻合术。

如做裂伤缝合，则先游离食管损伤上、下方食管，用纱布条提起。再充分显露裂伤段的食管。剪除创缘的部分坏死组织，用不吸收丝线分别作黏膜层和肌层间断缝合或全层间断缝合，外加胸膜或肋间肌瓣加固；胸下段食管可采用膈肌瓣覆盖食管缝合部。不缝合纵隔胸膜，安放胸腔闭式引流，缝合胸壁切口。

三、术后处理

继续应用抗生素控制感染。保持胸腔闭式引流通畅，尽速促使肺脏膨胀。术后禁食4~5天，静脉补充营养，然后开始经口进食流质。如果术后并发食管胸膜瘘，除保持胸腔引流通畅外，应考虑作胃或空肠造瘘，以解决进食问题，或进行肠外营养。

第二节 食管贲门肌层切开术

食管贲门肌层切开术是在食管下段及贲门部纵行切开肌层，使黏膜膨出，以解除食管贲门的痉挛梗阻，效果良好。食管纵切横缝法及食管贲门胃底吻合法已废除。

一、手术指征

贲门痉挛发作频繁,影响正常进食,经内科治疗无效;食管吞钡造影显示贲门部纤细,上端食管扩张。中老年患者需行食管镜检查,以排除贲门部肿瘤;任何年龄和病期均可手术治疗。手术常经左胸途径施行,也可经上腹部切口施行。前者易于充分探查,并能较高地切开食管肌层,但术后并发症较多,尤其不利于老年患者;后者创伤较小,但对食管下端的显露较差,不易探查。

二、术前准备

(1) 按一般胸外科手术前常规准备;

(2) 扩张的食管中常淤积大量食物或痰液,手术前3日,每晚用生理盐水或0.5%甲硝唑溶液冲洗食管1次;

(3) 术前安置胃管。

三、麻醉

静脉复合麻醉,气管内插管。

四、手术步骤

1. 经胸腔进路

左胸后外侧切口经第七肋间进入胸腔。将肺向前牵开,切开食管下端的纵隔胸膜,游离食管并绕以软胶管向外上方牵引,自食管裂孔切开膈肌约2.5~5cm,并缝以牵引线,使食管下端及贲门充分显露,将食管下端、贲门和部分胃提出膈肌切口,需注意勿损伤附贴于食管前、后壁的迷走神经。

纵行切开食管下端、贲门及胃的肌层,直达黏膜下层。可先在贲门上方作一小切口,切开食管肌层,至黏膜刚从肌层切口膨出时为止。然后用弯钳或直角钳,顺黏膜下层伸入肌层下面,张开血管钳,边分离边切开,直至肌层环形纤维切开。如此操作较为安全,可避免切破黏膜。切开长度一般8~10cm(包括胃部切口2~3cm)。肌层切开后,用钳夹小纱布球沿黏膜下层向两侧肌层分离,使黏膜膨出的面积约占腔径的一半。膨出黏膜可以不予覆盖,也可取同等大小全层带血管膈肌覆盖于黏膜表面,并与食管肌层切缘缝合。

2. 经腹腔途径

自剑突起,作左上腹旁正中或正中切口。进入腹腔后,用电刀切断肝左叶三角韧带。将肝左叶翻向右侧,显露胃贲门部及食管裂孔。切开膈食管裂孔处的腹膜反折,将示指伸入后纵隔内,钝性分离贲门及食管下端,用一橡皮管绕食管末端向下牵引,使食管下端拉到腹腔。如此,可以达到食管、贲门肌层切开所要求的范围,肌层切开方法与上述相同。

切开食管裂孔腹膜返折,向下牵拉、游离足够胸内食管,纵行切开食管下端贲门及胃壁肌层。

因为经腹腔对食管显露较差,手术时需注意:(1)避免损伤迷走神经,如术中显露食管确有困难,可将迷走神经的左支切断,保留右支。为保证幽门畅通,促进胃排空,最好加作幽门成形术；（2）谨防撕裂胃短血管和脾脏；（3）若手术时损破黏膜，除立即缝合外，手术完毕后需于膈下放置引流物，以保安全。引流物于手术后 24~48 小时拔除；也可将胃底部缝合覆盖在肌层切口上，这既可保护黏膜，又可减少胃反流。手术后处理与胸腔术式基本相同。

（卢　晨）

第四章 肺部手术

第一节 肺切除术

肺切除术是临床上常用的治疗手段，其中最多采用的是肺叶切除术。掌握理解肺的解剖和生理功能是完成手术的关键。

肺切除术是治疗肺部疾患的一个重要手段。肺切除术成败的关键在于肺血管的处理。肺血管壁较体循环血管壁脆弱，容易撕破，尤以肺动脉为著；近心脏的大的肺静脉损伤时，由于负压的吸引，可产生严重的空气栓塞；肺血管与心脏直接相通，一旦大出血，迅速降低心排血量，易导致心搏骤停。因此，要求肺切除术的操作一定要轻柔、谨慎、细致和准确。

肺切除的范围，要根据肺部病变的性质、部位和累及肺组织的范围而定，一般可分为全肺切除、肺叶切除、肺段切除、楔形或局部切除。在特殊情况下可做扩大性切除，如胸壁、胸膜、心包、膈肌、左心房及上腔静脉的一部分或全部一并切除。肺切除术的总原则是病变要彻底切除，同时要尽可能保留更多的健康肺组织，这不但有利于患者术后的呼吸功能，也为再次行肺切除手术留下余地。

一、适应症

(1) 肺先天性畸形，如肺隔离症、肺动静脉瘘；
(2) 肺细菌感染性疾病，如支气管扩张症、肺脓肿；
(3) 肺结核，如空洞型肺结核、结核性支气管扩张、结核球、损毁肺；
(4) 肺真菌病，如肺隐球菌病；
(5) 肺寄生虫病，如肺包虫囊肿；
(6) 巨大或多发性肺大疱压迫正常肺，严重影响肺功能；
(7) 肺良性肿瘤，如错构瘤、炎性假瘤；
(8) 肺恶性肿瘤，特别是支气管肺癌。

二、禁忌证

(1) 重要脏器功能不全，特别是心功能不全难以耐受开胸行肺切除者；
(2) 恶性肿瘤晚期，难以切除或切除后效果也不理想者；
(3) 伴发其他不适应外科大手术疾病，如出血性疾病者。

三、肺切除患者的术前心肺功能评价

(一) 肺呼吸量测定

较重要的是第一秒用力呼出量（FEV_1）。它的下降提示患者有阻塞性通气功能障碍，术后更易发生肺部感染等并发症。不同切除范围的肺功能要求：全肺切除者$FEV_1>2.01$。肺叶

切除者 FEV_1>1.01。楔形或肺段切除者 FEV_1>0.6L。此外，最大通气量（MVV）也是常用指标，若 MVV% 分别大于 55%、40% 和 35%，则可分别行全肺切除、肺叶切除和楔形或肺段切除。如果 MVV%<50%，手术危险性较大，应尽量保守或避免手术，30% 以下者禁忌手术。

（二）弥散能力

此方法反映了患者可利用的肺泡膜面积、厚度（距离）、完整性及肺毛细血管容积。若 DLCO%<60%，不论其他指标如何，都不应行肺切除手术。虽然弥散能力差的患者手术危险性较大，但它对术后远期生存率并无影响。DLCO 作为术前评价的独立指标尚需进一步研究。

（三）动脉血气分析

与动脉血氧分压（PaO_2）相比，动脉血二氧化碳分压（$PaCO_2$）更重要。若 $PaCO_2$>45mmHg，手术危险性很大。动脉血气分析对评价手术耐受力有一定参考价值，但不能据此决定患者能否手术，应综合考虑，权衡利弊。

（四）放射性核素定量肺扫描

最常用的是 $^{99}mTc2$ 大颗粒聚合人血清白蛋白肺灌注扫描，能估计被切除肺占全肺血流灌注的比例，从而较准确地预计术后保留的肺功能。此外，还可做 $^{99}mTc2$ DTPA 气溶胶肺通气显像定量分析，以了解分侧肺通气百分比。一般使用的公式是：FEV_1（术后）= FEV_1（术前）× (1－所切除肺组织的功能比例)，并认为 FEV_1（术后）为 0.8L 是手术患者可接受的最低值，此水平以下二氧化碳潴留较易发生，且运动耐受力也大大降低。

（五）运动试验

登楼试验及定时行走距离试验是较早用于临床的运动试验。登楼试验若大于 44 级且 6 分钟步行超过 1000 米，手术较安全。这两种试验的优点在于简便易行且无须特殊设备。不足之处是标准难以统一，受主观因素影响，准确性欠佳。

（六）心肺运动试验（cardiopulmonary exercise testing，CPX）

心肺运动试验是评价运动耐受力机制及其限制因素的一种独特方法。它使受试者通气量、摄氧量、二氧化碳排出量及血流量都增加，在某种程度上与肺切除手术对患者施加的负荷相似，因此能反映生理负荷下，人体呼吸、循环、代谢等方面的反应和功能储备，比登楼及行走试验更客观准确，近年来日益受到人们的重视。CPX 包括极量和次极量运动两种。次极量运动试验能更好地为心肺功能不佳的老年患者耐受。

（七）术前心肺功能的综合评价方案

患者应首先进行常规肺功能检查，包括肺呼吸量测定、弥散能力、动脉血气分析等。上述试验表明肺功能较差的患者应行进一步检查，如分侧肺功能试验和心肺运动试验。术前综合评价方案可以避免将一些心肺功能尚可的患者排除在手术之外，又能确保手术安全性。

四、操作方法及程序

（一）肺切除术的基本操作

1. 体位及切口

侧卧位及仰卧位是肺切除术最常应用的体位。肺切除术常用的切口介绍如下。

（1）后外侧切口：后外侧切口对术野显露最好，对肺下叶或全肺切除，以及估计胸内粘连较多的患者最为适宜。此切口的缺点为切断胸壁肌层较多、创伤较大、出血较多、费时。另外，由于侧卧位，健侧肺在下方受压挤，对呼吸功能差的老年患者不利；

（2）前外侧切口：此切口虽然术野显露较后外侧切口差，但可顺利完成肺上叶或中叶的切除，并有损伤胸部肌肉少、失血少、进胸快的优点。由于仰卧位对健肺干扰小，更适用于年老呼吸功能不全的患者；

（3）腋下切口：这一切口的优点是美观、创伤小，基本不切断任何肌肉。适用于周围小病变的局部切除及异物摘除术；

（4）胸骨正中切口：主要适用于双侧肺转移瘤的切除。

2. 胸膜粘连的处理

切口达壁胸膜时先用刀将其切开一小口，如果肺与胸膜无广泛粘连，则可见肺略萎陷，即可用电刀向前后方扩大胸膜切口，安置开胸器。如果有粘连，应将切口上下的粘连分离4cm，再放入开胸器，撑开肋骨显露术野后，继续分离其余的粘连。粘连一般可分为3种类型。

（1）膜片状粘连：一般较疏松，不含血管，以手指或纱布团钝性分离即可。对较厚的膜片粘连，应钳夹后切断，缝扎以防止出血。最好的处理方法是应用电刀，边切边电凝处理；

（2）条索状粘连：细小的条索常不含血管，可直接剪断或电灼断。较粗大条索多含有血管，应在钳夹后剪断并结扎或缝扎；

（3）胼胝瘢痕性粘连：长期粘连后，粘连组织增厚，呈骨样坚硬，按以上方法无法分离，并容易穿破进入病灶。因此，对接近病灶的瘢痕性粘连，应采取胸膜外进路的剥离方法。在紧密粘连附近将壁胸膜切开，提起胸膜边缘，在胸膜外疏松的胸内筋膜层进行钝性分离，直至全部紧密粘连均脱离胸壁。胸膜外剥离方法有时容易，有时却极费力。剥离后创面的出血点，可用热盐水纱布垫压迫止血或电凝止血。肺癌患者当肿瘤累及壁胸膜时，也可采取胸膜外进路的剥离方法。

粘连剥离完毕后，必须反复观察止血是否彻底。一部分术后出现血胸的是粘连处止血不够彻底所致。

分离粘连时应做到完全游离肺叶周围，术者手指可以绕过肺门而控制肺根部大血管。

3. 开胸探查

在充分游离胸内粘连后，才能对胸内脏器和组织做仔细的探查，确定肺部病变的部位和范围，初步估计其性质，并判断能否切除以及手术的种类。除非病变在肺门部成冻结状，无法解剖血管，一般均应尽量争取切除。有时要打开心包，证明仍无法切除时，才放弃手术。

4. 肺裂的处理

发育完全的肺裂比较少见。由于炎性粘连或先天发育不全，肺裂常常不全，一个肺叶的部分肺组织与邻近肺叶粘连或融合一起。在切除肺叶时，应先将粘连或融合的肺组织分开。肺裂间的疏松粘连钝性分开即可。如果为融合的肺组织，则须钳夹剪开、断面缝合，或用切割缝合器处理。

有时肺裂处融合太厚实，为了减少手术时间及避免意外出血，可先处理肺血管及支气管，然后提起支气管的远侧残端，令麻醉师膨肺，即可清楚地看到萎陷切除肺与健康肺的界限，此即肺裂所在，用钳夹切断，再用缝扎法处理或用切割缝合器处理就很容易了。

5. 肺血管的处理

全肺或肺上叶切除应先在肺门处打开纵隔胸膜，下叶或中叶切除则先打开肺裂间的胸膜，解剖肺血管。一般先处理肺动脉，然后再处理肺静脉。有人主张肺癌切除时先处理肺静脉，再处理肺动脉，以防止瘤细胞在操作过程中被挤压进入血液循环。

肺血管暴露后，提起血管鞘，用电刀或剪刀纵行剪开，然后钝性分离血管，用力的方向与提起血管鞘的方向相反。血管的后壁先用手指游离，然后再通过直角钳，这样比较安全、有效。血管完全游离的长度尽可能在 1cm 以上。肺血管切断可采用以下 3 种方法。

（1）用直角钳带过丝线，在近端及远端各做一次结扎，再在近端加一缝扎，然后在缝扎线的远端切断血管。为防止远端结扎线脱落、出血，可在切断肺血管前将远端肺血管钳夹，切断肺血管后将其贯穿缝扎。这种方法适合于血管有足够长度的患者；

（2）如果肺血管游离不出足够的长度，可用无创伤血管钳夹住血管，中间切断，两端均予连续缝合；

（3）器械缝合切断法：肺血管近心端用血管缝合器关闭，远心端以血管钳钳夹，中间切断。优点是缝合牢固，不会发生结扎法所遇到的缝线滑脱及大出血，特别适用于肺血管暴露较短的情况。另外，如果用于肺动脉的处理，则肺动脉残端没有血液涡流，不会形成血栓，减少术后肺动脉栓塞这一致命并发症发生的机会。

6. 支气管的处理

肺血管结扎切断后即应解剖相应的支气管。支气管游离不宜太光滑、太长，以免影响支气管残端的血运。支气管动脉有两支，位于支气管壁前后，可先将其结扎、切断，亦可在支气管切断后再钳夹止血。支气管切断平面应选择在距分叉 0.5cm 处，避免残端过长形成盲袋而导致感染。闭合支气管残端有以下各种方法，根据术者习惯及手术条件选用。

（1）间断缝合法：最为常用的方法。在预计切断的支气管远端用气管钳夹住，麻醉师加压证实为应切除的肺后，在预计切断线两侧各缝一根牵引线，用纱垫保护周围组织，然后用刀切断支气管，此时可采取一次切断、开放缝合方式或边切边缝的方式。进针处距切缘 0.4cm，针距约 0.2cm。开放式缝合一般先在残端中点缝合一针，再向两侧加针。缝合以达到严密闭合支气管残端为原则。打结用力要适当，防止过紧使缝线切入支气管组织中，造成过早脱落，不利愈合。在缝合过程中，应不断用吸引器吸走由支气管腔内溢出的分泌物，避免污染胸腔；

（2）支气管缝合器缝合法：这是利用订书机原理的双排金属钉的缝合机器。在预计切断支气管的平面处，夹住支气管，猛力合住把柄，即可将钉针穿透支气管组织及闭合支气管腔。机械缝合简便、牢靠、省时省力，且不易污染术野，特别适用于全肺切除术。金属钉（钽钉）的组织反应亦小，术后不易发生支气管残端瘘。肺癌手术时应先清除支气管旁淋巴结，再行支气管缝合器缝合；

（3）支气管结扎法：在预计切断支气管平面的近端用直角钳夹住，远端用支气管钳夹住，于两钳之间切断支气管，移去病肺。用7号丝线在直角钳近端贯穿结扎。有时须补加间断缝合数针。这种方法节省时间，也减少了对术野的污染。

支气管残端闭合后，请麻醉师加压呼吸，以检查残端闭合是否严密。若有漏气，应补缝一针或数针，或喷涂纤维蛋白胶。有人主张，不论漏气与否，都常规应用纤维蛋白胶，以预防支气管残端瘘。最后，支气管残端用附近的组织，如胸膜、奇静脉、带蒂的肌瓣或心包脂肪、心包及肺组织包埋。这对接受了术前放疗的肺癌患者、支气管内膜结核或痰结核菌阳性的患者更为重要。

7. 关胸

全肺切除后，原肺占据的胸内空间，可由于膈肌上升、纵隔移位、胸壁下陷以及胸液机化而逐渐消失。肺叶切除后，余肺还可代偿性膨胀。因此，肺切除术后的残腔一般不成问题。但在肺上叶切除后，应常规将下肺韧带松解切断，有利于下肺叶上移，填补胸顶残腔。

（二）手术步骤

1. 全肺切除术

全肺切除术的手术死亡率明显高于肺叶切除术，因此，应在病灶能完全、彻底切除的前提下，尽一切努力通过支气管成形和（或）血管成形的办法，行肺叶切除术。全肺切除术是在其他类型的手术都无法进行的情况下的最后一个选择。

（1）左全肺切除术：右侧卧位，左后外侧切口，经第5肋间或第5肋床进胸；先探查以初步确定病变的性质、范围和可切除性。若为肺癌，且包绕肺门，还应在膈神经后方纵行切开心包进一步检查，注意尽量避免损伤膈神经。肺癌患者，探查发现以下情况时，有可能要施行左全肺切除术：左肺动脉近端受累，解剖和游离比较困难；斜裂内肺动脉被肿瘤和肿大淋巴结侵犯，使得肺叶切除术非常困难；上、下肺静脉汇合处受累，须切除一小部分左房壁；左上、下叶支气管分嵴处广泛受侵，难以进行支气管成形术；一旦确定施行左全肺切除术，就可以开始解剖和游离肺门结构。主动脉弓为左侧肺门的上界标记。将肺向下、向后牵拉，在主动脉弓下缘下方切开纵隔胸膜，并向肺门的前后方延伸。切断并结扎通向肺门的迷走神经分支，再钝性解剖肺门的疏松组织，即可显露左肺动脉主干及左上肺静脉，按前述的肺血管处理方法解剖和游离出这两支血管。如果心包已经切开，则在心包内解剖和游离，并分别绕上一根牵引线。心包内和心包外联合起来解剖和游离，可增加肺血管完全游离的长度，使肺血管的处理更加方便和安全；将左肺向前牵拉，显露肺门后方，切断下肺韧带，解剖和游离左下肺静脉。如果心包已经切开，左下肺静脉同样也可在心包内解剖和游离，并绕上一根牵引线；肺门结构中，只要肺动脉和肺静脉能安全而顺利地解剖和游离出来，支气管的解剖和游离就不会有太大困难。可将肺向前牵拉，从肺门后方进行。注意尽量游离左主支气管至隆嵴水平；肺血管及支气管解剖和游离完毕后，逐一对其进行处理。处理的顺序一般是先肺动脉，再肺静脉，最后切断支气管。但这不是一成不变的，应根据实际情况确定。原则上，应将最难处理的结构放在最后一步。肺血管和支气管处理的方法已如前述，医师可按照实际情况进行选择；左肺移出胸腔后，支气管残端用附近的纵隔胸膜包埋，切开的心包予以缝合，以防止术后支气管胸膜瘘和心脏疝的发生；

（2）右全肺切除术：右侧卧位，右后外侧切口，经第5肋间或第5肋床进胸；先探查以确定右全肺切除的必要性和可能性。右全肺切除术的风险大于左全肺切除术，因此，做决定时更应慎重考虑。对于肺癌患者来说，出现以下情况时才施行右全肺切除术：右肺动脉近端受侵；巨大的中心型肺癌，累及3个肺叶；肿瘤及转移淋巴结能全部切除；心肺功能良好；年龄一般不超过65岁；当决定做右全肺切除术后，就可以开始解剖和游离肺门结构。奇静脉为右侧肺门的上界标志。将右上、中肺向后、向下牵引，即可显露奇静脉。剪开奇静脉下方及肺门前方的纵隔胸膜，用血管钳夹"花生米"钝性分离胸膜下的疏松组织，即可找到右肺动脉主干和右上肺静脉。向肺动脉的近端解剖和游离，直至上腔静脉后方。按前述的肺血管处理法，用手指游离出肺动脉主干，并绕一根牵引线；解剖和游离上肺静脉，注意勿伤及深处走行的肺动脉；将肺向上牵引，切断下肺韧带，解剖和游离下肺静脉，并绕一根牵引线；肺癌患者当肿瘤侵及肺门时，有时须在膈神经后方切开心包进行肺动脉和肺静脉的解剖和游离；肺动脉和肺静脉完全解剖和游离出来后，将肺向前牵引，暴露肺门后方。切开隆嵴下方的纵隔胸膜，用手指或钝直角钳解剖和游离右肺主支气管。有时须切断奇静脉，以利于主支气管的解剖和游离；肺血管和右主支气管逐个处理。其顺序是肺动脉、肺静脉、支气管。但也可以先支气管，后肺血管，应依实际情况而定；支气管残端用纵隔胸膜（或奇静脉）覆盖，安装一根胸腔引流管，关胸。若心包已经切开，则应重新缝合。

2. 肺叶切除术

（1）右肺上叶切除术：右肺上叶的肺门结构比其他肺叶都复杂，其肺动脉分支变异较多。大约80%的人群右肺上叶前段与右肺中叶部分或全部融合。因此，施行右肺上叶切除颇费时，并须多加小心。

开胸后，在奇静脉下方、腔静脉外侧切开纵隔胸膜。然后在肺门前方、膈神经后方扩大此切口至上肺静脉水平。接着，在肺门后方、迷走神经前方延长纵隔胸膜切口至右中间干支气管水平。用"花生米"向上推移奇静脉，显露右主支气管和右上叶支气管。接着向下解剖，在奇静脉和腔静脉交界处常可发现一组淋巴结，这组淋巴结的下缘恰恰就与右肺动脉的上缘相邻。推开肺动脉表面的疏松组织，即可显露右肺动脉上叶尖、前段分支。将该动脉分支解剖和游离出来，在尖、前段动脉共干上行近心端结扎，远心端则分别结扎在尖段和前段分支上。若血管太短，处理有困难，可用电刀切开尖段和前段动脉表面的肺组织，延长其长度。右肺上叶尖、前段静脉常盖在右肺上叶前段动脉之上，若先将该静脉结扎、切断，则处理尖、前段动脉就更为安全和方便；90%的人群从叶间肺动脉干上发出后段回升支动脉；如果斜裂完整，可经斜裂解剖和游离该支动脉。如果斜裂不完整，可先解剖、游离、结扎、切断上肺静脉，然后再解剖叶间肺动脉干，并寻找回升支动脉。比较安全的途径是以解剖肺门后方开始，即切断迷走神经至右肺上叶的分支，结扎和切断上叶支气管动脉，然后解剖右肺上叶支气管的下缘。上叶支气管与中间干支气管交界处常有一淋巴结，将其推向远侧，上叶支气管的下缘即可清楚显露。上叶支气管下缘显露后，不要试图用直角钳从下缘游离上叶支气管，因为这样很容易损伤回升支动脉。应从上缘锐性解剖上叶支气管内侧面，接着用手指钝性分离，直至其下缘。上叶支气管完全游离出来后，用缝合器或用间断缝合法进行处理。钳夹上叶支气管远端，并将右上肺向前、向上牵引，就很容易解剖出叶间动脉干及后段回升支动脉,将回升支动脉游离、结扎、切断。偶尔,在此附近还可遇到一支发自叶间肺动脉干的前段动脉,亦应将其游离、结扎、切断;分开上叶后段与下叶背段的斜裂,右肺上叶与中叶之间的水平裂也予以分开,向上、向前牵引右肺上叶,即可显露右上肺静脉及其分支。右上肺静脉与动脉的关系此时看得清清楚楚。注意保护中叶静脉,将上叶静脉游离、结扎、切断,完成右肺上叶切除术;切断下肺韧带,以利中下叶向上膨胀,填充右上胸腔。为防止中叶扭转,将中叶固定在下叶上。右上肺支气管残端用附近的纵隔胸膜或奇静脉覆盖;

(2) 右肺中叶切除术:过去,中叶切除术主要是为了治疗"中叶综合征"。由于钙化和肿大淋巴结常累及中叶动脉和支气管,再加上水平裂多不完全,故中叶切除术并不都很容易,个别情况下要事先控制右肺动脉近端主干。

在治疗肺癌时,右肺中叶切除术常与上叶或下叶切除术同时完成,而在治疗支气管扩张症时,则常与右肺下叶切除术一并进行。中叶与上叶切除同时施行时,中叶支气管和上叶支气管应分别处理,而与下叶切除同时施行时,则在上叶支气管的远端——中间干支气管一次处理。

开胸后,将右肺下叶向后牵拉,显露斜裂。在右肺中叶后缘与斜裂交界处向深处解剖,寻找叶间肺动脉干,此时常可遇到淋巴结。中叶动脉为1支或2支,偶尔为3支,恰在下叶背段动脉对侧,从叶间肺动脉干内侧面发出,将其游离、结扎、切断;将手术台略向后方旋转,显露肺门前方,解剖和游离中叶静脉,该静脉是上肺静脉的最下一个分支;结扎和切断中叶静脉后,就能较容易地解剖和游离中叶支气管。切断中叶支气管,近端间断缝合关闭,远端则用支气管钳夹住。牵拉支气管钳,在看清中叶与上叶的分界线后,钝性和锐性分离或用切割缝合器,将中叶与上叶分开,完成中叶切除术;缝合几针将右肺上叶的糙面与下叶对合,以缩短术后漏气的时间;

(3) 右肺下叶切除术:开胸后,将右肺上叶和中叶向前、下叶向后牵拉,显露斜裂,在斜裂和水平裂交界处切开胸膜,解剖和游离叶间肺动脉干。中叶动脉从叶间动脉干前内侧面发出,应妥善保护。与中叶动脉相对,下叶背段动脉从叶间动脉干后外侧面发出,有时为2支。最好先处理中叶和下叶背段动脉远侧的基底段动脉,该动脉总干较短,宜在其远端解剖和游离出它的2~4个分支,分别结扎和切断。之后结扎、切断背段动脉,注意勿损伤回升支动脉;将右肺下叶向前、向上牵引,切断下肺韧带直至下肺静脉下缘,该处常有1个淋巴结。切开下肺静脉前后的纵隔胸膜,用"花生米"推开下肺静脉表面的疏松结缔组织,即可清楚地看到下肺静脉的走行。在下肺静脉与下叶支气管之间解剖,将两者分开,然后以手指分离,就可把下肺静脉完全暴露出来。扩大下肺静脉与下叶支气管之间的空隙,处理下肺静脉。下肺静脉心包外部分甚短,若用结扎法处理下肺静脉,最好解剖和游离它的背段和基底段2个静脉分支,在分支上结扎、切断,以保证下肺静脉的近心端有足够的长度,使结扎线不至于滑脱;最后解剖下叶支气管至中叶开口水平。钳夹下叶支气管。让麻醉师加压通气,观察中叶膨缩情况,在确认中叶支气管通气良好后,处理下叶支气管,完成右肺下叶切除术;

(4) 左肺上叶切除术:左肺上叶切除术中最常遇到的解剖变异是肺动脉,其分支3~8个不等。为了手术的安全,可先处理舌叶动脉,然后处理肺动脉近端的尖、前段动脉,因为尖、前段动脉走行较短,解剖和游离时容易损伤,而且损伤后易累及肺动脉近端主干,引起致命的大出血。困难和复杂的左肺上叶切除术应先解剖和游离左肺动脉近端主干,并绕上一根阻断带，然后再开始处理各个分支，以防意外。细节如下。

开胸后，向前牵拉左肺上叶，在斜裂内解剖左肺动脉。若上叶后段与下叶背段之间的斜裂不完整，则应以缝合器或钳夹剪断法将其分开。沿着肺动脉向远端解剖，越过左肺上叶支气管后即可找到上叶后段动脉，该动脉恰在下叶背段动脉的对侧。上叶后段动脉的远侧是1或2支舌叶动脉。将舌叶动脉和后段动脉分别结扎、切断。顺时针旋转和向下牵拉左肺上叶，解剖和游离出较短的尖段和前段动脉，分别结扎和切断；向后牵拉左肺上叶，用"花生米"推开左上肺静脉表面的疏松组织，解剖和游离左上肺静脉。左上肺静脉的后方为左上肺支气管，支气管周围有结缔组织，在结缔组织内解剖，很容易将肺静脉和支气管分开。左上肺静脉有3~4个分支，分别解剖、游离、结扎。左上肺静脉近端、心包外部分甚短，为安全起见，用缝合器处理比较理想。若没有缝合器，则用无创伤血管钳夹住，切断后残端予以缝合；向后剥离肺动脉，显露左上肺支气管，将支气管切断，移出左肺的上叶；切断下肺韧带，以利肺向上膨胀，填充胸腔；

（5）左肺下叶切除术：开胸后，左肺上叶和左肺下叶分别向前和向后牵引，在斜裂内切开胸膜，解剖出左肺动脉。左下肺背段动脉从左肺动脉后外侧发出，一般在上叶后段动脉稍下方，有时为2支，将其解剖、游离、结扎、切断。然后沿斜裂向前解剖，在舌叶动脉的下方，可找到基底段动脉2~3支，分别结扎、切断。注意保护舌叶动脉。切断下肺韧带，将左肺下叶向前上方牵引，切开肺门后方的纵隔胸膜，解剖、游离和处理下肺静脉；最后解剖、游离和处理左肺下叶支气管，移出左肺下叶。

3. 肺段切除术

局限于一个肺段的病变，特别是良性病变，可行肺段切除术。其优点是最大限度地保留了健康肺组织，肺功能损失少，手术创伤小；缺点是操作复杂，技术上要求较高，若不熟练，术后并发症多，结果反不如肺叶切除术。因此，年轻的胸外科医师应慎重选择。

目前，常做的是下叶背段、左上叶舌段切除术。

（1）背段切除术：右、左下叶背段切除术类似，故以右下叶背段切除为例叙述。

在斜裂和水平裂交界处剪开叶间胸膜及肺动脉鞘膜，解剖出右下叶背段动脉，结扎、切断；将肺下叶拉向前方，剪开下叶肺门后面的纵隔胸膜，显露下肺静脉，其最上一支为背段静脉，将其结扎、切断；在已切断的背段动脉的后下方，解剖出背段支气管，先以直角钳夹住，请麻醉师轻轻膨肺，钳夹正确时，则见背段肺组织不张，其余肺段膨胀良好。若加压时间长、用力大，背段肺组织可因侧支呼吸而膨胀，但停止膨肺后，其他肺段即见萎陷，而背段肺组织因支气管已钳夹，气体不能排出，故仍呈膨胀状态。证明无误后，将背段支气管切断、缝合；提起下叶背段，钳夹背段支气管远端，将背段肺组织向上牵扯，有助于背段与基底段界面的辨认。用切割缝合器沿背段与基底段的界面将肺组织分离，移出下叶背段；

（2）舌段切除术：在斜裂内剪开叶间胸膜及肺动脉鞘，显露舌段动脉，分别游离、切断；在肺门前方解剖出上肺静脉，其最下支为舌段静脉，予以游离、切断。舌段支气管位于舌段动脉的后下方，将其游离、钳夹，膨肺证明无误后切断、缝合。牵拉舌段支气管的远端，辨认舌段与尖后、前段之间的界面，用切割缝合器将两者分离，移出左肺上叶的舌段。

4. 肺楔形及局部切除术

单肺通气技术的进步及各种各样缝合器的研制，使得肺楔形切除术有代替肺段切除术的趋势。肺楔形切除术方法简单，不需要解剖血管和支气管。肺局部切除主要用于肺良性肿瘤或转移瘤的治疗。

（1）肺楔形切除术：肺楔形切除即切除包括病变组织在内的三角形肺组织。探查确定病变部位后，在病变组织的两侧1~2cm处，从周边向肺中心斜行，夹上两把长血管钳，两钳尖部相遇。切除两钳之间的楔形肺组织，在两血管钳的近侧，贯穿全层肺组织做褥式间断缝合；另一种方法是采用缝合器行U形或V形切除，U形切除可保证病变组织的近侧缘被彻底切除。新型的缝合器缝合与切割同时完成，效果极好；

（2）肺局部切除术：用钳子牵引病变组织，以其为中心剪断周围肺组织，予以切除。出血处钳夹结扎止血。亦可用电刀或激光切除，肺断面一般不出血、不漏气。

5. 支气管袖式肺叶切除术

支气管袖式切除术，亦称支气管成形术，是将有病变的支气管袖式切除一小段，然后重新吻合，不切除肺组织。

支气管袖式肺叶切除术是除进行支气管袖状切除外，同时还将连接该段支气管的肺叶一并切除，亦称支气管成形肺叶切除术。任何一叶肺组织均可行支气管袖式肺叶切除术，但由于解剖上的原因，临床上最容易和最常做的是右上肺袖式肺叶切除术。在为肺癌患者行支气管袖式肺叶切除术的时候，如肿瘤侵及肺动脉干，则可能要同时行血管成形术。也同样由于解剖上的原因，临床上最常做的是左上肺袖式肺叶切除及血管成形术。少数患者，特别是行右肺上、中叶及右肺动脉双袖式切除者，为避免支气管及肺动脉吻合口的张力，可将右下肺静脉切断，吻合到上肺静脉处，即所谓移位肺叶切除术。

（1）右肺上叶袖式切除术：左侧卧位，右后外切口，切断下肺韧带，向上游离达下肺静脉水平；按常规处理右肺上叶动脉和静脉，完全分开水平裂及上叶与下叶背段之间的斜裂。在奇静脉下方及右上支气管远端分别解剖出右主支气管和右中间干支气管，用橡皮条围绕并牵引。将肺动脉钝性向前剥离，使其远离右中间干支气管，在两软骨环之间分别切断右主支气管和右中间干支气管，移出右上叶；肺癌患者支气管切缘的近端（主支气管）和远端（中间干支气管）均送病理科行冷冻切片检查。若报告为阳性，则要扩大切除，近端可能到达隆嵴，远端可能要切除右中叶。若冷冻切片检查为阴性，则着手行右主支气管与中间干支气管的端端吻合；用3-0无创可吸收缝线行间断缝合。先缝合显露较差的一侧，始于软骨环和膜部交界处，腔外进针，由后向前行腔内缝合，缝至前壁时缝针从腔内出来，从腔外缝合软骨部。注意主支气管端针距（3~4mm）比中间干端针距（2mm）大一些，以克服两残端直径上的差异。吻合毕，恢复通气，向胸腔内灌注生理盐水，加压呼吸，观察有无漏气。若无漏气，吻合口用附近的胸膜或奇静脉包埋；

（2）左肺上叶支气管、血管成形术：右侧卧位，左后外切口。切断左下肺韧带，向上游离至下肺静脉水平；分开斜裂，找出左上肺动脉各分支。将未被肺癌或转移淋巴结侵及的各动脉分支按常规方法游离、结扎、切断；然后游离受侵肺动脉干的近心端和远心端。用无创伤动脉钳先阻断近心端，向远心端肺动脉内注入肝素溶液（100mg/200mL）20~40mL后，阻断下肺静脉，以免血液倒流。肺动脉干行袖式切除，肺动脉干远端不用阻断；常规处理左上肺静脉后，着手行支气管成形术。解剖左主支气管及左上肺远端的支气管（中间干支气管），根据支气管受侵的范围，在适当部位分别切断左主支气管和中间干支气管。由于左中间干支气管很短，因此，切断时一定注意不要伤及下叶背段支气管；左上肺移出后送冷冻切片检查，若支气管的两切缘均无癌组织，则进行左支气管吻合。在左侧，主动脉弓挡住了左主支气管，有时要切断2~3对肋间动脉及动脉韧带，游离主动脉弓并向前牵引，才能很好地显露左主支气管及顺利地进行支气管吻合。但极少数患者切断肋间动脉可引起脊髓缺血、瘫痪，要警惕！最后行肺动脉端端吻合。

第二节 纵隔淋巴结清扫术

一、适应症

（1）Ⅰ~Ⅱ期肺癌肺叶或一侧肺切除；
（2）部分Ⅲ期肺癌。

二、禁忌证

（1）肺转移癌病灶切除；
（2）晚期肺癌为减轻症状而做姑息手术。

三、操作方法及程序

（一）术前准备

同肺叶或一侧肺切除术。

（二）麻醉与体位

全身麻醉，双腔气管插管。体位为健侧向下卧位。

（三）手术步骤

1. 右侧纵隔淋巴结清扫术

切开肺门处的纵隔胸膜，将膈神经用套带牵开，向右肺门方向解剖，游离奇静脉并切断。在胸膜顶部，剪开胸膜，显露锁骨下动脉，向下游离，显露头臂动脉干、上腔静脉、气管前筋膜及升主动脉右侧壁，按照这一顺序依次清扫上纵隔淋巴结、气管后淋巴结、气管旁淋巴结、气管前淋巴结，将肺牵向前方，显露心包后，清扫隆突下淋巴结和左侧主支气管旁淋巴结，最后从肺韧带最低点解剖下肺韧带内的淋巴结，向上游离，清扫食管旁淋巴结。

2. 左侧纵隔淋巴结清扫术

向前牵拉肺，清除下肺韧带淋巴结，然后剪开肺门前后的纵隔胸膜，将食管和主动脉向后牵拉，显露气管分叉，从右主支气管内侧开始清扫隆嵴下淋巴结和右主支气管旁淋巴结。

清扫左上纵隔淋巴结时，首先切开上纵隔胸膜至胸膜顶，显露左头臂静脉，向下显露左颈总动脉和左锁骨下动脉，清扫左上纵隔淋巴结和气管旁淋巴结。切断动脉导管韧带和第3、4支肋间动静脉，游离并牵拉主动脉弓，清扫气管前淋巴结和气管旁淋巴结。然后继续显露主动脉弓，清扫主动脉周围淋巴结。

四、注意事项

(一) 肺癌手术淋巴结清扫范围

尚无统一标准。右肺肺癌系统性淋巴结清扫应当包括第 2~4 组和第 7~10 组淋巴结，左肺肺癌清扫第 4~10 组淋巴结；如果术中证实左肺肺癌有隆嵴下淋巴结或气管、支气管旁淋巴结转移时，主张正中切开胸骨行双侧上纵隔淋巴结清扫；Sugi 提出<2.0cm 周围型非小细胞肺癌手术不需要系统淋巴结清扫。

(二) 术中注意要点

(1) 肺癌淋巴结转移范围与其大小并非一致，淋巴结清扫时应将淋巴结连同周围脂肪组织一并清除；

(2) 淋巴结清扫后纵隔创面较大，为减少术后渗出，可用生物蛋白胶喷洒创面；

(3) 右侧淋巴结清扫时注意不要伤及胸导管，左侧淋巴结清扫时注意保护喉返神经。

（卢　晨）

第三篇 肝胆外科

第一章 肝脏外科疾病

第一节 肝脓肿

肝脏继发感染后，未及时处理而形成的脓肿，称为肝脓肿。临床上常见的有细菌性肝脓肿和阿米巴性肝脓肿，少见的肝脓肿类型包括棘球蚴病、分枝杆菌、真菌性肝脓肿。总体来讲，肝脓肿的发生与下列因素有关：疫区旅游或长期居住史、腹部感染史、糖尿病、恶性肿瘤、AIDS、移植免疫抑制药物使用史、慢性肉芽肿病、炎性肠病史等。这里主要以临床上常见的肝脓肿类型为例，阐述其发病机制、诊断、治疗及预防措施。

一、细菌性肝脓肿

（一）概述

细菌性肝脓肿是由化脓性细菌侵入肝脏形成的肝内化脓性感染病灶。临床上以寒战、高热、肝区疼痛、肝大和局部压痛为主要表现。全身性细菌感染，特别是腹腔内感染时，细菌可侵入肝脏，如患者抵抗力弱，就可能发生肝脓肿。本病多见于男性，男女发病率之比约为2∶1。近年来本病的性别差异已不明显，这与女性胆道疾病的发病率较高有关，而胆源性肝脓肿在化脓性肝脓肿中比例最高。

（二）病因

肝脏由于接受肝动脉和门静脉的双重血液供应，并通过胆道丰富的血供和单核-吞噬细胞系统强大的吞噬作用，可以杀灭入侵的细菌并阻止其生长，因而细菌性肝脓肿发生率并不高。当人体抵抗力弱时，入侵的化脓性细菌可能引起肝脏感染而形成脓肿。引起细菌性肝脓肿最常见的致病菌在成人为大肠埃希杆菌、变形杆菌、铜绿假单胞菌，在儿童为金黄色葡萄球菌和链球菌，而 Friedlnder 肺炎杆菌等则次之。

（三）临床表现

本病一般起病较急，由于肝脏血运丰富，一旦发生化脓性感染，大量毒素进入血液循环，可引起全身脓毒性反应。临床上常继发某种前驱性疾病（如胆道蛔虫病）之后突发寒战、高热和肝区疼痛等。主要临床表现如下：

1. 寒战和高热

患者在发病初期骤感寒战，继而高热，发热多呈弛张型，体温在 38～40℃，最高可达

41℃，寒热交替，伴大量出汗，脉率增快，一天数次，可反复发作。

2. 肝区疼痛

炎症引起肝脏肿大，导致肝被膜急性膨胀，肝区出现持续性钝痛；疼痛剧烈者常提示单发性脓肿；脓肿早期为持续性钝痛，后期常为锐性剧痛，随呼吸加重者常提示肝膈顶部脓肿；有时疼痛可向右肩放射，左肝脓肿也可向左肩放射。

3. 消化道症状

由于伴有全身性毒性反应及持续消耗，乏力、食欲减退、恶心和呕吐等消化道症状较为常见。少数患者在短期内可表现为精神萎靡等较严重病态，也有少数患者出现腹泻、腹胀或较顽固性的呃逆等症状。

4. 体征

肝区压痛和肝大最为常见；右下胸部和肝区有叩击痛；有时出现右侧反应性胸膜炎或胸腔积液；如脓肿位于肝表面，其相应部位的肋间皮肤表现为红肿、饱满、触痛及可凹性水肿；如脓肿位于右下部，常见有右季肋部或右腹上区饱满，甚至可见局限性隆起，常能触及肿大的肝脏或波动性肿块，并有明显的触痛和腹肌紧张等；左肝脓肿时，上述体征则局限在剑突下。晚期患者可出现腹腔积液。继发于胆道梗阻的患者，可伴有黄疸。

（四）辅助检查

1. 实验室检查

细菌性肝脓肿绝大多数都有白细胞数增高现象，总数可达 $(15\sim20)\times10^9/L$ 或更高，中性粒细胞多在90%以上，有核左移现象。病情较重时，谷丙转氨酶、碱性磷酸酶多有升高，甚至血清胆红素也出现增高。病程较长者，可有贫血或低蛋白血症。肝脓肿穿刺液培养，常可培养出致病菌。

2. 其他辅助检查

（1）X线检查：可发现肝脏轮廓增大，如果脓肿位于右肝叶，可观察到膈肌抬高、运动受限、肋膈角模糊或胸腔少量积液、右下肺炎症或肺不张等。肝左叶的脓肿可出现胃贲门和胃小弯受压现象。如出现膈肌运动受限、肋膈角消失、胸腔少量积液等情况时，还要考虑到有无膈下脓肿存在；

（2）超声检查：可发现脓肿部位有典型的液性回声暗区或脓肿内液平面。该检查除有助于临床诊断外，还可以帮助了解脓腔的部位、大小及距体表的深度，以便确定脓肿的最佳穿刺点和进针方向及深度，或者为手术引流提供入路选择；

（3）CT检查：可发现脓肿的大小及形态，显示脓肿在肝脏中的确切部位，为临床医师行脓肿穿刺及手术引流提供清晰、直观的影像资料。主要表现为肝内低密度区，CT值略高于肝囊肿，边界多数不太清晰，有时低密度区内可出现块状影。注射对比剂后其外围增强明显，边界更加清楚。增强扫描的典型表现是脓肿壁的环状增强（靶征），出现"靶征"强力提示脓肿已形成；

（4）MRI检查：肝脓肿早期因水肿存在，故在MRI检查时具有长T1和T2的特点。在T1加权像上表现为边界不清的低信号强度区，而在T2加权像上信号强度增高。当脓肿形成后，脓肿在T1加权像上为低信号区；脓肿壁系炎症肉芽结缔组织，其信号强度较低，但稍高于脓肿部；脓肿壁周围的炎症水肿肝组织形成稍低于脓肿壁环状信号强度灶。在T2加权像上，脓肿和水肿的组织信号强度增高明显，在其间存在稍低信号强度的环状脓肿壁；

（5）实验性肝穿刺超声检查：确定脓肿的大小、部位以及与局部皮肤的最近距离来选择最佳穿刺点。细菌性肝脓肿与阿米巴性肝脓肿两者的脓液完全不同，由于感染细菌的种类各异，脓液可呈黄色、白色、黄白色、黄绿色等。抽到脓液后，应立即送细菌培养以及厌氧菌培养，并进行药物敏感试验。同时还应将脓液做涂片染色。

（五）诊断

在急性胆道感染和肠道炎症患者中，如突然发生脓毒性寒战和高热，并伴有肝脏肿大和肝区疼痛者，应想到有肝脓肿可能。如患者白细胞数明显增多，X线检查发现肝脏肿大，或有液平面可见，且右侧膈肌活动受限制，对诊断更有帮助；而B型超声检查作为首选的检查方法，其阳性诊断率可达96%以上。必要时可在B型超声定位引导下或在肝区压痛最明显处，进行肝脓肿穿刺，以确定诊断。

（六）鉴别诊断

1. 阿米巴性肝脓肿

阿米巴性肝脓肿常有阿米巴性肠炎和脓血便病史；发生脓肿后，病程较长，全身病症较轻，但贫血、肝大明显，肋间水肿，局部隆起及压痛较明显。如粪便中找到阿米巴包囊或滋养体，可确诊。

2. 胆囊炎、胆石症

胆囊炎、胆石症常有反复发作病史，全身反应较轻，可有右上腹绞痛且放射至右背或肩胛部，并伴有恶心、呕吐；右上腹肌紧张，胆囊区压痛明显，或触及肿大的胆囊；X线检查膈肌不升高，运动正常；B超检查无液性暗区。

3. 右膈下脓肿

一般右膈下脓肿常有先驱病变，如胃、十二指肠溃疡穿孔后弥漫性或局限性腹膜炎史，或有阑尾炎急性穿孔史以及腹上区手术后感染史等。右膈下脓肿全身反应和肝区压痛、叩痛等局部体征都没有肝脓肿显著，主要表现为胸痛和深呼吸时疼痛加重，肝脏多不大，亦无压痛；X线检查膈肌普遍抬高、僵硬，运动受限明显，或膈下出现气液平面。当肝脓肿穿破并发膈下脓肿时，鉴别有时颇难，可结合病史、B超、CT等加以鉴别。

4. 原发性肝癌

巨块型肝癌中心区液化坏死、继发感染，易与孤立性肝脓肿相混淆。炎症型肝癌可有畏寒、发热，有时与多发性化脓性肝脓肿相似，但肝癌患者的病史、体征均与肝脓肿不同，详细询问病史，仔细查体，再结合甲胎蛋白（AFP）检测和B超、CT等影像学检查可明确。

5. 肝囊肿并发感染

肝棘球蚴病和先天性肝囊肿并发感染时，其临床表现与肝脓肿相似，不易鉴别，需详细询问病史和做特异性检查。

6. 右下肺炎

有时也可与肝脓肿混淆。但其寒战、发热、右侧胸痛、呼吸急促、咳嗽，肺部可闻啰音,白细胞计数增高等均不同于细菌性肝脓肿,胸部 X 线检查有助于诊断。

(七)治疗

1. 非手术治疗

(1)对急性期但尚未局限的肝脓肿和多发性小脓肿,宜采用非手术治疗。在治疗原发病灶的同时,使用大剂量有效抗生素和全身支持疗法,以控制炎症,促使脓肿吸收自愈。在应用大剂量抗生素控制感染的同时,应积极补液,纠正水与电解质紊乱,给予 B 族维生素、维生素 C、维生素 K,必要时可反复多次输入小剂量新鲜血液和血浆,改善肝功能和增强机体抵抗力。由于病原菌以大肠埃希菌和金黄色葡萄球菌、厌氧性细菌多见,在未确定致病菌以前,可首先选用广谱抗生素,如氨苄西林或头孢类加氨基糖苷类抗生素(如链霉素、卡那霉素、庆大霉素、妥布霉素等),再根据细菌培养及抗生素敏感试验结果,选用针对性药物。同时可加用中医、中药辅助治疗;

(2)单个较大的脓肿也可以在 B 超引导下行长针穿刺吸脓,尽可能吸尽脓液,并注入抗生素,将脓液送至细菌培养和抗生素敏感试验,此法可反复使用;也可穿刺置管引流,冲洗脓腔和注入抗菌药物,而不需手术切开引流;

(3)多发小脓肿全身抗生素治疗不能控制者,可以考虑肝动脉或门静脉内置导管滴注抗生素治疗,但此种方法极少使用。

2. 手术治疗

(1)脓肿切开引流术:对于较大的脓肿,估计有穿破可能,或已有穿破并发腹膜炎、脓胸以及胆源性肝脓肿或慢性肝脓肿,在应用抗生素治疗的同时,应积极进行脓肿切开引流术。常用的手术途径有以下几种。

①经腹切开引流术:这种方法引流充分有效,不仅可明确诊断,还可探查确定原发灶,予以及时处理。如对伴有急性化脓性胆管炎患者,可同时进行胆总管切开引流术。

②经前侧腹膜外脓肿切开引流术:适用于位于肝右叶前侧和左外叶的脓肿,与前腹膜发生紧密粘连者。方法是:做右肋缘下或右腹直肌切口,不切开前腹膜,用手指在腹膜外推开肌层,直达脓肿部位。穿刺吸到脓液后,切开脓腔,处理方法与经腹切开引流术相同。

③经后侧腹膜外脓肿切开引流术:适用于肝右叶后侧脓肿;

(2)肝叶切除术:适用于慢性厚壁脓肿、脓肿切开引流后脓壁不塌陷、留有无效腔或窦道长期流脓不愈者以及肝内胆管结石并发左外叶多发性脓肿,且该肝叶已严重破坏、失去正常功能者。急诊肝叶切除术,因有使炎症扩散的危险,一般不宜施行。但对部分肝胆管结石并发左叶脓肿、全身情况较好、中毒症状不严重的患者,在应用大剂量抗生素的同时,可急诊行左外叶肝切除。

(八)预后

细菌性肝脓肿为继发病变,多数病例可找到原发病灶,如能早期确诊,早期治疗,可防止其发生;即使在肝脏感染早期,如能及时合理应用抗生素,加强全身支持,采用中西医结合治疗,也可防止脓肿形成或促进脓肿吸收消散。一旦形成大的脓腔,应及时引流。合理充分的引流加合理的抗生素治疗,肝脓肿预后较好,多能治愈。

二、阿米巴性肝脓肿

（一）概述

阿米巴性肝脓肿是由于溶组织内阿米巴滋养体从肠道病变处经血流进入肝脏，使肝发生坏死而形成，实为阿米巴结肠炎的并发症，但也可无阿米巴结肠炎而单独存在。以长期发热、右上腹或右下胸痛、全身消耗及肝脏肿大压痛、白细胞增多等为主要临床表现，且易导致胸部并发症。回盲部和升结肠为阿米巴结肠炎的好发部位，该处原虫可随肠系膜上静脉回到肝右叶，故肝右叶脓肿者占绝大部分。

（二）病因

阿米巴分为迪斯帕内阿米巴和溶组织内阿米巴两种病株，其中溶组织内阿米巴具有致病性，是引起阿米巴性肝脓肿的病原体。溶组织内阿米巴有滋养体及包囊两期，以往将滋养体分为小滋养体与大滋养体，前者寄生于肠腔中，称为肠腔共栖型滋养体；在某种因素影响下，其侵入肠壁，吞噬红细胞转变为大滋养体，称为组织型滋养体，是阿米巴性肝脓肿的致病形态。

（三）临床表现

临床表现与病程、脓肿大小及部位、有无并发症有关。大多缓起，有不规则发热、盗汗等症状，发热以间歇型或弛张型居多，有并发症时体温常达39℃以上，并可呈双峰热。体温大多午后上升，傍晚达高峰，夜间热退时伴盗汗，发热伴寒战者常合并细菌感染。常有食欲缺乏、腹胀、恶心、呕吐、腹泻、痢疾等症状，肝区痛为本病之重要症状，呈持续性钝痛，深呼吸及体位变更时疼痛剧烈，夜间疼痛常更明显。右叶顶部脓肿可刺激右侧膈肌，引起右肩痛或压迫右下肺引起肺炎或胸膜炎征象，如气急、咳嗽、肺底压迫右下肺引起肺炎或胸膜炎征象，肺底浊音界升高，肺底闻及湿啰音，腹部有胸膜摩擦音等。脓肿位于肝下部时可引起右上腹痛和右腰痛，部分患者右下胸或右上腹饱满，或扪及肿块，伴有压痛，少有左叶肝脓肿。患者有中上腹或左上腹痛，向左肩放射，剑突下肝脓肿或中、左上腹饱满、压痛、肌肉紧张及肝区叩痛。肝脏往往呈弥漫性肿大，病变所在部位有明显的局限性压痛及叩击痛，肝脏下缘钝圆，有充实感，质中坚。部分患者肝区有局限性波动感。黄疸少见且多轻微，多发性脓肿中黄疸的发生率较高。

慢性病呈衰竭状态，有消瘦、贫血、营养性水肿征象，发热反而不明显。部分晚期患者肝大、质坚，局部隆起，易误为肝癌。

（四）辅助检查

1. 血象检查

急性期白细胞总数中度增多，中性粒细胞80%左右，有继发感染时更多。病程较长时，白细胞计数大多接近正常或减少，贫血较明显，血沉增快。

2. 粪便检查

少数患者可查出溶组织内阿米巴。

3. 肝功能检查

碱性磷酸酶增多最常见，胆固醇和白蛋白大多减少，其他各项指标基本正常。

4. 血清学检查

抗体阳性率可达 90% 以上。阴性者基本上可排除本病。

5. 肝脏影像学检查

B 型超声显像敏感性高，但与其他液性病灶鉴别较困难，需做动态观察。脓肿所在部位显示与脓肿大小基本一致的液平面或作穿刺或手术引流定位，反复探查可观察脓腔的进展情况。

CT、肝动脉造影、放射性核素肝扫描、磁共振均可显示肝内占位性病变，对阿米巴肝病和肝癌、肝囊肿鉴别有一定帮助。其中 CT 尤为方便，在 CT 上表现为圆形或卵圆形的低密度灶，边缘不甚清晰，增强后脓肿壁环增强，若其内有气体存在，则对诊断有重要价值。

X 线检查常见右侧膈肌抬高，运动受限，胸膜反应或积液，肺底有云雾状阴影等。左叶肝脓肿时胃肠道钡餐透视可见胃小弯受压或十二指肠移位，侧位片见右肋前内侧隆起致心膈角或前膈角消失。偶尔在平片上见肝区不规则透光液-气影，颇具特征性。

（五）诊断

肝脏肿大的临床诊断基本要点为：

（1）右上腹痛、发热、肝脏肿大和压痛；

（2）X 线检查右侧膈肌抬高、运动减弱；

（3）超声检查显示肝区液平面。若肝穿刺获得典型的脓液，或脓液中找到阿米巴滋养体，或对特异性抗阿米巴药物治疗有良好效应，即可确诊为阿米巴性肝脓肿。

（六）鉴别诊断

1. 原发性肝癌

原发性肝癌的发热、消瘦、右上腹痛、肝大等临床表现酷似阿米巴性肝脓肿，但后者常热度较高，肝痛较著，癌肿肝脏的质地较坚硬、有结节。甲胎蛋白的测定、B 型超声检查、腹部 CT、放射性核素肝区扫描、选择性肝动脉造影、磁共振等检查可明显诊断，肝穿刺及抗阿米巴药物治疗试验有助于鉴别。

2. 细菌性肝脓肿

细菌性肝脓肿常继败血症或腹部化脓性疾患后发生，起病急，毒血症状显著，如寒战、高热、休克、黄疸等。肿大不显著，局部压痛亦较轻，一般无局部隆起，脓肿以小型、多个为多。脓液少，黄白色，细菌培养可获阳性结果，肝组织病理检查可见化脓性病变。白细胞计数，特别是中性粒细胞显著增多，细菌培养可获阳性结果。抗生素治疗有效，易复发。

3. 血吸虫病

在血吸虫病流行区，易将阿米巴性肝脓肿病误诊为急性血吸虫病。两者均有发热、腹泻、肝大等表现，但后者肝痛较轻，脾大较显著，血象中嗜酸粒细胞显著增多，乙状结肠镜检查、虫卵可溶性抗原检测有助于鉴别。

4. 胆囊炎

胆囊炎起病急，右上腹痛阵发性加剧，且常有反复发作史。黄疸多见且较深，肝大不显著，胆囊区压痛明显，可做胆囊造影及十二指肠引流予以鉴别。

5. 肝囊肿

肝囊肿通常鉴别无困难,但遇慢性阿米巴性肝脓肿,或肝囊肿伴感染者亦需细心鉴别。超声显像与穿刺所得脓液的特征有助鉴别。

(七)治疗

1. 非手术治疗

首先考虑非手术治疗,以抗阿米巴药物治疗和反复穿刺吸脓以及支持疗法为主。由于本病病程较长,全身情况较差,常有贫血和营养不良,应给予高糖、高蛋白、高维生素和低脂肪饮食;有严重贫血或水肿者,需多次输给血浆和全血。

常用抗阿米巴药物为甲硝唑、氯喹和依米丁。甲硝唑对肠道阿米巴病和肠外阿米巴原虫有较强的杀灭作用,对阿米巴性肝炎和肝脓肿均有效;氯喹对阿米巴滋养体有杀灭作用,口服后肝内浓度较高、排泄慢、毒性小、疗效高;依米丁对阿米巴滋养体有较强的杀灭作用,但该药毒性大,目前已少用。

脓肿较大或病情较重者,应在抗阿米巴药物治疗下行肝穿刺吸脓。穿刺点应视脓肿部位而定。一般以压痛较明显处,或在超声定位引导下,离脓腔最近处刺入。需注意避免穿过胸腔,并应严格无菌操作。在局部麻醉后用14~16号粗穿刺针进入脓腔内,尽量将脓液吸净。随后根据脓液积聚的快慢,隔日重复抽吸,至脓液转稀薄,B超检查脓腔很小,体温正常。如并发细菌感染,穿刺吸脓后,于腔内置管注入抗生素并引流。

2. 手术治疗常用的三种方法

(1)闭式引流术:对病情较重、脓腔较大、积脓较多者,或位于右半肝表浅部位的较大脓肿,或多次穿刺吸脓而脓液不减少者,可在抗阿米巴药物治疗的同时行闭式引流术。穿刺选择脓肿距体表最近处,行闭式引流术;

(2)切开引流:阿米巴性肝脓肿切开引流后,会继发细菌感染、增加死亡率。但下列情况下,仍应考虑手术切开引流:

①经药物治疗及穿刺排脓后高热不退者;
②脓肿伴有继发细菌感染,综合治疗不能控制者;
③脓肿穿破入胸腔或腹腔,并发脓胸及腹膜炎者;
④左外叶肝脓肿,穿刺易损伤腹腔脏器或污染腹腔者;
⑤脓肿位置较深,不易穿刺吸脓者。

切开排脓后,应放置多孔乳胶管或双套管持续负压吸引;

(3)肝叶切除术:对慢性厚壁脓肿,药物治疗效果不佳,切开引流腔壁不易塌陷者,或脓肿切开引流后形成难以治愈的残留无效腔或窦道者,可考虑行肝叶切除术。

(八)预后

阿米巴性肝脓肿如及时治疗,预后较好。国内报道,抗阿米巴药物治疗加穿刺抽脓者死亡率为7.1%,但如并发细菌感染或脓肿穿破则死亡率成倍增加。

(九)预防

阿米巴性肝脓肿的预防,主要是防止阿米巴痢疾感染。严格粪便管理,讲究卫生,对阿米巴痢疾进行及时而彻底的治疗,可防止阿米巴性肝脓肿的发生。即使发生阿米巴性肝炎,及时予以抗阿米巴药物治疗，也可以防止肝脓肿的形成。

其他少见肝脓肿类型包括棘球蚴病、分枝杆菌、真菌性脓肿。诊断除上述方法外，可结合血沉（ESR）、肝功能检查（LFTs）、胆红素（Bili）、碱性磷酸酶、嗜酸粒细胞、血凝反应及补体测定、ERCP 等检查。棘球蚴病性脓肿，以抗蠕虫治疗；分枝杆菌性肝脓肿以全身抗结核治疗加 B 超或 CT 引导下穿刺引流；真菌性脓肿以抗真菌治疗辅以穿刺引流或手术切除。

第二节　肝囊肿

一、概述

肝囊肿是一种比较常见的肝脏良性疾病。它可分为寄生虫性和非寄生虫性肝囊肿。前者以肝棘球蚴病为多见；后者又可分为先天性、创伤性、炎症性和肿瘤性肝囊肿，其中以先天性肝囊肿最常见，通常所说的肝囊肿就是先天性肝囊肿。由于近年来影像诊断技术的发展和普及，肝囊肿在临床上并不少见。

也有人将先天性肝囊肿称为真性囊肿；创伤性、炎症性和肿瘤性肝囊肿称为假性囊肿。由于肿瘤性囊肿在临床上罕见，所以在这里主要讨论先天性肝囊肿。

二、病因

先天性肝囊肿的病因尚不清楚。一般认为起源于肝内迷走的胆管，或因肝内胆管和淋巴管在胚胎期的发育障碍所致。也有人认为可能为胎儿患胆管炎、肝内小胆管闭塞，近端小胆管逐渐呈囊性扩大；或因肝内胆管变性后，局部增生阻塞而成。

三、临床表现

先天性肝囊肿生长缓慢，小的囊肿可无任何症状，临床上多数是在体检做 B 超检查时意外发现的，当囊肿增大到一定程度时，可因压迫邻近脏器而出现症状，常见有食后饱胀、恶心、呕吐、右上腹不适和隐痛等。少数可因囊肿破裂或囊内出血而出现急腹症。若带蒂囊肿扭转时，可出现突然右上腹绞痛。如囊内发生感染，则患者往往有畏寒、发热、白细胞计数升高等症状。体检时右上腹可触及肿块和肝大，肿块随呼吸上下移动，表现光滑，有囊性感，无明显压痛。

四、辅助检查

（一）超声检查

超声检查为首选检查方法。超声检查囊肿呈圆形或椭圆形无回声区，囊壁薄，边缘光滑，与周围组织边界清晰，其后回声增强。

（二）CT 检查

CT 检查可见囊肿呈圆形，边缘清楚，密度均匀，CT 值近水密度，增强扫描囊肿不强化。

（三）核素扫描

核素扫描可出现边缘整齐的占位性病变。

（四）X线检查

囊肿巨大时可见膈肌升高，胃受压移位。

（五）腹腔镜检查

腹腔镜检查适用于疑难杂症病例，可在直视下观察病变，并穿刺行细胞学检查及抽液，但是腹腔镜检查属于创伤性检查，应慎重选择使用。

（六）其他

必要时可行肾分泌造影、肾动脉造影检查。

五、诊断

肝囊肿的诊断并不困难，除上述临床表现外，B超是首选的检查方法，对诊断肝囊肿，是经济可靠而非介入性的简单方法。放射性核素肝扫描能显示肝区占位性病变，边界光整，对囊肿定位诊断有价值。CT检查可发现1~2cm的肝囊肿，可帮助临床医师准确定位病变，尤其多发性囊肿的分布状态定位，有利于治疗。在发现多发性肝囊肿的同时，还要注意肾、肺以及其他脏器有无囊肿或先天性畸形，如多囊肾，则对确诊多囊肝很有帮助。

六、鉴别诊断

在诊断巨大孤立性肝囊肿过程中，应注意与卵巢囊肿、肠系膜囊肿、肝囊虫囊肿、胆囊积水、胰腺囊肿和肾囊肿相鉴别。只要考虑到了，一般容易鉴别。同时还要注意与肝海绵状血管瘤、肝癌等相鉴别。临床上误诊的并不罕见。

七、治疗

（1）囊肿较小而无症状，一般无须处理，定期随访即可；
（2）囊肿较大而压迫症状明显者，主要行囊肿开窗术治疗；
（3）对于并发感染、囊内出血、囊液有胆汁者可行开窗术后置管引流；
（4）若病情局限在肝叶，可考虑做肝叶切除；
（5）广泛的多囊肝可做肝移植；
（6）年老体弱或重要器官功能不全者不宜手术。

第三节　肝损伤

一、概述

肝脏是人体最重要的脏器之一，结构复杂，质地脆弱，血液循环丰富，具有复杂和重要的生理功能，在腹上区和下胸部的一些损伤中常被波及。肝损伤在开放性腹部损伤中的发生率为30%左右，仅次于小肠伤和结肠伤，位居第三位；在闭合性腹部损伤中占20%左右，仅次于脾损伤，位居第二。虽然肝脏损伤的死亡率近年来随着治疗手段的完善和水平提高不断下降（10%~15%），但仍有许多挑战性的问题需要解决。

二、病因

按致伤原因，肝创伤一般分为开放性损伤和闭合性损伤。开放性损伤一般有刀刺伤、火器伤等。刀刺伤相对较轻，病死率低。火器伤是由火药做动力发射的弹射物所致的开放性损伤，在战伤中多见，肝火器伤是腹部火器伤中最常见的。开放性损伤又可分为非贯通伤及贯通伤两种。腹部闭合性损伤以钝性损伤多见，主要为撞击、挤压所致，常见于公路交通事故、建筑物塌方，偶见于高处跌落、体育运动伤或殴打伤。

由于腹部闭合性损伤除肝创伤外常合并其他脏器损伤，而腹部表面无受伤征象，诊断相对有一些难度导致治疗延迟，因此钝性伤较危险，病死率往往高于开放性损伤。

三、临床表现

肝脏外伤患者一般有明确的右侧胸腹部外伤史，有口渴、恶心、呕吐，主要是低血容量性休克和腹膜炎。个别肝脏外伤患者发生腹内大出血，还可以出现腹胀等表现。由于致伤原因不同，肝外伤的临床表现也不一致。

肝包膜下血肿或肝实质内小血肿，临床上主要表现为肝区钝痛，查体可见肝大或腹上区包块。若血肿与胆道相通，则表现为胆道出血，引起上消化道出血，长期反复出血可导致慢性进行性贫血。若血肿内出血持续增加，肝包膜张力过大，在外力作用下突然破裂，发生急性失血性休克。因此对于包膜下血肿患者行非手术治疗时，必须注意延迟出血的可能。若血肿继发感染，可出现寒战、高热、肝区疼痛等肝脓肿的征象。

肝脏浅表裂伤时，由于出血量少、胆汁外渗不多，且在短时间内出血多能自行停止，一般仅有右上腹疼痛，很少出现休克及腹膜炎。

中央型肝破裂或开放性肝损伤肝组织碎裂程度广泛，一般都累及较大的血管及胆管。腹腔内出血、胆汁外渗多的肝脏外伤患者常出现急性休克症状及腹膜刺激症状。表现为腹部疼痛、颜面苍白、脉搏细数、血压下降、尿量减少等。腹部压痛明显，腹肌紧张。随着出血的增加，上述症状进一步加重。

肝脏严重碎裂伤或合并肝门附近大血管破裂时，如门静脉、下腔静脉等，可发生难以控制的大出血。大血管损伤可导致大量动力性失血而引起致命的低血容量性休克，往往死于救治过程中，丧失手术治疗的机会。

四、辅助检查

（一）实验室检查

轻度肝创伤早期无明显变化。由于失血迅速，血液浓缩，许多患者并不出现血红蛋白的变化，但肝创伤患者的白细胞计数可升高。

（二）辅助检查

（1）腹腔穿刺对诊断腹腔内脏器破裂，尤其是对实质性器官裂伤的价值很大。一般抽得不凝固血液可认为有内脏损伤。但出血量少时可能有假阴性结果，故一次穿刺阴性不能除外内脏损伤。必要时在不同部位、不同时间作多次穿刺，或作腹腔诊断性灌洗以帮助诊断；

(2) 定时测定红细胞、血红蛋白和血细胞比容观察其动态变化，如有进行性贫血表现，提示有内出血；

(3) B型超声检查不仅能发现腹腔内积血，而且对肝包膜下血肿和肝内血肿的诊断也有帮助，临床上较常用；

(4) 如有肝包膜下血肿或肝内血肿时，X线摄片或透视可见肝脏阴影扩大和膈肌抬高。如同时发现有膈下游离气体，则提示合并空腔脏器损伤；

(5) 诊断尚不明确的闭合性损伤，疑有肝包膜下或肝内血肿者，伤情不很紧急，患者情况允许时可做放射性核素肝扫描。有血肿者肝内表现有放射性缺损区；

(6) 肝动脉造影可供一些诊断确实困难的闭合性损伤，如怀疑肝内血肿，伤情不很紧急者选用。可见肝内动脉分支动脉瘤形成或对比剂外溢等有诊断意义的征象。不能作为常规检查。

五、诊断

开放性肝损伤较易作出诊断，但需同时注意是否合并有胸腹联合伤。闭合性损伤伴有典型的失血性休克及腹膜刺激征者结合外伤病史易作出诊断。但对一些有合并伤的肝脏外伤患者，如脑外伤神志不清，多发性骨折伴休克，年老体弱反应迟钝者要提高警惕，以免漏诊。肝硬化或肝癌患者轻度外伤即可引起肝破裂，不可掉以轻心。腹部闭合性损伤是否合并肝损伤，涉及是否行开腹手术的问题，因而对诊断的准确性要求高。诊断有疑问时经腹腔穿刺、腹腔灌洗及其他辅助检查多可协助诊断。

六、治疗

（一）非手术治疗

Park总结文献报道有50%~80%的肝外伤的出血能自行停止。随着脾外伤后采用保守治疗的报道不断增加，引起人们对肝外伤血流动力学稳定患者采用非手术治疗的关注，而且CT检查可对肝外伤采用非手术治疗提供较可靠的依据。早年只对损伤较轻的肝外伤采用非手术治疗，近年来对Ⅲ~Ⅴ级的肝外伤也可采用非手术治疗。Pachter总结报道了495例肝外伤采用非手术治疗的结果，成功率为94%，平均输血1.9 U，并发症发生率为6%，其中与出血有关的并发症仅为3%，平均住院时间为13天，并无与肝脏损伤相关的死亡。Crore对136例血流动力学稳定的肝外伤患者采用非手术治疗进行了前瞻性研究，用CT估计肝脏损伤的程度，结果24（18%）例实施了急诊手术，其余112例中12例保守治疗失败（其中有7例与肝损伤无关），另外100例成功地采用了非手术治疗，其中30%为Ⅰ~Ⅱ级的肝损伤，70%为Ⅲ~Ⅴ级的肝损伤。

非手术治疗的适应症：适用于血流动力学稳定的肝损伤患者。包括：

(1) 肝包膜下血肿；

(2) 肝实质内血肿；

(3) 腹腔积血少于250~500 mL；

(4) 腹腔内无其他脏器损伤需要手术的患者。治疗方法主要包括卧床休息、限制活动、禁食、胃肠减压，使用广谱抗生素、止痛药物、止血剂，定期监测肝功能、复查腹部CT等。D'Amours对5例选择性病例通过内镜和介入治疗，取得了良好效果，但住院时间可能延长。保守治疗过程中一定要密切监测患者生命体征,反复复查 B 超,动态观察肝损伤情况和腹腔内积血量的变化。对于非手术治疗把握不大时则需慎重。

(二) 手术治疗

尽管目前肝外伤采用非手术治疗有增加的趋势,但是绝大部分患者仍需要急诊手术治疗。如果可能,患者在急诊室就应得到复苏,肝脏枪弹伤和不论任何原因引起的血流动力学不稳定的肝外伤均应采用手术治疗。

手术治疗的原则为:

(1) 控制出血;
(2) 切除失活的肝组织,建立有效的引流;
(3) 处理损伤肝面的胆管防止胆漏;
(4) 腹部其他并发伤的处理。

第四节 肝血管瘤

一、概述

肝血管瘤是最常见的起源于间叶细胞的肝良性肿瘤。毛细血管瘤较海绵状血管瘤常见,且两者常同时出现。小的血管瘤一般无临床症状,均为偶然发现。研究发现,这些小病灶导致肝肿瘤鉴别诊断困难。血管瘤是先天性的且不会恶变,但没有准确的诊断,肝肿瘤就无法进一步准确治疗。尸检发现海绵状血管瘤的发生率呈多样化,有报告称发病率最高可达 8%。在美国,血管瘤是排名第二的常见肝肿瘤,发病率超过了肝转移瘤。毫无疑问,随着腹上区影像学检查敏感度的增加,血管瘤的发现将从偶然到常规。海绵状血管瘤可具有巨大的体积和质量,有文献报道病灶重量可达 6 kg。对巨大血管瘤的准确定义仍存在争议,有人认为,直径超过 4 cm,也有人认为直径超过 6 cm 能诊断巨大血管瘤。血管瘤一般呈单发,多发血管瘤约占 10%。肝血管瘤可能与皮肤及其他器官血管瘤的发生有关。病灶一般分布均匀,贯穿肝实质,位于肝周边的大病灶可能形成蒂状结构。

二、病因

(一) 先天性发育异常

肝血管瘤的发生是先天性肝脏末梢血管畸形所致,在胚胎发育过程中由于肝血管发育异常,引起血管内皮细胞异常增生形成肝血管瘤。

(二) 激素刺激学说

女性青春期、怀孕、口服避孕药等可使血管瘤的生长速度加快,认为女性激素可能是血管瘤的一种致病因素。

(三) 其他学说

有人认为毛细血管组织感染后变形,导致毛细血管扩张,肝组织局部坏死后血管扩张形成空泡状,其周围血管充血扩张;肝内区域性血循环停滞,致使血管形成海绵状扩张。

三、临床表现

肝血管瘤多无明显不适症状，当血管瘤增至 5 cm 以上时，可出现下列症状。

（一）腹部包块

腹部包块有囊性感，无压痛，表面光滑或不光滑，在包块部位听诊时，偶可听到传导性血管杂音。

（二）胃肠道症状

右上腹隐痛或（和）不适、食欲缺乏、恶心、呕吐、嗳气、食后胀饱等消化不良症状。

（三）压迫症状

巨大的血管瘤可对周围组织和器官产生推挤和压迫。压迫食管下端，可出现吞咽困难；压迫肝外胆道，可出现阻塞性黄疸和胆囊积液；压迫门静脉系统，可出现脾大和腹腔积液；压迫肺脏，可出现呼吸困难和肺不张；压迫胃和十二指肠，可出现消化道症状。

（四）肝血管瘤破裂出血

肝血管瘤破裂出血可出现腹上区剧痛，以及出血和休克症状。多为生长于肋弓以下较大的肝血管瘤因外力导致破裂出血。

（五）Kasabach-Merritt 综合征

血小板减少、大量凝血因子消耗引起凝血异常。其发病机制为巨大血管瘤内血液滞留，大量消耗红细胞、血小板和凝血因子Ⅱ、Ⅴ、Ⅵ及纤维蛋白原，引起凝血机制异常，可进一步发展成弥散性血管内凝血（DIC）。

（六）其他

游离在肝外生长的带蒂血管瘤扭转时，可发生坏死，出现腹部剧痛、发热和虚脱。个别患者因血管瘤巨大伴有动静脉瘘形成，回心血量增多，导致心力衰竭。

四、辅助检查

肝血管瘤缺乏特异性临床表现，影像学检查（如 B 超、CT、MRI）是目前诊断肝血管瘤的主要方法。

（一）B 超检查

肝血管瘤的 B 超表现为高回声，呈低回声者多有网状结构，密度均匀，形态规则，界限清晰。较大的血管瘤切面可呈分叶状，内部回声仍以增强为主，可呈管网状或出现不规则的结节状或条块状的低回声区，有时还可出现钙化高回声及后方声影，因血管腔内血栓形成、机化或钙化所致。

（二）造影超声

造影超声对影像学表现不典型的肝血管瘤病例，可考虑选择性采用肝脏造影超声检查。典型的血管瘤超声造影表现为动脉期于周边出现结节状或环状强化，随时间延长逐渐向中心扩展，此扩展过程缓慢，门脉期及延迟期病灶仍处于增强状态，回声等于或高于周围肝组织。

(三) 螺旋增强 CT

CT 平扫检查表现为肝实质内境界清楚的圆形或类圆形低密度病灶,少数可为不规则形。

(四) MRI 检查

MRI 检查 T1 加权呈低信号,T2 加权呈高信号,且强度均匀,边缘清晰,与周围肝脏反差明显,被形容为"灯泡征",这是血管瘤在 MRI 的特异性表现。

(五) 其他

肝活检准确率低且可导致出血,肝动脉造影为有创检查,多无必要。全身正电子发射计算机断层扫描 (PET-CT) 对于排除代谢活跃的恶性肿瘤有一定价值。

五、治疗

从定期随访到手术切除,各种不同的治疗方案可用于不同阶段肝血管瘤的治疗。对于体检偶然发现的直径小于 6 cm 的肝血管瘤可不予处理,对于体积较大的肝海绵状血管瘤应该权衡手术治疗与不予处理的利弊。Trastek 等随访了 34 例未经治疗的肝海绵状血管瘤患者,存活时间最长为 15 年,无一例发生出血、腹部不适及生活质量下降。同样的一个报道称随访 21 年后,2 例病灶较大且有症状,但最终未行手术治疗,至今仍有症状但血管瘤无明显增大,其余患者均无症状,病灶亦未发生破裂。近年来,许多纵向研究表明,对于无症状的巨大肝血管瘤,随访观察是安全的。

Nichols 等报道,41 例行手术切除的肝血管瘤患者中无死亡病例,仅有的术后并发症是切口感染。同样,Weimann 研究的 69 例患者中无死亡病例,复发率为 19%。另有一项研究随访了 104 例肝血管瘤和 53 例局灶性结节性增生患者,中位随访时间约 32 个月(7~132 个月),未发现病灶恶变及破裂。因此,手术切除虽可行,但无证据表明无症状肝血管瘤患者必须行手术切除治疗,因为肿瘤自发性破裂的概率极低。

对于有明显症状及严重并发症的患者,手术切除是唯一有效、可行的治疗方法。有报道认为肝动脉结扎有效,但是事实证明其效果不佳。肝动脉结扎或栓塞被认为是在特殊情况下应用的一种暂时性治疗方式,以便为医师留出足够的时间制订下一步治疗方案。放射性及皮质甾体治疗方法已不推荐。非手术治疗取得成功一定程度上归根于病灶的自然退化。

手术切除需考虑病灶的大小及解剖位置。尽管有时手术切除是最合理、安全的治疗方法,但切除时应尽可能避免损伤正常肝实质、减少出血及降低术后胆瘘的发生率。在血管瘤切除术中,病灶与正常肝组织之间的纤维化界限是容易寻找的,可沿此界限钝性分离病灶。超声水刀的运用使手术更快、更美观。另外,近年来腹腔镜下肝血管瘤切除的报道越来越多。原位肝移植已被成功用于治疗有症状而不可切除的巨大肝血管瘤。

第五节 肝细胞腺瘤

一、概述

肝细胞腺瘤与其他实质性肝损害明显不同,常被认为来源于肝局灶性结节性增生。
肝细胞腺瘤在正常肝组织中常以局灶性肿物的形态存在,目前其流行病学状况难以评估，约90%的肝细胞腺瘤患者是年龄30~50岁的中年女性。20世纪60年代之前，这类肿瘤极少报道，自口服避孕药引进及普遍应用以来，其发病率明显升高。1973年，Baume首次提出肝细胞腺瘤与口服避孕药存在因果关系。据报道，90%的肝细胞腺瘤患者都有口服避孕药史，且口服避孕药超过2年的人群中，每年肝细胞腺瘤的发病率为（3~4）/10万。随着避孕药使用剂的增加和使用时间延长，其发生肝细胞腺瘤的风险也会相应增加。此外，有人报道怀孕与肝细胞腺瘤患者的临床症状和并发症相关。尽管腺瘤也与非避孕雌激素的使用、雄激素的使用、糖尿病、糖原贮积病、半乳糖血症和铁超负荷相关，但低剂量应用含避孕功能的雌激素可能降低肝细胞腺瘤的发病率。这种相关性表明，在肝细胞腺瘤的形成过程中，糖类代谢发生了相应的改变。

二、病因

本病与口服避孕药有关，也可发生于应用雌性甾体激素治疗、长期使用抗惊厥药卡马西平、糖原贮积症、性激素紊乱患者。

三、临床表现

腹痛为患者最常见的临床症状，多由腺瘤内部或周围肝组织出血所致。部分患者由于肝包膜破裂和腹腔积血发展为急性腹痛，可能导致低血容量性休克。据报道，肝腺瘤出血的概率为21%~50%，与腺瘤大小无关。超过1/3的患者可感觉到腹腔包块，其余腺瘤是通过尸检、剖腹探查或因其他疾病行影像学检查时偶然发现的。

尽管临床表现可提示肝细胞腺瘤的发生，但术前明确诊断仍较困难。除非腺瘤坏死或出血，肝功能检查一般均正常。腺瘤坏死出血时可能存在贫血。超声检查可以发现小腺瘤，常特征性地表现为混合性回声病灶和内部质地不均匀。CT检查可以发现近期出血或坏死，平扫可见肝内低密度占位性病变，增强扫描可见大范围肝实质高密度变化。MRI检查常表现为界限清楚、包含脂肪组织或血凝块的病灶。传统的影像学检查很难区分肝细胞腺瘤和肝细胞癌。目前，FDg-PET的临床应用为肝良、恶性肿瘤的鉴别带来了曙光。

应用经皮经肝穿刺活检或细针抽吸活检进行细胞学检查仍常出现误诊。穿刺活检术可引起富含血管的肿瘤发生急性大出血，即使是有经验的组织病理学专家，有时也很难鉴别肝细胞腺瘤和分化良好的肝细胞癌。

四、辅助检查

（一）超声检查

显示边界清楚的回声增强区，内部回声分布不均，其内可见更强的回声斑点。

（二）CT检查

1. 平扫

肝内低密度或等密度占位性病变，出血、钙化可为不规则高密度，边缘光滑，周围可见"透明环"影，常为特征性表现，一般由瘤周被挤压的肝细胞内脂肪空泡增加所致。

2. 增强

早期可见均匀性增强，之后密度下降，与正常肝组织呈等密度；晚期呈低密度。瘤周

"透明环"无增强表现。

3. 肿瘤恶变

肿瘤恶变可呈现大的分叶状肿块或大的坏死区,偶可见钙化。

(三)组织病理学检查

肿瘤一般为单发,多为圆形,外覆被膜,大小不一。镜下观察肿瘤细胞比正常肝细胞体积稍大,可有空泡形成,间质为毛细血管及结缔组织。

五、诊断

对于影像学检查发现肝内占位性病变、有口服避孕药5年以上病史的育龄期妇女,临床出现腹痛、肝大、腹部包块,一般情况良好,无肝炎病史,肝功能正常者,应考虑肝细胞腺瘤的可能。细针穿刺细胞学检查能明确诊断但有出血的可能,在凝血功能正常的情况下可考虑实施。

六、治疗

有症状的患者需要行外科治疗。少数腹腔出血的患者只有通过剖腹探查术才能明确出血原因。肝细胞腺瘤排名第二的常见死因是出血,腹腔内出血约占死亡原因的20%。肝动脉栓塞或填塞可能导致肝肿瘤的转移。规范化的肝切除术仍是控制肝出血的最佳选择。一部分患者出血局限在肝内或肝被膜下。如果患者一般生命体征平稳,可考虑适当推迟外科手术治疗以明确血肿的边界,从而进一步确定肝切除范围。原位肝移植可考虑在伴有严重症状的不可切除的良性肝肿瘤和多发肝细胞腺瘤患者中进行。

对于无症状患者,应考虑外科手术治疗。然而,随着对临床病理学及放射学特征新的理解与认识,分子生物学和免疫组织学的不断发展与创新,外科手术在部分适当患者中仍应谨慎选择实施。脂肪肝型肝细胞腺瘤出血或恶变的风险最低。此外,有研究表明,停用口服避孕药可使肝细胞腺瘤缩小,但有人报道在肝细胞腺瘤缩小或消失的部位仍可发展为肝细胞癌。目前,非手术鉴别肝细胞腺瘤和肝细胞癌仍有较大挑战性。

第六节 肝细胞癌

一、概述

肝细胞癌(HCC)是威胁人类健康的主要肿瘤之一。全球发病人数逐年增长,已超过62.6万/年,居于恶性肿瘤的第5位,死亡人数接近60万/年,位居肿瘤相关死亡的第3位。肝癌在我国高发,我国发病患者数约占全球的55%,我国肝细胞癌的年死亡率为20.37/10万,在恶性肿瘤死亡顺位中占第2位,在城市中仅次于肺癌;农村中仅次于胃癌。HCC疗效不尽如人意的最主要原因是诊断较晚。70%~80%的HCC患者发现时已到晚期,不能进行有效的根治性治疗。由于血清甲胎蛋白(AFP)的临床应用和各种影像学技术的进步,特别是AFP和超声显像用于肝癌高危人群的监测,使肝癌能够在无症状和体征的亚临床期作出诊断,加之外科手术技术的成熟,以及各种局部治疗等非手术治疗方法的发展,使肝癌的预后较过去有了明显提高。但是，目前 HCC 总的治疗状况仍然是手术根治率低、复发率高、预后差。

二、病因

本病在世界任何地区都有发现，任何原因导致的慢性肝病都可能在肝癌发生和发展过程中起着重要的作用。流行病学和实验研究均表明病毒性肝炎与肝细胞癌的发生有着特定的关系，目前比较明确的与肝癌有关的病毒性肝炎有乙型肝炎和丙型肝炎。在我国，乙型肝炎与肝癌关系最为密切，90%的肝癌患者中有乙型肝炎病毒（HBV）感染背景。

（一）病毒性肝炎

1. 乙型肝炎病毒与肝癌

（1）肝细胞癌与 HBsAg 携带者的发生率相关，原发性肝癌高发的地区同时也是 HBsAg 携带率较高的地区。我国人群中 HBsAg 的携带率约为 10%，全国有 1.2 亿 HBV 携带者，每年尚有约 100 万新生儿因其母亲为携带者而感染 HBV；

（2）肝癌患者的慢性 HBV 感染的发生率明显高于对照人群；

（3）在有肝癌病史的家族中，其成员也多为 HBsAg 阳性慢性肝炎或肝硬化患者。说明除了可能的遗传因素外，HBV 感染仍是主要的致癌因素；

（4）分子生物学研究发现肝癌细胞的 DNA 中整合有 HBV-DNA 的碱基序列。HBV 的基因组为两条呈环状互补的 DNA 链。HBV-DNA 的基因组包含 S 区、X 基因、C 区及 P 基因。S 区编码 HBsAg，X 基因编码 HBxAg，C 区编码 HBcAg 及 HBeAg。HBV-DNA 整合到肝细胞的 DNA 后，可能通过与癌基因或（和）抑癌基因的相互作用，从而激活癌基因或（和）导致抑癌基因的失活而致癌。综上所述，HBV 感染是导致肝癌发生的重要因素。尽管有大量线索提示 HBV 与肝癌的关系密切，但是 HBV 导致肝癌发生的确切机制和过程仍不十分清楚。

2. 丙型肝炎病毒与肝癌

丙型肝炎与乙型肝炎相似，也可发生慢性肝炎和肝硬化，并在此基础上产生肝癌。我国肝癌患者的 HCV 感染率仍然较低，且其中有一部分为双重感染，提示 HCV 感染尚不是我国肝癌的主要病因。但近年来，与输血和使用生物制品有关的 HCV 感染有增多趋势，并可能导致某些 HBsAg 阴性肝癌的发生，因此对 HCV 的预防和诊治不容忽视。

（二）黄曲霉毒素

黄曲霉毒素（AF）与肝癌的关系在动物实验中已得到证实，黄曲霉毒素中以黄曲霉毒素 B1 的肝毒性最高。其与人类肝癌的关系主要来自流行病学的证据，流行病调查发现黄曲霉毒素污染地区居民肝癌的发病率较其他地区为高。黄曲霉毒素在肝内很快转化为具有活性的物质，其代谢产物被认为是一种环氧化物，可与 DNA 分子的鸟嘌呤碱基在 N7 位共价键结合，干扰 DNA 的正常转录。

（三）环境因素

在我国肝癌高发的江苏启东、广西扶绥、上海南汇等地的流行病学调查表明，饮用池塘水人群的肝癌发病率高，饮用深井水、河水人群的肝癌发病率低，这可能与池塘水受蓝绿藻产生的微囊藻毒素污染有关。高发地区水土中硝酸盐及亚硝酸盐的含量较高，水源中铜、锌、镍含量高，钼含量较低。在启东发现肝癌的发病率与土壤及农作物中缺硒有关，美国也曾报道肝癌的发病率与环境中的硒含量呈负相关，这些微量元素与肝癌的关系尚待进一步研究。

三、临床表现

（一）原发性肝癌

1. 症状

早期肝癌症状无特异性，中晚期肝癌的症状则较多，常见的临床表现有肝区疼痛、腹胀、食欲缺乏、乏力、消瘦，进行性肝大或腹上区包块等；部分患者有低热、黄疸、腹泻、上消化道出血症状；肝癌破裂后出现急腹症表现等。也有症状不明显或仅表现为转移灶的症状。

2. 体征

早期肝癌常无明显阳性体征或仅类似肝硬化体征。中晚期肝癌通常出现肝脏肿大、黄疸、腹腔积液等体征。此外，合并肝硬化者常有肝掌、蜘蛛痣、男性乳腺增大、下肢水肿等。发生肝外转移时可出现各转移部位相应的体征。

3. 并发症

常见的并发症有上消化道出血、肝癌破裂出血、肝肾衰竭等。

（二）继发性肝癌

1. 原发肿瘤的临床表现

原发肿瘤主要见于无肝病病史的患者，肝脏转移尚属早期，未出现相应症状，而原发肿瘤症状明显多属中晚期。此类患者的继发性肝癌多在原发治疗的检查、随访中发现。

2. 继发性肝癌的临床表现

继发性肝癌患者多主诉上腹或肝区闷胀不适或隐痛，随着病情发展，患者出现乏力、食欲差、消瘦或发热等。体检时在中腹上区可扪及肿大的肝脏，或质地坚硬、有触痛的硬结节，晚期患者可出现贫血、黄疸和腹腔积液等。此类患者的临床表现类似于原发性肝癌，但一般发展相对缓慢，程度也相对较轻，多在做肝脏各种检查时疑及转移可能，进一步检查或在手术探查时发现原发肿瘤。部分患者经多种检查无法找到原发癌灶。

3. 既有原发肿瘤，也有继发性肝癌的临床表现

既有原发肿瘤，也有继发性肝癌的主要见于原发肿瘤及肝脏转移癌均已非早期，患者除肝脏的类似于原发性肝癌的症状、体征外，同时有原发肿瘤引起的临床表现，如结、直肠癌肝转移时可同时伴有排便习惯、粪便性状的改变以及便血等。

四、辅助检查

（一）原发性肝癌实验室检查

1. 肝癌血清标志物检测

（1）血清甲胎蛋白（AFP）测定：对诊断本病有相对的特异性。放射免疫法测定持续血清 AFP≥400μg/L，并能排除妊娠、活动性肝病等，即可考虑肝癌的诊断。临床上约30%的肝癌患者 AFP 为阴性。如同时检测 AFP 异质体，可使阳性率明显提高；

（2）血液酶学及其他肿瘤标志物检查：肝癌患者血清中 γ-谷氨酰转肽酶（γ-ggT）及其同工酶、异常凝血酶原、碱性磷酸酶、乳酸脱氢酶同工酶可高于正常，但缺乏特异性。

2. 影像学检查

（1）超声检查：可显示肿瘤的大小、形态、所在部位以及肝静脉或门静脉内有无癌栓，其诊断符合率可达90%；

（2）CT 检查：具有较高的分辨率，对肝癌的诊断符合率可达90%以上，可检出直径1.0 cm 左右的微小癌灶；

（3）MRI 检查：诊断价值与 CT 相仿，对良、恶性肝内占位性病变，特别与血管瘤的鉴别优于 CT；

（4）选择性腹腔动脉或肝动脉造影检查：对血管丰富的癌肿，其分辨率低限约1 cm，对<2.0 cm 的小肝癌，其阳性率可达90%；

（5）肝穿刺行针吸细胞学检查：在 B 型超声导引下行细针穿刺，有助于提高阳性率。

（二）继发性肝癌

大多数继发性肝癌患者肿瘤标志物在正常范围内，但少数来自胃、食管、胰腺及卵巢的肝转移癌则可有 AFP 的升高。有症状者多伴有 ALP、ggT 升高。癌胚抗原 CEA 升高有助于肝转移癌的诊断，结直肠癌肝转移时 CEA 阳性率高达60%~70%。选择性肝血管造影可发现直径1 cm 的病灶。选择性腹腔或肝动脉造影多显示为小血管型肿瘤；CT 表现为混合不匀等密度或低密度占位，典型的呈现"牛眼"征；MRI 检查肝转移癌常显示信号强度均匀、边清、多发，少数有"靶"征或"亮环"征。

五、诊断

原发性肝癌的临床病象极不典型，其症状一般多不明显，特别是在病程早期。通常5 cm 以下小肝癌约70%无症状，无症状的亚临床肝癌亦70%左右为小肝癌。症状一旦出现，说明肿瘤已经较大，其病势的进展则一般很迅速，通常在数周内即呈现恶病质，往往在几个月至1年内即衰竭死亡。临床病症主要是两个方面的病变：

（1）肝硬化的表现，如腹腔积液、侧支循环的发生，呕血及肢体的水肿等。

（2）肿瘤本身所产生的症状，如体重减轻、周身乏力、肝区疼痛及肝增大等。

原发性肝癌的并发症可由肝癌本身或并存的肝硬化引起。这些并发症往往也是导致或促使患者死亡的原因。

六、治疗

原发性肝癌是一种恶性程度高、浸润和转移性强的癌症，治疗首选手术。然而，多数患者就诊时已是中晚期，只能接受介入、消融、放疗、化疗等非手术治疗。以索拉非尼为代表的分子靶向药物的出现，为这类患者提供了新选择。原发性肝癌的治疗以根治性切除疗效较好；对不能切除的肝癌，可通过手术或非手术的综合疗法，使肿瘤缩小后再行二期或两步切除，抑或达到减缓肿瘤发展，延长生存期的目的；某些类型的小肝癌可以通过各种非手术方法的局部治疗而达到治愈的目的；晚期患者无法耐受各种治疗时，应以保肝、改善全身状况及对症处理为主，以减轻痛苦，提高生活质量。对手术、化疗、放疗、中医中药、免疫治疗和其他支持疗法、对症处理等综合措施，要从整体出发，针对病情合理选用，才能达到提高疗效的目的。

根据肝癌的不同阶段酌情进行个体化综合治疗，是提高疗效的关键；治疗方法包括手术、肝动脉结扎、肝动脉化疗栓塞、射频、冷冻、激光、微波以及化疗和放射等方法。生物治疗、中医中药治疗肝癌也多有应用。

（一）手术治疗

手术是治疗肝癌的首选，也是最有效的方法。手术方法有根治性肝切除，姑息性肝切除等。

对不能切除的肝癌可根据具体情况，采用术中肝动脉结扎、肝动脉化疗栓塞、射频、冷冻、激光、微波等方法有一定的疗效。原发性肝癌也是行肝移植手术的指征之一。

（二）化学药物治疗

经剖腹探查发现癌肿不能切除，或作为肿瘤姑息切除的后续治疗者，可采用肝动脉或（和）门静脉置泵（皮下埋藏灌注装置）作区域化疗栓塞；对估计手术不能切除者，也可行放射介入治疗，经股动脉作选择性插管至肝动脉，注入栓塞剂（常用如碘化油）和抗癌药行化疗栓塞，部分患者可因此获得手术切除的机会。

（三）放射治疗

对一般情况较好，肝功能尚好，不伴有肝硬化，无黄疸、腹腔积液、脾功能亢进和食管静脉曲张，癌肿较局限，尚无远处转移而又不适于手术切除或手术后复发者，可采用以放射为主的综合治疗方法。放射治疗分为外放射治疗和内放射治疗。外放射治疗包括立体定向放疗、三维适形放疗、调强放疗、图像引导放疗。

（四）生物治疗

生物治疗常用的有免疫核糖核酸、干扰素、白细胞介素-2、胸腺素等，可与化疗联合应用。

（五）中医中药治疗

中医采取辨证施治、攻补兼施的方法，常与其他疗法配合应用，以提高机体抗病能力，改善全身症状，减轻化疗、放疗不良反应。

七、预后

原发性肝癌是一种进展较快的恶性肿瘤；一般症状出现至死亡时间平均为 3~6 个月，少数病例在出现症状后不到 3 个月死亡，也有个别病例生存 1 年以上。其预后与临床类型和病理类型有直接关系。一般临床病型中单纯型预后最好，硬化型次之，炎症型最差。换言之，临床有明显肝硬化者预后较差，如肝功能有严重损害者预后更差。癌细胞分化程度越好其预后越好，单结节、小肝癌、包膜完整、无癌栓或癌细胞周围有大量淋巴细胞浸润者，预后较好；行根治性切除、术后 AFP 降至正常值者，预后也好。总之，决定肝癌预后的主要因素是肿瘤的生物学特性和宿主的抗病能力，这两方面均随着病程的发展而有所变化。因此，如能对原发性肝癌进行早期发现、早期诊断和早期治疗，一定会进一步改善肝癌的预后。对于合并严重肝硬化的小肝癌，采用局部根治性切除代替传统的肝叶切除可有效地提高手术切除率、降低手术死亡率，取得较好的远期疗效。术后利用 AFP 和 B 超长期随访，以发现早期的肝癌复发灶，及时采取有效的治疗措施，延长患者的生存期。采用动脉化疗栓塞等治疗方法，使肿瘤缩小后再行二期切除。手术治疗、化疗、放疗、中医治疗、免疫生物治疗相结合的综合治疗模式可以延长患者的生存期。尽管如此，但目前还存在很多问题，如原发性肝癌发病原因还不清楚；缺乏有效的预防措施；AFP 阴性小肝癌的早期诊断还没有完全解决；合并肝硬化和多中心发生肝癌尚无很好的治疗办法；术后复发率还很高，远期疗效仍不满意；目前还没有发现对患者全身反应小而对肝癌有特效作用的药物；综合疗法如何科学合理应用、肝癌侵犯血管导致肝内播散等。这些问题都影响着肝癌的预后，有待尽快研究解决。

第七节 肝内胆管癌

一、概述

肝内胆管癌（iCCA）又称周围胆管癌，是仅次于 HCC 的第二常见的原发性肝癌。肿瘤来源于周围肝内胆管，这将其与来源于肝门部胆管的肿瘤及来源于胆总管的胆管上皮癌区分开来。

iCCA 总体预后欠佳。有时不惜一切代价行手术切除是其唯一的治疗选择。然而，最近一个特殊的临床分期系统的应用证明了化疗有效，并能显著提高治疗效果。

二、病因

既往认为胆管癌的危险因素包括慢性胆道炎症，如原发性硬化性胆管炎、慢性胆总管结石、肝内胆管结石、胆道寄生虫感染、Caroli 病和胆管囊肿。然而，大部分（≥95%）iCCA 患者找不到存在这些危险因素的证据。亚洲的部分地区除外，尤其是泰国的西北部，因为那里肝吸虫感染相当普遍。

目前出现了新的危险因素，包括慢性非乙醇性肝病、HBV 感染、HCV 感染、糖尿病和代谢综合征。然而，和 HCC 不同的是，大部分 iCCA 患者没有肝基础疾病的背景。从外科手术情况来看，75%的患者肝组织正常，16%的患者并发有慢性肝炎或肝纤维化，9%的患者存在肝硬化。

三、临床表现

一般来说，iCCA 由于早期很长一段时间内临床表现不典型，而导致其在明确诊断时处于进展期。一旦出现腹痛、全身乏力、盗汗、呕吐和体重下降等症状时，往往已经无法行手术切除。

典型的 iCCA 发病年龄多在 55~75 岁，男女发病率相同。肝功能检查是非特异性的，尽管肝酶升高（尤其是 γ-谷氨酰转肽酶）可能是部分患者早期唯一的表现。虽然 iCCA 不包括起源于左右肝管汇合处及一级胆管的肿瘤，但是当肿瘤压迫或侵犯左、右肝管汇合处时，仍有可能出现黄疸。

iCCA 缺乏敏感性和特异性的血清学标志物。15%的患者会出现癌胚抗原（CEA）>20 ng/mL，40%的患者出现糖类抗原 19-9（CA19-9）>300 U/mL，仅 6%的患者出现 AFP>200 ng/mL。

四、辅助检查

肿块型 iCCA 的主要特点是富含纤维的肿瘤，因此在动脉期无明显强化，而在后期出现延迟强化。

这种现象在 CT 及 MRI 上均可以观察到。在 MRI 方面，T1WI 上表现为低信号，T2WI 上表现为中度到明显的高信号。典型的肿瘤病灶较大，无包膜，具有异质性。这些特点和与其毗邻的门静脉狭窄及肝萎缩有关。随着肿瘤的生长，其周围区域经常会出现卫星病灶，随后播散至对侧肝叶。如果肿瘤病灶较表浅，这些卫星灶在影像学上可能无法显示。iCCA 极易发生淋巴结转移（常规行淋巴结清扫的患者中多达 40%出现淋巴结转移），但是通过影像学预测敏感性仅有 50%，特异性仅有 75%。

五、诊断

iCCA 的主要鉴别诊断是肝其他的含有纤维成分的肿瘤，尤其是来源于结直肠的转移性肝癌。这两种肿瘤在影像学上很容易混淆，难以区分。诊断依靠肝组织活检，免疫组化显示其为胆道表型（CK7 阳性，CK20 阴性）。相反，结直肠癌肝转移免疫组化显示为 CK7 阴性，而 CK20 阳性。

六、治疗

外科手术切除是唯一有可能治愈的手段。和 HCC 不同，iCCA 目前不适合行肝移植。由于确诊时肿瘤往往处于进展期，加上其没有清晰的边缘，偶尔侵犯门静脉或肝静脉的主要分支，使手术切除范围往往较大。为了获得完整切除，75%~80%的患者需行肝大部分切除术，30%的患者需行肝尾状叶切除术，20%的患者需行胆总管切除术。这与术后死亡率有重要关系，估计达 6%，比结直肠癌肝转移行外科手术切除的手术死亡率高，几乎与 HCC 手术切除死亡率相同，尽管 iCCA 患者一般不并发慢性基础肝病。

尽管术前已经进行了充分的影像学评估，以排除根治性手术的禁忌证，但是仍有很大的风险（20%~30%）。目前已开始提倡行分期腹腔镜手术，但是仍有很高的假阴性率，因此术前就应告知患者存在这种可能。而且，行手术切除的患者有将近25%为R1或R2切除。R2切除的生存率与非手术治疗的患者生存率相当，甚至更差。R1切除的中位生存时间为12个月，3年生存率为0。

根据过去10年内已经发表的文献报道，iCCA手术切除后1、3、5年生存率分别为67%、38%和27%。很少有生存时间达5年以上的报道。对术后生存率影响最大的因素是淋巴结转移和R1切除。管腔内生长型iCCA较少见，但长期预后较好。管周浸润型iCCA预后较肿块型差，因为其容易沿着glisson鞘播散，而且淋巴结转移率较高。

目前很少有证据证明在过去10年中这些指标有所改善。然而，最近有研究显示，对于不可切除的iCCA患者行系统化疗可能有益，即辅助化疗或（和）新辅助化疗后增加了患者行手术治疗的机会。

第八节 结直肠癌肝转移

一、概述

结直肠癌是最常见的胃肠道恶性肿瘤和西方社会第二大常见的癌症死亡原因。全世界每年有120万新发病例，并有608000人因此死亡。肝通常是结直肠癌转移的第一站，30%~40%的晚期患者的肝可能是唯一转移部位。初次诊断结直肠癌时，20%~25%的患者已经可以检测到肝转移。另有40%~50%的患者则常在原发灶成功切除后的3年内随访中发生肝转移。

未经治疗的结直肠癌肝转移（CRLMs）患者的中位生存期因疾病的临床表现而有差异，但一般只有6~8个月。单个肝叶内的孤立转移灶或者转移个数较少的患者，预后最好。然而，即便是预后最好的情况，也极少能不经治疗而存活5年。手术是CRLMs唯一可能的治愈措施。通常，只有10%~20%的患者能接受根治性切除术，而其他患者则接受保守对症治疗。

此处将着重介绍近年来结直肠癌治疗策略的转变。这些转变显著提高了能够接受根治性治疗患者的比例，包括改良的术前分期和患者筛选、手术切除的新标准、创新的手术方法、现代系统性化疗的应用、消融治疗的使用，并强调本病的多学科协作治疗。

二、术前分期

一经发现结直肠癌肝转移后，建议患者在进行任何化疗计划前先接受全面的分期，并且其分期评估及治疗计划应由一支多学科专家队伍协商制订。单一影像学技术运用于术前分期各有利弊，但目前对影像学技术的最优选择和采用的顺序已有共识。在结直肠癌肝转移中，影像学技术通常是互补的，且常采用多种影像学检查方式。

（一）计算机断层扫描（CT）

CT是所有患者诊断肝转移瘤的标准检查。应常规使用静脉注射碘对比剂。通过对比剂在肝循环的不同时期，肝病灶强化特征不同来协助肝脏病变的诊断。在门静脉期，正常肝实质通常明显强化而肝转移灶（转移灶以肝动脉供血为主）表现为相对低密度的乏血供病灶。

较小的肝转移灶，动脉期显像可见微弱的边缘强化。延迟期显像在注射对比剂 4~5 min 后观察。延迟期显像有助于鉴别转移瘤与肝良性病变，特别是血管瘤。虽然 CT 是一种标准检查，但它也有局限性，包括辐射剂量较高以及对小于 1 cm 病灶的检测和分辨敏感度低。

（二）磁共振成像（MRI）

MRI 是一种检测和分辨肝脏病变的高效成像方式，不需要电离辐射即可很好地区别病灶与肝组织。典型的 CRLMs 在 T1 加权成像表现低信号，并在脂肪抑制 T2 加权成像表现为中等强度信号。最常用的 MRI 对比剂钆，其功能类似于在 CT 检查中所使用的碘对比剂。肝特异性对比剂，如超顺磁性氧化铁、钆塞酸和锰福地吡三钠不会被结直肠癌肝转移病灶摄取，所以有助于 CRLMs 的检测。这些对比剂对于分辨小的病灶或者其他影像学检查方式难以确定的肝脏病变有特殊价值。

虽然 MRI 的优点显而易见，但也有一些局限性。MRI 对于检测腹膜和胸部的肝外病变灵敏度较低，并且比增强 CT 要花费更长的时间。MRI 还有一些禁忌证，包括植入心脏起搏器、植入式心脏除颤器、人工耳蜗植入和有金属异物的患者。然而，它可以安全地用于对碘对比剂过敏的患者。

（三）正电子发射断层成像（PET）

PET 已成为评估 CRLMs 的重要诊断工具。结直肠癌病灶通常代谢活跃，因此其葡萄糖摄取要高于癌旁的正常组织。此检测手段，特别是联合 CT 检测时，具有较高的敏感性。PET-CT 通常用于 CRLMs 的术前评估，通过检测是否存在不可切除的肝外病灶来排除手术禁忌。有时 PET-CT 难以鉴别恶性病灶与感染或手术引起的炎症等代谢活跃的非肿瘤性组织。黏液性结直肠癌病灶因为葡萄糖摄取降低，有时也难以通过 PET-CT 来诊断。此外，PET-CT 的劣势还包括其高昂的费用及对于小于 1 cm 的病灶的敏感性较低。

（四）经腹腔镜肿瘤分期

因为放射学的进步和手术切除标准的变化，经腹腔镜分期的作用已经发生了改变。然而，经腹腔镜分期可能有助于诊断常规放射技术难以发现的不可切除的腹膜病灶。

腹腔镜诊断不可切除病灶的概率为 6%~36%。6%~16% 的患者因为既往手术形成粘连，而不能进行经腹腔镜分期。一项研究表明，经腹腔镜分期对于临床风险评分（CRS）较高的患者有更大的价值。CRS 评分范围为 0~5 分，基于以下指标：原发肿瘤淋巴结阳性，肝切除术前癌胚抗原（CEA）大于 200 ng/mL，肝肿瘤多于 1 个，肝肿瘤直径大于 5 cm 和无瘤间歇期短于 1 年。Memorial Sloan-Kettering 癌症中心的一项研究表明，CRS 评分 0~1 分的患者中，只有 4% 是不可切除的，并且没有一个在术前腹腔镜被确定为不可切除；评分为 2~3 分的患者中，21% 的病灶是不可切除的，而且其中只有一半是被腹腔镜发现的（11% 的概率）；概率最高的在评分为 4~5 分组，腹腔镜的诊断率是 24%。

随着影像学的研究进展和可切除病灶概念的不断扩大，经腹腔镜分期的价值已较之前降低，因此即使在部分高危个体的诊断中，经腹腔镜分期有一定作用，但对全体患者常规使用是不合理的。

三、心肺运动试验

传统上，选择手术患者的标准一直围绕其病灶能否被切除。近期，关于哪些患者的手术风险更高成了研究热点。无论在健康受损,还是既往未知的心肺并发症方面,心肺运动试验(CPET)已被证实有助于量化患者接受大型肝胆外科手术的风险。鉴于已知大于70岁的患者手术风险明显增高,并且确诊结直肠癌的患者中50%都超过70岁,这项检查对于选择合适的患者接受肝切除术具有一定的作用。

四、手术治疗

如果CRLMs是可手术切除的,患者的5年预期存活率有望达到40%~50%,10年预期存活率可达24%。只要适合切除,年龄并不是手术障碍。过去认为肝转移灶切除术只适用于1~3个局限于单叶的病灶,倾向于原发肿瘤切除术后12个月施行,且需保证切缘1 cm内为正常肝组织,患者无肝门淋巴结肿大或肝外病变。

最近,临床经验已证实,超出标准的患者在肝转移灶切除术后也可能获得长期存活。目前,切除标准是基于肝转移病灶可否实现肉眼上的完整切除。可切除性不再仅由病灶是否可切除来决定,而取之于切除后预期残肝是否可代偿。

五、提高切除率的手术方式

采用多种治疗方式使患者原本不可切除的病变可以采用手术切除。

(一) 门静脉栓塞术

门静脉栓塞术(PVE)可使要切除的肝组织萎缩,而剩余肝肥大增生(即增加预期残肝体积),从而达到避免切除后肝功能不全、肝功能衰竭和死亡的目的。一项纳入1088例患者的meta分析证实,该技术显著增加FLR,从而使更多的患者可以接受手术切除。PVE术后患者无死亡,并发症发生率为2.2%。PVE后,930例患者(85%)接受了剖腹手术。其中158例患者(17%)未行切除术,131例因FLR增生不足,另外27例则因肿瘤进展无法切除。

虽然对安全残肝体积的标准暂无统一意见,但是建议正常肝患者至少应保留20%~25%,新辅助化疗后至少应保留30%,慢性肝病存在时至少应保留40%。当联合新辅助化疗时,PVE也是安全的。

(二) 二期肝切除术

二期肝切除是指一期切除部分病灶,残余肝增生后再次行肝切除术,适用于左、右半肝均存在较大病灶,如一期切除所有病变肝叶将会导致肝功能衰竭的患者。第一期手术包括切除预期残肝上的转移瘤和PVE(或者术中结扎门静脉),待一段时间肝细胞再生并且预期残肝增大,期间同时可行全身化疗。第二期在2~3个月后施行,行扩大肝切除以去除残留病灶。据大宗案例报道,接受二期肝切除的患者1年和3年存活率分别为70.0%和54.4%,33例患者中有25例可以行两阶段肝切除。术中无患者死亡,一期和二期肝切除后的术后并发症发生率分别为15.1%和56.0%。

(三) 再次肝切除术

结直肠癌肝转移患者行再次肝切除术是安全的,可使患者生存获益。一篇纳入21个研究,涵盖3741例患者的meta分析显示,接受一次肝切除与接受多次肝切除术的患者围术期并发症发生率、死亡率及远期存活率无明显差异。一项针对1706例接受多次肝切除的

CRLMs 患者的研究显示，虽然 5 年生存率从第一次肝切除后的 47.1%下降至第三次或第四次肝切除后的 23.8%，但是第三次和第四次肝切除术后并发症发生率和死亡率是相近的。

（四）极限肝切除术

累及肝血管肿瘤的切除术包括门静脉的切除与重建、肝动脉的切除与重建（或行门静脉动脉化作为替代）。通过使用全肝血流阻断、原位低温灌注和离体肝切除术等手术技术，累及下腔静脉或 3 条肝静脉的病灶也可行手术切除。上述技术虽然是目前可行的前沿技术，但存在较高的并发症发生率和死亡率。即便如此，这种积极的手术技术或许给病灶累及下腔静脉的患者带来了希望，非肝切除治疗此类患者的预后往往极差。

六、肝外结直肠癌病变

肝外结直肠癌转移，如肿瘤直接侵袭膈肌、癌灶肾上腺转移和肺转移，仍有根治性切除的可能。据报道，结直肠癌肺转移灶切除与肝切除后的长期存活率几乎相同，多数报道显示 5 年生存率为 40%~50%，手术并发症发生率及死亡率也均较低。近期更多报道指出，接受肺转移灶切除患者 5 年生存率接近 70%，并且多次肺转移灶切除患者均可受益，一次肺转移灶切除后的 5 年生存率可达 42%。

其他对存在肝外转移灶患者行肝切除的观察报道证实，并发局限的肝外转移灶如腹膜、肝蒂淋巴结、主动脉旁腔静脉旁淋巴结、卵巢和骨转移的患者行病灶切除术也有一定作用。并发局限的腹膜及肝蒂淋巴结转移病灶行手术治疗患者术后 5 年生存率分别为 27% 和 26%。伴有主动脉旁腔静脉旁淋巴结转移患者的术后长期存活率差，5 年生存率仅为 7%。

七、CRLMs 的化学治疗

（一）药物

最近 10 年，转移性结直肠癌患者的总生存时间（OS）得到大幅度延长，反映了该病化学药物治疗的不断发展。2000 年以前，唯一有效的治疗药物只有 5-氟尿嘧啶（5-FU）。随着细胞毒性药物奥沙利铂和伊立替康的问世，双药联合方案已被作为标准方案。过去 5 年间，晚期结直肠癌治疗的最重大进展是靶向细胞外受体的单克隆抗体的应用。表皮生长因子受体（EgFR）是一种跨膜糖蛋白，它具有酪氨酸激酶活性，激活下游的信号传导通路，参与肿瘤生长所必需的多种生物过程。西妥昔单抗是重组人/鼠嵌合抗体，能特异性结合人 EgFR 的胞外结构域，从而抑制该通路。目前认为，下游 KRAS 原癌基因存在突变的患者对西妥昔单抗耐药，因此，开始治疗前应常规行 KRAS 基因检测。对该信号通路的进一步研究识别了一些常见的下游效应物（包括 BRAF、NRAS 和 PIK3CA），它们也可导致抗 EgFR 治疗产生耐药。

血管内皮生长因子（VEgF）是促血管和抑血管生成因子之间动态平衡的最重要的调节因子之一，其所在通路调节血管增生和增加微血管通透性，这是肿瘤生长和转移的关键。贝伐单抗是针对血管内皮生长因子受体的一种人源化单克隆抗体。可能的机制包括抑制血管生长、引起异常肿瘤血管退化和使肿瘤灌注正常化。

（二）明确 CRLMs 的化疗目的

在过去的 15 年，晚期结直肠癌的化疗模式已经发生了转变。此前，不能切除病灶的患者做化疗仅仅为了延长生命。然而人们目前已逐渐意识到，部分患者的不可切除病灶经过化疗后能够转化为可切除病灶。这种治疗通常被称为"诱导"化疗或"转化"化疗。

与之相比，围术期化疗是为了减少可能存在的隐匿病灶。这种治疗被称为"（真）新辅助"和"辅助"治疗。当涉及解释化疗的目的时，对治疗正确命名是极其重要的。

1. 转化/诱导化疗

初始不可切除的病灶化疗后，手术切除率有很大差异，新的化疗方案可达到接近60%的转化率。尝试将不可切除病灶转化为可切除病灶是极具价值的。经过系统性化疗，病灶转化为可切除的患者其5年生存率与初始诊断病灶即可切除的患者相当。已经知道化疗有效率与手术切除率有关，因此，对于仅有不可切除的肝转移病灶的患者应选择最积极的治疗方案，以提供最大机会使其转化为潜在可切除的病例。

英国国家卫生与临床技术优化研究所（NICE）目前建议使用5-FU、亚叶酸和奥沙利铂为基础的方案（FOLFOX），作为所有病灶不可切除患者的一线治疗，以伊立替康为基础的方案（FOLFIRI）作为一线治疗失败后的二线治疗。一个Ⅲ期随机对照试验对比了强化三药联合方案FOLFOXIRI和单独FOLFIRI方案。病灶局限于肝内的患者使用FOLFOXIRI方案后的有效率更高，再次手术切除率达36%，而标准FOLFIRI治疗后切除率为12%（P=0.017）。然而强化方案的毒性明显增加，因此双药联合方案仍是一线治疗方案。

越来越多的证据表明，联合靶向药物可使细胞毒性药物治疗如虎添翼。

2. 围术期化疗

辅助和新辅助化疗在可切除转移性结直肠癌治疗中的确切作用仍然是一个有争议的话题。尽管仍有争议，但专家的共识是，多数结直肠癌肝转移患者不论其初始可切除性，都应接受围术期化疗。因为化疗理论上可以清除微小病灶，而且可以了解患者肿瘤的生物学特性，如在化疗中进展往往意味着较差的生物学行为，以及缩小病灶范围，提高手术切除的机会。

（三）化疗的病理缓解率预测远期疗效

目前认为，化疗后具有较好的病理缓解率的患者有更长的生存期。接受FOLFOX或FOLFIRI方案治疗的患者只有9%在化疗后获得病理学完全缓解（术后病检不存在活的肿瘤细胞），但这部分患者相应的5年生存率达到75%。他们发现获得病理学完全缓解的患者5年生存率为76%，而没有获得病理学完全缓解的患者为45%。这组筛选出的病理学完全缓解的患者与Ⅲ期和高危Ⅱ期高结直肠癌患者，即未出现转移的结直肠癌患者，有着相似的生存率。

病理学完全缓解是新一代化疗方案令人印象深刻的治疗效果。虽然这是肿瘤治疗的理想状态，但它一定程度上造成了外科手术的困难。影像学的完全缓解与病理学完全缓解两者的关系尚不明确，临床表现影像学完全缓解的病灶中大约80%含残留病灶。试图找到已经消失的病灶是非常困难的，这会导致外科医师只能依据末次已知病灶部位对患者进行盲目的切除。病灶消失所造成的困难更突出了手术与化疗策略相结合以规划肿瘤治疗的重要性，以及任何治疗介入的时机问题。发展病理学缓解的术前影像学评估变得越来越重要，因为这将决定哪些患者适用"观察和等待"的治疗策略。

（四）化疗相关的肝毒性

辅助治疗的应用增多也增加了化疗相关肝毒性的发生率。奥沙利铂与肝窦阻塞综合征相关，特点是肝质脆、充血和肿胀，而伊立替康治疗的患者会出现脂肪浸润和瘢痕形成（脂肪肝）。在给予 FOLFIRI 方案中位治疗 16 周后，20.2% 的患者出现肝毒性，而未化疗患者的出现概率为 4.4%。随着越来越多准备手术的患者出现化疗相关肝毒性，其对手术预后的影响也日益成为研究热点。

对比首选手术和手术联合围术期 FOLFOX 方案两组患者，结果表明化疗联合手术组轻度并发症发生率较高。其他团队也报告了类似的结果，并且现在把化疗相关性脂肪肝作为肝切除的禁忌证。

研究显示术后并发症与新辅助化疗的持续时间有关。那些接受化疗超过 6 周期的患者术后并发症发生率更高。然而，这种风险的增加是可逆的。Welsh 等报道，停止化疗和切除间隔分别为 9~12 周、5~8 周及 4 周乃至更短时间的患者，并发症发生率分别为 2.6%、5.5% 和 11%，强调需要肿瘤内科和肿瘤外科专家密切合作，以确保任何干预措施的最佳时机。

以挽救生命为目标的化疗经常会引起肝功能损伤，因此需要研究并解释这一损伤的发病机制，发现更好的术前预测方法，用于化疗方案的个体化制订。目前，对于接受术前系统性化疗的患者，为弥补受损的肝功能，谨慎起见，建议切除后预期残肝至少需要 30%。现代生物学治疗对手术并发症和死亡率的影响还需要进一步研究，虽然前期研究确实表明术前治疗是安全的。

八、肝靶向治疗

（一）肝动脉灌注化疗

肝门静脉血流供应肝实质而动脉血流供应转移灶的血供特点，促使产生了只输注肝的化疗理念，从而增加转移灶暴露于药物作用同时减少全身用量及非靶向性不良反应。最初，研究兴趣集中在肝动脉灌注化疗（HAIC）作为全身化疗的替代。在剖腹手术中行肝动脉插管，通过导管用微量泵灌注化疗药物。没有证据支持 HAIC 可代替全身化疗在不可切除结直肠癌肝转移中的治疗作用。目前，研究热点集中于使用 HAIC 联合全身化疗来使药物对肝主要病灶的效应最大化。

（二）药物洗脱微球 TACE

药物洗脱微球（DEB）是由聚乙烯醇（PVA）水凝胶制备的载有药物（通常是伊立替康）的可压缩微球。药物洗脱微球 TACE（DEB-TACE）比简单给药的 HAIC 具有理论上的优势（结合化疗和栓塞）。约 10% 的患者出现常见的不良反应，包括栓塞后综合征，其特点是腹痛、发热及肝功能检查的一过性升高。

（三）选择性体内放疗

选择性体内放疗（SIRT）是经由肝内动脉植入含钇-90（90Y）的微球给予的放射治疗。90Y 是绑定在树脂微球，经由动脉栓塞选择性地呈递至肿瘤的一种高能量的发射 β 粒子的放射性核素。因为 90Y 的半衰期是 2.67 天，94% 的辐射剂量在治疗后 11 天内发出。

对于特定患者，放疗栓塞能使肝转移灶降级，而使包括消融在内的进一步治疗成为可能。对于难治性 CRLMs 患者也有令人鼓舞的结果报道。多达 1/3 的患者出现 SIRT 的并发症，包括短暂腹痛、发热、嗜睡和恶心。胃十二指肠溃疡已有报道，并且能通过细致的操作避免 Y-90 微球反流进入胃肠血管而避免。

对比不可切除的单纯肝或者肝为主病灶的结直肠癌患者，使用全身 FOLFOX 化疗联合或不联合 SIRT 治疗的Ⅲ期随机 FOXFIRE 试验正在招募，该研究将有助于阐明 SIRT 在 CRLMs 诊治中的作用。

（四）CRLMs 的消融治疗

消融治疗有多种形式。由于并发症的高发生率或疗效欠佳，冷冻疗法、激光热疗和乙醇注射正在逐步减少。与过去的消融技术相比，射频消融（RFA）和微波消融（MWA）有显著优势并且越来越普及。然而，相比于手术，消融治疗的确切作用仍不够清楚。最近，美国临床肿瘤学会（ASCO）指南强调了消融后总生存期和局部复发率的巨大差异，因缺乏充足的数据支持，建议仍将手术切除作为可切除病灶的治疗方式金标准。

尽管有这些顾虑，但是消融作为切除的辅助手段还是有一定作用的。转移灶体积小，但患者不适合接受肝切除时应考虑消融。此外，肝转移较局限，但是没有足够的肝体积进行切除的患者也应考虑。

消融联合全身化疗治疗不可切除的肝病成为研究热点。EORTC 40004（CLOCC）试验对比全身化疗与化疗联合 RFA 治疗不可切除的转移性结直肠癌肝转移的初步结果提示，联合治疗组更具有优势。这项试验的最终结果令人期待。

（五）射频消融

RFA 是最广泛使用的消融技术，它依赖直流输电通过组织以产生热能，从而达到病灶消融目的。病灶大小增加导致对电流的抗性指数增加，因而限制了有效消融区的大小，故病灶大于 3 cm 的患者局部复发和生存期缩短的风险增加。

（六）微波消融

MWA 是为了克服一些 RFA 的局限性而设计的。电磁波不需要直接的电流传导即可使组织内水分子振荡，从而产生摩擦和热能引起细胞死亡。MWA 提供更高的瘤内温度、更大的肿瘤消融体积和更快的消融时间，以及无论组织类型和水分含量的统一消融体积，从而更好地预测消融体积。尽管如此，MWA 后报道的局部复发率为 5%~13%，且主要并发症发生率为 3%~16%。

对 CRLMs 诊治最新的重要进展是发现更高效、靶向性更强的细胞毒性药物及生物疗法。更好的治疗使更多最初不可切除的患者获得潜在根治性切除的机会。手术技术的提高使更多患者被纳入可切除范畴，消融、肝靶向疗法联合全身化疗和手术切除提供了更多治疗方式的选择。显而易见，CRLMs 的优化管理需要肿瘤内、外科专家的密切合作，以确保每个患者均获得最好的生物和技术治疗。

（沈海龙）

第二章 胆管外科疾病

第一节 胆囊炎

一、概述

胆囊炎是较常见的疾病,发病率较高。根据其临床表现和临床经过,又可分为急性和慢性两种类型,常与胆石症合并存在。右上腹剧痛或绞痛,多见于结石或寄生虫嵌顿梗阻胆囊颈部所致的急性胆囊炎,疼痛常突然发作,十分剧烈,或呈绞痛样。胆囊管非梗阻性急性胆囊炎发病时,右上腹疼痛一般不剧烈,多为持续性胀痛,随着胆囊炎症的进展,疼痛亦可加重,呈放射性,最常见的放射部位是右肩部和右肩胛骨下角等处。

二、病因

胆囊内结石突然梗阻或嵌顿胆囊管导致急性胆囊炎,胆囊管扭转、狭窄和胆道蛔虫或胆道肿瘤阻塞也可引起急性胆囊炎。此外,增龄老化过程中,胆囊壁逐渐变得肥厚或萎缩,收缩功能减退,造成胆汁淤滞、浓缩并形成胆酸盐;胆总管末端及Oddi括约肌变得松弛,容易发生逆行性感染;全身动脉粥样硬化,血液黏滞度增加可加重胆囊动脉缺血。胆囊管或胆囊颈梗阻后,胆囊内淤滞的胆汁浓缩形成胆酸盐,后者刺激胆囊黏膜引起化学性胆囊炎(早期);与此同时,胆汁潴留使胆囊内压力不断增高,膨胀的胆囊首先影响胆囊壁的静脉和淋巴回流,胆囊出现充血水肿,当胆囊内压>5.39 kPa($55 cmH_2O$)时,胆囊壁动脉血流阻断,胆囊发生缺血性损伤,缺血的胆囊容易继发细菌感染,加重胆囊炎进程,最终并发胆囊坏疽或穿孔。若胆囊管梗阻而没有胆囊壁的血液循环障碍和细菌感染,则发展为胆囊积液。近年的研究表明,磷脂酶A可因胆汁淤滞或结石嵌顿从损伤的胆囊黏膜上皮释放,使胆汁中卵磷脂水解成溶血卵磷脂,后者进而使黏膜上皮细胞的完整性发生变化引起急性胆囊炎。

三、临床表现

(一)急性胆囊炎

急性结石性胆囊炎的临床表现和急性无结石性胆囊炎基本相同。

1. 症状

(1)疼痛:右上腹剧痛或绞痛,多为结石或寄生虫嵌顿梗阻胆囊颈部所致的急性胆囊炎;疼痛常突然发作,十分剧烈,或呈现绞痛样,多发生在进食高脂食物后,多发生在夜间;右上腹一般性疼痛,见于胆囊管非梗阻性急性胆囊炎时,右上腹疼痛一般不剧烈,多为持续性胀痛,随着胆囊炎症的进展,疼痛亦可加重,呈放射性,最常见的放射部位是右肩部和右肩胛骨下角等处，系胆囊炎症刺激右膈神经末梢和腹壁周围神经所致；

（2）恶心、呕吐：最常见的症状，如恶心、呕吐顽固或频繁，可造成脱水、虚脱和电解质紊乱，多见于结石或蛔虫梗阻胆囊管时；

（3）畏寒、寒战、发热：轻型病例常有畏寒和低热；重型病例则可有寒战和高热，热度可达39℃以上，并可出现谵语、谵妄等精神症状；

（4）黄疸：较少见，如有黄疸一般程度较轻，表示感染经淋巴管蔓延到了肝脏，造成了肝损害，或炎症已侵犯胆总管。

2. 主要体征

腹部检查可见右腹上区及上腹中部腹肌紧张、压痛、反跳痛、Murphy 征阳性。伴胆囊积脓或胆囊周围脓肿者，于右上腹可扪及有压痛的包块或明显肿大的胆囊。当腹部压痛及腹肌紧张扩展到腹部其他区域或全腹时，则提示胆囊穿孔，或有急性腹膜炎。有15%～20%的患者因胆囊管周围性水肿、胆石压迫及胆囊周围炎造成肝脏损害，或炎症累及胆总管，造成 Oddi 括约肌痉挛和水肿，导致胆汁排出障碍，可出现轻度黄疸。如黄疸明显加深，则表示胆总管伴结石梗阻或并发胆总管炎的可能。严重病例可出现周围循环衰竭征象。血压常偏低，甚至可发生感染性休克，此种情况尤易见于化脓坏疽型重症病例时。

（二）慢性胆囊炎

1. 症状

持续性右上腹钝痛或不适感；有恶心、嗳气、反酸、腹胀和胃部灼热等消化不良症状；右下肩胛区疼痛；进食高脂或油腻食物后症状加重；病程长，病情经过有急性发作和缓解相交替的特点，急性发作时与急性胆囊炎症状同，缓解期有时可无任何症状。

2. 体征

胆囊区可有轻度压痛和叩击痛，但无反跳痛；胆汁淤积病例可扪及胀大的胆囊；急性发作时右上腹可有肌紧张，体温正常或有低热，偶可出现黄疸。胆囊压痛点在右腹直肌外缘与肋弓的交点，胸椎压痛点在8～10胸椎旁，右膈神经压痛点在颈部右侧胸锁乳突肌两下角之间。

四、辅助检查

（一）实验室检查

1. 血常规

急性胆囊炎时，白细胞计数轻度增高，中性粒细胞增多。如白细胞计数超过 $20×10^9/L$，并有核左移和中毒性颗粒，则可能是胆囊坏死或有穿孔等并发症发生。

2. 十二指肠引流

慢性胆囊炎时，如胆汁中黏液增多，白细胞成堆，细菌培养或寄生虫检查阳性，对诊断帮助很大。

(二) 其他辅助检查

1. 急性胆囊炎

(1) 超声检查：B 超发现胆囊肿大、壁厚、腔内胆汁黏稠等常可及时做出诊断；

(2) 放射线检查：腹平片具有诊断意义的阳性发现是：胆囊区结石；胆囊阴影扩大；胆囊壁钙化斑；胆囊腔内气体和液平。胆囊造影－口服法：胆囊一般不显影；静脉注射法，对急性胆囊炎有诊断意义；

(3) 放射性核素检查：对诊断急性胆囊炎的敏感性为 100%，特异性为 95%，具有诊断价值。

2. 慢性胆囊炎

(1) 超声检查：如发现胆囊结石，胆囊壁增厚、缩小或变形，有诊断意义；

(2) 腹部 X 线平片：如慢性胆囊炎，可发现胆结石、胀大的胆囊、胆囊钙化斑和胆囊乳状不透明阴影等；

(3) 胆囊造影：可发现胆结石、胆囊缩小或变形、胆囊浓缩及收缩功能不良、胆囊显影淡薄等慢性胆囊炎影像。当胆囊不显影时，如能除外系肝功能损害或肝脏代谢功能失常所致，则可能是慢性胆囊炎；

(4) 胆囊收缩素试验：如胆囊收缩幅度小于 50%，并出现胆绞痛，为阳性反应，表示为慢性胆囊炎；

(5) 纤维腹腔镜检查：直视下如发现肝脏和胀大的胆囊为绿色、绿褐色或绿黑色，则提示黄疸为肝外阻塞；如胆囊失去光滑、透亮和天蓝色的外观，变为灰白色，并有胆囊缩小和明显的粘连，以及胆囊变形等，则提示为慢性胆囊炎；

(6) 小剖腹探查：小剖腹探查是近年来新提倡的一种诊断疑难肝胆疾病及黄疸的方法，它既能对慢性胆囊炎做出明确诊断，又能了解肝脏的表现情况。

五、诊断

(一) 急性胆囊炎

(1) 多以食用油腻食物为诱因；

(2) 突发右上腹持续性剧烈疼痛伴阵发性加重，可向右肩胛部放射，常有恶心、呕吐、发热；

(3) 右上腹有压痛、肌紧张，墨菲征阳性，少数可见黄疸；

(4) 白细胞及中性粒细胞计数增高，血清黄疸指数和胆红素可能增高；

(5) B 超可见胆囊肿大，胆囊壁增厚或毛糙，囊内有浮动光点，伴有结石时可见结石影像；

(6) X 线检查：胆囊区腹部平片可有胆囊增大阴影。

(二) 慢性胆囊炎

(1) 持续性右上腹钝痛或不适感，或伴有右肩胛区疼痛；

(2) 有恶心、嗳气、反酸、腹胀和胃部灼热等消化不良症状，进食油腻食物后加重；

(3) 病程长，病情经过有急性发作和缓解交替的特点；

（4）胆囊区可有轻度压痛的叩击痛；
（5）胆汁中黏液增多，白细胞成堆，细菌培养阳性；
（6）B 超可见胆囊结石，胆囊壁增厚，胆囊缩小或变形；
（7）胆囊造影可见胆结石，胆囊缩小或变形，胆囊收缩功能不良，或胆囊显影淡薄等。

六、鉴别诊断

（一）急性胆囊炎

应与引起腹痛（特别是右上腹痛）的疾病进行鉴别，主要有急性胰腺炎、右下肺炎、急性膈胸膜炎、胸腹部带状疱疹早期、急性心肌梗死和急性阑尾炎等。

（二）慢性胆囊炎

应注意与消化性溃疡、慢性胃炎、胃消化不良、慢性病毒性肝炎、胃肠神经功能症和慢性泌尿道感染等相鉴别。慢性胆囊炎时，进食油腻食物后常有恶心和右上腹不适或疼痛加剧，此种情况在消化道疾病中少见。另外，可借助消化道钡餐造影、纤维胃镜、肝功能和尿液检查进行鉴别。

七、治疗

行胆囊切除术是急性胆囊炎的根本治疗。手术指征：
（1）胆囊坏疽及穿孔，并发弥漫性腹膜炎者；
（2）急性胆囊炎反复急性发作，诊断明确者；
（3）经积极内科治疗，病情继续发展并恶化者；
（4）无手术禁忌证，且能耐受手术者。慢性胆囊炎伴有胆石者，诊断一经确立，行胆囊切除术是一种合理的根本治法。如患者有心、肝、肺等严重疾病或全身情况不能耐受手术，可予内科治疗。

八、预后

急性胆囊炎的病死率为 5%~10%，几乎均为并发化脓性感染和合并有其他严重疾病者。急性胆囊炎并发局限性穿孔，可通过手术治疗取得满意的疗效；并发游离性穿孔，则预后较差，病死率高达 25%。

第二节　胆囊结石

一、概述

胆囊结石指原发于胆囊内的结石，其病变程度有轻有重，有的可无临床症状，即所谓的无症状胆囊结石或安静的胆囊结石；有的可引起胆绞痛或胆囊内、外的各种并发症。

从发病率来看，胆囊结石的发病在 20 岁以上便逐渐增高，45 岁左右达到高峰，女性多于男性，男女发病率之比为 1：（1.9~3）。儿童少见，但近年来发病年龄有儿童化的趋势。

二、病因

胆囊结石与多种因素有关。任何影响胆固醇与胆汁酸浓度比例改变和造成胆汁淤滞的因素都能导致结石形成。个别地区和种族的居民、女性激素、肥胖、妊娠、高脂肪饮食、长期肠外营养、糖尿病、高脂血症、胃切除或胃肠吻合手术后、回肠末端疾病和回肠切除术后、肝硬化、溶血性贫血等因素都可引起胆囊结石。在我国西北地区,胆囊结石发病率相对较高,可能与饮食习惯有关。

三、临床表现

大多数患者无症状,仅在体检时发现,称为静止性胆囊结石。部分患者的胆囊结石的典型症状为胆绞痛,表现为急性或慢性胆囊炎。

(一)胆绞痛

患者常在饱餐、进食油腻食物后或睡眠中体位改变时,由于胆囊收缩或结石移位加上迷走神经兴奋,结石嵌顿在胆囊壶腹部或颈部,胆囊排空受阻,胆囊内压力升高,胆囊强力收缩而引起绞痛。疼痛位于右上腹或腹上区,呈阵发性,或者持续疼痛阵发性加剧,可向右肩胛部和背部放射,可伴恶心、呕吐。部分患者因剧痛而不能准确说出疼痛部位。首次胆绞痛出现后,约70%的患者一年内会复发。

(二)右上腹隐痛

多数患者仅在进食过量、吃高脂食物、工作紧张或休息不好时感到腹上区或右上腹隐痛,或者有饱胀不适、嗳气、呃逆等,易被误诊为"胃病"。

(三)胆囊高积液

胆囊结石长期嵌顿或阻塞胆囊管但未合并感染时,胆囊黏膜吸收胆汁中的胆色素;分泌黏液性物质,形成胆囊积液;积液呈透明无色,又称为白胆汁。

(四)其他

(1)部分引起黄疸,较轻;

(2)小结石可通过胆囊管进入胆总管内成为胆总管结石;

(3)胆总管的结石通过Oddi括约肌嵌顿于壶腹部导致胰腺炎,称为胆源性胰腺炎;

(4)因结石压迫引起胆囊炎症并慢性穿孔,可造成胆囊十二指肠瘘或胆囊结肠瘘,大的结石通过瘘管进入肠道引起肠梗阻称为胆石性肠梗阻;

(5)结石及长期的炎症刺激可诱发胆囊癌。

(五)Mirizzi综合征

Mirizzi综合征是特殊类型的胆囊结石,由于胆囊管与肝总管伴行过长或者胆囊管与肝总管汇合位置过低,持续嵌顿于胆囊颈部的和较大的胆总管结石压迫肝总管,引起肝总管狭窄,反复的炎症发作更导致胆囊肝总管瘘管、胆囊管消失、结石部分或全部堵塞肝总管。临床表现为反复发作胆囊炎及胆管炎,明显的梗阻性黄疸。胆道影像学检查可见胆囊增大、肝总管扩张、胆总管正常。

四、辅助检查

(一) 血常规

白细胞和中性粒细胞轻度升高或正常。

(二) B超检查

B超检查是第一线的检查手段，结果准确可靠，达95%以上。

五、诊断

根据临床典型的绞痛病史，影像学检查可确诊。首选B超检查，可见胆囊内有强回声团，随体位改变而移动，其后有声影即可确诊为胆囊结石。仅有10%~15%的胆囊结石含有钙，腹部X线能确诊，侧位照片可与右肾结石区别。CT、MRI也可显示胆囊结石，但不作为常规检查。

六、鉴别诊断

胆囊炎胆石症急性发作期症状与体征易及胃十二指肠溃疡穿孔、急性阑尾炎（尤其高位阑尾）、急性腹膜炎、胆管蛔虫病、右肾结石、心绞痛等相混淆，注意鉴别，辅以适当检查，多能区分。

七、治疗

(一) 一般治疗

卧床休息、禁食或饮食控制，忌油腻食物。

(二) 药物治疗

鹅去氧胆酸、熊去氧胆酸有一定疗效。

(三) 手术治疗

胆囊切除术是胆囊结石患者的首选治疗方法。腹腔镜胆囊切除术以最小的创伤切除了胆囊，而且没有违背传统的外科原则，符合现代外科发展的方向，已取代传统的开腹手术成为治疗胆囊结石的"金标准"。

(四) 并发症

胆漏、术中或术后出血、胆管损伤、胆总管残余结石、残余小胆囊。

八、预后

部分患者饮食控制得当可以终身不急性发作。手术切除胆囊后对患者生活质量没有明显影响，部分患者有轻度腹泻等胃肠症状。

第三节　肝外胆管结石

一、概述

肝外胆管结石可分为原发性和继发性两种。原发性占大多数，指原发于胆管系统内的结石，多数为胆色素结石或混合性结石；继发性指胆囊内结石排至胆管内，多数为胆固醇结石。

大多数胆管结石患者都有在进油脂食物后、体位改变后发生胆绞痛症状，这是因为结石在胆管内向下移动，刺激胆管痉挛，同时阻塞胆汁流过所致。

二、病因

感染是导致结石形成的首要因素，感染的原因常见的是胆道寄生虫感染和复发性胆管炎，感染细菌主要来源于肠道，常见的细菌是大肠埃希菌及厌氧菌。大肠菌属和一些厌氧菌感染时产生的B-巩膜血管膜部苷酶和在胆道感染时产生的内生性巩膜血管膜部苷酶，能使结合型胆红素水解生成游离胆红素而沉着。

胆汁滞留是肝内胆管结石形成的必要条件，只有在胆汁滞留的条件下，胆汁中的成分才能沉积并形成结石。引起胆汁滞留的原因有胆道炎性狭窄和胆道畸形；在梗阻的远端胆管内压力升高，胆管扩张，胆流缓慢，有利于结石的形成。

此外，胆汁中的黏蛋白、酸性黏多糖、免疫球蛋白等大分子物质，炎性渗出物，脱落的上皮细胞、细菌、寄生虫、胆汁中的金属离子等，均参与结石的形成。

三、临床表现

主要取决于有无梗阻和感染，一般静止期可无症状。如若结石阻塞胆管并发急性化脓性胆管炎时，其典型的表现为夏柯三联征，即腹痛、寒战高热、黄疸。

（一）腹痛

绝大多数患者表现为剑突下和右上腹阵发性剧烈绞痛，或是持续性疼痛阵发性加剧，常向右肩背部放射，伴有恶心、呕吐，进食油腻食物和体位改变常为诱发或加重的因素。

（二）寒战高热

约2/3的患者在胆绞痛发作之后出现寒战高热。一般表现为弛张热，体温可高达39~40℃。这是由于胆管内压升高，胆管感染的细菌及其毒素经肝血窦逆行扩散进入体循环，引起全身性感染所致。

（三）黄疸

在胆绞痛和寒战高热后1~2天出现梗阻性黄疸。如梗阻为不完全性或间歇性，黄疸程度较轻且呈波动性；如梗阻完全且并发感染时则黄疸明显，并呈进行性加深；如胆囊已被切除或有严重病变，常于梗阻后8~24 h发生黄疸。黄疸时常有尿色加深，粪色变浅，有的可出现皮肤瘙痒。

体格检查：剑突下和右上腹有深压痛，感染严重者则出现右上腹肌紧张、肝区叩击痛，有时可扪及肿大而具有压痛的胆囊。

实验室检查：白细胞计数和中性粒细胞升高；血清胆红素升高，尿胆红素增加而尿胆原降低或消失，粪中尿胆原降低；血清转氨酶、γ-转肽酶、碱性磷酸酶等均升高。

影像学检查：B 超为首选的检查方法，可发现胆管内结石及胆管扩张，但对胆管下端病变显示较差。必要时可采用 PTC、ERCP、CT、MRI 等检查可进一步明确诊断。

四、辅助检查

（一）实验室检查

血清胆红素升高，尿中胆红素升高，尿胆原降低或消失，粪中尿胆原降低。

（二）B 型超声、CT 检查

胆管扩张，肝总管或胆管内见结石影像。

（三）肝功能检查

直接胆红素升高。

五、诊断

（1）发病年龄普遍为 30~50 岁，但如今很多 20 多岁的人会患此病；

（2）腹上区疼痛，可能为典型胆绞痛或持续性胀痛，有的患者疼痛不明显，而仅有寒战发热，周期发作；

（3）可有长期的胆道病史，或伴有寒战发热、黄疸的急性胆管炎史；

（4）患侧肝区及下胸部有经常性疼痛不适，常放射至背、肩部；

（5）一侧肝管梗阻时，可无黄疸或黄疸甚轻；

（6）合并有重症胆管炎时，全身情况比较严重，且急性发作后恢复较慢；

（7）检查时，肝区压痛和叩击痛明显，肝脏呈不对称性肿大并有压痛；

（8）全身状况受影响明显，90%的患者有低蛋白血症，1/3 的患者有明显贫血。

六、鉴别诊断

虽然肝内胆管结石属原发性胆管结石的一部分，但有其特殊性，若与肝外胆管结石并存，则常与肝外胆管结石的临床表现相似。由于肝内胆管深藏于肝组织内，其分支及解剖结构复杂，结石的位置、数量、大小不定，诊断和治疗远比单纯肝外胆管结石困难。

七、治疗

肝外胆管结石以手术治疗为主，并可酌情采用中西医结合治疗。手术的原则：

（1）术中尽可能取尽结石；

（2）解除胆管狭窄及梗阻，去除感染病灶；

（3）确保术后胆汁引流通畅，防止结石再发。

（一）手术治疗

手术时机和手术方法应根据病情和术中探查发现来决定。通常对于症状较轻、初次发作、胆管不完全性梗阻者，可采用非手术治疗，待病情好转或急性发作后行择期手术；对于反复发作或复发性结石患者,也可在发作的间歇期行择期手术;但当结石完全梗阻并发急性重症胆管炎时,则应果断地施行急诊手术。

(二) 非手术治疗

该疗法不仅是急性胆管炎发作期重要的治疗方法,也是手术前准备的主要措施。主要包括:

(1) 禁食和补液,在纠正水电解质和酸碱平衡失调的同时补充热能;
(2) 应用足量有效的抗生素,尽快控制感染;
(3) 解痉止痛,对症治疗;
(4) 补充维生素 K,纠正血液凝固功能障碍;
(5) 全身支持,酌情给予输血或血液制品、支链氨基酸等,增强患者的抗病能力。

第四节 肝内胆管结石

一、概述

肝内胆管结石是胆管结石的一种类型,是指左右肝管汇合部以上各分支胆管内的结石。它可以单独存在,也可以与肝外胆管结石并存,一般为胆红素结石。肝内胆管结石常合并肝外胆管结石;并发胆管梗阻;诱发局部感染及继发胆管狭窄,使结石难以自行排出,病情迁延不愈。本病可引起严重并发症,是良性胆道疾病死亡的重要原因。

二、病因

肝内胆管结石的发病原因与胆道的细菌感染、寄生虫感染及胆汁滞留有关。此外,胆汁中的黏蛋白、酸性黏多糖、免疫球蛋白等大分子物质,炎性渗出物,脱落的上皮细胞、细菌、寄生虫、胆汁中的金属离子等,均参与结石的形成。

三、临床表现

肝内胆管结石病根据病程及病理的不同,其临床表现可以是多方面的,从早期的无明显临床症状的局限于肝内胆管某段肝管内的结石,至后期遍及肝内外胆管系统甚至并发胆汁性肝硬化、肝萎缩、肝脓肿等的晚期病例,故临床表现十分复杂。

(1) 腹上区疼痛,可能为典型胆绞痛或持续性胀痛,有的患者疼痛不明显,而寒战发热非常明显,周期发作;
(2) 可有长期的胆道病史,或伴有寒战发热、黄疸的急性胆管炎史;
(3) 患侧肝区及下胸部有经常性疼痛不适,常放射至背、肩部;一侧肝管梗阻时,可无黄疸或黄疸甚轻;
(4) 急性期,可出现急性化脓性胆管炎的症状,或不同程度的 Charcot 三联征(疼痛、寒战发热、黄疸),多数可能是合并的肝外胆管结石所致;
(5) 肝区压痛和叩击痛明显,肝脏呈不对称性肿大并有压痛。

四、辅助检查

(一) 影像学检查

1. B 超检查

B 超检查为无创性检查，方便易行，是肝内胆管结石诊断的首选方法。一般在结石远端的胆管有扩张才能作出肝内胆管结石的诊断，因肝内管道系统的钙化也具有结石样的影像表现。

2. CT、MR 检查

因肝内胆管结石主要是含胆红素钙的色素性结石，钙的含量较高，故在 CT 照片上能清楚地显示出来。CT 还能显示出肝门的位置、胆管扩张及肝脏肥大、萎缩的变化，系统地观察各个层面，可以了解结石在肝内胆管分布的情况。胆管系统内的胆汁属于相对静止的液体，MRCP 可清晰显示胆管系统的形态结构。

3. X 线胆道造影

X 线胆道造影是用于肝内胆管结石诊断的经典方法，一般均能作出正确的诊断。X 线胆道造影应满足诊断和手术的需要，一个良好的胆道造影片应能够全面了解肝内胆管系统的解剖学变异和结石的分布范围。

4. 逆行胰胆管造影 (ERCP)、胆道子母镜、胆道镜检查

逆行胰胆管造影 (ERCP)、胆道子母镜、胆道镜检查对肝内胆管结石有明确的诊断及治疗价值。

(二) 其他辅助检查

1. 胆道测压

通过胆道测压可以了解胆汁通过胆道排泄是否正常。对于某一分支肝内胆管结石，胆道测压的临床意义不大。但对左右肝管接近肝门部位的结石伴胆管狭窄，可发现胆汁排泄不良，在病变上方引起胆管扩张、胆汁潴留，胆道压力增高。现在已有电子胆道测压仪精确地测量胆管内的压力，应根据病情选择使用。

2. 核素扫描

常用核素 ^{99}MTc，静脉注入后经单核-吞噬细胞系统摄取后，排泄入胆道。扫描时可分层、定点，获得三维图像，显示与邻近结构的关系，为诊断提供较好的依据，但对肝内胆管结石的诊断不理想。

3. 选择性腹腔动脉造影

观察动脉血管是否存在移位、受压、中断及异常血管影。对于鉴别诊断肝胆管癌、胆囊癌效果好，但对肝内胆管结石的诊断不理想。而且动脉造影要求一定的设备，操作烦琐，技术条件要求高，不作为肝内胆管结石的首选方法。

五、诊断

除病史及临床表现外，主要依靠影像学检查，如 B 超、CT、PTC、MR 等，均有助于肝内胆管结石的诊断和鉴别诊断，并能准确定位，指导治疗。

六、治疗

肝内胆管结石主要采用手术治疗。治疗原则为尽可能取净结石，解除胆管狭窄及梗阻，去除结石部位和感染病灶，恢复和建立通畅的胆汁引流，防止结石复发。手术方法包括以下几种。

（一）微创保肝取石术

微创保肝取石是在 ERCP 内镜基础上，采用十二指肠大乳头球囊扩张胆管出口，将 ERCP 内镜送入胆总管内，通过胆总管直达肝内胆管，通过肝内胆管球囊扩张肝内胆管，扩大肝内胆管内径，通畅取石通道，可以一次性彻底清除肝内胆管结石，手术全程在视频可视下内镜操作，无痛、无创伤、无出血，一次性彻底治愈肝内胆管结石，保住正常的肝脏组织。

（二）手术治疗

手术的方法主要有：
（1）高位胆管切开取石；
（2）胆肠内引流；
（3）消除肝内感染性病灶。

（三）残石的处理

一旦患者在术后经 T 管造影被发现有胆道残留结石，可在窦道形成后拔除 T 管，经窦道插入胆道镜，在直视下用取石钳、网篮等取石。如结石过大可采用激光碎石、微爆破碎石或其他方法将残石碎裂成小块后再取出。

第五节　胆总管结石

一、概述

胆总管结石多位于胆总管的中下段。但随着结石增多、增大和胆总管扩张、结石堆积或上下移动，常累及肝总管。胆总管结石的含义实际上应包括肝总管在内的整个肝外胆管结石。胆总管结石的来源分为原发性和继发性。原发性胆总管结石为原发性胆管结石的组成部分，它可在胆总管中形成，或原发于肝内胆管的结石下降落入胆总管。继发性胆总管结石是指原发于胆囊内的结石通过胆囊管下降到胆总管。

继发性胆总管结石的发生率，各家报道有较大的差异。国内报道胆囊及胆总管同时存在结石者占胆石病例的 5%~29%，平均 18%。我国 1983—1985 年和 1992 年的两次调查显示，胆囊及胆总管均有结石者分别占胆石症的 11% 和 9.2%，分别占胆囊结石病例的 20.9% 和 11.5%。国外报告胆囊结石患者的胆总管含石率为 10%~15%，并且随着胆囊结石的病程延长，继发性胆总管结石相对增多。

原发性胆总管结石，西方国家很少见，东方各国多发。20 世纪 50 年代，我国原发性胆管结石占胆石症的 50% 左右。1983—1985 年，全国 11307 例胆石症手术病例调查结果显示，胆囊结石相对构成比平均为 52.8%。胆囊与胆管均有结石为 10.9%。肝外胆管结石占

20.1%，肝内胆管结石占 16.2%，实际的原发性胆管结石应为 36.3%。1992 年我国第二次调查结果显示相对构成比有明显变化：胆囊结石平均为 79.9%，胆囊、胆管结石为 9.2%，肝外胆管结石为 6.1%，肝内胆管结石为 4.7%，原发性胆管结石平均为 10.8%。这与我国 20 世纪 80 年代以后生活水平提高、饮食结构改变和卫生条件改善密切相关。不过这两次调查资料主要来自各省、市级的大医院，对于农村和基层医院的资料尚显不足。我国幅员辽阔、人口众多，地理环境、饮食结构和卫生条件的差异很大，其发病构成亦有较大差别。总的状况为我国南方地区和农村的原发性胆管结石发病率要比西北地区和城市的发病率高。如广西地区 1991—1999 年胆石症调查的构成比：肝外胆管结石和肝内胆管结石仍分别占 23.6% 和 35.8%，农民占 36.7% 和 53.1%。因此，目前我国原发性胆管结石仍然是肝胆外科的重要课题。

原发性胆总管结石，可在胆总管内形成或原发于肝内胆管的结石下降至胆总管。全国 4197 例肝内胆管结石病例同时存在肝外胆管结石者占 78.3%。提示在诊治胆总管结石过程中要高度重视查明肝内胆管的状况。

二、病因

（一）继发性胆总管结石

形状、大小、性状基本上与同存的胆囊结石相同或相似。数量多少不一，可为单发或多发，若胆囊内多发结石的直径较小，且有胆囊管明显扩张者，结石可以大量进入胆总管、肝总管或左右肝管。

（二）原发性胆总管结石

原发性胆总管结石是发生在胆总管的原发性胆管结石。外观多呈棕黑色、质软、易碎、形状各异、大小及数目不一。有的状如细沙或不成形的泥样，故有"泥沙样结石"之称。这种结石由以胆红素钙为主的色素性结石组成。经分析其主要成分为胆红素、胆绿素和少量胆固醇以及钙、钠、钾、磷、镁等矿物质和多种微量元素。在矿物质中以钙离子的含量最高，并易与胆红素结合成胆红素钙。此外尚有多种蛋白质及黏蛋白构成网状支架。有的在显微镜下可见寄生虫的壳皮、虫卵和细菌聚集等。

原发性胆管结石的病因和形成机制尚未完全明了。目前研究结果认为这种结石的生成与胆管感染、胆汁淤滞、胆管寄生虫病有密切关系。

绝大多数胆管结石患者都有急性或慢性胆管感染病史。胆汁细菌培养的阳性率达 80%～90%，细菌谱以肠道细菌为主。其中 85% 为大肠埃希菌，绝大多数源于上行感染。带有大量肠道细菌的肠道寄生虫进入胆管是引起胆管感染的重要原因。这是我国农民易发胆管结石的主要因素。此外，Oddi 括约肌功能不全，肠内容物向胆管反流，乳头旁憩室等都是易发胆管感染的因素。胆管炎症水肿，特别是胆总管末端炎症水肿，容易发生胆汁淤滞。感染细菌和炎症脱落的上皮可以成为形成结石的核心。

肠道寄生虫进入胆管，一方面引起感染炎症，另一方面虫卵和死亡的虫体或残片可以成为形成结石的核心。青岛市立医院先后报告胆石解剖结果，以蛔虫为核心者占 69.86%～84.00%。

胆汁淤滞是结石生成和增大、增多的必需条件。如果胆流正常通畅，没有足够时间的淤滞积聚，即使胆管内存在感染、寄生虫等成石因素，但是胆管内的胆红素或胆红素钙等颗粒可随胆流排除，不至于增大形成结石病。反复胆管感染，胆总管下段或乳头慢性炎症，管壁纤维组织增生管腔狭窄，胆管和 Oddi 括约肌功能障碍等因素都可影响胆流通畅，导致胆总管胆汁淤滞，利于结石形成。但临床常可遇见胆总管结石患者经胆管造影或手术探查，虽有胆总管扩张但无胆总管下段明显狭窄，有的患者 Oddi 括约肌呈松弛状态，通畅无阻甚至可以宽松通过直径 1 cm 以上的胆管探子。此种情况可能与 Oddi 括约肌功能紊乱，经常处于痉挛状态有关。胆管结石形成之后又容易成为胆管梗阻的因素。因此，梗阻-结石-梗阻，互为因果，致使结石增大、增多甚至形成铸形结石或成串堆积。

三、临床表现

胆总管结石的临床表现比较复杂，其临床症状和体征主要表现为胆管梗阻和炎症并存。由于结石的生成、增大和增多为一个缓慢过程，其病史往往长达数年、数十年之久。在长期的病理过程中，多为急、慢性的梗阻、炎症反复发生。病情和表现的轻、重、缓、急，均取决于胆管梗阻是否完全和细菌感染的严重程度。

胆总管结石患者的典型临床表现多为反复发生胆绞痛、梗阻性黄疸和胆管感染的症状。常为餐后无原因突然发生剧烈的胆绞痛，疼痛以右上腹为主，可向右侧腰背部放散，多伴恶心呕吐，常需口服或注射解痉止痛类药物才能缓解。绞痛发作之后往往伴随出现四肢冰冷、寒战、高热等感染症状，体温可达 39~41℃。持续数小时后全身大汗，体温逐渐降低。一般在绞痛发作后 12~24 h 出现黄疸、尿色深黄或浓茶样。如不及时给予有力的抗感染等措施，则可每天发作寒战、高热，甚至高热不退、黄疸加深、疼痛不止。有的很快发展成急性梗阻化脓性重症胆管炎、胆源性休克、肝脓肿、器官衰竭等严重并发症，预后凶险。

结石引起胆总管梗阻，除非结石嵌顿，多属不完全性。梗阻发生后，胆管内压力增加，胆总管多有不同程度扩张，随着炎症消退或结石移动，胆流通畅，疼痛减轻，黄疸很快消退，症状缓解，病情好转。

继发性胆总管结石的临床表现特点，一般为较小的胆囊结石通过胆囊管进入胆总管下端，突然发生梗阻和 Oddi 括约肌痉挛，故多为突然发生胆绞痛和轻中度黄疸，较少并发明显的胆管炎。用解痉挛、止痛等对症处理，多可在 2~3 天缓解。如果结石嵌顿于胆总管下端或壶腹部而未并发胆管感染者，疼痛可以逐渐减轻，但黄疸加深。若长时间梗阻，多数患者将会继发胆管感染。

原发性胆总管结石由于胆管感染因素长期存在，一旦急性发作，多表现为典型的疼痛、寒战高热和黄疸三联征（Charcot's triad）等急性胆管炎的症状。急性发作缓解后，可呈程度不同的慢性胆管炎的表现。常反复出现右上腹不适、隐痛、不规则低热、消化紊乱，时轻时重，并可在受冷、疲劳时症状明显，颇似"感冒"。有的患者可以从无胆管炎的病史，在体检或首次发作胆管炎进行检查时发现胆总管多发结石并胆管扩张，或已明确诊断后数年无症状。这种情况可能因为 Oddi 括约肌功能良好，结石虽多但间有空隙、胆管随之扩张，没有发生明显梗阻和感染。说明胆总管虽有结石存在，若不发生梗阻或感染，可以不出现临床症状。

腹部检查在胆总管梗阻、感染期，多可触及右上腹压痛、肌紧张或反跳痛等局限性腹膜刺激征。有时可扪及肿大的胆囊或肝脏边缘或肝区叩击痛。胆管炎恢复后的缓解期或慢性期，可有右上腹深部压痛或无明显的腹部体征。

在实验室检查中，急性梗阻性胆管炎主要有白细胞增多和中性粒细胞增加等急性炎症的血液象，血胆红素增高和转氨酶增高等梗阻性黄疸和肝功受损的表现。若较长时间的胆管梗阻、黄疸或短期内反复发作胆管炎导致肝功明显受损，可出现低蛋白血症和贫血征象。

四、治疗

胆总管结石患者多因出现疼痛、发热或黄疸等急性胆管炎发作时就诊。急性炎症期手术难以明确结石位置、数量和胆管系统的病理改变，不宜进行复杂的手术处理，需要再手术的机会较多。但若梗阻和炎症严重，保守治疗常难以奏效。因此在急诊情况下，恰当掌握手术与非手术治疗的关系，具有重要性。

一般情况下，应尽量避免急诊手术。采用非手术措施，控制急性炎症期，待症状缓解后，择期手术为宜。经强有力的抗感染、抗休克、静脉输液保持水、电解质和酸碱平衡、营养支持和对症治疗，PTCD 或经内镜乳头切开取石，放置鼻胆管引流减压，多能奏效。经非手术保守治疗 12～24 h，不见好转或继续加重，如持续典型的 Charcot's 三联征或出现休克、神志障碍等严重急性梗阻性化脓性重症胆管炎表现者，应及时行胆管探查减压。

胆总管结石外科治疗原则和目的主要是取净结石、解除梗阻、确保胆流通畅、防止感染。

第六节 先天性畸形

一、胆道闭锁

胆道闭锁在出生存活婴儿中的发生比率为 1∶10000 万，其病因尚不清楚。现已有围生期感染如细胞和体液自身免疫的实验证据。出生前的炎症过程可能会导致胆道腔不能发育成完整或部分的肝外胆道系统。

临床上通常表现为新生儿早期黄疸时间的延长。大多数患者在新生儿外科专科病房得到治疗；但若早期治疗不成功，偶尔有部分患者可能会转入成人病房，考虑行肝移植。新生儿的治疗措施为葛西手术，即将空肠 Roux 端同肝门吻合。有报道称，8 周龄前治疗，86% 的婴儿胆管可以再通，但在年长的儿童中，再通率仅有 36%。4 年生存率取决于手术时机。在 349 例胆管闭锁的北美儿童中，有 210 例（60%）需要后期行肝移植，4 年移植存活率为 82%。新近证据表明，采用母体肝移植可以取得更好的效果，这可能源于对非遗传性母系抗原的耐受。

二、先天性胆总管囊肿

在西方国家，出生存活婴儿患先天性胆总管囊肿的发生率大约是 1∶20 万，但其在亚洲的发病率要高得多。先天性胆总管囊肿还与一些其他肝胆疾病，如肝纤维化以及胰胆管异常汇合密切相关。

磁共振胰胆管造影（MRCP）获得的影像资料明显优于传统的胆管造影，由于其具有无创特性而优先推荐采用。

(一) 分类

改良 Todani 分型可用于描述不同类型的先天性胆总管囊肿。Ⅰ型为最常见的类型，表现为孤立的肝外胆管梭形囊肿。Ⅱ型为胆总管憩室。Ⅲ型为胆总管末端囊肿。Ⅳ型为较常见的类型，囊肿扩展延伸入肝内胆道。最后一种类型为Ⅴ型，是不伴有胆总管囊肿的肝内囊性疾病，此类型属于 Caroli 病综合征。

(二) 恶变风险

在西方文献报道中，胆管癌的发病率约为12%，而根据 Todani 等日本学者对1353例患者的研究发现，此病的发生率为16%。据报道，在20岁时胆管癌的发病率仅为2%，而到60岁时恶变率骤升至43%。不切除囊肿的单纯囊肿引流并不能降低癌变的风险，而囊肿切除术后准确的后续癌变风险仍存有广泛争议。Takeshita 等报道了180例行一期手术的胆总管囊肿患者，有36例患者（20%）发生恶变，剩下的144例患者在后续的随访中仅有1例发生恶变。

(三) 处理

因与胆管癌相关以及由于碎片及结石导致的胰腺炎风险，需要手术切除以防止反复发作的脓毒症和疼痛。可以行保留胰管的完整囊肿切除术，同时行肝管空肠吻合术重建。虽然是否获益仍值得商榷，但是有些学者主张对Ⅳ型囊肿患者行肝切除，包括肝内扩大切除以完整切除囊肿。对于 Caroli 病的患者，如果胆道病变局限于部分肝，肝切除是可行的。对于另外一些患者，可以通过内镜或放射技术促进胆汁引流，用于处理胆源性脓毒症。对于出现肝功能衰竭患者，可能需要考虑行肝移植。对于肝外胆管囊肿患者，由于囊肿上皮细胞不稳，存在恶性潜能，所以不再推荐实施囊肿-肠造口或将囊肿接入十二指肠引流。既往已行引流术，若有持续存在的胆管炎症状，则建议行 Roux-en-Y 肝管空肠吻合术。

(四) 特殊的手术技巧

术中超声检查可以有效地识别胆管的汇合处、肝内囊肿的走行，以及与其上方的右肝动脉和下方的胰管的关系。异常的小肝管可能会注入位于胆管汇合处下方的囊肿，而术前的影像学诊断常常会漏检。这些异常的管道通常在切开囊肿后才能被发现。囊肿通常最好完整切除，可以沿其前方入路切开。这样有助于辨识供应囊肿的血管。早期识别胆管汇合处，有助于外科医师将发现的小胆管纳入最终的 Roux-en-Y 肝管空肠吻合术中。如果因纤维化或炎症而找不到分离平面，使用双极电凝剪刀和 CUSATM（超声外科抽吸系统，ValleyLab，Boulder 公司）可以较容易地分离进入胰腺头部。预留低位少部分胆总管缝合残端可能是必要的，以免累及胰管；然而，复发性胰腺炎和恶变仍然是可能出现的并发症。

第七节 医源性胆管损伤

一、概述

肝外胆管系统损伤最常见于胆囊切除术时的医源性损伤。虽然损伤也可发生于胃或胰腺手术过程中，但随着溃疡外科手术的减少和日益专业化的胆胰外科手术，这种损伤已不多见。而在腹部外伤、注射 scolicidal 治疗棘球蚴、肝肿瘤的消融治疗或放射治疗中发生的损伤更少之又少。

二、病因

（一）解剖因素

胆囊三角变异非常多见，主要有右侧副肝管的出现，胆囊管与肝外胆管结合部位的异常等。若结石嵌顿，更增加了解剖的复杂性。除了胆管的变异以外，肝动脉及门静脉都存在走行分支异常。术中辨认不清容易导致出血，在血泊中解剖胆囊三角易引起胆管损伤。因此熟知胆管变异是手术成功的关键。

（二）病理因素

如发生急性化脓性胆管炎、坏疽性胆囊炎、慢性萎缩性胆囊炎、Mirizzi 综合征时，胆囊及周围组织水肿、充血、炎症、内瘘使正常的解剖关系难以辨认，增加了手术的难度，同时也增加了发生意外的可能。此外，慢性十二指肠溃疡由于周围组织炎症粘连，肝十二指肠解剖变异，胆管与溃疡距离缩短，行胃大部切除术时可能损伤胆管，甚至损伤门静脉。

（三）技术因素

手术者的经验以及认真态度是胆囊切除术成功的重要因素。此外，术中麻醉情况、术中照明、暴露情况、患者肥胖与否都是影响手术成功的因素。行 LC 时导致胆管损伤除了以上原因，腹腔镜仪器本身的技术条件也是潜在的危险因素。首先，手术医师受二维摄像系统图像、视野欠清晰的影响。其次，手术操作仅靠器械完成，不能用手触摸，缺乏体会。最后，光源及镜头自下而上，当向头侧偏右牵引胆囊时，胆囊颈部将 Calot 三角区遮挡，使胆囊管与胆总管夹角变小，易将胆总管误认为胆囊管而结扎。胆囊管粗短或与胆总管并行时更易于发生。另外，LC 术后发生的延迟性高位胆管狭窄也很常见，与电刀、电凝的使用造成肝外胆管的电热力损伤有关。

三、避免损伤的技术

减少胆囊切除术中胆总管损伤的技术已经有很多。经验不足、解剖变异和炎症被认为是主要的危险因素。然而，在一项对 252 例腹腔镜胆道损伤病例的分析中发现，97% 的失误主因是视觉感知错觉，而技术失误仅占损伤的 3%。

胆道解剖的正确辨识在避免肝外胆管损伤中发挥着至关重要的作用。解剖分离 Hartmann 袋时应紧贴胆囊，从胆囊和胆囊管的交界处开始，然后继续分离外侧淋巴结。胆道和肝动脉解剖存在诸多变异，因此在结扎前，务必要熟悉胆囊三角内的所有结构。Couinaud 发表的胆道解剖学研究显示，25% 的右肝管直接汇入肝总管。有时候，该解剖结构可能会在肝外继续走行，从而进一步增加胆囊切除术的风险。肝右动脉也可能穿过这一区域。所有的结构都应追溯到胆囊以尽量减少损伤。

Calot 对胆囊解剖的最初描述为：由胆囊管、肝总管和其上缘的胆囊动脉所形成的一个三角形。为了更好地显示解剖结构，应从胆囊动脉上方游离到肝。胆囊三角内应避免扩大分离，因为这可能导致肝总管侧壁热损伤。此外，这一区域的动脉出血不应盲目地灼烧或剪断。大多数出血可以使用腹腔镜镊将 Hartmann 袋压在出血点上，而在数分钟内控制出血。在开腹胆囊切除的年代，很多人主张在胆囊管与肝总管的汇合处完整切除胆囊管，以免发生胆囊管残端综合征。然而,无论是否实施透热疗法,在肝总管附近扩大清扫,都可能因肝总管错综复杂的血供受损而导致缺血性狭窄。

许多作者认为术中胆管造影对避免胆道损伤十分重要。Flum 及其同事对美国的医疗保险数据库进行了回顾性分析,检索到 7911 例胆囊切除术后胆总管损伤患者。在校正了患者及外科医师各自因素后发现,不使用术中胆管造影的胆道损伤相对危险度是 1.49。在对术中胆管造影进行成本分析之后发现,由经验不足的医师施行高风险手术时,常规胆管造影被认为极具成本-效益。

遗憾的是,许多术中胆管造影片被错误解读,还有一些损伤被遗漏。尽管这种情况因现代 C 臂成像系统的使用而明显减少,但在已报道的胆道损伤中,仅有 6%~33% 的术中胆管造影片得以正确解读。为正确辨识胆道系统的近端解剖,右侧肝管/管道断面和左侧肝管都应该显像。在行内镜下括约肌切开术时,对比剂会先期流入十二指肠,此时患者可能需要采取头低脚高位,以利于肝内胆管对比剂的充盈。如果解剖不清,不应在疑似胆囊管的近端放置夹子,以免误伤肝总管。

当胆囊三角因周围炎症而导致解剖困难时,为安全起见,应行逆行胆囊切除术。尽管如此,因为肝右动脉和肝总管可能与炎性胆囊紧密相连,故仍需要仔细分离以免损伤。

四、临床表现

(一) 早期胆管损伤

1. 胆漏

胆漏多见于肝总管、肝管、胆总管部分或完全被切断的患者,或是发生胆总管残端漏的患者。由于术中麻醉、手术创伤打击,患者的胆汁分泌往往受到抑制,故切口小、胆漏少时往往不易被术者发现,丧失了术中修复的机会。术后患者出现胆汁性腹腔积液,腹腔引流管有胆汁样液体流出。若合并感染,表现为胆汁性腹膜炎。腹腔引流管内引流出胆汁,需与来自胆囊床上的小的副肝管损伤相鉴别。小的副肝管损伤一般胆漏 3~5 天即可自行停止,而胆管损伤的胆汁引流量大,持续时间长。若引流管放置不当,引流失败,患者多出现腹膜炎、肠麻痹,重者出现腹腔脓肿。

2. 阻塞性黄疸

早期出现的进行性加重的黄疸多见于胆总管或肝总管的部分或完全结扎或缝扎。患者常感到腹上区不适,小便呈深黄色。

3. 胆总管十二指肠内瘘

一般在术后第 7 天从 T 形管内流出大量的发臭液体,内含棕黄色浑浊絮状物,有时甚至出现食物残渣。T 形管引流量多达 1000~1500 mL。患者常出现寒战高热,但一般不出现黄疸或仅有轻度黄疸。

4. 感染

胆管出现梗阻,胆汁引流不畅,胆汁淤积,细菌繁殖诱发胆道急性感染,出现腹痛、发热、黄疸等症状。胆漏患者继发感染后也引起弥漫性腹膜炎、膈下脓肿、盆腔脓肿等,并可出现肠麻痹等中毒症状。

(二) 晚期胆管狭窄

晚期胆管狭窄症状往往出现于首次手术后的 3 个月到 1 年。常常被误认为肝内残余结石、肝炎、毛细胆管炎等。临床上有以下几种征象。

1. 反复发作的胆道感染

晚期胆管狭窄的病理基础是渐进性的胆管狭窄，从而造成引流不畅和胆汁残留，这可诱发胆道感染，严重时出现败血症，甚至 Charcot 五联征。经抗生素治疗后好转，但由于病变基础仍存在，经常复发。许多患者被误诊为肝内残余结石。

2. 阻塞性黄疸

胆管狭窄是一种渐进持续性的病变，在早期一般无黄疸。但随着狭窄口的进一步缩窄，出现阻塞性黄疸，并渐进性加重。伴发结石、感染时症状更加明显。

3. 胆汁性肝硬化

由于长时间的引流不畅、胆汁淤积，患者因胆管内压力过高，胆小管破裂后胆汁漏入肝细胞造成纤维结缔组织增生，肝组织变性坏死，最后导致胆汁性肝硬化及门静脉高压症。临床上出现肝脾大、腹腔积液、黄疸、肝功能损害、凝血机制障碍及营养不良等。有时患者尚可出现因食管胃底静脉曲张而引起的上消化道大出血。

4. 胆管结石

胆管狭窄造成的胆汁淤积，反复发作的胆道感染都是诱发结石形成的高危因素。已经形成的结石又常引起梗阻和感染，三者互为因果，形成恶性循环，导致胆管结石反复发作。

五、辅助检查

胆道狭窄的患者，其血清碱性磷酸酶水平往往升高，血清胆红素随症状波动，但通常保持在 10 mg/dL 以下。急性胆管炎发作时，血培养常呈阳性结果。

对可疑病例，均应行必要的辅助检查，影像学检查起着十分重要的作用。术后可疑的患者应行 B 型超声波（BUS）、CT、经皮肝穿刺胆管造影（PTC）、经内镜逆行胰胆管造影（ERCP）、磁共振胰胆管造影（MRCP）、T 形管胆道造影等检查，以明确诊断。BUS、CT 为无创检查手段，可了解肝脏形态，肝胆管扩张的程度、范围和有无结石的征象。但当肝门部以上胆管周围有瘢痕形成时应用受限。ERCP 是一种损伤较小的造影方法，将对比剂通过 Vater 壶腹逆行注入胆道系统内，可以清楚地了解胆道内部结构。缺点是仅能了解梗阻以下部位，在曾行胃大部切除术、胆肠内引流术的患者中应用受限。PTC 是适用于胆管损伤的最佳放射学检查，可将狭窄胆管及狭窄以上的胆管完全显示，充分地了解梗阻以上的胆管情况，并能对黄疸患者行经皮肝穿刺置管引流术（PTCD）减黄，改善患者的术前情况，但急性胆管炎者禁忌应用，而且可引起胆汁漏、出血，胆管细小者穿刺不易成功。MRCP 是一种新型的检查方法，为三维立体影像，可显示胆管狭窄的部位、胆管扩张的程度及是否合并结石，由于操作简便、无创性，有替代 PTC、ERCP 的倾向。T 形管胆道造影利用前次手术留下的 T 形管或腹壁窦道行胆道造影，能显示胆管病变，但对肝内胆管显示不充分。对于胆管狭窄再手术前，行选择性肝动脉造影可了解胆管血供，能提高再手术的成功率。

六、诊断

以下症状应考虑是否有胆管损伤的可能：

（1）术中发现肝十二指肠韧带处黄染，或在胆囊切除术后用干净纱布擦拭胆道见有黄染者；

（2）腹上区手术后出现阻塞性黄疸者；

（3）胆囊切除术后出现反复发作的寒战、高热、黄疸等胆管炎症状，排除结石和其他原因者；

（4）胆囊切除术后24~48 h出现黄疸，或有大量胆汁外渗持续1周以上者；

（5）胆道手术后患者，反复出现胆道感染或阻塞性黄疸，随着病程的延长又出现胆汁性肝硬化、门静脉高压者；

（6）腹腔镜胆囊切除术（LC）中检查切除的胆囊标本有双管结构。对术中可疑的患者，应及时行术中胆道造影或术中BUS以协助诊断，避免一系列涉及胆系、肝脏、腹腔内以及全身的各种可能并发症。

七、治疗

处理胆管损伤的原则及术式要视损伤时的时间、部位、类型而定。

（一）术中诊断的胆管损伤

术中及时发现并处理最为理想，因为组织健康修复成功率高，同时避免了再次手术时的困难、被动及危险性。

1. 误扎肝外胆管而未切断

一般只需拆除结扎线即可。但如果结扎过紧过久，或松解后不能确信胆管通畅，则应考虑切开置入T管引流，以防止坏死或狭窄。胆管壁已有血运障碍坏死时，可切除该段胆管，行端端吻合或胆肠吻合术。

2. 肝外胆管切断伤

切断伤应行端端吻合术，肝（胆）总管侧壁切开置入T管引流，同时游离十二指肠外侧腹膜以减低吻合口的张力。吻合技术要求对端良好，针距均匀，一般用3-0号缝线。若胆管损伤位置高，端端吻合有困难，或胆总管切除段过长，经游离十二指肠外侧腹膜后张力仍大，则应行胆肠Roux-en-Y吻合术或胆管十二指肠吻合术，术后置支撑架引流6个月以上。以Roux-en-Y吻合术效果较佳。

3. 肝外胆管撕裂伤

术中因暴力牵拉所致的多为纵行裂伤，如果裂口不宽或损伤的胆管小于管径的50%，应横行缝合损伤的胆管管壁，并放置T管外引流。放置时应在损伤处的上部或下部重做切口，将T管长臂置于缝合处做支撑。一定注意不能将T管从原裂伤处置入，以免术后狭窄。若缺损较大但胆管尚有部分连接者，可采用带血运的胆囊壁、空肠壁、回肠壁、胃浆膜、脐静脉、肝圆韧带等组织修复，并加用内支撑引流术。浆膜上皮组织能较好地耐受胆汁的侵袭，修复能力强，效果较好。

4. 胆总管下段损伤

一经发现，应视具体情况做相应的处理：

（1）假道细小，无明显的出血，仅置 T 管引流和腹腔引流；

（2）假道较大，将胰头十二指肠向左内侧翻转，探查假道。若假道通向胰腺实质、肠道，无出血或出血已经停止，胆总管置 T 管引流，胰头十二指肠后置烟卷引流。术后要保持引流的通畅，一般多能痊愈。由于胰头十二指肠部解剖复杂，尽量避免复杂的手术处理。

（二）术后早期诊断的胆管损伤

术后早期发现有胆管损伤时，要请原手术者回忆手术过程，并行腹腔穿刺、BUS 等辅助检查协助诊断。胆道梗阻性损伤多为肝外胆管误结扎，应尽早再次手术早期修复或松解。对胆漏为主要表现者，视引流情况而定。若胆漏量不多且无腹膜炎症状，可保守观察。若引流不佳或已经出现胆汁性腹膜炎，应积极手术探查。对于损伤 72 小时以内、全身情况好者，再次手术可行一期修复。对于损伤 72 小时以上者，因往往继发感染，局部组织炎症水肿明显，一般先行胆道引流做过渡治疗，2~3 个月后再做彻底性治疗。或在最恰当的位置放置一个有效的双腔引流管，附加一个灌洗管，进行 24 小时连续灌洗，负压吸引促使炎症早日消退。此时勉强行彻底性手术是危险的，违反这一原则往往会引起严重的并发症。

（三）晚期胆管狭窄

胆管狭窄发生在术后的数月、数年，患者在症状出现后的相当一段时间内不能确诊。由于病程长，患者往往都有肝功能的损害，全身情况比较差。因此，晚期胆管狭窄的治疗比较复杂，除了手术治疗外，手术时机的选择、术前准备的完善、术后处理都十分重要。

八、预后

（一）成功修复

已有众多成功修复的报道，90%的患者在专科中心内可以成功修复。对于腹腔镜胆囊切除术，据报道已有处理胆道损伤的三期临床中心有关胆道修复的学习曲线。Mercado 等对胆道修复后发生狭窄进行了一项长达 20 年的随访调查，结果显示随着临床经验的积累，术后发生狭窄的概率已从 13%降至 5%。同样，吻合口狭窄、肝萎缩和肝硬化在修复后许多年才可能发生。预后不良的因素包括胆管汇合部的波及、由致胆道损伤的外科医师进行修复、先前 3 次或更多次的尝试修复和近期的活动性炎症。

（二）生存期

胆管损伤后的死亡率是很重要的。死亡可以由本身的急性损伤、胆道修补术后，或由于后期出现的胆源性败血症或肝硬化引起。在一项全国性的有关胆囊切除术后胆管损伤的生存分析报告中，Flum 等在 1570361 例胆囊切除术后患者中发现 7911 例（0.5%）发生了术后胆道损伤。胆囊切除术后胆管未损伤组第 1 年内的死亡率为 6.6%，而胆总管损伤组的死亡率为 26.1%。胆道损伤组随访期间调整后的死亡风险比更高。随着年龄的增长和并发症的发生，疾病死亡风险显著增加。如果最初的修复由致损伤的外科医师进行，那么调整后的死亡危险将增加 11%。

(三) 生活质量

Boerma 等首先对有持续的胆管损伤或胆漏并需要额外干预的患者进行了生活质量评价。损伤后的 5 年里，忽略患者的治疗类型和损伤严重程度，尽管有 84% 的患者都得到了成功治疗，但是在身体和精神方面的生活质量比对照组显著下降。然而，治疗的时间跨度是精神生活质量的独立预测因素。Melton 等在一份报告中显示，89 例腹腔镜胆囊切除术后进行胆管修复的患者在身体和精神方面与对照组相比无明显差异。然而，在心理领域，特别是对损伤寻求法律诉讼的 31% 的患者情况会恶化。

(四) 相关恶性肿瘤

少数报告显示，在胆管修复吻合术后 20~30 年，吻合口部位有发生胆管癌的可能。这可能与肠液反流到感染的胆管树内和产生诱发突变的次级胆汁盐有关。此外，肝细胞癌可能是由继发性胆汁性肝硬化所致。

第八节　胆管良性狭窄

一、Mirizzi 综合征

发生肝总管梗阻的原因有两个：
(1) 胆总管结石嵌顿，并对肝总管管壁造成直接压力及引起管壁水肿 (Mirizzi Ⅰ型)；
(2) 偶尔结石会侵蚀穿破胆囊或胆囊管壁进入肝总管内 (Mirizzi Ⅱ型)。

(一) 临床表现

因其症状与急性胆囊炎类似，所以诊断困难。不过，所有的患者在疾病过程中均有肝功能异常，一部分患者还可能合并出现黄疸。有时在腹腔镜胆囊切除术中可明确诊断。

(二) 处理

检查的目的在于排除来自胆管或胆囊的恶性肿瘤。超声检查可以发现狭窄的胆管树近端扩张，甚至会发现能提示是 Mirizzi 综合征的超声特征。超声发现低张胆囊伴有的结石累及肝总管，则更加提示其可能为 Mirizzi 综合征。相关的肿块或淋巴结肿大会更符合胆道恶性肿瘤，但伴随有败血症或胆囊积脓可能会误导超声科医师诊断为恶性肿瘤。这两种情况可能并存。ERCP 内镜下放置支架，可以减轻黄疸，并能显示胆囊和肝总管之间的瘘管 (Ⅱ型)。光滑的锥形狭窄是一种比较典型的良性狭窄，而非引起黄疸的恶性狭窄。内镜下支架置入术提供了解决黄疸的方法和胆道的解剖标志，也有助于在手术中确认肝总管的位置。有时嵌顿在胆囊管的结石可能引起远端胆管狭窄。这种情况通常发生在有结石嵌顿在胆囊管并在较低的水平汇入胆总管的时候。在这种状况下，通过 ERCP 显影或者将结石取出将是困难的。因此，需要行 MRCP 来进一步明确诊断。

当 Mirizzi 综合征很难与恶性狭窄相鉴别时，CT 有助于诊断。对比增强超声，可更好地界定到底是良性还是恶性；然而，目前对比度的有效性受到了限制。有时，腹腔镜超声对进一步明确狭窄并避免肿瘤播散是很有必要的。虽然这两种疾病表现类似，但若看到血管侵袭以及靶向活检则可以明确是否为恶性。

由于在胆囊和肝总管之间有明确的瘘管相通，腹腔镜胆囊切除术并不适合于此病的治疗，尽管如此，有报道称此术式已成功用于治疗Ⅱ型Mirizzi综合征。该报道中的1例患者随后发生了胆管狭窄。对于Ⅰ型狭窄，传统的手术方法是开腹行胆囊切除术或经腹腔镜转开腹术，以便对相关的胆管狭窄进行充分的评估。术中应行胆管造影，并对那些永久性狭窄实施肝管空肠吻合术。对于Ⅱ型来讲，其缺点是切除胆囊和移除支架后，需要探查胆总管。虽然有利用Hartmann袋进行胆道重建的成功报道，但是大多数患者仍需要进行肝管空肠吻合术。这种创新手术的长期疗效有待验证。

Schafer等在近期的一份报告中发现，13023例进行腹腔镜胆囊切除术的患者中有39例为Mirizzi综合征。其中的34例患者为Ⅰ型Mirizzi综合征。在这些患者中，有23例行单纯胆囊切除术，10例行胆总管探查和T管引流，1例行胆管空肠Roux-en-Y吻合术。在这34例患者中，有24例需要中转为开腹手术。还有5例为Ⅱ型Mirizzi综合征，其中3例接受了肝管空肠吻合术，2例做了单纯修补加T管引流。有趣的是，所有需要开放手术的患者中，有4例患者的病理检查结果为胆囊癌。

二、肝内胆管结石病

肝内胆结石病（肝内胆管结石）也称为东方胆管肝炎或复发性化脓性胆管炎。在中国台湾、东南亚及中国香港最常见。症状包括腹痛、黄疸以及胆管炎。

可能由于经济状况改善和饮食习惯改变，最近出现了发病率的下降。虽然华支睾吸虫、蛔虫和营养不足被认为与其有关，但是病因仍然不明。

病理学上可以明显看到肝内胆管不规则扩张以及肝内胆管狭窄形成，里面常含有结石、杂物和脓液。也可见到胆管增生和肝门及门静脉周围炎症及纤维化，偶有肝脓肿形成。结石形成常与细菌重叠感染有关，胆汁感染的患者中有96%伴有肝内胆管结石，其中最常见的细菌是大肠埃希菌。肝内胆管结石和胆管上皮癌有很强的相关性，特别是当存在肝萎缩时。诊断是依据病史和人口学特征，检查包括肝生化指标和腹部超声检查。虽然腹部CT可以更进一步提供关于肝萎缩或肝脓肿的信息，但是诊断通常采用超声。ERCP可以提供重要的解剖细节，如果需要，还可以通过内镜置入支架。如果狭窄形成或结石阻碍了肝内胆管的介入，则MR可以提供更多的信息，从而避免PTC引起的相关风险。

在胆管炎的急性期，初始治疗时就应使用广谱抗生素。第三代头孢菌素和甲硝唑再加上耐肠球菌氨苄西林就可以广泛覆盖胆道的病原菌。静脉补液复苏和镇痛是必需的。大约有30%的患者保守治疗无效，其可能与肝外胆管梗阻不是一个孤立节段有关。如果保守治疗失败，需要通过内镜、介入或手术方法进行胆道减压。

急性胆管炎发作要确定是否需要手术解决。这时就需要一个多学科的团队探讨，涉及放射科医师、外科医师和胃肠病学家。一个全方位的干预措施可能需要包括从简单的探查取石、肝管空肠吻合术、肝切除到肝移植。日本的一项包括97例肝内胆管结石患者的报道中，49%的患者行肝管空肠吻合术，25%的患者行T管引流术，10%的患者行经皮经肝穿刺胆管镜下碎石治疗，但这些患者均有结石残留。不过，行肝切除术治疗的患者无结石残留。另外，与其他治疗方案相比（25%或更多），在行肝切除术的患者中，只有14%出现复发性结石。

三、寄生虫感染引起的黄疸

(一) 肝吸虫 (吸虫类)

肝吸虫感染是人类通过进食未经彻底煮熟、腌制或盐腌的已被感染的鱼类引起的。幼虫无意中进入胆管系统直至生长到成熟。虫卵进入胃肠道，随粪便排出进入供水系统，再感染软体动物和鱼类。华支睾吸虫的感染发生在中国、日本和东南亚，而麝猫后睾吸虫感染则出现在欧洲和西伯利亚东部部分地区。感染可无症状，或患者可有急性发热性疾病或慢性症状。慢性感染可导致肝内胆管结石，结石具体处理如上所述。

通过检测粪便中或十二指肠液中的虫卵可以得出诊断，常规血液涂片可见嗜酸性粒细胞增多。ERCP 可显示胆管内纤细的充盈缺损，以及相关的纤维化改变和结石形成。

(二) 棘球绦虫

肝棘球蚴病在地中海和远东的部分地区，以及澳大利亚、新西兰、南美和南非的羊养殖牧区，仍然呈区域性流行。感染由细粒棘球绦虫和在欧洲中部不太常见的多房棘球绦虫引起。

胆管阻塞可能是肝包虫囊肿增大压迫肝总管，或包虫囊肿破裂产生的子囊进入肝内胆管的细小分支引起的。当包虫囊肿与胆管系统相通时，scolicidal 剂注射不当会引发继发性硬化性胆管炎。

术前内镜下胆管造影可观察到胆管树内的残骸，内镜下括约肌切开术可以预防胆道梗阻的进一步发作。因继发于肝内大囊肿引起的胆管梗阻，可以考虑内镜下置入支架以解除梗阻。

由 scolicidal 剂滴入异常而进入胆管系统内造成的继发性硬化性胆管炎，往往只适合进行肝移植。外科旁路手术可用于局部狭窄的治疗。

(三) 人蛔虫

蛔虫是最常见的感染人类的蠕虫。受感染的患者由于蛔虫移行进入胆管，引发梗阻性黄疸，虽然很少见，但很难与胆石症区分开来。更常见的是由于蛔虫通过壶腹引起胆管炎发作。蛔虫也与复发性化脓性胆管炎相关。

超声有时可发现胆管树内有一长条状的充盈缺损。在做 ERCP 造影时可发现虫体，可以通过内镜取出。医用驱虫药甲苯达唑或阿苯达唑往往有效。后期并发的乳头狭窄可以经内镜乳头括约肌切开术进行治疗。

四、原发性硬化性胆管炎

(一) 病因

原发性硬化性胆管炎是一种罕见的疾病，虽然确切原因尚未明确，但越来越多的证据表明与机体免疫有关，并且总的发生率在增加。大约 70% 的患者患有溃疡性结肠炎，或更少见的克罗恩病。另据一些报道称，其与 Riedel 甲状腺炎、腹膜后纤维化、淋巴浆细胞硬化性胰腺炎有关，以及与一些人类白细胞抗原有很强的相关性。

(二) 临床表现

原发性硬化性胆管炎是一种肝内外胆管进行性闭塞性的纤维化疾病，具有广泛的临床表现，并有缓解和发作交替的特征。大多数患者在疾病早期没有症状，但在疾病后期，患者可有瘙痒、不明确的疼痛、发热、黄疸和体重减轻。许多无症状患者是在检测炎症性肠病期间因发现肝功能异常而得到诊断的。尽管一些患者可能发现时已是进展期阶段，但肝功能衰竭征象已经进展了相当长一段时间。突然恶化强烈提示可能与胆管癌的进展有关联。

(三) 检查

肝生化指标表明有胆汁淤积。虽然大多数患者体内存在抗中性粒细胞胞质抗体，但检测自身抗体通常用来排除很难鉴别的原发性胆汁性肝硬化。

检查的主要方法是胆管造影，通常显示狭窄处弥漫性病变和肝内胆管逐渐稀疏。ERCP除了能提供胆道系统的解剖细节，还可以在内镜下进行治疗；如果怀疑为恶性肿瘤，还可以刷取细胞进行组织细胞学检查。MRCP不但敏感度高，而且能与ERCP诊断的准确度相媲美，是目前首选的疾病诊断和程度评估的检查手段，同时也避免了因ERCP操作可能引发的严重胆道感染。当MRCP有禁忌时，经静脉CT胆管造影检查也是一个很好的选择。

(四) 处理

原发性硬化性胆管炎预后较差，从确诊到死亡或肝移植，中位生存期只有9.6年。早期诊断和肝移植可能会延长生存期；然而，患者后期易于进展成为胆管癌或易于罹患结肠癌，现在已成为首要的致死原因。治疗瘙痒所使用的熊去氧胆酸与机体生化功能和组织学外观的改善有关。胆管炎发作时，可用覆盖胆道系统病原体的抗生素进行治疗。没有任何证据表明，因炎症性肠疾病而实施的结肠切除术可以改变疾病的进展。

不管是否经内镜支架置入，通过内镜或者经皮肝穿刺扩张胆管狭窄局部区域的治疗方法，据称是有效和安全的并且耐受良好，尽管目前还没有这方面的前瞻性随机对照试验研究。通过扩张术，80%的患者有1年的缓解期，而60%的患者有3年的缓解期。在那些无肝硬化，但以狭窄为主的继发性黄疸患者中，有报道需要手术引流。

肝移植治疗终末期肝病是必要的。然而，现在更常适用于那些有持续性黄疸、顽固性瘙痒、复发性胆管炎、营养不良或疲劳的患者。现在很多患者都在肝功能衰竭前进行肝移植，5年生存率大于80%。

(五) 相关恶性狭窄的排查

10%~36%的原发性硬化性胆管炎患者会因为胆管癌和胆囊癌而复杂化，需要肝移植前排除恶变。

在大多数患者中，对于隐匿型胆管癌的关注比较少，并且不存在显性狭窄就可以进行肝移植。血清糖类抗原（CA）19-9已被用来尝试确定隐匿型胆道恶性肿瘤的存在。患者的临床状态突然迅速恶化或出现明显狭窄，必须考虑有胆管癌的可能，并需要进行全面的检查。通过ERCP刷取细胞进行细胞学检查，如果获得细胞恶性涂片，则可以明确诊断。CT或MRI可显示一个与胆管树相关的占位，通常狭窄与良性疾病在外观上难以区分。正电子发射断层扫描（PET）在辨别原发性硬化性胆管炎和胆管癌方面优于常规放射学检查。

腹腔镜探查可以明确大多数不能手术切除的胆管癌患者，由于肿瘤早期往往出现播散，腹腔镜可以用来评估拟行肝移植的患者是否罹患胆管癌。如果对胆管癌的诊断有怀疑，腹腔镜超声还可以进一步帮助评估，有时可能需要剖腹探查。

五、疑似恶性的胆管狭窄

已被认为是恶性胆道肿瘤的患者，在其切除的胰头标本中，病理检查却发现是良性胆道病变，这种情况并不罕见。在 Whipple 手术切除的恶性肿瘤中，大约 10% 的术后病理证实为良性病变。最常见的病理是与乙醇或胆石症相关的慢性胰腺炎。然而，其他容易产生病理混淆的疾病包括淋巴浆细胞硬化性胰腺炎、原发性硬化性胆管炎、胆总管结石和炎性假瘤。

术前考虑为肝门部恶性梗阻而实施手术的患者中，术后病理却发现是胆管良性纤维化狭窄的概率高达 14%。它通常在术前无法分辨是否为恶性肿瘤，因此经常尝试手术切除以明确诊断，而且这几乎总是可行的。据称已有使用甾体治疗成功的例子。

淋巴浆细胞硬化性胰腺炎也称为自身免疫性胰腺炎、硬化性胰腺炎或原发性炎性胰腺炎。该疾病与其他的自身免疫性疾病，如干燥综合征、慢性甲状腺炎、腹膜后纤维化、溃疡性结肠炎和原发性硬化性胆管炎相关。虽然只占了胰腺切除标本中的 2.4%，但是这一点还是很重要的，因为一部分患者会出现胆管吻合口狭窄或肝内胆管狭窄。31 例胰腺切除的患者中，8 例（26%）持续进展为复发性黄疸。

已有报道称 Igg4 水平的增高与该疾病有关，虽然该病有复发，但甾体治疗成功。到目前为止，甾体预防和治疗复发性狭窄的价值并未得到明确的评估。

第九节　胆囊良性肿瘤

一、概述

胆囊良性肿瘤的分类较为混乱，既往的文献将胆囊乳头状瘤和胆囊息肉笼统地称作胆囊良性肿瘤，但从病理学角度应合理地分为胆囊腺瘤和胆囊良性间叶组织肿瘤两大类。对于胆囊腺瘤发病率，国内外文献报道差别较大，为 0.2%~2.0%，占胆囊息肉样病变的 3.6%~17%，多见于中老年妇女。良性间叶组织肿瘤是来源于支持组织的胆囊良性肿瘤，主要包括纤维瘤、平滑肌瘤、血管瘤、脂肪瘤、黏液瘤、神经鞘瘤等，临床少见。

胆囊息肉样病变（PLg）又称隆起性病变，是影像诊断学对所发现的突入胆囊腔内的隆起性病变的统称。它包括多种胆囊良性或早期恶性的病变，如胆囊良性肿瘤、假性肿瘤和早期胆囊癌等，其中一部分并非真正的胆囊肿瘤。有此表现的疾病包括：

（1）增生性病变，如胆囊胆固醇性息肉、胆囊腺肌瘤、淋巴组织增生性息肉、原发性胆囊黏液增生症等；

（2）炎性病变，如胆囊炎性息肉、黄色肉芽肿性胆囊炎等；

（3）肿瘤性病变，如胆囊的良性肿瘤（腺瘤、血管瘤、脂肪瘤、神经纤维瘤等）和早期恶性病变（腺癌等）；

（4）组织，如胃黏液、肠黏液、胰、肝组织等的胆囊移位等。近年来，随着 B 超和 CT 等影像诊断技术的应用，胆囊息肉样病变的检出率明显增多，国内大宗流行病学报告在常规体检人群中 PLg 的检出率为 0.9%，综合文献报道，B 超的检出率可达 1.0%~9.8%，其中胆固醇性息肉最多见，占 50%~87%。

二、病因

胆囊良性肿瘤病因尚不清楚，胆囊息肉在病理上属乳头状腺瘤，又可分为胆固醇性息肉和炎性息肉两种类型。前者系由于胆囊压力过高或胆固醇代谢异常导致胆固醇颗粒沉淀于黏膜上皮细胞的基底层，组织细胞过度膨胀造成；亦有学者认为是由于黏膜上的巨噬细胞吞食胆固醇结晶后聚积而成。后者则由于炎症刺激造成组织间质的腺性上皮增生，并由大量的淋巴细胞和单核细胞为主的炎性细胞浸润形成。胆囊腺肌瘤属于胆囊增生性病变之一，是由于胆囊黏膜增生肥厚所致。罗-阿窦数目增多并扩大成囊状，穿至肌层深部，窦与胆囊腔之间有管道相通，形成假性憩室。

三、临床表现

胆囊良性肿瘤患者多无特殊的临床表现，最常见的症状为右上腹疼痛或不适，一般症状不重，可耐受，如果病变位于胆囊颈部可影响胆囊的排空，常于餐后发生右上腹疼痛或绞痛，尤其在食油性食物后。其他症状包括消化不良，偶有恶心、呕吐等，常在健康检查或人群普查时才被发现。患者多无明显体征，部分可有右上腹深压痛，如果存在胆囊管梗阻，可扪及肿大的胆囊。

四、辅助检查

（一）超声检查

B 超为诊断胆囊息肉样病变的首选方法，超声检查的误诊率或漏诊率受胆囊内结石的影响，往往是发现了结石，遗漏了病变。也有因病变太小而未被发现者。

（二）X 线胆囊造影

包括口服胆囊造影、静脉胆道造影及内镜逆行性胆道造影等，是一项有用的诊断方法。影像特点主要为大小不等充盈缺损。但是大多数报道认为胆囊造影的检出率和诊断符合率偏低，检出率低受胆囊功能不良病变过小或胆囊内结石等因素影响。

（三）CT 检查

胆囊息肉样病变的 CT 检出率低于 B 超，高于胆囊造影。其影像学特点与 B 超显像相似，如果在胆囊造影条件下行 CT 检查，显像更为清楚。

（四）选择性胆囊动脉造影

根据影像上羽毛状浓染像，动脉的狭窄或闭塞等特点，可区别肿瘤或非肿瘤病变，但是早期的胆囊癌和胆囊腺瘤均可能没有胆囊动脉的狭窄和闭塞像或均有肿瘤的浓染像，两者间的鉴别较困难。

五、诊断

由于胆囊良性肿瘤缺乏特异的临床症状和体征，根据临床表现很难作出正确的诊断，影像学是主要的诊断方法。

(一) 病变的大小

大部分良性病变 15 mm 的病变为恶性的可能性相当高。

(二) 病变的数目

胆囊息肉尤其是胆固醇性息肉大部分为多发胆囊腺瘤,多数为单发,少数为多发,腺瘤恶变虽然时有报道,但是尚未见到在同一胆囊内有多发腺瘤内癌的病例,因此认为,多发病变为良性可能性大,大于 10 mm 的单发病变应疑为恶性。

(三) 病变的形态

不少资料表明,有蒂腺瘤明显多见,但是腺瘤有蒂或无蒂与其恶变尚无明确的规律,尚需要大样本的统计分析,才能获得肯定的结论。

(四) 病变发生的部位

颗粒细胞瘤常发生在胆囊的颈管部,局限性腺肌瘤样增生多见于胆囊底部,其他的胆囊良性病变可发生在胆囊的任何部位。

综上可见,术前的影像学表现缺少特异性,病变的大小仅仅是鉴别诊断的初步标准。对于 B 超诊断有困难的病例,可进一步进行超声内镜或选择性胆囊动脉造影,有益于鉴别诊断。最终诊断仍然要依靠病理组织学检查。

六、治疗

对于直径小于 10 mm 的病变,又无明显的临床症状,无论单发或者多发可暂不手术,定期做 B 超观察随访,当发现病变明显增大时,应考虑手术治疗。胆囊良性肿瘤尚无有效的药物治疗方法,外科手术切除胆囊是主要的治疗手段。

(一) 手术指征

(1) 病变大于 10 mm;
(2) 怀疑为恶性肿瘤,病变侵及肌层;
(3) 良性与恶性难以确定;
(4) 经短期观察,病变增大较快;
(5) 病变位于胆囊颈管部,影响胆囊排空;
(6) 有明显的临床症状及合并胆囊结石或急慢性胆囊炎等。

凡具有上述指征之一者,均应手术治疗。

(二) 手术方法

单纯胆囊切除术适用于各种胆囊良性肿瘤。如果胆囊良性病变发生癌变,且已侵及肌层,甚至浆膜层,应按胆囊癌处理。在胆囊切除术中应解剖检查胆囊标本,对可疑病变常规做冷冻切片病理检查,以发现早期病变。

七、预后

胆囊良性肿瘤的手术治疗效果是满意的。治疗效果取决于术前症状是否明显,是否合并其他疾病,以及是否发生术后并发症等几个方面,即使发生恶变,早期发现及时诊断,合理治疗,预后也满意。

第十节 胆囊癌

一、概述

胆囊癌（gBC）是指发生在胆囊（包括胆囊管）的癌肿，由于胆囊管特异的解剖结构和生物学行为，部分学者认为将胆囊管癌列为一种独立的疾病更为合理。尽管目前对于胆囊管癌的定义存在争议，但国内外主要文献和著作仍将胆囊管癌定义为胆囊癌。

胆囊癌是最常见的胆道恶性肿瘤，在消化道肿瘤中仅次于胃癌、结肠癌、直肠癌、食管癌、胰腺癌占第6位，占胆囊手术的1%~2%，尸检检出率0.55%~1%。胆囊癌好发于50~70岁的老年人，约3/4以上的胆囊癌患者年龄超过65岁。女性患者为男性患者的2~3倍，其中部分原因是女性的胆囊结石病发病率高于男性。

胆囊癌恶性程度高，因早期缺乏特异性症状而不易诊断，癌肿极易向肝等邻近器官浸润和出现远处淋巴结转移而不能根治性切除，预后极差。据西方国家的文献报道，胆囊癌总的5年生存率仅为5%~38%，出现淋巴结转移或远处转移的患者5年生存率更低，平均生存时间不足6个月。除少数患者因胆囊结石病等症状就医而获得早期诊断外，绝大多数患者出现明显的临床症状时，已属晚期。因此，改善胆囊癌预后的关键是早期诊断、早期治疗，以及合理的综合治疗方案，有效控制胆囊癌的浸润和转移。近年来，对胆囊癌分子生物学特性以及对肿瘤耐药、放化疗增敏、新一代化疗药物、生物治疗和靶向治疗等方面研究的深入，为从根本上改善中晚期胆囊癌预后指明了治疗方向，同时也必将会改变以往对胆囊癌综合治疗不佳的固有观念，更加重视胆囊癌的综合治疗。

二、病因

胆囊癌的确切原因尚不明确，但以下危险因素可能与之相关。

（一）胆石症

胆石症是与胆囊癌相关的最主要危险因素：75%~95%的胆囊癌合并胆囊结石；胆囊结石患者胆囊癌的发生率比无结石者高7倍；结石直径>3 cm比<1 cm患者患胆囊癌的危险性高10倍；症状性胆囊结石患者（特别是有反复发作的胆囊炎）患胆囊癌的风险明显高于无症状性胆囊结石患者；胆囊结石患者发生胆囊癌的比例约为0.4%，未经治疗的胆囊结石患者20年内发生胆囊癌的危险性为0.2%~0.4%；约1%的因胆石症行胆囊切除术的胆囊标本可发现隐灶癌。

胆囊结石致癌机制是综合作用的结果，包括结石的机械刺激、炎症、胆固醇的代谢异常、胆汁刺激和致癌物质的作用等。慢性黏液损伤是胆囊新生物恶性转化的重要促发因素。结石可引起胆囊黏膜慢性损伤或炎症，进而导致黏膜上皮发育异常，后者具有癌变倾向。胆石长期机械刺激胆囊黏膜→胆汁排空障碍、胆汁淤滞与感染→不典型增生或肠上皮化生→癌变。胆汁中的厌氧菌（梭状芽孢杆菌）使胆胺→核脱氢反应→去氧胆酸、石胆酸（致癌物质）。

（二）胆胰管汇合异常（APBDJ）

APBDJ易发生包括胆囊癌在内的胆道恶性肿瘤。胆总管囊肿患者患胆道肿瘤的风险均增加，其中，胆囊癌的发生率约为12%。可能的机制是：胆汁成分的改变、基因突变和上皮细胞增生。胰液反流→胆汁中的卵磷脂被胰液中的磷酸酯酶Aa水解→产生脱脂酶卵磷脂→被胆囊吸收→积聚在胆囊壁内→胆囊上皮细胞变性和化生→癌变；慢性炎症→胆囊黏液损伤→再生修复→不典型增生或上皮异形化→癌变。

（三）细菌感染

有文献报道，伤寒和副伤寒杆菌的慢性感染和携带者患胆囊癌的危险性比正常人高100倍以上，印度最近的临床对照研究发现，伤寒杆菌携带者的发病率是非携带者的8倍以上，具体机制不明。最近的研究发现，胆汁和胆囊癌组织中可检测到幽门螺杆菌，其是否与胆囊癌的发生相关值得进一步研究。

（四）胆囊腺瘤

胆囊腺瘤是癌前病变，癌变率为6%～36%；单发、无蒂、直径>1 cm的胆囊息肉恶变的危险性增高，如合并结石则更增加了癌变危险性。癌变机制可能为：腺瘤-腺癌的顺序性病变。

（五）胆囊腺肌瘤

胆囊腺肌瘤又称胆囊腺肌增生症，是以胆囊黏液和肌纤维肥厚、罗-阿氏窦数目增多、窦腔扩大并穿入肌层为特征的一种增生性疾病。病变通常位于胆囊底部，形成结节，癌变率为5%～15%。其发病机制可能与胆囊内长期高压有关。病变区R-A窦扩大、增多并形成假憩室，可深达黏液下层和肌层，窦隙内衬以柱状上皮，呈腺样结构，周围为增厚的平滑肌纤维所包绕。扩大、增多的R-A窦形成假憩室，内含黏液或胆砂、胆石，有管道与胆囊相连，故亦有胆囊憩室之称。病变分为弥漫型、节段型和局限型，以局限型最为常见。

（六）溃疡性结肠炎

溃疡性结肠炎的患者胆囊癌的发病率为一般人群的10倍，发病机制不明，可能为：胃肠道中的梭状芽孢杆菌使肠肝循环中的胆汁酸→还原→3-甲基胆蒽；胆道梗阻感染→胆汁中的胆酸→去氧胆酸、石胆酸（致癌物质）。

（七）瓷性胆囊

慢性胆囊炎合并胆囊壁钙化，即"瓷胆囊"，恶变率为12.5%～61%。

（八）Mirizzi综合征

大多数学者认为，胆囊结石可以引起胆囊黏膜的持续性损害，并可导致胆囊壁溃疡和纤维化，上皮细胞对致癌物质的防御能力降低，加上胆汁长期淤积，有利于胆汁酸向增生性物质转化，可能是胆囊癌发生的原因，而Mirizzi综合征包含了上述所有的病理变化。

（九）肥胖

体重指数>30的年龄在20～44岁之间的女性，患胆囊癌的风险是2.53倍。

（十）其他因素

原发性硬化性胆管炎，雌激素，以及致癌物质如：偶氮甲苯、亚硝胺、甲基胆蒽、二氧化钍等。

(十一) 与胆囊癌发生相关的分子机制

据文献报道，与胆囊癌关系比较密切的基因有 p53，K-ras，CDKN2（9p21），Bcl-2，C-myc 和 COX-2。Bcl-2 基因是被发现的第一个凋亡抑制基因，Bcl-2 表达可抑制细胞凋亡、延长细胞寿命、增加细胞其他突变机会或使突变基因在细胞内聚积，导致细胞恶性转化。研究发现，Bcl-2 表达增加是抑制胆囊病变组织中细胞凋亡的机制之一，与胆囊癌的分化程度有密切关系。C-myc 基因可能通过促进 survivin 的表达来抑制胆囊癌细胞凋亡，有待进一步的实验证实。

三、临床表现

(一) 症状

胆囊癌早期因缺乏特异性症状而不易被察觉，当出现明显的临床症状时，多已属晚期并已有转移而无法根治性切除，预后极差。胆囊癌早期可出现一些类似于良性胆道疾病（急性或慢性胆囊炎、胆石症等）的症状，如腹上区隐痛、胀痛不适、恶心、呕吐、乏力、食欲缺乏等。

1. 右上腹痛不适

右上腹痛不适是胆囊癌最常见的症状（60%~87%），40%的胆囊癌患者可出现腹痛症状加重、发作频率增多或持续时间变长。

2. 恶心、呕吐

占 30%~40%，与急慢性胆囊炎有关，少数因肿瘤侵犯十二指肠致幽门梗阻。

3. 黄疸

约 30%的患者因肿瘤直接侵犯或肝门淋巴结转移压迫肝外胆管或胆管内播散均可导致梗阻性黄疸。

4. 其他

少数患者因合并感染或肿瘤性发热而出现低热。一旦出现腹上区肿块、黄疸、腹腔积液、明显消瘦、贫血和邻近脏器压迫症状，提示已属晚期。

(二) 体征

早期胆囊癌无特异性体征。合并急性胆囊炎时可有右上腹压痛；胆总管受到侵犯或压迫时，可出现阻塞性黄疸；胆囊管阻塞致胆囊肿大、肿瘤累及肝或邻近器官时，可扪及腹部肿块；晚期还可出现肝大、腹腔积液、下肢水肿等。

四、辅助检查

(一) 超声检查

超声具有简便、无创、费用低、可反复检查等优点，为首选的检查方法。超声对胆囊癌的诊断敏感性为 85%，诊断符合率为 80%。对胆囊微小隆起性病变以及早期胆囊癌的诊断价值优于 CT，可作为胆囊癌的筛选检查方法，因此，定期行超声检查对早期诊断胆囊癌具有重要价值。

1. B超

B超下诊断胆囊癌有4种类型：Ⅰ型为隆起型，乳头状结节从胆囊壁突入腔内，胆囊腔存在；Ⅱ型为壁厚型，胆囊壁局限或弥漫不规则增厚；Ⅲ型为实块型，因胆囊壁被肿瘤广泛浸润、增厚，加之腔内癌块充填形成实质性肿块；Ⅳ型为混合型。超声能清晰显示病变的大小、部位、数目、内部结构以及胆囊壁的厚度和肝受犯范围。不足是：易受胃肠道气体干扰，对同时患有胆囊结石的微小胆囊黏液隆起性病变检出率低。

2. 彩色多普勒超声

彩色多普勒超声能测及肿块内血流，可鉴别胆囊胆固醇性息肉和结石，对胆囊隆起性病变的鉴别诊断具有重要价值。同时能无创地精确显示胆管和肝受犯范围和程度，以及肝门区主要血管（肝动脉、门静脉等）的受犯情况，与CT和MRI血管成像价值相近，甚至可替代血管造影。对胆囊癌的精确分期和手术可切除性评估有较高价值。此外，近来开展的超声造影检查对胆囊癌的诊断准确率更高。

3. 实时谐波超声造影（CEUS）

通过周围静脉注射六氟化硫微泡对比剂，随后用CnTI谐波技术在低声压下对病灶进行观察，可以实时观察肿块增强的方式及回声强度变化，并且与周围肝实质进行对比，有利于对病灶范围作出判断。

4. 内镜超声（EUS）

EUS是近年来发展起来的一项技术，采用高频探头隔着胃或十二指肠对胆囊进行扫描，避免了肠道气体的干扰，不仅能检出<5 mm的病变，并可清晰显示胆囊壁的3层结构，能精确判定胆囊壁各层结构受犯深度和范围、周围血管受犯情况以及区域淋巴结有无转移，因而对胆囊癌早期诊断、精确分期及手术可切除性评估具有更高价值，可作为超声和彩超检查的补充手段。

（二）动态增强CT

1. CT的优势

CT具有较高的软组织分辨率，对胆囊癌的诊断、分期、评估手术切除可能性均有帮助，是术前不可缺少的检查，对治疗方案的决定、术式的选择和预后判断具有很高价值，在这一方面CT明显优于超声检查。增强CT能够精确显示肿瘤直接侵犯肝或肝门部、是否有肝转移、淋巴结及邻近脏器转移情况。

2. CT的典型表现

（1）胆囊壁局限性或整体增厚，多超过0.5 cm，不规则，厚薄不一，增强扫描有明显强化；

（2）胆囊腔内有软组织块影，基底多较宽，增强扫描有强化，密度较肝实质低而较胆汁高；

（3）合并慢性胆囊炎和胆囊结石时有相应征象。厚壁型胆囊癌需与慢性胆囊炎鉴别，后者多为均匀性增厚；腔内肿块型需与胆囊息肉和腺瘤等鉴别，后者基底部多较窄。薄层和增强CT扫描可精确显示胆囊壁厚度及胆囊壁的浸润深度、肝及邻近器官和组织的受犯范围和程度、有无区域淋巴转移和肝内转移等。

3. 螺旋 CT 血管成像（CTA）

CTA 能对门静脉、肝动脉等周围血管受压情况作出精确判断，对术前可切除性评估具有重要价值。CTA 对判断胆囊癌可切除和不可切除的准确率分别为 80% 和 89%。

（三）磁共振（MRI）

1. MRI 的优势

与 CT 相比，MRI 具有更高的软组织分辨率，对腔内小结型早期胆囊癌的显示优于 CT。磁共振胆管成像（MRCP）可无创地获取整个肝内外胆道树的影像，对胆管受犯范围和程度可作出精确判断；磁共振血管成像（MRA）能精确地显示肝门区血管的受犯情况，与 CTA 价值相近。MRI 对胆囊癌的术前分期、可切除性评估、手术方式的选择及评估预后等具有较高价值。

2. 胆囊癌的 MRI 典型表现

Ⅰ期：胆囊壁局限性或弥漫性不规则增厚，胆囊内壁毛糙不光整或凹凸不平，可伴有突向腔内的菜花状或结节状肿块，T1WI 呈低信号，T2WI 呈等偏高信号，MRCP 可见胆囊内充盈缺损影，但胆囊壁的浆膜面光整。

Ⅱ期：胆囊窝内不规则异常软组织肿块，与胆囊壁分界不清，胆囊壁外层即浆膜面毛糙，胆囊窝脂肪间隙模糊不清，但与胆囊窝邻近肝组织分界尚清晰。

Ⅲ期：胆囊窝脂肪间隙消失，胆囊区见不规则软组织肿块，T1WI 呈等偏低信号，T2WI 呈等偏高信号，肿块占据胆囊大部分囊腔，胆囊基本形态不同程度消失，MRCP 表现为胆囊不显影或胆囊显示不清。胆囊窝周围邻近肝实质内出现异常信号，T1WI 呈偏低信号，T2WI 呈高信号，边缘不规则，与胆囊分界不清。

Ⅳ期：胆囊癌的 MRI 和 MRCP 表现除了上述Ⅲ期的表现外，还可有直接侵犯胃窦部、十二指肠，侵犯邻近腹膜、肝十二指肠韧带的表现，侵犯肝内外胆管和结肠等，以及腹腔肝门淋巴结转移、胰腺及胰头周围淋巴结转移、后腹膜淋巴结转移等相应 MRI 征象。

MRA 能精确地显示肝门区血管的受犯情况，同时 MRCP 还能精确显示肝内外胆管受犯范围和程度。Kim 等报道，MRI 结合 MRA 和 MRCP 可以用于检查血管侵犯情况（灵敏度 100%，特异度 87%）、胆管受犯（灵敏度 100%，特异度 89%）、肝受犯（灵敏度 67%，特异度 89%）和淋巴结转移（灵敏度 56%，特异度 89%）。但由于存在运动伪影，缺乏脂肪和部分容积效应，MRI 往往难以评估胆囊癌对十二指肠的侵犯，且 MRI 也难以显示网膜转移。磁共振 BTFE 序列是近年来采用的一种新的成像序列，属于梯度回波序列中的真稳态进动快速成像序列，具有扫描速度快、运动伪影少等特点，目前在临床中主要用于心脏、大血管的检查。有研究说明，该技术能够清楚地显示增厚的胆囊壁、胆囊内的肿块及胆囊腔的改变，对病变的检出率明显高于 MRI 常规序列。该序列除了能显示胆囊本身的改变外，还能清晰地显示病变对邻近肝、胆道等有无侵犯。而且在该序列中血液亦呈现高信号，故也可以清楚显示病变对血管的包绕、侵犯及血管内有无癌栓，有利于对血管与淋巴结的鉴别。B-TFE 能够提供较多的胆囊癌的术前分期信息，对临床客观地评价患者术前情况、确定手术方式、评估预后提供了很大帮助。

（四）正电子发射-断层扫描（PET-CT）

PET-CT 是目前判断胆囊肿的良恶性、胆囊癌根治术后有无复发和转移的最精确的检查方法，同时能精确显示意外胆囊癌行胆囊切除术后的肿瘤残余情况及远处淋巴结和脏器的转移情况。一项研究对 16 名临床症状、影像学检查均提示良性胆囊病变的患者行 FDg-PET，诊断胆囊癌灵敏度为 80%，特异度为 82%。目前，FDg-PET 在诊断胆囊癌中的作用仍在研究，其不足是检查费用昂贵，应根据患者个体情况来选择。

（五）内镜逆行胰胆管造影（ERCP）

ERCP 对胆囊癌常规影像学诊断意义不大，仅有一半左右的病例可显示胆囊，早期诊断价值不高，适用于鉴别肝总管或胆总管的占位病变或采集胆汁行细胞学检查。

五、治疗

（一）治疗原则

胆囊癌的治疗目标是根治；延长生存期，提高生活质量；缩短住院时间。治疗原则也有三，即早期治疗，根治治疗，综合治疗。改善预后的关键是：重预防，早发现早治疗，规范胆囊癌手术，重视综合治疗。

1. 早期治疗

早期治疗的关键在于早期诊断。由于胆囊癌早期症状不典型，临床上不易早期诊断。大多数是在常规胆囊切除术中或术后（包括开放胆囊切除术和腹腔镜胆囊切除术）快速冷冻活检或石蜡病理中确诊。这类患者多为 Nevin Ⅰ期、Ⅱ期或 TNM 分期为 0 期、Ⅰ期，以往认为仅行胆囊切除术即可达治疗目的。但近年的研究表明，由于胆囊壁淋巴管丰富，胆囊癌可有极早的淋巴转移，并且早期发生肝转移也不少见。因而，尽管是早期病例，亦有根治性切除的必要。

对有胆囊癌易患因素的病变，特别是 50 岁以上的慢性萎缩性胆囊炎、结石直径>3 cm、瓷性胆囊、胆囊息肉、胆囊腺肌病、原发性硬化性胆管炎（PSC）、胰胆管汇合异常等患者，应行预防性胆囊切除术。

2. 根治治疗

胆囊癌根治性手术的目标是肿瘤完全切除，病理学切缘阴性，切除范围至少应包括胆囊、受累的肝（切除胆囊附近 2 cm 以上肝组织，甚至肝右叶切除或扩大肝右叶切除）和区域淋巴结。淋巴清扫要求将整个肝十二指肠韧带、肝总动脉周围及胰头后方的淋巴结缔组织连同血管鞘一并清除，真正使肝门骨骼化才符合操作规范，必要时还需游离胰头十二指肠，行腹主动脉周围骨骼化清扫。若位于胆囊颈部的肿瘤侵犯胆总管，或胆囊管手术切缘不够，应进行胆总管切除和肝管空肠吻合。

3. 综合治疗

不能切除或不宜切除的胆囊癌，可采用综合治疗，包括化疗、放疗、免疫治疗、中医治疗和靶向治疗等。对放化疗等辅助治疗的效果尚存在争议，传统观念认为，胆囊癌对放化疗均不敏感，疗效有限。但随着辅助治疗的研究深入，新的放化疗技术方法的进步以及新的化疗药物的应用，越来越多的前瞻性研究显示了令人振奋的结果，放疗、化疗及免疫治疗等综合治疗能明显地延长胆囊癌患者的生存时间,提高生活质量。因此,随着胆囊癌综合治疗的研究不断深入,综合治疗将会更加受到重视。

(二) 整体治疗方案

1. 胆囊癌治疗方法选择的依据

在选择胆囊癌的治疗方法前,需弄清以下情况。

(1) 肿瘤情况:TNM 分期是国际公认的确定治疗方法的依据之一,包括肿瘤的大小、胆囊壁的浸润深度、肝受犯范围和程度、淋巴结转移情况、肝外胆管和血管(尤其是门静脉和肝静脉)的受犯范围和程度、邻近脏器(胃、十二指肠、胰腺和横结肠等)受犯情况,以及远处脏器是否有转移等。通常 0~Ⅱ期可选择手术治疗,Ⅳ期则根据具体情况可选择手术和姑息性治疗;

(2) 肝功能情况:对需要行较大范围肝切除的患者,术前应对肝储备情况进行精确评估;

(3) 全身情况:包括年龄、心肺功能、糖尿病、其他脏器严重病变。

2. 治疗方法的选择

应严格按照病理分期(TNM 分期)、邻近器官受犯情况、肝功能情况及患者的全身情况,选择合理的治疗方案。

3. 意外胆囊癌的诊治

意外胆囊癌是指在术中未能及时发现而在术后经病理证实的胆囊癌,常见原因有:术中未能认真剖检胆囊而漏诊;急性胆囊炎手术因胆囊壁明显增厚而不易发现病灶;胆囊息肉行腹腔镜胆囊或开腹手术以及胆囊壁增厚误诊为黄色肉芽肿性胆囊炎等,术中未送病理检查。

美国肿瘤研究联合会(AJCC)会议强调了意外胆囊癌再次根治性手术的必要性,应根据癌肿的部位、大小、浸润深度、累及范围、病理分期、术中是否播散,决定是否再手术及手术方式。

(1) 病理分期:查阅原始病历资料、术前术后影像学资料、手术记录、病理巨检和镜检报告;

(2) 肿是否播散:了解术中胆囊破裂、癌组织破碎、胆囊大部分切除残留黏液烧灼、LC 穿刺孔种植、有无腹块、腹腔积液。一般而言,Ⅱ~Ⅲ期的意外胆囊癌应再手术治疗,术前应行相关检查,排除癌症转移或播散。

其实大多数意外胆囊癌只要术中仔细剖检胆囊并及时送病理检查是可以发现的,因此,意外胆囊癌防治的关键首先是在术中仔细剖检胆囊并及时送病理检查,对符合再手术条件的应及时再手术。

4. 胆囊癌并发症的处理

(1) 胆囊癌相关并发症的处理:合并急性胆囊炎胆囊肿大坏疽甚至穿孔时,可行姑息性胆囊切除或胆囊造口术;出现阻塞性黄疸时,可根据具体情况选择合适的减黄方法,如内引流或外引流等;出现十二指肠梗阻时,可行胃空肠吻合术等;

(2) 胆囊癌术后并发症的处理:胆囊癌的术后并发症发生率为 20%~30%,死亡率为 0~4%,主要包括:腹腔脓肿、胆汁瘤、胆道感染、肺部和伤口感染、胆道狭窄严重时可出现黄疸等。对胆汁漏、腹腔感染患者，可在超声引导下穿刺置管引流，并加强营养支持和积极抗感染治疗；对出现黄疸患者，可采用介入性胆道引流减黄术，如 PTCD 外引流或经 PTCD 或 ERCP 途径置入胆道内支撑管或金属内支架引流减黄。

5. 出院后建议

（1）适当休息；
（2）调节饮食，加强营养。消炎利胆，保肝治疗；
（3）门诊定期随访复查：定期复查 B 超或 CT、肝功能、CEA 及 CA19-9 变化等；
（4）行胆道外引流患者，保持引流通畅，并记录每日引流量；
（5）胆道梗阻患者，如出现腹痛、发热和黄疸，及时到医院就诊；
（6）根据整体治疗方案安排辅助放化疗等治疗。

六、预后

目前胆囊癌的预后仍很差，一系列的大宗病例资料回顾性研究显示，胆囊癌患者（包括手术和非手术）的 5 年生存率不足 5%，平均生存时间不足 6 个月，根本原因是 40% 以上的患者就诊时已属晚期，不能根治性切除，根治性切除率仅约 25%。根治性手术可明显提高生存率，其生存时间主要取决于肿瘤侵犯胆囊壁的深度和范围以及淋巴结转移情况。根治性切除患者的总的 5 年生存率超过 40%，T1 期行单纯胆囊切除术患者的 5 年生存率接近 100%，T2 及 T 期没有淋巴结转移的患者根治性切除术后 5 年生存率超过 50%，出现黄疸、淋巴结转移或远处转移的患者 5 年生存率为 0~10%。

（一）影响预后的因素

临床因素中，意外胆囊癌预后最好，中位生存期为 26.5 个月；可疑胆囊癌患者中位生存期为 9.2 个月。同时，因肿瘤引起的梗阻性黄疸、胆道感染以及肠梗阻这一系列并发症均影响其预后。

病理因素方面，与绝大多数恶性肿瘤一样，胆囊癌预后与 TNM 分期明显呈正相关，分期越晚预后越差，其中，T 分期尤其重要。T 分期不但指示肿瘤侵犯深度，同时预示淋巴结转移以及远处转移的概率；不同 T 分期患者，手术切除率不同，直接影响患者预后。淋巴结转移以及远处转移患者，均提示预后差。

（二）胆囊癌的生物学特性与预后

胆囊癌恶性程度高、预后差，在基因水平上研究胆囊癌的生物学行为，有助于胆囊癌的早期诊断和治疗。胆囊癌的发生、发展是一个多基因共同作用的结果，许多基因与胆囊癌的发生、发展、转移以及预后有密切关系。目前对胆囊癌相关基因的研究集中在 p53 和 Ras 基因，关于其他基因的报道很少。随着胆囊癌分子生物学研究的进一步发展，将逐渐揭示胆囊癌发生、发展、转移的基础，并寻找特异性高、敏感性高、简便实用的肿瘤标志物用于临床检测，改善胆囊癌的预后情况。

七、预防

改善预后的关键是：重预防，早发现早治疗，规范胆囊癌手术，合理综合治疗。预防胆囊癌最有效的方法是：对有胆囊癌易患因素的病变行预防性胆囊切除术，特别是对 50 岁以上的慢性萎缩性胆囊炎、结石直径>3 cm、瓷性胆囊、胆囊息肉、胆囊腺肌病、原发性硬化性胆管炎（PSC）、胰胆管汇合异常等患者，应行预防性胆囊切除术。流行病学研究资料显示，全人群中胆囊结石患者 20 年内发生胆囊癌的概率不足 0.5%，对无症状胆囊结石患者，行预防性胆囊切除术是不必要的。

（一）一级预防

一级预防即病因预防。胆囊癌仍无明确的病因，国内外的流行病学研究已经证明：胆囊结石、瓷化胆囊、胆囊息肉以及沙门菌感染等是胆囊癌的最重要的危险因素。加强卫生宣教，对老年胆囊结石患者等有危险因素的人群定期门诊随访，必要时行预防性胆囊切除。

（二）二级预防

二级预防即早发现、早诊断、早治疗。对具有危险因素患者如胆石症、胆囊息肉患者，一旦发现恶变可能，建议手术治疗。对腹腔镜胆囊切除术中发现的意外胆囊癌患者，需术中冷冻明确肿瘤病理分期和切缘情况，以确定是否行进一步根治性手术治疗。同时，建议腹腔镜胆囊切除术中尽量避免胆囊破损，取出胆囊标本时应置入标本袋内以防止意外肿瘤造成切口种植。对不能行根治性切除术的患者，建议行姑息性治疗，解除胆道梗阻，方法包括内引流术、内镜胆道内支架置入术、PTCD 术等。

（三）三级预防

康复预防。对不能手术或手术后的患者，争取康复治疗，包括减黄、保肝支持治疗以及中西医结合治疗，以减轻患者痛苦，提高生活质量。

（四）预防复发转移的措施

1. 预防性全身化疗

根据个人具体情况制订个体化治疗方案。

2. 局部放疗

根据个人具体情况制订相关治疗方案；细胞因子免疫治疗；细胞过继免疫治疗；分子靶向治疗；中医治疗。

第十一节　胆管癌

一、概述

胆管癌（CCA）是一种源于胆管上皮的肝胆系统恶性肿瘤，分为肝内胆管癌（ICC）和肝外胆管癌（ECC）。

肝内胆管癌又称外周型胆管癌（PCC），为来自肝内胆管二级分支以下胆管树上皮的恶性肿瘤，约占胆管癌的 10%。ICC 具有发生隐匿、恶性程度高、发展迅速、临床预后差等特点。世界范围内，ICC 占原发性肝癌的 10%~20%。其发病率近年来呈上升趋势，欧洲每年新增原发性肝癌约 50000 例，其中 20% 为肝内胆管癌。由于 ICC 位于肝实质内，过去通常将其称为胆管细胞性肝癌，与肝细胞肝癌一道统称为原发性肝癌。但 ICC 具有更高的淋巴结转移率，而淋巴结转移是影响 ICC 预后的重要因素，肝切除和淋巴结清扫已成为提高 ICC 患者预后的常规手术。因 ICC 生物学行为（肿瘤发生、侵袭和转移等）与肝细胞肝癌显著不同，而与肝外胆管癌一致，因此，更多的学者主张将肝内胆管癌归入胆管癌的范畴。

肝外胆管癌是指发生在左右肝管至胆总管下端的胆管癌，约占胆管癌的 90%，按其发生部位可分为：

（1）上段胆管癌，或称高位胆管癌、肝门胆管癌，肿瘤位于肝总管、左右肝管及其汇合部，位于后者部位的癌肿又称 Klatskin 瘤；

（2）段胆管癌瘤位于胆囊管水平以下、十二指肠上缘以上的胆总管；

（3）段胆管癌肿瘤位于十二指肠上缘以下、肝胰壶腹以上的胆总管。其中，肝门部胆管癌占肝外胆管癌的 55%~75%，中下段胆管癌占 25%~45%。因肝门部胆管癌特殊的解剖部位和病理学特点，在处理上不同于中下段胆管癌，因此，通常将肝门胆管癌和中下段胆管癌分别讨论。

胆管癌的发病率有逐年上升的趋势，不同地域之间发病率差异很大，主要原因是各地环境危险因子不同。欧洲每年新发胆管癌 10000 例，年龄标化的年发病率为 1.5/10 万，绝大部分患者发病时超过 65 岁，高峰年龄为 70~80 岁。男性略多于女性，可能与原发性硬化性胆管炎的男性发病率高有关。西方国家肝内胆管癌的发病率持续升高，可能与其国家的工业化有关。美国每年新增胆管癌约 2500 例，胆管癌的发病率为 1/10 万~2/10 万，日本和以色列最高分别为 5.5/10 万人和 7.3/10 万，年龄多在 50~70 岁。在我国，尚无胆管癌发病率的精确数字，但从临床资料总结发现，肝外胆管癌的发病率已高于胆囊癌，患者的年龄大多在 50~70 岁，男性与女性的比例为 2∶1~2.5∶1。

胆管癌预后很差，总的 5 年生存率不足 5%。肝内胆管癌的 5 年生存率为 13%~42%，平均生存时间为 18~30 个月。肝门胆管癌的预后最差，平均生存时间短于肝内胆管癌和中下段胆管癌，为 12~24 个月。可能与肝门胆管癌特殊的解剖部位有关，因其起病隐匿、难以早期发现，大多数患者就诊时已属晚期，肿瘤常因侵犯周围重要血管和肝而不能根治性切除，且术后极易复发（复发率高达 60%~90%），75% 的患者在 1 年内死亡。因此，改善胆管癌预后的关键是早期诊断、早期治疗，以及合理的综合治疗。

二、病因学

胆管癌的确切原因尚不明确。目前，已确认胆管慢性炎症和胆道梗阻诱发的胆道细胞损伤是胆管癌发展进程中的两个主要因素，炎症状态下胆汁微环境中释放的细胞因子可导致细胞恶性转化。胆管癌可能与以下危险因素相关。

（一）原发性硬化性胆管炎（PSC）

在西方国家，与胆管癌发病关系最密切的疾病是 PSC。一项瑞典研究发现，8% 的 PSC 患者在 5 年之内发生胆管癌。PSC 患者容易在早期（30~50 岁）罹患胆管癌，常见为多病灶并难以切除。PSC 患者胆管癌危险性增加是由于上皮性炎症不断增生并随着胆汁中内源性诱剂产生而发生，并且胆汁淤积可进一步增加发生胆管癌的危险性。在因 PSC 而行肝移植术切除的肝标本中，36%~40% 可发现隐灶性胆管癌。

（二）肝吸虫病

肝吸虫病是另一个比较明确的危险因子。麝猫后睾吸虫感染在泰国、老挝、马来西亚北部存在地方性，这些地区胆管癌的发生率高。肝吸虫致癌机制可能与成虫在胆管内蠕动的机械性刺激、虫体代谢产物和胆汁成分的化学刺激有关。感染麝猫后睾吸虫的叙利亚仓鼠可观察到胆管上皮细胞的恶性转化。另外，地方性的致癌因素比如用盐腌的鱼引起的人体亚硝酸复合物增加被认为对麝猫后睾吸虫感染有协同作用。

（三）先天性胆管扩张症

与胆管癌的发生有一定关系。癌变率高达30%，其中75%发生在成年人胆管囊肿（包括Caroli病），平均年龄为40~50岁。未经治疗的胆管囊肿患者在30岁时发生恶性肿瘤的可能性达15%~20%，较散发性病例发病年龄明显提前，病程越长，癌变的危险性越高。肿瘤发病的机制可能与下列因素有关：胆胰管异形汇合、胰液反流入胆道、慢性炎症、细菌感染。胆管囊肿伴有肝内外胆管结石时，癌变的风险更大。

（四）胆胰管汇合异常（APBDJ）

易发生包括胆囊癌在内的胆道恶性肿瘤。胆总管囊肿患者患胆道肿瘤的风险均增加，其中，胆囊癌的发生率约为12%。

（五）肝炎病毒

病毒性肝炎是亚洲较常见的危险因素，10%以上的胆管癌患者患有肝炎。我国是乙型肝炎病毒（HBV）感染的高发区，HBV携带者约占总人口的9%。大量的流行病学和分子生物学研究已证实，HBV是人肝细胞癌（HCC）和肝内胆管细胞癌的重要的致病因素。中美合作对上海市区1997年6月至2001年5月期间年龄为35~74岁的658例胆道癌新病例进行流行病学调查，收集390例胆囊癌、195例胆管癌和73例壶腹癌的临床资料，结果显示，胆管癌患者血清中HBV的感染率高达72%，国内外学者先后在肝外胆管癌组织中检测出HBV-DNA及HBV的翻译产物，提示HBV的慢性感染与肝外胆管癌的发病密切相关。近来研究发现表明，丙型肝炎病毒（HCV）也是肝细胞癌危险因子，并且在胆管癌组织中已识别出HCV的RNA。HBV和HCV为嗜肝细胞性病毒，由于肝细胞与胆管细胞在胚胎发生上有同源性，在解剖学上有连续性且内环境相同，因此，HBV和HCV可感染肝细胞和肝内、外胆管细胞。当HBV和HCV感染胆管上皮细胞，可在免疫作用下造成病毒性胆管细胞损伤，但其确切致癌机制尚不清楚。

（六）胆石症

在西方非常少见，但在亚洲相当普遍，接近10%的肝内胆管结石患者将发生胆管癌。在日本，有6%~18%接受肝切除的胆管癌患者有肝内胆管结石，在中国台湾则高达70%。在我国，随着生活水平提高和环境卫生明显改善，胆囊结石的发病率明显高于胆管结石。肝内胆管结石与肝内胆管癌密切相关，癌变率为0.36%~10%。一般认为，肝胆管结石对胆管壁的长期机械刺激以及所引起的慢性胆道细菌感染和胆汁滞留产生的致癌物质（如胆蒽和甲基胆蒽等）等因素，导致胆管壁慢性增生性炎症，继而引起胆管黏膜非典型上皮增生。对不同级别的胆管癌和胆管结石伴发黏膜上皮不典型增生的细胞DNA含量进行测定，提示此非典型增生是胆管癌的癌前病变，以后可逐渐移行成腺癌。

（七）溃疡性结肠炎

胆管癌发生率为0.4%~1.4%，较一般人群高9~21倍，平均年龄为40~50岁；病程长、全肠受累更易患胆管癌；药物治疗和肠切除术不能降低其发生率。与溃疡性结肠炎致胆囊癌相同，发病机制不明，可能为：胃肠道中的梭状芽孢杆菌使肠肝循环中的胆汁酸→还原→3-甲基胆蒽（致癌物质），与胆道感染等因素有关。

（八）伤寒和副伤寒杆菌感染和带菌者

患胆管癌危险性比正常人高100倍以上，机制不明。

（九）胆管腺瘤和乳头状瘤

临床少见，但具有恶变倾向，是癌前病变。

（十）手术

行胆管空肠鲁氏Y形吻合术、肝胰壶腹括约肌成形术后，由于肠内容物及细菌反流入胆管内，长期反复感染和机械性损害亦可导致胆管黏液上皮增生、癌变。

（十一）其他

暴露于某些化学物质和放射性核素可能诱发胆管癌（如亚硝胺、石棉、胶质二氧化钍、氡等）。某些药物如异烟肼、甲基多巴、口服避孕药等，以及EB病毒感染、错构瘤等也可能是胆管癌发生的危险因素。口服亚硝胺类化学物质可诱发仓鼠的胆管癌，如同时伴有胆道不完全性梗阻，则胆管癌发生率更高。

据上海市胆道癌临床流行病学调查资料，既往有胆囊炎病史者胆管癌的危险性升高，调整的比数比（OR）为1.9（95%CI1~3.3）。肝硬化者胆管癌的危险性明显增加，OR为3（95%CI1~9.1）。尚无证据显示吸烟与普通人群胆管癌发生有关，但吸烟与PSC患者胆管癌的发生密切相关。近来研究提示，肥胖也是肝外胆管癌发生的危险因素之一。

三、临床表现

（一）症状

胆管癌早期缺乏特异性临床表现，仅出现中上腹胀、隐痛不适、乏力、食欲缺乏等症状。当出现尿色加深、巩膜与皮肤黄染时，部分患者（20%~30%）因伴有ALT轻度升高，易误诊为肝炎而进入传染病病房治疗。部分有胆石症史的患者，可出现中上腹绞痛，伴畏寒、发热等症状，甚至已行胆道手术，术中发现有胆管狭窄而仅放T管引流，再次手术时取狭窄处胆管壁活检才发现为胆管癌。少数患者在ERCP时发现扩张的胆管内有充盈缺损，酷似结石，肿瘤较大时也可不出现黄疸。大多数患者表现为黄疸进行性加深，尿色深如红茶，大便呈陶土色，伴皮肤瘙痒。经B超、CT等检查，发现有肝内胆管扩张、肝大。肝功能检查直接胆红素和总胆红素明显升高，碱性磷酸酶和血清总胆汁酸值升高，才考虑为胆管癌而做进一步检查。胆管癌的临床表现取决于肿瘤发生在胆管的部位，常见症状如下。

1. 黄疸

梗阻性黄疸是肝外胆管癌最常见的症状（90%以上），而肝内胆管癌则很少出现黄疸。中上段胆管癌多表现为进行性无痛性黄疸，少数下段胆管癌和壶腹部癌可因肿瘤坏死脱落而表现为波动性黄疸。

阻塞性黄疸相关症状有：皮肤瘙痒、尿色加深如浓茶、大便色浅或陶土便等。

2. 腹痛不适

部分晚期患者以及合并胆石症的患者，可出现肝区疼痛、中上腹痛不适等症状。

3. 畏寒、发热

合并胆道感染时可出现畏寒、高热，甚至可发生急性梗阻性化脓性胆管炎，常需急诊胆道引流。

4. 消化道症状

包括食欲缺乏、腹胀、腹泻、恶心等。

5. 出血倾向

黄疸患者可发生出血倾向及凝血机制障碍，表现为牙龈出血或鼻出血，也可因严重的肝硬化并发门静脉高压性上消化道出血等。

6. 其他

乏力、消瘦；患者主诉腹上区肿块等。

(二) 体征

1. 黄疸

皮肤巩膜进行性黄染，伴皮肤瘙痒，可见皮疹或皮肤抓痕。

2. 胆囊肿大

肝门部胆管梗阻时肝外胆管不扩张，胆囊萎瘪，通常不能扪及肿大胆囊。但当癌肿累及胆囊管致阻塞时，胆囊亦可积液肿大。中下段胆管癌引起的胆道低位梗阻常可扪及肿大的胆囊。

3. 肝大

上段胆管癌起先来自左或右肝管时，首先引起该侧肝管梗阻、肝内胆管扩张、肝实质萎缩和门静脉支的闭塞，门静脉血流向无梗阻部位的肝内转流，该肝叶便增大、肥厚，可产生肝叶肥大-萎缩复合征。

晚期患者现胆淤肝大、消瘦、右上腹包块和腹腔积液等。因此，对出现淤胆三联征、腹痛和消瘦的患者应考虑到胆管癌的可能。如果既往有 PSC 病史，则高度怀疑发生胆管癌。

四、辅助检查

(一) 实验室检查

肿瘤相关抗原检测是诊断胆管癌的另一条途径。胆管癌患者血清胆红素、碱性磷酸酶、谷氨酰转移酶明显升高和凝血酶原时间延长等，但对诊断胆管癌价值不大。血清和胆汁中 CA19-9 值和 CEA 的显著升高对胆管癌有一定诊断价值，其中以 CA19-9 价值更高，当血清 CA19-9>100 U/mL 时，诊断胆管癌敏感性和特异度分别可达 89% 和 86%。因此，CA19-9 还可用作判断肿瘤是否根治性切除以及术后的疗效监测。但在胆道感染时，胆管良性病变患者的 CA19-9 值亦可显著升高。因此，术前宜在胆道感染得到控制的情况下检测血清 CA19-9 值，当 CA19-9>222 U/mL 时应高度怀疑为胰胆管癌。有研究表明，CA19-9 及 CEA 平行法联合检测可将灵敏度提高到 84.4%，公式 CA19-9+ (CEA×40) 的诊断准确率为 86%。

血清 CA242 的敏感性较 CA19-9 低，但特异性比 CA19-9 高。CA50 诊断胆管癌的敏感性可达 94.5%，但特异性只有 33.3%。CA125 的特异性高达 96%，且在胆道炎症中，血清 CA125 几乎不升高，故血清 CA125 显著升高对胆管癌的诊断有一定价值，但敏感性只有 28%。国内梁平报道，从人胆管癌组织中提取、纯化出一种胆管癌相关抗原（CCRA），建立血清 CCRA 的 ELISA 检测法，对胆管癌的诊断敏感性可达 77.78%，特异性达 75%。近来有研究认为，肿瘤型 M2-丙酮酸激酶检测胆管癌的敏感性和特异性均高于 CA19-9。另有研究将黏蛋白类作为胆管癌新的肿瘤指标。

在细胞学检验中，胆汁脱落细胞检查诊断胆管癌的阳性率太低，仅为 6%～27%。经 ERCP 内镜刷洗物或经 PTCD 刷洗物细胞学检查，阳性率可有所提高，但癌细胞播散、并发胆道出血、胆瘘、胆道感染的机会增加，故临床应用较少。常规细胞刷检的敏感性和特异性分别为 37%～63% 和 89%～100%，主要用于对 PSC 患者定期检查胆管上皮细胞的异型程度，以便能早期诊断和及时治疗。数字图像分析（DIA）和荧光原位杂交检验（FISH）显著提高了细胞刷检的诊断率。FISH 通过荧光检测染色体扩增来判断，可显著提高 PSC 患者胆管癌的诊断率。

迄今未发现对胆管癌具有特异性诊断价值的基因标志和诊断方法。文献报道，与胆管癌关系比较密切的基因有 K-ras，C-myc，C-neu，C-erbB2，C-met，p53，Bcl-2。p53 肿瘤抑制基因的过表达或 K-ras 基因突变与胆管上皮细胞的异型和肿瘤的侵袭性相关。p53 基因突变率为 25%～75%，p53 蛋白表达阳性与胆管癌分化程度密切相关，在中、高分化胆管癌中表达明显。在胆囊癌和胆管癌中，ras 癌基因常通过点突变被激活，突变率可达 60%～75%，K-ras 基因点突变在硬化型和浸润型肝门部胆管癌中多见。C-met 基因表达增加可能在胆管癌的侵袭和转移机制具有重要作用。凋亡抑制基因 Bcl-2 的表达可抑制细胞凋亡，延长细胞寿命，介导免疫逃逸，导致细胞恶性转化。Bcl-2 蛋白在胆道癌中表达率可达 50%～84.2%，与肿瘤的分化程度密切相关，其表达率随分化程度增高而降低，呈负相关，与 p53 相反。C-erbB-2 蛋白表达与基因扩增高度相关，与胆道癌的转移和预后有着密切的关系。

（二）影像学检查

当患者有上述临床表现，B 超检查发现肝内胆管扩张，而肝外胆管未发现结石或无胆道疾病既往史，应对胆管梗阻的部位和性质做进一步检查。随着影像诊断技术的发展，目前对胆道梗阻的部位已能作出精确诊断，但对梗阻性质（尤其是肝门部和胆胰结合部病变）的判断尚不满意。由于肝门部和胆胰结合部病变的多样性、组织结构的不均质性以及各项影像学检查方法各自的局限性，常需联合多种影像学检查技术检查。目的不仅是对病变的部位和性质作出准确判断，还要明确胆管受犯范围和程度，有无血管受犯等，为术前评估肿瘤切除可能性和选择合理的治疗方案提供依据。影像学检查的原则是合理、有效、简便、无创、费用低。

肝门部胆管癌的影像学特征是：梗阻以上肝内胆管扩张，肝门区肿块，肝外胆管不扩张，胆囊空虚；中下段胆管癌的影像学特征是：梗阻以上肝内外胆管扩张，胆囊肿大，胆管中下段占位。但不同的影像学诊断技术各有不同的特点和局限性。

1. 超声检查（US）

超声为首选的检查方法。胆管癌的超声表现是低回声或中等回声光团，后方无声影，可与结石相鉴别（强回声光团，后方伴声影）。直接征象：肝总管或胆总管内单个或多个孤立的乳头或息肉状突起肿块，边缘不规则，无包膜等回声或减弱回声，无声影；浸润型或结节型管壁增厚，管腔渐变窄或突然截断。间接征象：梗阻以上胆管扩张。超声诊断梗阻性黄疸的病因诊断正确率为 78.8%，定位诊断正确率为 92.5%。因此，超声在判断梗阻性黄疸的梗阻部位及病因方面具有很高的临床实用价值。

（1）彩色多普勒超声：彩超可测及肿瘤内彩色血流及动脉频谱，与结石相鉴别；同时能无创地精确显示胆管和肝受犯范围和程度；尚可观察肝动脉、门静脉血流有无"狭窄后湍流"现象，以判断肿瘤是否侵犯血管。对胆管癌的精确分期和手术可切除性评估有较高价值。辅助超声造影检查对肝内胆管癌和肝门部胆管癌的诊断价值更高；

（2）实时谐波超声造影（CEUS）：通过周围静脉注射六氟化硫微泡对比剂，随后用 CnTI 谐波技术在低声压下对病灶进行观察，可以实时观察肿块增强的方式及回声强度变化，并且与周围肝实质进行对比，有利于对病灶范围作出判断。

三维超声重建可以更客观地显示胆管，能够提供更丰富的信息，对胆管下段癌的早期诊断分型、手术切除性评价有重要意义。组织谐波成像技术能明显减少胆管下段的胃肠气体干扰，病灶周围噪声明显减少，增强病灶界面回声，使图像更均匀清晰；

（3）内镜超声（EUS）：EUS 分辨率高，不受气体干扰，不仅能通过十二指肠镜直接观察十二指肠乳头部位有无病变，还能清晰地显示胆管壁结构、肝门区肿块、胆管壁外病变、局部淋巴结转移、血管和胰腺实质受犯等情况，也可同时用细针穿刺活检以明确病变性质。因此，EUS 对肝门部胆管癌和中下段胆管癌的术前分期、可切除性评估很有帮助；

（4）胆管腔内超声（IDUS）：近年来，IDUS 的应用逐渐增多，通过 PTC 穿刺或十二指肠镜将超声探头直接插入胆管腔内进行检查，其优点是不受肠道内气体干扰，对胆管受犯范围和程度、周围血管和淋巴结转移的诊断准确率高于其他超声检查、CT 和血管造影等。

2. 动态增强 CT

（1）CT 的优势：CT 具有较高的软组织分辨率，对胆管癌的诊断、分期、评估手术切除可能性均有帮助，是术前不可缺少的检查，对治疗方案的决定、术式的选择和预后判断具有很高价值。增强 CT 能显示梗阻近端的胆管扩张、肝内转移病灶和区域淋巴结肿大，能显示胆管壁增厚或胆管腔内肿瘤；

（2）CT 的典型表现：不同部位的胆管癌在 CT 上表现各不相同，周围型肝内胆管癌可见边缘不规则肿块，可伴有肝叶萎缩及局部肝内胆管扩张（黄疸不明显）。肝门部胆管癌和近肝门区的肝内胆管癌有时可见肝叶肥大-萎缩复合征（一侧胆道梗阻导致受累肝叶萎缩，而未受累肝叶增生），常伴有重度肝内胆管扩张（可呈"蝴蝶征"）。肝外型胆管癌则在肝门或壶腹周围可见肿块，伴有肝外胆管壁增厚及近端胆管扩张。

胆管癌多为硬化型，纤维组织丰富而血供少，因此胆管癌的强化不如肝细胞肝癌明显且多为延迟性强化。薄层 CT 扫描大大提高了胆管的分辨率，能发现 <1 cm 的胆管癌，并可进行三维重建获得完整的胆管树图像；

（3）螺旋 CT 胆管成像：经静脉胆管造影行螺旋 CT 重建的胆管树，因受血清胆红素的干扰（血清胆红素 >3 mg/dL），图像质量欠佳。可采用经 PTC、PTCD 或 ENBD 导管在胆管内注入胆管对比剂再行薄层 CT 扫描，三维重建后的胆管树图像可代替 PTC 或 ERCP。CT 胆管成像临床应用较少，已被磁共振胆管成像（MRCP）取代；

(4) 螺旋 CT 血管成像（CTA）：CTA 能对门静脉、肝动脉等周围血管受犯情况可做出精确判断，对术前可切除性评估具有重要价值。

3. 磁共振（MRI）

(1) MRI 的优势：MR 对软组织的分辨率高于 CT，是目前影像学诊断技术的最佳选择。MRI 可采用不同的扫描序列和成像参数，不但能显示扩张胆管的形态，还可提供关于肿瘤范围、胆管壁受犯情况以及有无肝内转移等信息。还可结合磁共振血管成像 MRA 观察门静脉和肝动脉是否受犯。胆管肿瘤在 MRI 上的特征为：在 T1 加权时为低信号，T2 加权时高信号，动态增强扫描可表现为延时相周边强化。MRI 对胆管癌的术前分期、可切除性评估、手术方式的选择及评估预后等具有较高价值；

(2) 磁共振胆管成像（MRCP）：MRCP 通过磁共振胆管成像技术，获取整个肝内外胆管树的影像。MRCP 对胆管受犯范围和程度可作出精确判断，且具有无创伤、无须注射对比剂、不受胆管分隔的影响、无放射性、不受血清胆红素水平和肝内胆管"分割"的影响等优点，因其无并发症、安全性高，而易被患者接受，目前已广泛在临床上应用，MRCP 已替代 PTC 和 ERCP 的诊断作用；

(3) 磁共振血管成像（MRA）：MRA 能精确地显示肝门区血管（门静脉、肝动脉）的受犯情况，与 CTA 价值相近。

4. 经皮肝穿刺胆管造影（PTC）与内镜下逆行胰胆管造影（ERCP）

PTC 及 ERCP 从不同途径向胆管内注入对比剂使胆管显影，具有共同的影像特征。
(1) 负性盈缺损；
(2) 性截断征，如鼠尾征、鼠咬征、线样征或锥形、鸟嘴征、杯口形或 U 形；
(3) 接征象：近端胆管不同程度的扩张，可呈"软藤征"或"垂柳征"改变。

PTC 能清楚地显示梗阻近端胆管扩张，胆管断面呈截断征、鸟嘴征、不规则狭窄等各种形态，有时可见扩张的胆管内有圆形、椭圆形或结节状充盈缺损。PTC 的缺点是当左、右肝管被肿瘤分割时，右侧肝内胆管容易显示，而左侧显示较差。如采用多点穿刺，则增加出血、胆瘘的发生率。PTC 主要显示胆管腔情况，不能显示胆管壁的情况，难以与胆管的其他狭窄性病变进行鉴别诊断。

ERCP 可以显示肿瘤的下界和梗阻以下胆管的情况，同时可分别取胆汁和胰液进行细胞学、酶学、生化和分子生物学检查。但在胆管腔完全堵塞时，ERCP 仅能显示梗阻远端胆管情况。如胆管高度狭窄，对比剂加压进入肝内胆管，容易引起重症胆管炎。

同时行 ERCP 和 PTC 检查可以完整地显示肿瘤的上下缘，对判断肿瘤的大小、范围和决定手术方案具有重要的作用。但它们属于侵入性检查，有出血、胆漏、胆管炎和胰腺炎等并发症。所以，PTC 和 ERCP 虽有其不可比拟的优点，但随着 MR 技术的不断成熟，其诊断功能已被 MRCP 取代。尽管如此，PTC 和 ERCP 在胆管癌的治疗中仍具有不可替代的价值：既可经 PTCD 或经 ERCP 置入鼻胆管或塑料内支撑管对部分胆管癌患者进行必要的术前减黄，又可对晚期无法切除或不能耐受手术的胆管癌患者置入胆道支撑管或金属内支架进行治疗。

5. 核素扫描检查

胆道系统最常用的示踪剂是 ^{99}MTc 标记的二乙基亚氨二醋酸，其特点是显影快、图像清晰，患者受辐射剂量小，突出优点是在肝功能损伤、血清胆红素浓度升高时亦可应用。胆管梗阻时显像时间的延迟和延长，有助于黄疸的鉴别诊断。胆囊管梗阻时胆囊不显影。在胆管癌中的应用报道较少。

6. PET-CT

PET-CT 能清晰显示<1 cm 的病灶，对判断病变性质及术后随访有无复发、淋巴结转移或全身转移具有较高价值，但检查费用昂贵，临床应用少。

7. 胆管镜检查

（1）术中胆管镜检查：可了解胆管内有无肿瘤、结石残留、胆总管下端及肝内胆管主要分支开口有无狭窄等情况，并可用网篮取出结石及进行活检；

（2）术后胆管镜检查：术后经 T 管瘘道或皮下空肠盲襻行胆管镜检查、取石和组织活检。有胆管或胆肠吻合狭窄者可置入气囊行扩张治疗。

8. 腹腔镜探查

尽管术前影像学检查已能对胆管受犯范围和程度、血管受犯情况、能否手术切除等作出精确判断，但至少有 20%~30% 或以上的患者术前判断能切除而在手术探查时发现已不能切除，生存时间仅为 6~12 个月。因腹腔镜手术创伤小、恢复快，目前有一些学者主张在开腹手术前先用腹腔镜探查来判断能否切除减少患者的创伤。

五、诊断

胆管癌根据临床表现即可考虑诊断。结合实验室检查和影像学检查可进一步明确诊断。影像诊断的发展，为胆管癌诊断提供了有效的手段。

六、鉴别诊断

肝内胆管癌需与肝细胞肝癌鉴别；中下段胆管癌需与十二指肠癌、胰腺癌、壶腹癌等鉴别。由于肝门部病变的多样性，肝门部胆管癌应与胆囊癌、近肝门区的肝癌、肝门转移性淋巴结、肝胆管结石、胆管内肝癌癌栓、Mirizzi 综合征、原发性硬化性胆管炎、胆胰结核、胆管损伤等鉴别。尤以胆囊癌侵犯肝门部胆管、肝门区肝癌侵犯肝门胆管与原发性肝门部胆管癌的鉴别比较困难。

七、治疗

（一）治疗原则和目标

手术切除是目前胆管癌根治的唯一手段，能否根治性切除取决于病变局部范围、血管侵犯、有无远处转移等。以往认为胆管癌的放化疗效果不佳，但随着对辅助治疗的研究的深入，新的放化疗技术方法的进步以及新的化疗药物的应用，越来越多的前瞻性研究显示了令人振奋的结果，放疗、化疗及免疫治疗等综合治疗能明显地延长胆管癌患者的生存时间，提高生活质量，因此，合理的综合治疗也是必不可少的。

胆管癌的治疗目标是：力争根治性切除；尽量延长生存时间，提高生活质量；缩短住院时间。

治疗原则是：早期诊断、早期治疗；根治性切除；合理的综合治疗；预防复发和转移。

(二) 多学科集合模式诊治胆管肿瘤

胆管癌特别是肝门胆管癌和胆胰十二指肠结合部肿瘤,因其早期缺乏特异性症状而不易诊断,当出现梗阻性黄疸时多已属晚期,常因癌症侵犯肝和周围大血管而无法根治性切除,预后极差,是目前胆管外科的难题之一。虽经国内外学者的不懈努力,在胆管癌的诊治上取得了一定的进展,但仍存在许多问题需要解决:早期诊断和术前定性诊断,术前肿瘤可切除性的评估不准确,术前胆管引流(术前减黄)的指征掌握不严、引流方式选择不合理,缺乏综合治疗的优化方案。特别是存在外科、内科、介入放射科、超声科、内镜及放化疗等都独自参与治疗的"混乱"局面,易导致治疗方案选择不当,尤其是胆管金属内支架的滥用,使一些患者失去了手术根治的机会,影响了患者的疗效。

近年来,肿瘤多学科集合治疗模式(MDT)的提出,预示着肿瘤多学科治疗的新时代的到来,可有效提高肿瘤的诊治水平。这种新模式具有以下特点:肿瘤多学科治疗有共同的治疗原则和明确具体的治疗目标;有总体统一的治疗模式,以供多个临床学科遵循,各学科的治疗模式相互衔接,达到统一的治疗目的;有统一的或公认的数量化的客观评价或评估疗效的方法,使各种方法之间在循证医学基础上具有可比性。多学科集合诊治模式的出现,既能够充分利用各个学科高度发展的优势,又弥补了当今学科高度细分所带来的局限,从而使肿瘤的诊治趋于系统化和规范化。

(三) 胆管癌并发症处理

1. 胆管癌相关并发症的处理

胆管癌的相关并发症主要是梗阻性黄疸和胆道感染。

2. 胆管癌术后并发症的处理

胆管癌术后并发症的处理与胆囊癌的术后并发症基本相同。

胆漏、胰漏是胆管癌术后较严重的并发症:多数患者可通过穿刺置管引流、应用生长抑素、抗感染及营养支持等非手术治疗而痊愈,少数患者需再手术引流。

(四) 出院后建议

(1) 适当休息;

(2) 调节饮食,加强营养。消炎利胆,保肝治疗;

(3) 门诊定期随访复查:定期复查 B 超或 CT、肝功能、AFP、CEA、CA19-9 等;

(4) 行胆管外引流患者,保持引流通畅,并记录每日引流量;

(5) 出现腹痛、发热和黄疸,及时到医院就诊。胆道感染者可予抗感染、保肝治疗;再次出现黄疸患者可根据具体情况予以胆管引流;

(6) 根据整体治疗方案安排辅助放化疗等治疗。

八、预后

胆管癌的疗效很差,据文献报道,总的 5 年生存率仍不超过 5%。预后差的原因是大部分胆管癌患者出现临床症状时已经处于肿瘤进展期,手术切除率低;同时,术后复发率高,术后 5 年复发率>60%;75% 的患者在明确诊断后 1 年内死亡。据上海市胆道癌研究协作组资料统计,仅 26.2% 的患者获得根治性切除的机会,术后 1、2、3、5 年生存率分别为 58%、

40%、28.3%和11.1%。除乳头状腺癌和腺瘤癌变的近期疗效较好外,其余病理类型者绝大多数在近期内死亡。行姑息性引流术的大多数患者在术后1年内死亡。不论采用何种内支撑法解除胆管梗阻,其平均生存期为7个月。

胆管癌的预后与能否根治性切除肿瘤密切相关,以病理切片证实切缘阴性的患者预后最好。肝内胆管癌术后的5年生存率为8%~47%;中下段胆管癌术后的5年生存率为20%~54%;肝门胆管癌术后1、3、5年的生存率分别为67%~80%、25%~40%、11%~21%,其中,以根治性切除术切缘阴性的患者预后最好,5年生存率达40%,不能切除的胆管癌患者很少能生存超过1年。肿瘤切除术后结合化、放疗的患者平均生存时间为17~27.5个月。不能切除但能耐受化疗和放疗的患者平均生存时间为7~17个月。预后最差的是那些肿瘤无法切除又不能耐受化、放疗的仅行内支撑引流的患者,生存时间仅为数周。提高早期诊断率和手术切除率,加强术后的综合治疗,有望进一步提高胆管癌的疗效。

(一) 影响预后的因素

1. 影响预后的临床和病理因素

临床因素中,病期的早晚是最主要因素。早期发现患者手术切除率以及预后情况均优于晚期患者;术前血白蛋白低于30g/L,血胆红素高于171μmol/L(10 mg/dL),CA19-9>1000 U/mL,多处病灶、肝包膜受犯、胆管切缘阳性、区域淋巴结转移、MUC1表达阳性等均提示预后不良。病理因素中,肿瘤的组织学类型、TNM分期、淋巴结转移、肝浸润、胰腺浸润、切缘癌残留等均影响预后。

2. 治疗方法与预后

手术切除是提高胆管癌疗效最有效的方法,根治性手术切除患者的预后高于行姑息性切除术患者。在施行根治性切除术的前提下,预后不受胆管肿瘤位置的影响,5年生存率为20%~40%。姑息性手术术后,平均生存期约为10个月,1年生存率为26%~37%。多数研究亦表明,手术和非手术胆管引流治疗胆管癌在近期黄疸缓解率、并发症发生率、早期(1个月)病死率及远期生存率方面均无明显差异。但是,在远期并发症如黄疸复发、胆管炎等方面,非手术胆管引流并发症发生率明显高于手术胆管引流。光动力疗法联合胆管内支架术预后优于单纯胆管内支架术。有关文献报道,前者中位生存期为493天,后者中位生存期为98天。

3. 胆管癌的生物学特性与预后

胆管癌总体预后差,故加强胆管癌生物学特性的研究对于提高胆管癌的临床诊治水平以及预后具有重要意义。目前与胆管癌有关的热点癌基因有K-ras,erbB-2,C-myc,BRAF和FHIT等。在对胆管肿瘤生物学特性研究取得进展的同时应该认识到:

(1) 今后对胆管肿瘤的研究重点应该放在积极探索哪些基因或哪些标志物以作为早期诊断标志;

(2) 立胆管癌和胆囊癌的细胞株及动物模型,为进一步研究胆管肿瘤的生物学特性提供有力工具;

(3) 管肿瘤的发生是多基因协同作用、多因素参与和多阶段综合发展的结果,因而研究中应注重多因素、多基因协同作用在胆管上皮细胞癌变过程中的作用。

(二) 胆管癌三级预防是改善胆管癌预后的关键

能否手术切除，是胆管癌预后最重要的指标，而能否手术取决于病情的发展程度。故早期发现、早期诊断、早期治疗，对胆管癌患者尤其重要。

1. 一级预防

一级预防即病因预防。现有研究提示，原发性硬化性胆管炎、胆总管囊肿、长期的胆管内结石、胆管腺瘤等均为胆管癌的重要危险因素。建议对危险因素高的病因积极治疗，必要时进行预防性切除，从而降低胆管癌的发生率。对PSC患者，通过十二指肠镜（包括子母镜）细胞刷刷取脱落细胞学检查或组织活检，定期观察胆管上皮细胞的异型程度；对胆管癌高发区，应积极地早期治疗那些可能导致胆管癌的疾病，如肝炎、胆石症等。

2. 二级预防

二级预防即早发现、早诊断、早治疗。对具有高度危险因素的患者，建议定期随访B超、CEA、CA19-9。一旦确诊，根据病情具体情况，制订具体治疗方案。目前仍认为手术切除是最有效的手段。姑息性切除、肝内外引流术、光动力疗法对延长患者生存时间有一定帮助。

3. 三级预防

康复预防。对不能手术或手术后的患者，争取康复治疗，可采用保肝、支持治疗等方式，以减轻患者痛苦，提高生活质量。

4. 胆管癌根治性切除术后预防复发转移的措施

术后辅助放、化疗等综合治疗有助于降低术后复发率，延长患者生存时间和提高生活质量。

（沈海龙）

第三章 肝脏外科微创

第一节 肝囊肿的微创治疗

一、超声引导下经皮穿刺治疗肝囊肿

(一) 肝囊肿的病理

肝囊肿在肝内呈局限性缓慢生长,以右叶多见,可为单腔或多房。患者女性多于男性,大多数为先天性。目前一般认为是由于肝内胆管胚胎发育障碍所致,也有部分学者认为是脏器退行性病变所致。肝囊肿大小相差较大,其内所含囊液少至数毫升,多至超过万余毫升。肝囊肿的囊壁薄、内衬有柱状或立方状上皮细胞,多有分泌功能。囊腔内充满清亮无色或淡黄色液体,比重多在 1.010~1.022,含有蛋白质、胆红素、葡萄糖、胆固醇等成分。囊肿周围有较厚纤维组织。

肝囊肿的临床表现根据囊肿大小、生长部位和并发症的不同有很大区别。大囊肿可使局部肝组织受压而萎缩,位于肝包膜附近者则可出现上腹饱胀感或隐痛不适,如囊肿压迫胃肠道,则可表现为进食后不适、恶心甚至呕吐,文献报道约有 5% 的囊肿位于肝门附近,压迫肝管或胆总管后引起梗阻性黄疸的临床症状。小的囊肿,尤其是位于肝实质深部的则多无明显症状。位于肝包膜附近或较大的囊肿可在体检时扪及肿大的肝脏或表面光滑的肿块,有囊性感,多无压痛。当囊肿并发出血、感染时,则可出现畏寒、发热、白细胞计数升高和右上腹不适加重甚至出现疼痛。囊肿破裂可引起腹膜炎。

少数肝囊肿是肝脏受压或损伤(如外伤或有肝外科手术史)所致,因此被称为创伤性肝囊肿,其囊壁内层无上皮细胞,囊液多以血液、胆汁和其他蜕变组织混合组成,常并发有囊内感染。如孤立性的肝囊肿有不规则结节和囊液混浊应高度警惕恶性变可能。

在肝囊肿的治疗方面,早在一百多年前,外科医师就已经开始尝试经皮穿刺获取囊液,但由于盲目穿刺的准确性和并发症等问题,一直未能推广使用。自超声成像技术应用于临床后,超声引导下囊肿穿刺即开始广泛推广实施。在早期,多以明确诊断为目的,其后,超声引导下的经皮穿刺囊液抽吸和硬化治疗因其操作简便、疗效确切,逐渐作为一种简便方法被广泛应用。

(二) 肝囊肿穿刺治疗的适应症

(1) 直径大于 5 cm 的单发或多发囊肿;
(2) 囊肿引起明显临床症状者;
(3) 压迫周围脏器引起继发性并发症者;
(4) 囊肿并发感染;
(5) 位于肝脏表面,较大或有破裂危险的囊肿。

（三）肝囊肿穿刺治疗的禁忌证

（1）不能排除动脉瘤或血管瘤的肝脏囊性病变；

（2）与胆管相通的肝囊肿（如因外伤或肝脏手术所致的创伤性肝囊肿）；

（3）不能排除多囊肝可能的多发性肝囊肿，除非有明显压迫周围脏器引发并发症者，一般情况下不建议行硬化治疗。

（四）并发症

超声引导下的肝囊肿穿刺治疗一般很少发生并发症。最常见的并发症为剧烈上腹痛，多见于抽吸囊液后向囊腔内注入乙醇所引起的刺激。注入乙醇前以及在注入乙醇后向囊腔内注入5%利多卡因2 mL，疼痛症状多可得到缓解或避免。其他较为少见的并发症则为肝破裂、动静脉瘘、气胸、败血症等。较轻的并发症或不良反应有感染、黄疸、腹胀、腹痛和醉酒反应。

在肝囊肿的穿刺治疗过程中，明确诊断是非常必要的。

单纯性肝囊肿的穿刺抽液治疗复发率较高，因此，以往肝囊肿的治疗多以外科手术或囊肿切除手术为主。20世纪80年代中期，有学者分别在进行抽吸囊液后向囊内注入无水乙醇治疗肝囊肿，并取得了满意的疗效。此法便捷安全，对肝功能无影响，不良反应小，逐渐成为治疗肝囊肿的首选方法。

（五）术前准备

1. 实验室检查

血常规、肝功能、凝血全套（出凝血时间和凝血因子时间，注意如不正常则应肌内注射维生素 K_3 4 mg，1次/天，共3天，并口服钙剂及维生素C或进行成分输血等临床处理，对于存有凝血障碍的肝硬化患者，给予小剂量的重组因子Ⅶa治疗后，即可予以纠正，然后再进行肝组织活检）。

术前应完善一般检查（应测血压、脉搏并进行胸部X线检查，观察有无肺气肿、胸膜肥厚、验血型，以备必要时输血）和心电图、腹部B超等检查。

指征：$PLT>50000/mm^3$，PT延长小于4秒，如在4~6秒需要输注冰冻血浆。

2. 硬化药物

文献报道用于囊肿硬化治疗的药物种类较多，如无水乙醇、冰醋酸、四环素、1%硫酸铝钾、50%葡萄糖、平阳霉素等。其中以无水乙醇应用最为广泛，效果较好。大量临床研究表明，注入囊肿液容量1/5~1/2的无水乙醇就足以使囊肿闭合。其中多数文献表明，1/4~1/3容量效果最为理想，既能使乙醇与囊壁上皮细胞完全接触并发生上皮细胞凝固，从而失去分泌功能，又不至于因囊内压过高而使乙醇外溢。此外，囊肿越大，抽吸囊液后囊壁的回缩能力越差，如使用硬化药物剂量不够，则将影响治疗效果。因此，在使用硬化剂如无水乙醇治疗大的囊肿时，可在患者耐受的情况下，使用相当于囊液量1/2的无水乙醇进行冲洗，然后再予以抽吸。最后囊内保留的乙醇量一般不超过20 mL。文献报道，>10 cm的常需多次治疗方能达到满意疗效。

3. 穿刺针具

肝囊肿的穿刺治疗多用普通穿刺细针，如PTC针，这类针具由针芯和针鞘配合而成，前端尖锐锋利，常用于肝囊肿的抽吸及硬化治疗。

（六）操作规程

常规消毒铺巾，1%利多卡因局部麻醉。在B超引导下病例，先用普通探头选择穿刺点，穿刺时，患者取仰卧位或左侧卧位，以避开邻近脏器和大血管及胆管，穿刺路径以穿过一定厚度的肝组织又离皮肤相对较近为佳，并测量进针深度；将穿刺针刺入囊腔深度的2/3，进针时令患者屏气，而后平静呼吸，拔出针芯，以注射器连接塑料套管，适当进退套管尽量将囊液抽干净，留取标本送检，记录液量。对无明显不适者，基本抽尽为止；对诉有疼痛或其他明显不适者停止抽液，数日后再抽。抽净后再次扫描确定以针尖位置满意后行硬化治疗。缓慢注入无水乙醇，总量为抽出囊液量的1/4~1/3（不超过50 mL），保留5分钟后抽出，再根据囊腔大小注入无水乙醇5~20 mL保留；拔针时边经穿刺针或穿刺套管边注射1%利多卡因少许后退针，减少无水乙醇对正常组织结构的损伤。对位于肝包膜下的囊性病变，在注射无水乙醇前宜注射少量1%的利多卡因，以减少乙醇刺激肝包膜所引起的疼痛。对邻近肝门区的囊性病变，需小心谨慎，避免穿破包膜而损伤甚至穿通肝门区的动脉、静脉或胆管；注射无水乙醇前最好先行造影，了解囊肿是否与上述结构相通，若相通，则不能使用该法。

二、腹腔镜肝囊肿开窗手术

（一）适应症

位于肝脏表面的单发或多发囊肿，均为行腹腔镜肝囊肿开窗引流术的适应症，具体有：

（1）位于肝脏表面直径>5 cm的单发性肝囊肿，除外寄生虫性囊肿、肝囊腺瘤及先天性肝内胆管扩张症；

（2）肝囊肿并发较大的肾囊肿或脾囊肿，可同时行开窗术；

（3）经穿刺抽液效果欠佳或复发者；

（4）单纯性肝囊肿并发感染出血者，无全身其他脏器严重疾病。

（二）禁忌证

（1）术前影像学检查，发现其与胆管相通者；

（2）怀疑囊肿恶变；

（3）囊肿自肝脏深部或囊肿表面肝组织较厚者，以及囊肿位于右肝后叶或与膈肌之间有广泛粘连，腹腔镜下难以接近囊肿者；

（4）近期有囊肿穿刺治疗史；

（5）位于肝脏中心位置或肝右后叶位置较深的囊肿；

（6）曾有腹上区手术史或有术后肠粘连史者。

（三）并发症

1. 囊肿复发

多由于窗口过小或窗口位于膈顶部，术后窗口被周围脏器如大网膜、肠管或膈肌粘连所封闭，残余囊肿壁的上皮分泌功能未能被破坏或完全破坏，其所分泌的液体可再次形成囊肿。

2. 漏胆

多由于囊肿与小胆管相通而术中未被发现、囊肿开窗引流后用电凝破坏囊壁时电凝过深、术后电凝组织脱离致胆管内胆汁漏到囊肿内形成胆汁瘘。

3. 出血

多见于伴有感染的囊肿开窗术,此时囊肿壁血管因炎性充血水肿、血管扩张,当囊肿开窗后,囊肿压力骤然下降,引起出血。此外,囊肿壁用于夹闭血管的钛夹如放置不当,术后也可能脱落引发出血。

4. 腹腔积液

常见于多发性肝囊肿,在行开窗引流时一次性引流囊肿数量过多,残余囊肿壁未能处理完全,导致囊壁的上皮细胞持续分泌囊液,流入腹腔内,形成腹腔积液。如并发有慢性肝功能损害,则可能进一步导致低蛋白血症,从而引发顽固性腹腔积液。

(四) 操作流程

患者取仰卧位,气管插管全身麻醉后,在脐上缘作 1 cm 切口,气腹针建立气腹后,首先利用脐上 1 cm 镜观察肝脏囊肿的部位,大小,然后根据囊肿的部位决定操作孔的位置。肝囊肿位于肝右叶者,选右肋缘下(锁骨中线及腋前线)分别作 0.5 cm 切口,剑突下作 1 cm 切口,置入相应的套管;肝囊肿位于肝左叶者,可调整相应切口在左肋缘下。用穿刺针穿刺囊肿,观察性质,逐渐减压,利用电钩尽可能切除囊壁,充分敞开囊腔,观察有无胆漏、出血,囊腔用无水乙醇纱条或 3% 碘酒棉球擦拭,破坏囊壁细胞分泌功能,切下囊壁常规送病理检查。囊腔内应尽量避免电凝,防止损伤血管、胆管、致出血、胆漏等。常规放置引流管,置于囊腔内,保留 24~72 小时后据术后引流情况拔除。

(五) 术中注意事项

(1) 术前尽量诊断明确,排除其他疾病的可能:常规行血检包虫试验、B 超和增强 CT 检查,排除肝棘球蚴病、肝脓肿、巨大肝癌中心液化、肝内胆管囊性扩张症等疾病。同时根据 CT 结果,确定肝囊肿数目、大小及位置,了解与周围血管、胆管和其他脏器的关系;

(2) 术中要保护好肝脏,充分暴露病灶,于囊壁上电灼一小孔,可见清亮液体流出,吸尽液体,用电凝钩、电凝剪分离囊壁,开窗,充分引流。电凝勿损伤囊腔内较浅的胆管或血管,以防术后迟发性出血或胆漏。囊肿液体一般多清亮透明,若为金黄色或咖啡色,则可能含有胆汁或并发囊内出血,应仔细处理,必要时及时中转开腹手术。囊腔用无水乙醇纱条擦拭,尽量破坏囊壁细胞分泌功能;

(3) 对于肝膈面顶部的囊肿,多不易暴露,可以轻压膈顶部肝组织,尽可能显露囊肿,切开囊壁吸去囊液后即可显露大部分囊腔,有利于手术的进行。囊肿开窗边缘肝组织止血不满意或有感染因素者,腹膜很难在短期内吸收,囊液对腹膜及脏器有一定刺激作用,术后可有发热、腹胀、腹痛等症状。我们的经验是常规放置引流管,必要时将大网膜填入囊腔内引流;

(4) 较大的囊肿可能引起下腔静脉受压,抽吸囊液时应缓慢进行。下腔静脉减压可出现血压变化,应密切监测术中血压的变化,如果出现血压较大波动,应暂停操作,等血压稳定后继续手术;

（5）同时并发胆囊结石、脾脏囊肿及肾囊肿者，可以在行肝囊肿开窗引流的同时行胆囊切除术、肾囊肿去顶术及脾囊肿开窗引流术。术中不用担心暴露病灶的问题，也不需进一步延长切口，减少了患者的痛苦，又能最大限度地将肝表面囊肿开窗引流；

（6）多发性囊肿应逐一开窗引流，但如果囊肿个数太多，一次开窗直径>5 cm 的囊肿不要超过 5 个，以防术后形成顽固性的腹腔积液；

（7）开窗直径一般大于囊肿的三分之二，对于较大的囊肿，应将腹腔镜深入至囊内进行观察，如有出血灶，可予以电凝止血，如发现有结节或高度怀疑有恶变可能，应行术中冰冻切片进一步明确。

第二节 肝脓肿的微创治疗

一、概述

肝脓肿较为常见，主要表现是寒战、高热、肝区疼痛以及肝大，可伴有恶心、呕吐、食欲缺乏和全身乏力。通过临床表现、实验室检查以及 B 超、CT 等影像学检查容易获得诊断，若能行诊断性穿刺获得脓液即可确诊本病。

二、超声引导下经皮肝穿刺脓肿抽吸及置管引流的方法

（一）适应症

抽吸治疗适用于直径 3~5 cm 的脓肿；置管引流适用于直径>5 cm 或经过多次抽吸冲洗治疗不能治愈者。

（二）禁忌证

（1）严重出血倾向者；

（2）大量腹腔积液者；

（3）无安全进针路径，极可能损伤重要脏器者；

（4）脓肿无明显液化者；

（5）严重心肺疾病不能耐受手术者；

（6）不能排除动脉瘤、动静脉瘘等血管源性疾病者。

（三）器材及患者准备

1. 器材准备

（1）选用高分辨率实时超声诊断仪，探头可选用普通扇阵或线阵探头，可以选择是否应用穿刺适配器，也可以应用专用穿刺探头；

（2）细针：20 g 或 22 g，用作诊断性抽吸、脓腔造影以及注入药物等；

（3）粗针：14~18 g，根据脓肿的部位、大小选用不同外径穿刺针进行穿刺抽吸或置管；

（4）导丝：直径 0.9 mm 或 1.2 mm，前端柔软，用于引导导管置入；

（5）导管：直径 8~16F、前端带侧孔的直形或猪尾导管。

2. 患者术前准备

（1）血常规、凝血功能、肝功能检查；

（2）心电图检查；

（3）禁食 8~12 小时；

（4）签署知情同意书。

（四）操作方法

1. 抽吸法

患者多采用仰卧位或左侧卧位，常规消毒、铺巾，局部麻醉。拟定穿刺路径后，在超声引导下将穿刺针刺入脓腔内，拔出针芯，先抽吸脓液，备送细菌培养及药物敏感试验等检查，然后抽尽脓液，以生理盐水和甲硝唑反复冲洗脓腔，直至冲洗液清亮，最后于脓腔内保留适量抗生素。3 天后超声复查，必要时可重复上述治疗。

2. 置管法

（1）导管针法：皮肤消毒、铺巾、局部麻醉后，切开皮肤 0.3~0.5 cm，超声引导下，以带针芯的 8~16 F 导管针穿刺进入脓腔后，固定针芯，继续推送导管，然后拔出针芯。缝线固定导管，并接引流袋；

（2）Seldinger 法：皮肤准备同前，先用 14 g 穿刺针沿超声引导的方向刺入脓腔，拔出针芯见脓液流出或抽脓液后，经穿刺针将导丝置入脓腔，然后拔出穿刺针，顺引导丝插入扩张导管，取出扩张导管后，将引流管顺引导丝置入脓腔。缝线固定导管并接引流袋；

（3）引流管管理：置管期间，嘱患者保护好引流管，切勿意外拔出。每日以生理盐水冲洗引流管 2~3 次，保持引流管通畅，同时可将黏稠脓液、坏死组织等及时冲出。冲洗液体量视脓腔大小而定，冲洗过程中应缓慢推注，同时记录出入量。可根据药物敏感试验结果向脓腔内注入抗生素；

（4）拔管时机：拔管时间可由以下四个方面决定：①白细胞计数恢复正常；②患者体温恢复正常 3 天以上；③引流液清亮，引流量在 10 mL/天以内；④复查超声见脓腔直径小于 2 cm 或已经消失。

（五）并发症

超声引导下经皮经肝脓肿穿刺抽吸及置管引流的并发症较少，主要有出血、局部血肿形成、菌血症、脓液渗漏、气胸以及脓胸等。为避免上述并发症的发生，在穿刺时需要正确选择穿刺路径，必须避开肝内的重要血管与胆管；应该取脓肿前方有正常肝组织的部位进行穿刺；当脓肿位于右肝近膈顶处时，宜用细针穿刺，穿刺点位置应尽量靠足侧，必须避开肺叶的强回声区。

（六）注意事项

（1）应结合全身的抗感染以及抗阿米巴治疗，穿刺前即需应用广谱抗生素，然后根据药敏结果调整抗生素种类；

（2）穿刺抽吸应在脓肿早期液化时开始进行，若脓腔增大，脓液变得黏稠并形成脓腔分隔时，将影响治疗效果；

（3）穿刺抽吸时负压不可过高，否则易导致脓肿壁小血管破裂出血；

（4）置管引流需尽可能经过部分正常肝组织到达脓腔，以减少脓液溢出形成腹腔感染等并发症的发生；

（5）对多发脓肿也可进行穿刺引流，但对多个脓腔且互不相通者或脓肿分隔形成多房者，则需针对每个脓腔分别置管引流或穿刺抽吸；

（6）对较大的脓腔可置入双引流管引流，必要时可进行持续灌注冲洗，以提高引流的治疗效果，灌注时应注意注入和流出液体的量需保持一致，且注入速度要缓慢；

（7）进行脓腔冲洗时，常常遇到由于脓液黏稠堵塞造成的活瓣作用，使冲洗液不易抽出，此时勿盲目注入过多液体，以防止脓腔压力过大、脓液溢出。当脓液黏稠不易引流时，可注入糜蛋白酶或透明质酸酶，12~24 小时后再进行抽吸。若引流管仍然不通畅，可考虑更换引流管，更换引流管应在 B 超监视下进行；

（8）置管引流后疗效不佳者，需及时行手术切开引流。

（七）临床意义

（1）对阿米巴性肝脓肿而言，超声引导下的肝穿抽脓既是确诊的主要依据，也是治疗的重要手段。如果能够获得典型的巧克力色脓液，则诊断基本可确立，同时可进行脓腔的引流及抗阿米巴药物治疗。Jha 等对脓肿直径>5 cm 的患者进行了前瞻性的研究，22 例抽吸治疗者治愈率为 68.2%，23 例置管引流者治愈率为 100%，患者住院时间以及脓腔缩小 50% 的时间在引流组明显减少，结果显示对此类患者置管引流应当是首选的方式。guta 等则对脓肿直径>10 cm 的患者进行了临床的随机对照研究，抽吸组治愈率为 80%（32/40），置管引流组治愈率为 90.5%（38/42），并且引流组症状缓解时间以及抗生素的用量明显少于抽吸组。综合文献报道，穿刺抽吸以及置管引流对阿米巴性肝脓肿均不失为有效的治疗方法，但对于较大的脓肿，则应该首选置管引流；

（2）对细菌性肝脓肿，目前超声引导下的经皮肝穿刺治疗基本已经取代了传统的外科手术，其治愈率在 90% 以上。针对较小的脓腔，可以首先进行穿刺抽吸。穿刺抽吸、冲洗治疗的优点是损伤更小，多发脓腔可以在一次治疗的时间内分别抽吸，然而，多次穿刺也同样会给患者带来痛苦。穿刺置管的优点是引流更为彻底，但其并发症较穿刺冲洗稍高。对直径<5 cm 的脓肿，抽吸与置管的治疗效果相当，但对较大的脓腔，原则上应当首选置管引流。对于一些普通超声无法选择穿刺路径的患者，还可在超声内镜引导下进行经十二指肠的穿刺引流；

（3）影响穿刺治疗效果的因素分析：尽管超声引导下的穿刺治疗肝脓肿能够获得较为满意的疗效，然而临床中仍然有部分患者难以得到有效缓解。外科手术引流在下列情况下进行：①穿刺引流无效；②多发脓腔；③脓肿破裂；④并发其他需剖腹手术的疾病。Alkofer 等认为对脓肿腔内存在气体，入院时即有感染性休克的患者需尽早手术引流。

第三节　肝癌的微创治疗

一、超声引导下经皮微波凝固治疗肝脏肿瘤

微波治疗是指利用多种电磁波，使用频率达 900 kHz 以上的仪器，破坏肿瘤组织。微波

通过细胞或其他含水组织时，使单分子快速振荡，产生均匀分布的热能。这种热能是瞬间产生的，持续到治疗结束为止。18例小肝癌的微波治疗研究证实89%完全消融，细胞核淡染、胞质嗜酸性改变是凝固性坏死灶内主要的变化，坏死灶内肿瘤尚保持原有的形态特征。上述研究证实，微波治疗原发性肝癌和转移性肝癌的疗效是肯定的。20世纪90年代初，有学者开始使用超声引导下经皮微波固化治疗肝脏肿瘤取得较好临床效果。目前这一技术已在全国多家医院开展。

超声引导下经皮微波治疗肝脏肿瘤技术是应用超声定位靶目标，确定进针路径后，在超声引导下将微波针经皮穿刺至靶目标实施消融。

（一）适应症

（1）原发性单发肝癌≤10 cm或多发性肝癌、肝血管瘤；
（2）肝癌切除术后肝内肿瘤复发、不宜再手术切除者；
（3）老年患者或全身状态差，不能耐受手术者；
（4）转移性肝脏肿瘤，原发灶已切除者；
（5）位于大血管或胆管旁手术切除困难者；
（6）肝移植术后供肝内出现肿瘤，不宜再移植者。

（二）禁忌证

（1）巨块型肝脏肿瘤≥10 cm者；
（2）严重凝血机制障碍或严重黄疸、肝功能失代偿大量腹腔积液、肝功能储备R15≥20%者；
（3）弥漫性肝脏肿瘤者。

（三）超声引导下经皮微波凝固肝脏肿瘤操作方法

（1）结合CT、B超定位肝脏肿瘤（靶目标），确定穿刺进针路径，路径中避开大血管和胆管。设计消融次数和点位；
（2）局部消毒、铺巾，穿刺点局部麻醉，切开皮肤0.2~0.3cm；
（3）B超引导下将微波针按预设计的路线穿刺进入靶目标底部边缘，连接冷循环和微波输出线。启动主机和冷循环系统，根据参数和靶目标大小，制定微波输出功率和时间。一般≤5 cm的肿瘤，输出功率60 W，时间10~15分钟，B超可显示靶目标灰白色强回声影。有学者认为操作中，一次不能将靶目标覆盖完全者可在B超引导下调整微波针位置，反复消融，使之能完全覆盖靶目标，并且要超过靶目标边缘约1.0 cm。对于大血管和胆管旁的肿瘤，操作时应注意微波作用DL、DS和DF的距离，使用≤50 W功率，避免损伤管和胆管。另外对于肝右叶巨块型肝癌，微波消融肝癌组织前，应在肝癌近端排列微波凝固一道隔离带后再微波消融肝癌组织，以防止肝癌的肝内扩散。操作完成后，针道和进针点都应再凝固一次，防止肿瘤扩散和出血。

（四）并发症

出血和漏胆是严重的并发症，但报道尚少。一些学者把局部疼痛、低热和一过性肝功能损害也认为是并发症。有学者认为，微波凝固和射频消融肝脏肿瘤都是通过热效应达到杀灭肿瘤组织的目的，所以并发症方面也有相似之处。

（五）结论

微波凝固肝脏肿瘤经多年临床应用证实，安全性好，疗效肯定，并发症少，操作简单。尤其将设备改进后，在超声引导下完成操作，使患者免受剖腹痛苦，扩大了适应症，解决了一些手术切除困难的问题。经皮微波凝固肝脏肿瘤应用于肝血管瘤的治疗，改变了手术切除是肝血管瘤唯一治疗方法的观点，提供了肝脏肿瘤微创化治疗的理念。

二、超声引导下经皮穿刺肝脏肿瘤缓释化疗药置入术

对于已失去手术时机的原发性肝癌和部分转移性肝癌、手术切除后复发的病灶，选择超声引导下经皮穿刺肿瘤内置入化疗药物不失为目前较好的治疗手段。20世纪90年代初期提出间质化疗的概念，即将抗癌药物制备成具有缓释作用的给药系统，经不同方式置入肿瘤组织、瘤周组织的间质中或肿瘤切除前、后的瘤床，从而达到局部持久化疗的目的。置入用缓释氟尿嘧啶是其代表性药物之一，它是采用氟尿嘧啶做原料、生物组织相容性好的医用高分子聚合物做骨架制成的新型固体缓释植入剂，通过特制穿刺、注射针在超声引导下将药物置入肿瘤病灶。既改变了药物代谢动力学特点，又改变了给药途径。药物进入肿瘤组织后，扩散特点是以置入点为中心在周围组织中逐渐递减，扩散半径 3~7 cm，形成肿瘤组织区域药物浓度高，全身药物浓度低，既达到了靶目标持久高浓度的药物剂量，有效杀伤肿瘤细胞，又降低了化疗药物的全身不良反应。中人氟安的释放度为 24 小时释放 20% 左右，120 小时释放 40%~60%，360 h 释放 75% 以上。

（一）适应症

（1）不能切除的肝癌，转移性肝癌；

（2）肝癌切除术后复发；

（3）全身情况差（心、肺、肝、肾功能不全）不能耐受手术者。

（二）禁忌证或相对禁忌证

（1）全身多处或多脏器转移已出现恶病质表现；

（2）严重凝血机制障碍；

（3）大量腹腔积液。

（三）具体操作（以置入中人氟安为例）

禁食、禁水6小时，平卧或右侧卧位（根据病灶部位决定）。超声定位，根据病灶大小、多少确定穿刺点数和穿刺路径。局部麻醉后，超声引导下穿刺针直进至路径病灶最低点（避开胆管和血管），拔出针芯，置入药物，边置药物边向外拔穿刺针，每置入一管中人氟安穿刺针向外拔出 0.3~0.5 cm，直至病灶边缘，使置入药物成一线。根据病灶形态，将药物放置成扇形排列或平行排列均匀分布。植入药物剂量 100 mg/cm^3。操作完成后，局部消毒。平卧、禁食12h，对症处理。严密观察腹部体征、生命体征。

（四）并发症

出血、漏胆、感染是此治疗方法的并发症，但发生率低，报道尚少。超声引导下经皮靶目标植入化疗药物方法简单，安全有效，延长生存率，提高生存质量，不仅应用于肝癌，对脑胶质瘤、黑色素瘤、胃癌、胰腺肿瘤、妇科肿瘤、恶性胸腔积液、腹腔积液等都有应用。

三、超声引导下经皮穿刺冷冻治疗术

肝切除术无疑是原发性肝癌和局限性的转移性肿瘤的标准治疗方法，但因为患者的自身功能状态，肿瘤的解剖部位及预后因素等原因致部分患者不宜或不能施行手术切除。然而，许多研究表明，肿瘤的快速生长、进行性的肝功能损害和肝功能衰竭是这部分不能手术切除患者最终死亡的常见因素。如何能控制肿瘤生长，提高生存质量和生存时间是众多医师面临和需要解决的问题。灭活技术的发展，包括药物、射频、微波固化和冷冻等技术的临床应用，在一定程度上取得了可喜的成就。美国一个研究中心的结果显示，79%的肝癌患者病变局限于肝内，但仅有24%的患者适宜于手术切除，超过一半的肝癌患者适合做肝局部治疗。这些患者中很大部分可采用灭活技术。以下介绍灭活技术中的冷冻疗法，超声引导下经皮穿刺冷冻治疗术，不仅达到了局部灭活效果，而且微创下操作，最大限度减低患者机体创伤。

（一）冷冻治疗的病理生理改变

正常组织和肿瘤对低温都是敏感的，通过一系列物理及化学机制，包括冷却的速度、温度降低的绝对值、融化的速度、采用的冻融周期数和融化后缺血的延迟效应，最终导致细胞死亡。冷冻研究中发现，当冷冻探针插入肝组织，在形成的冰球内有三个相互重叠的损伤区，即在距离探针最近的区域——快速冷凝区，凝结区域和速度与探针的距离增大而相应减低，即中速冷凝区和低速冷凝区。相似的，冰球内部的温度随着与探针距离的增大，下降 3~10℃/分，从探针附近-170℃到仅低于0℃的冷冻区周边部。所以探针周围的损伤区域也随温度的升高而减低。不同温度下细胞死亡的数量也不完全相同。快速冷凝区组织细胞所遭受的破坏是由不同机制共同引起的。当冷却速度为50℃/分时，在紧邻冷冻探针的组织细胞中，细胞脱水尚未发生，其内水分已凝结，细胞内冰晶尤其致命，小的冰晶融合时，产生物理的研磨作用。损伤细胞膜和细胞器导致细胞彻底死亡。中度冷凝（1~10℃/分）随着细胞外液转变成冰、细胞脱水，温度下降很快。在细胞脱水到一定程度前，细胞内水分凝结，引起不可逆的细胞损伤，细胞内冰晶形成溶质沉淀，细胞内渗透压升高和跨膜渗透压梯度平衡时，细胞内不再进一步脱水，结果是细胞脱水未能达到一定的程度。解冻期内，无溶质流动，细胞免遭第二次致命性损伤，这些损伤继发于解冻期内等渗性再脱水引起的水分内流，在中速冷凝区内的细胞未遭其厄运，所以它们的存活率提高了。在低速冷凝区域内，由于细胞内外成分有显著的差别，细胞内液凝结的水顺渗透压梯度外流，导致细胞内脱水。脱水的后果导致胞内pH值及离子浓度改变，蛋白质变性，细胞膜和膜联酶系统破坏，直接导致一些细胞死亡。当冷冻损伤区解冻时，细胞外液首先融化，很快产生一个相对低渗的环境，水向高渗的细胞内流动，引起细胞肿胀、破裂或死亡，这种损伤主要发生在低速冷凝区外周的损伤区内。

温度对组织细胞的损伤，不同的组织和温度的敏感性变化相当大，研究表明：当温度低于-40℃时，细胞内水分几乎都是凝固的，组织完全灭活。大多数正常的肝细胞在-15~-20℃死亡。而-10℃时大多数肝细胞存活。而肝脏的肿瘤细胞需要在更低的温度甚至达到-40℃时才能彻底的死亡。冷冻治疗中，-40℃的同步低温大体位于从探针到冰球边缘的3/4距离内，为了达到这种低温水平，可靠的灭活病灶边缘的肿瘤组织，冰球常扩大到肿瘤边缘外1 cm的范围。

(二) 手术前准备

应该在冷冻治疗前通过术前仔细的影像学检查明确肝脏肿瘤的范围、部位与肝血管和胆管的位置关系。因为冷冻治疗过程中，冰球周围血流将带走部位低温，对全身其他脏器也造成低温状态。所以，肝脏体积的40%被肿瘤占据的患者不宜做冷冻治疗，以免造成冷冻性休克综合征和术中低体温的严重并发症。对于靠近大血管旁（如肝门静脉、肝静脉）冷冻时也要特别谨慎。超声引导医师和穿刺操作医师应该在治疗前会诊，充分掌握需要冷冻的肿瘤解剖部位和数量、范围及体积大小，是否需要分次冷冻治疗等等。

(三) 操作

超声定位后，确定进穿路径，局部消毒、铺手术巾，用0.2%利多卡因穿刺点局部麻醉后在超声引导下按预定路径进针至肿瘤部位（靶目标），启动冷冻装置。通常采用液氮冷却液冷冻治疗。冷冻开始后，超声实时监测凝结过程，凝结的边界呈高回声带伴后方声影。冷冻持续到凝结的边界超出超声下肿瘤边缘1 cm为止。根据冷冻治疗系统的工作效率及肿瘤的大小，典型的凝结过程需要8~15分钟，动物实验证明，超声显示的凝结范围其组织学活性完全丧失。冷冻结束后让冰球自然复温5~10分钟再拔去探针。如需多部位冷冻治疗，按上述操作再行冷冻治疗。有学者报告，部分患者开腹手术行冷冻治疗，可同时插入4根探针冷冻。而且用于辅助阻断入肝血流以获得更大的冷冻效果。但开腹手术大大增加了对患者的创伤。

(四) 冷冻治疗的并发症

超声引导下经皮穿刺冷冻治疗的并发症报告较少，而开腹冷冻治疗病例有并发症的报告，大体上可分为手术方面的、技术性的和晚期的并发症，主要是报告技术性和晚期并发症与冷冻操作直接有关。总体上并发症发生率为10%~40%，死亡率为0.5%。主要并发症有全身性低温、出血、漏胆、冷冻性休克。而死亡病例中，绝大多数死亡的共同病因不是冷冻所特有的，而主要是心、肺并发症。

冷冻治疗原发性肝癌和转移性肝癌已在许多医疗中心开展，有报告对原发性肝癌患者单独采用冷冻治疗，5年生存率约30%。生存率和肿瘤生物学行为呈正相关，其中肿瘤大小似乎是最重要的。美国的一个治疗中心报告，肿瘤<5 cm的患者，5年生存率为48%。而肿瘤>5 cm的，5年生存率仅有25%。与其他灭活技术相比，初步的研究表明，冷冻治疗的效果不比其他非手术切除性治疗措施差。冷冻治疗是安全的，并发症发生率也较低。

四、超声或CT引导下经皮穿刺内射粒子植入术

放射治疗是治疗恶性肿瘤的主要手段之一，始于19世纪末期，放射性粒子组织间近距离放疗距今也有近100年的历史。近年来，随着新型、低能放射性粒子研制成功，计算机三维治疗计划系统的出现及超声、CT引导定位系统的发展，使放射性粒子治疗肿瘤的技术获得了新的活力，得到了快速发展和广泛应用。目前，在美国，已成为前列腺癌的标准治疗手段。对一些临床现存治疗手段疗效不佳的肿瘤，如前列腺癌和头颈部肿瘤等，也取得了令人满意的疗效。

放射性粒子组织内植入治疗属于放射治疗的一种，那么不可避免的是放射剂量的考量。在临床实践中，临床剂量学原则要求：

(1) 肿瘤剂量要求准确;

(2) 治疗的肿瘤区域内剂量分布要求均匀;

(3) 尽量提高治疗区域剂量;

(4) 保护肿瘤周围重要器官免受照射。要达到四条原则关键是布种到位,提高植入布种命中率。放射性粒子组织间种植治疗肿瘤需多层面、多角度、多方向甚至高深度。

作为永久植入物,必须有其在安全、疗效和方便使用方面的要求:

(1) 能发射低能量光子,穿透力弱,临床容易防护,植入后不易产生过热点而损伤主要脏器,保护正常细胞;

(2) 作用方式为永久存留在瘤体内,直接杀伤肿瘤细胞,从放射生物学角度看,低剂量率,较长时间连续放射更易杀灭肿瘤细胞;

(3) 使用方便,能通过多种方式(CT、B超、内镜引导或直视下)植入。

125I粒子半衰期:59.43天,γ射线能量:27~35 keV,组织穿透距离:1.7 cm,半价层(铅):0.025 mm。其优点是:靶器官准确,正常组织损伤小;低剂量(每小时10 U)、长时间(60天)连续放射,疗效高;放射能量得到完全利用;多种植入方式(经皮穿刺、腔镜、手术中),满足不同患者的需求;适应症广,外科手术的同时与放射疗法综合,可将局部控制率大大提高;治疗费用低廉、生活质量高、住院时间短等。

(一) 适应症

未经治疗的原发癌症;需保留重要功能性组织,或手术将累及重要脏器,如脑深部的肿瘤;不宜或患者不愿行根治性手术;手术中癌症累及重要组织,只能行姑息手术的病例;为预防癌症局部或区域性扩散,增强根治效果的病例,可以进行预防性植入;转移性肿瘤病灶或术后孤立性肿瘤转移病灶而失去手术价值者;放疗后因剂量或组织耐受等致癌灶局部残留的病例;无法手术的原发病例,如巨块型肝癌、鼻咽癌等;应用于三维立体定向脑功能核损毁术治疗癫痫、帕金森病等;其他部位某些不能切除的良性肿瘤。

胰腺癌:胰腺癌早期不易发现,手术切除是主要治疗方法,根治性切除术包括Whipple术和全胰切除术,手术损伤大,切除率低,术后生存期不长。国外大样本分析显示总体手术切除率低于15%,手术死亡率高达17%,术后平均生存时间为12.17~17.0个月。放化疗效果总体不良。放射性粒子组之间植入治疗胰腺癌近年来发展较快,目前,主要在术中经超声引导植入,所用的放射性粒子主要是125I,根治性剂量是110 gy,但易出现胰漏、胰腺炎、出血、感染、粒子随血流迁徙等并发症。有报道一组粒子植入治疗不可切除的胰腺癌,局部控制率为71%,平均生存期为12个月。

肝脏恶性肿瘤:原发性肝癌是我国常见恶性肿瘤,肝脏也是身体其他部位恶性肿瘤的常见转移部位,尤其是胃肠道和胰腺恶性肿瘤,所以肝脏恶性肿瘤的有效治疗具有非常重要的临床意义。原发性肝癌治疗手段较多,除了可手术切除外,TACE和多种热消融治疗技术都是很好的选择,但都有其不足之处。TACE使用于富血供病灶,而且栓塞不彻底,常常需多次治疗,给患者带来很大的心理压力。各种热消融治疗效果肯定,但对于>5 cm的病灶,一般难以完全灭活。另外原发性肝癌常常伴有不同程度的门脉瘤栓和区域淋巴结转移,这都是TACE和各种热消融治疗的盲点。目前放射性粒子植入一般作为原发性肝癌的综合治疗手段之一应用于临床。主要用于少血病灶、反复栓塞术后病灶血管细小或闭塞难以再次TACE、热消融治疗复发、门脉瘤栓以及区域转移淋巴结的治疗,一般在CT引导下经皮穿刺施行,往往起到前述方法难以达到的疗效。转移性肝癌的治疗比较困难，病灶多为少血供，所以TACE总体效果不良，常规放化疗也难以起到有效疗效，上述热消融治疗仅适用于病灶数目少于3个、单个病灶直径<5 cm，所以使用更有限，采用放射性粒子植入，可使病灶局部得到高剂量的放射性照射，灭活肿瘤细胞，而对正常肝组织的放射损伤小。也可对多个病灶同时或隔期进行治疗。粒子植入治疗的疗效受到多种因素的影响，有报道一组大肠癌肝转移125I粒子植入后1、3、5年实际生存率分为71%、25%和8%，中位生存时间为20个月。如结合手术和其他治疗手段，治疗效果将进一步提高。

大肠癌：主要与外科手术切除结合应用，在临床上根据具体情况分为根治性手术切除加术中放射性粒子植入、姑息性手术切除加放射性粒子植入以及术后肿瘤复发的放射性粒子植入三种方式。一般选择125I粒子。植入方式可选择术中经腹腔放射性粒子植入、超声引导下放射性粒子植入以及CT引导下放射性粒子植入。其中CT引导定位精确、显示清晰、创伤小等优点，特别对直肠癌术后骶骨复发病灶的粒子植入治疗具有独特的优势。疗效确切，局部控制率及患者生存率均较单一手术治疗明显提高。

（二）方法

所有患者治疗前均进行安全评估，内容为侵入性治疗前常规项目。

制订治疗计划：依据患者最新CT或MRI影像检查，将影像资料输入治疗计划系统（TPS）软件系统，勾画肿瘤形态大小，建立三维立体图像，同时应勾画出局部靶器官和邻近重要的器官及大血管，规避血管和重要器官。确定靶区直径，制定出植入微粒区域。根据肿瘤体积、位置及与邻近重要器官的关系，依据TPS设计完成肿瘤中心、边缘剂量及微粒空间分布，精确制定绘出立体图标、等剂量曲线、吸收剂量指标，制定临床需要的放射源始剂量率，并打印出详尽的治疗计划报告。

碘籽的消毒方法：采用高压蒸气消毒或戊二醛液体浸泡消毒。植入器：国产推送式植入器。放射检测：采用Radiometer及普通X线平片对碘籽进行定量及定位监测，必要时用γ照相追踪。放射防护：铅帽、铅面罩、铅围脖、铅衣、铅手套等。

（三）操作要点

永久性组织间植入放疗，一般采用人工放射源粒子（0.8 mm×4.5 mm）植入组织中或淋巴引流区。因其为低剂量、持续性放疗，放射源半衰期较短，一般在该放射源的5～10个半衰期后，其放射性已接近本底而无放射性损伤。植入方法是本疗法的重要操作步骤，其要点为：将放射源准确地植入到靶组织内，并防止其移动。根据靶组织的体积、密度（半价层）以及其邻近重要脏器的关系进行合理布源，达到"定向爆破"，最大限度杀灭癌细胞，最小限度损伤正常组织及其功能的目的。欲达此目的，必须有丰富的放射物理学及放射生物学基础，结合临床癌症学经验，特别是癌症外科学经验，不仅要在术中判断残留癌灶的范围以进行"定向爆破"，而且要根据癌症生物学知识，在残癌扩散的途径上"布雷"，才能提高局部扩散性癌症（Ⅱ～Ⅲ期）的治愈率。不同的解剖部位有不同的植入法。操作中必须轻柔准确，避免损坏粒子外壳引起放射泄漏。植入完成后，应行X线摄片，为粒子定位及计数。手术敷料及手术室垃圾均应用放射探测仪，检测其有否放射源失散。

根据病灶周围脏器组织特点，制定了安全进针路径的标准：无非实质组织内的大血管；无胆囊和肝实质外的胆管；避开大的神经组织；尽量避开空腔脏器和正常的胰腺组织；尽量避开容易出血的实质组织，如肾脏、脾脏。根据此标准，判断大致的穿刺进针区域。

CT 下定位，要先根据之前的 CT 片判定穿刺点区域，将定位网架放置于穿刺点区域，再根据网架标记点和断层进行三维坐标定位，确定进针点、进针角度和深度；B 超为实时定位，但也要在穿刺前先进行穿刺点区域，穿刺目标的判断。穿刺点区域进行消毒铺巾，局部浸润麻醉，用 18 g 穿刺针（或切割活检针）在 B 超或 CT 引导下边验证角度和深度边进针，直至穿刺针尖到达肿瘤目标。将针尖直接穿刺到肿瘤的远端，然后边退针边植入粒子。穿刺结束后，再检查有无出血、漏气等迹象。穿刺后常规给予抗生素和止血药预防感染和出血。

观察并发症、粒子分布情况、随访进行疗效观察，1 月后复查 CT，了解粒子分布，根据 RECIST 了解肿瘤变化。

（四）关于穿刺针规格

很多文献显示病灶穿刺基本是使用 21 g、22 g 的细针，为了减少脏器组织创伤，减少消化液漏的发生，在诊断性穿刺多数为针吸，获取组织少，诊断准确率低，而治疗性穿刺因为穿刺针管径细，只能注入一些液体药物，可供选择的药物也受限，所以无论是诊断活检还是治疗注药，过细的穿刺针难以达到目的。

18 g 穿刺针是诊断治疗最常用的穿刺针，缓释的化疗颗粒、放疗的 125I 粒子都得用 18 g 穿刺针植入，我们的资料显示，只要充分考虑了穿刺路径中相关的脏器组织结构和特点，采取必要的措施，不会造成穿刺路径上脏器组织的严重损伤，对于胰腺自身组织，尽量避开影像学上正常的胰腺组织，就不会造成难以处理的胰漏。如果确实不能避开正常组织，穿刺前后使用生长抑素，减少胰液分泌，也能很好地预防胰漏。治疗性穿刺针道相对诊断性穿刺多，是为了使药物或粒子分布得更均匀，达到最佳剂量范围或场。我们的结果显示，粒子治疗后的效果非常理想。

（五）关于 CT 或 B 超的引导

B 超和 CT 引导的穿刺是胰腺和壶腹区病变诊断和治疗的重要手段，目的都是为了准确、安全地对病灶进行穿刺，各自有其特点。CT 分辨率高，对比度好，可清楚显示病变位置、大小以及相邻结构的关系，又可精确地确定进针点、进针行径、角度和深度。尤其胰腺为腹膜后器官，位置深，相邻器官复杂而重要，所以 CT 的特点是精准，如果是治疗，药物的注入或植入分布更均匀。但 CT 引导相对烦琐，占时较多，实时监测对 CT 机的要求很高，价格昂贵。

B 超引导相对来说操作便利，实时引导，可以时刻监测针尖的位置，穿刺部位和方向相对较多。但由于超声成像的特点，对某些部位的病灶的引导成像不清楚或存在盲区：

（1）多气脏器或多气脏器邻近脏器（肺、纵隔、膈肌、肝脾上部靠近膈肌处等）；

（2）骨骼组织或贴近骨骼的组织（髂骨、椎骨等）；

（3）特别深在的、周围结构复杂的部位（门静脉下腔静脉间隙病灶此处周围有胆管系统、胃十二指肠、胰腺等，肾上腺，肾门与下腔静脉或腹主动脉间三角区域等）。另外 B 超引导的粒子植入对于较大的肿瘤来说，粒子分布没有 CT 引导穿刺植入均匀。

穿刺前 B 超和 CT 的联合检查可以增加病灶信息的反映，穿刺后又可相互验证穿刺部位有无出血、空腔脏器漏和粒子的分布情况等。

尽管 B 超和 CT 各自的优缺点，但只要能清楚地显示病灶，穿刺的准确率都很高，并无多大差异。

（六）关于进针方向

我们主张尽管不经正常胰腺组织穿刺，如果病灶深埋于胰腺内，则尽量避开胰管的解剖位置，胰管的解剖位置一般位于胰腺的前侧。胰头颈部可以从前方穿刺，胰腺钩突、胰后方的淋巴结应从侧方经文氏孔穿刺，也可从后方进针，这两个方向的进针穿刺，在B超引导下难以完成，因为距离长，超声波衰减使组织分辨困难，所以一般需要在CT引导下完成，后进针因为有下腔静脉的阻挡，所以很多病例不易完成。关于经正常胰腺，亦有人用细针（22g）经下腔静脉穿刺胰头，但胰头肿瘤常常引起阻塞性黄疸，而黄疸患者又常常发生凝血机制异常，所以实质外大血管的直接穿刺，尤其用较粗的穿刺针穿刺是一个非常危险的操作，应慎重施行。

（七）关于经空腔脏器

空腔脏器如果能避开就尽量避开，如果像胃肠等脏器避开不了，穿刺也不可怕，Tseng等曾为8例患者进行了9次CT引导的经皮经胃胰腺穿刺，均获成功，且无并发症。根据术前影像资料，若估计需胃肠道穿刺，就必须进行了充分的穿刺前胃肠道准备，准备包括口服肠道菌抗生素，洗肠，禁食10h和插置胃管等。

（八）关于生长抑素的使用

目前生长抑素的价格较高，如果仅从预防胰、胃、肠漏的角度来说，预防性生长抑素的使用不是常规必须的，但在危险病例则应使用。危险病例包括：经胃肠道的穿刺，经正常胰腺组织的穿刺，有可能穿刺到主胰管或大分支胰管。有研究证明生长抑素有抑制胰腺癌的作用，从这个角度来说，对那些已经确定为胰腺癌的病例，生长抑素的使用是有益的。

（九）关于针道转移

Kosugi等观察发现胰腺癌穿刺后，针道转移一般发生在6~24月份，发生率小于1%。Schotman等在另一组肝癌穿刺病例中也发现了相似的结果。因此，有人主张对怀疑为恶性肿瘤的肝占位病变不要行穿刺活检。我们认为，对于怀疑为恶性胰腺占位，如果估计可以手术切除者，确实没必要行术前的穿刺活检，但对不能或不需做手术的占位病变，则需要做活检，而对于那些接受穿刺治疗者，穿刺本身即为治疗。

（十）展望

基于严格适应症筛选基础上，科学制订放射性粒子植入计划，在影像导引下施行放射性粒子植入，疗效已经得到肯定，对肿瘤的局部控制率优于外放疗，放射性不良反应明显低于外放疗。对于无远隔转移的实体肿瘤，可望达到临床治愈的目的。对于已有远处转移的患者，可分期选择性植入，可明显减轻肿瘤痛，改善患者生活质量，延长生存期。如结合适当的全身治疗手段，可进一步提高疗效。

未来，随着临床应用的广泛，将不断阐明不同肿瘤细胞对近距离持续照射的生物学行为，探索出科学有效的致死剂量和安全有效的边缘剂量，将逐渐形成不同于传统外放疗的局部组织间放疗理论体系。另外，基于近距离放疗理论的指导，将研制出快速高效的治疗计划系统，并与影像工作站兼容对接，实现在手术过程中实时进行计划调整，指导完美地置完最后一颗粒子。再者，放射性粒子的研制也将不断进步，包括安全高效地针对不同肿瘤细胞的放射性核素选择、载体材料的人体相容性、可吸收材料载体的研发、粒子几何形态的丰富多样性等都将不断完善，相应的植入系统也将日趋完善，以满足临床的需要。可以肯定，放射性粒子植入技术已经成为目前战胜恶性肿瘤的一种不可或缺的重要武器。相信随着技术的进步，其优势将会得到更大的发展。

随着新的放射核素的研制成功和B超、CT三维治疗计划系统的应用，保证了粒子植入治疗剂量分布更均匀、更合理。对于那些术后复发的肿瘤，尤其是外科和放疗后复发的肿瘤，提供了更合理、更有效的治疗途径。

但临床尚有许多问题需要解决，如不同增生速率的肿瘤如何选择不同放射性核素，以获得最大的杀伤效应；粒子种植治疗与外放疗的合理结合；新的放射性核素的临床应用前景如何需进一步明确。

总之，粒子种植治疗肿瘤由于其创伤小、靶区剂量分布均匀和对周围正常组织损伤小等特点，使其临床应用显示了广阔的前景。

五、超声引导下经皮穿刺门静脉癌栓化疗药物置入术

超声引导下经皮穿刺门静脉癌栓化疗药物置入术是肝癌微创介入治疗的一部分，主要是在超声监视下经皮穿刺门静脉癌栓通过穿刺针建立的通道置入肿瘤化疗药物。随着对肝癌血供及其介入治疗的研究和应用迅速发展，门静脉癌栓在肝癌发生早期或晚期出现目前还很不清楚，相关研究也很少。一直以来，大多数临床工作者认为门静脉癌栓是肝癌晚期的表现，是肝癌发展到终末期才出现的病理现象，因为肝癌并发门静脉癌栓的患者一经发现往往几个月内就死亡，治疗上也较消极。

然而，经临床实际观察，也发现在部分早期肝癌或小肝癌（≤5 cm），甚至微小肝癌（≤2cm）时就已经出现了肉眼门静脉癌栓。从大样本肝癌切除的病理标本来看，并发癌栓或有镜下癌栓者达60%~70%。从而，推测门静脉癌栓发生于肝癌早期，甚至可能与肝癌同步发生。中晚期肝癌发现的肉眼癌栓是在肝癌早期癌栓发生后癌栓逐步生长、浸润的结果。程树群，吴孟超等人曾提出癌栓形成机制及分型：原发性肝癌患者多伴有不同程度的肝硬化，再生结节和纤维结缔组织使肝血窦及其前后阻力增高，同时在一些血管活性物质作用下形成门静脉高压，使癌细胞逆流入终末支门静脉并向其分支及主干发展形成门静脉癌栓；同时一些相关大分子物质在门静脉癌栓形成过程中起着极其重要的作用，如尿激酶型纤溶酶原激活物（uPA）及其受体（uPAR）和基质金属蛋白酶（MMP）及其组织抑制剂（TIMPS）系统；MMP-2、MMP-9、细胞间黏附分子1（ICAM-1）、上皮型钙层黏蛋白和钙粘连蛋白以及高表达量的血管内皮生长因子（VEgF）在肿瘤细胞的黏附、降解及转移的过程中均起重要作用。

当肝癌>5 cm时，肿瘤细胞常突破其包膜，呈浸润性生长，很容易累及并突破癌旁的门静脉分支，形成癌栓，并发现癌栓生长具有一定特征，95%以上的门静脉癌栓以主瘤为基底部在同侧门静脉内生长，而对侧门静脉内生长较少；其次几乎100%癌栓以门静脉血管壁作为支架离心式向门静脉主干方向生长蔓延，而且癌栓向门静脉主干方向生长有特殊的倾向性，几位学者经过大量实验研究发现癌栓的平均生长速度为（0.5±1）cm^3/月，即每月发展进度为（1.2±4）cm，生长相对缓慢，这为临床干预治疗创造了机会。并且程树群等人对人类门静脉癌栓细胞进行了传代体外培养，成功地分离出TSQ T12细胞株，并发现其生长具有

无限细胞增生曲线特征，倍增时间短，DNA 合成旺盛，恶性程度高；该细胞株主要用于门静脉癌栓生长机制的研究。另外肿瘤生长形成的内压力与瘤旁门静脉压力差也是肿瘤细胞进入瘤旁门静脉小分支的重要原因。门静脉癌栓是肝细胞癌严重并发症和转移方式，与肝癌的复发、转移及预后密切相关，且肉眼癌栓的危险性远大于微癌栓。

程树群等提出了对癌栓的分型：Ⅰ型，癌栓累及二级及二级以上门静脉分支；Ⅱ型，癌栓累及一级门静脉分支；Ⅲ型，癌栓累及门静脉主干；Ⅳ型，癌栓累及肠系膜上静脉或下腔静脉。由于门静脉的特殊解剖结构，两端为封闭的毛细血管系统，无法从周围静脉到达门静脉管道，故只能通过微创介入或开腹切开才能进入门静脉系统。而且门静脉的癌栓容易导致肝内转移，故现在多在对癌栓处理同时行选择性门静脉化疗栓塞。并且与肝动脉化疗栓塞术（TACE）、联合肝动脉-门静脉栓塞术（TAPVE）、经皮穿刺注射无水乙醇（PEI）、射频消融、微波固化等联合应用于治疗门静脉癌栓中。

（一）适应症与禁忌证

1. 适应症

适应症较广泛，只要患者一般情况良好，且能够耐受，均可考虑采取该治疗方法。原发性肝癌或继发性肝癌并发门静脉癌栓的患者；肝功能较差，一般情况较差的患者；肝癌术后复发或与其他治疗措施联合应用于门静脉癌栓的治疗；手术或其他治疗措施治疗前的准备，以达到缩小瘤灶的目的。门静脉癌栓严重堵塞门静脉主干或某分支，重度门静脉高压者应慎用，其并发症出现概率高。

2. 禁忌证

肝癌晚期的患者情况较差，有全身性感染，或有重度黄疸、腹腔积液和肝功能严重损害；有严重凝血功能障碍或先天性血管功能异常。

（二）设备要求

1. 超声设备

一般选用高频率多普勒超声仪，此类超声仪器目前在大中小型医院均普遍应用。高频率超声具有成像清晰，精确定位病灶，精确放置穿刺针的优点，满足术者的操作要求，最好的超声仪器精确度可控制在 5 mm 之内；并且多普勒超声系统具有辨别血流方向的功能，辅助门静脉的确认及定位，避免造成不必要的损伤。目前已有多家大型综合性医院使用三维多普勒超声仪，其精确度及定位效果优于二维超声。

2. 穿刺材料及药物

一般选用 18~19 g 穿刺细针，该针不仅对组织损伤较小，且超声下容易辨别。常用的置入性抗肿瘤药物有 5-氟尿嘧啶缓释针型剂、羟喜树碱缓释微粒，放射类置入性药物 125I 粒子。植入性化疗药物缓释剂比起传统化疗药物具有诸多优点，可保持瘤内局部有效的化疗药物浓度、全身不良反应小、持续时间长且半衰期相对较长、首关效应的消除等。相关多种新型化疗缓释剂型如微粒类、微球类、凝胶类等均有报道，临床应用甚少。

（三）治疗方法

1. 术前准备

入院期间常规完善增强 CT，初步判断是否有门静脉癌栓形成，如有癌栓，应注意癌栓的大小、癌栓层面周围邻近器官组织等结构情况。如条件允许，可使用计算机治疗计划系统（TPS）初步形成治疗方案。治疗方面应积极给予保肝、降酶、增强免疫等对症治疗，取得患者及家属知情同意。

2. 操作过程

（1）多选择侧卧位或俯卧位，很少选择卧位；

（2）常规超声检查，结合 CT 确定穿刺点、穿刺路径，穿刺点多选择在右侧腋后线及稍靠后的位置；

（3）消毒、铺巾、局部麻醉，若需使用置入导管型药盒系统，应做皮肤切开；

（4）在超声引导下持穿刺针垂直于皮肤进针，当穿刺针突破腹壁时，应再次调整进针方向，以确保穿刺针可尽量一针穿刺至癌栓；

（5）当针尖穿刺进入癌栓时，由于患者呼吸运动，可使穿刺针摆动，操作时应嘱患者配合；于癌栓中置入化疗药物，常用的用 5-氟尿嘧啶缓释植入剂。根据 TPS 系统计算出化疗药物剂量。在化疗药物置入的同时可以行射频消融、无水乙醇注射等治疗，以增强对癌栓癌细胞的杀伤。也可于住院期间同期行肝动脉或肝门静脉血管介入化疗栓塞术。

3. 术后处理

平卧休息，严密监测生命体征，积极给予止血药物、保肝药物等对症治疗；定期复查，必要时综合采取多种微创介入治疗措施。

4. 并发症及其处理

（1）腹腔出血：由于门静脉的特殊解剖位置和解剖结构，以及穿刺过程中患者呼吸运动的影响可导致门静脉损伤而出现腹腔内出血，如血红蛋白持续下降，可行输血并应用止血类药物，必要时行急诊外科手术止血。在选择穿刺治疗前应严格地把握适应症，操作过程中做到精确定位、仔细操作，与患者、超声医师密切配合；

（2）肝功能衰竭：在行超声穿刺门静脉癌栓单纯化疗药物置入极少见，如出现应积极给予内科对症处理。

（四）临床疗效

经部分临床治疗观察，在手术患者或非手术患者中单纯超声引导下经皮穿刺门静脉癌栓化疗药物置入治疗门静脉癌栓效果并不理想，不能提高患者生存率，多系癌栓肿瘤细胞并不能完全被肿瘤药物杀伤，部分肿瘤细胞很快就转移了，仍需要大量临床治疗研究观察以了解该种微创治疗措施的治疗效果。在同期行肝动脉灌注化疗栓塞术（TACE）或联合肝动脉-门静脉栓塞术（TAPVE）的患者中，同时联合采用无水乙醇注射、射频消融、微波固化、超声聚焦等治疗措施，可明显使肿瘤体积减小、AFP 值下降以及患者生存期延长、生存率提高。由于各类微创治疗具有安全、简单、有效、适应范围广的特点，逐渐形成微创治疗肿瘤的趋势。任何医疗技术都应当规范并严格掌握其适应症及应用范围，客观地反映治疗效果。对 27 例肝癌（肿瘤直径 6~12 cm）患者行瘤内注射去甲斑蝥素-泊洛沙姆 407 缓释剂后随访，12月生存率30.0%；而同期行无水乙醇注射的患者12月生存率为22.2%，统计学分析有两组治疗效果有显著差异性，且两组均未出现不良反应，有学者认为缓释抗肿瘤药物能长时间保持瘤内较高的抗肿瘤药物浓度。

（五）治疗及研究展望

肝癌并发门静脉癌栓发生率高，治疗难度大，治疗效果又不理想，是目前肝脏肿瘤临床治疗及研究的一个棘手问题。从临床研究方面入手，还有必要建立更完善的癌栓分型标准，进行更多前瞻性随机对照临床试验研究，以评价目前现有技术、方法对癌栓治疗的疗效，从中选择最佳的治疗措施及治疗方案。注重综合治疗的应用，使各种医疗措施实施后的疗效相加最好，并发症最少。与此同时还要开发新技术、新方法、新材料的研究，研究超声下的微创介入、纳米微粒药物、生物导弹、基因治疗等对癌栓治疗的应用。在基础研究方面，由于门静脉癌栓形成是一个多因素、多环节的过程，涉及肿瘤增生浸润、新血管生成、细胞脱落移行、黏附结合内皮细胞、侵犯血管突破基底膜等，同时涉及门静脉独特的解剖结构、血流动力学改变及微环境影响等多种因素。因此，有必要多环节对癌栓形成相关的基因、蛋白进行全面深入的研究，以了解癌栓发生的可能机制，建立癌栓发生的可能预测指标和治疗靶点，为临床肝癌门静脉癌栓的防治及治疗提供依据。只有深入了解门静脉癌栓深入的了解，综合择优选择治疗措施，才能更好地提高疗效。

六、超声聚焦刀治疗术

超声聚焦刀是利用高强度聚焦超声（HIFU）良好的组织穿透性、瞬间产生高温、方向性及其聚焦性质来治疗肿瘤的一门新技术。HIFU技术主要将高强度的超声汇聚于某一靶区，从而使靶区高强度超声的能量汇聚、靶区温度急剧升高（10~20秒可升高至80℃以上）并产生机械效应、物理效应、空化效应，使靶区组织蛋白质结构破坏、变性，染色体损伤，细胞失去活性，组织凝固性坏死；而对靶区以外的组织不产生损害或轻微热损害。由于坏死组织逐渐被机体溶解、机化、吸收，从而达到类似于外科手术切除的治疗目的，故又称其为超声聚焦刀或HIFU刀。最近几年来，超声聚焦刀在治疗肿瘤中的作用越来越受临床工作者重视，常应用于实质性脏器肿瘤尤其是深部肿瘤病灶的无创治疗，如早晚期肝癌、前列腺癌等的治疗。

（一）高强度聚焦超声发展史

20世纪40年代，Lynn和Fry先后进行了高强度聚焦超声的研究，将其聚焦作用应用于猫、狗等动物的脑部实验与神经选择性损伤实验研究，发现其有能使神经组织快速破坏而周围组织损伤较小的现象，从而为高强度聚焦超声的发展和应用提供了实践应用理论及技术。1961年，Hickey等临床工作者首次报道了用HIFU对5例晚期乳腺癌患者行脑垂体破坏术作为对晚期乳腺癌的辅助治疗。此后有临床工作者将其应用于前列腺增生、肾癌、肝癌等的临床治疗，但只取得初步效果。20世纪80年代，研究者发现高强度聚焦超声具有聚集热效应、对靶区以外组织无影响、同介质内穿透性强、对脂肪组织不加温等特点，而且对高强度聚焦超声靶区的温度监测也是很容易的事。此后，随着计算机飞速发展成熟，20世纪90年代，我国研制出首台高强度相控聚焦超声热疗仪，并进行了相关的动物实验研究，为HIFU技术应用于临床奠定了基础。1996年，我国研制出了具有我国自主知识产权的世界上首台临床实验性高强度聚焦超声肿瘤治疗系统（又称超声聚焦刀），并成功地应用于肝癌的临床治疗，该技术使我国热疗技术领域达到了世界领先水平。之后，北京、重庆等地开始进一步研制开发 HIFU 治疗肿瘤系统并进行了推广，从而 HIFU 医疗技术得到了广泛应用，甚至多数中小型医院也配备相关操作医师。在治疗的肿瘤的类别上也在增长，并应用到其他一些非肿瘤疾病的治疗领域。

（二）超声聚焦刀治疗肿瘤的基本原理

我们常说的声波是指振动频率在 20~20000 Hz 之间，可以被听到。而超声波振动频率在 20000 Hz 以上，甚至更高，我们是无法听到的。超声具有在同种介质中直线传播、良好的穿透性能等特性，由于其振动频率高，所传播的机械能也较大，从而机械能可向热能转化。超声聚焦刀治疗肿瘤的原理正是利用了超声波高能量、良好的组织穿透性、同介质中直线传播及聚焦性能等物理特性，再利用特殊装置将电能转换为多束超声波并聚焦于某一感兴趣区域即靶区，使靶区组织温度短时间内升高至 65~100℃ 并出现凝固性坏死。其主要作用机制有高热效应、空化效应、机械效应、破坏肿瘤血供、声化学效应、免疫效应等。

1. 高热效应

当超声在传播过程中能量不断地被传播媒介吸收变为热能，导致媒介的温度有所升高，即超声热效应。当超声聚焦于靶点时，可短时间内使靶区温度上升至 65~100℃，而肿瘤细胞致死的临界点温度在 42.5~43.0℃，正常细胞在 45℃，当达到 58℃ 时肝脏细胞即可出现凝固性坏死，如将 HIFU 聚焦某一点或区域保持一段时间后，可使靶区组织的蛋白变性，产生不可逆的凝固性坏死，从而达到杀伤靶区组织。

2. 空化效应

高强度的聚焦超声可使局部肿瘤组织产生高频率的振动，使肿瘤组织内广泛处于瞬间稀松状态，细胞间产生瞬时压力，形成许多小空穴，产生空化效应。空化效应造成大量微小气泡的产生，这些微小气泡在高强度超声下极不稳定而瞬间破裂，这种作用直接导致肿瘤细胞破裂损伤而失去增殖、浸润、转移的能力，甚至使肿瘤细胞裂解、死亡。

3. 机械效应

超声具有快的振动频率，可使肿瘤细胞甚至大分子物质高速地振动，其直接效应导致蛋白质、DNA、RNA 等分子结构破坏，失去生物活性及功能。

4. 破坏肿瘤血供

上述作用亦可导致肿瘤血供血管的损伤、破坏并失去作用，继发性地使肿瘤组织血供减少并坏死。

其他效应包括声化学效应、免疫效应等也见有文献报道。声化学效应是指高强度聚焦超声可使水分子解离为 H^+ 和 OH^- 而损伤肿瘤细胞。免疫性效应是在高强度聚焦超声治疗后，机体的 NK 细胞比例明显增高。而在动物研究实验中发现高强度聚焦刀治疗后外周血 CD_4^+ 细胞数量增多，由于肿瘤免疫主要是细胞免疫起作用，导致机体免疫功能呈正向调节状态。而在 HIFU 治疗过的肿瘤患者中发现 CD_4^+ 和 CD_8^+ 均较治疗前明显升高，说明高强度聚焦超声具有免疫正向调节效应，有利于防止肿瘤的复发和转移。

(三) 超声聚焦刀一般设备

目前超声聚焦刀治疗设备分为体外型和体内型。体内型主要用于前列腺增生及前列腺肿瘤的治疗。肝癌的治疗使用体外型超声聚焦治疗系统,主要由组合探头、定位监视仪、治疗床、超声转化设备、媒介系统、计算机治疗计划系统 (TPS) 等组成。

1. 超声探头与治疗探头

超声探头主要用于肿瘤定位及治疗过程中的实时监视,正确引导焦点至靶区。超声治疗探头为超声聚焦刀的关键部分,不同型号的治疗探头有着其不同的聚焦范围及深度,其主要作用为将高强度超声聚焦至靶区,使靶区温度迅速上升从而杀伤肿瘤细胞,以达到治疗效果,回声增强是治疗后肿瘤组织凝固性坏死的特征超声图像表现。

2. 超声转化设备

即超声功能源,在工作电源下的高频发生器,输出高频连续的正弦波,经超声探头转变后可发出治疗肿瘤需要的高强度高频率超声。

3. 媒介系统

为减少超声发生折射、反射,需要超声耦合剂作为中间媒介连接皮肤与探头,保证超声聚焦的准确性,并对皮肤有一定保护作用。

4. TPS 治疗系统

确定肿瘤深度、治疗范围,拟定超声强度、治疗时间、治疗次数、治疗体位等。该系统可根据瘤灶图像和治疗方案来选择扫描方式、控制扫描精度,并通过计算机程序自动处理采集的图像信息进行文字处理。

(四) 适应症与禁忌证

1. 适应症

位置特殊、手术风险较大、肝功能差而不宜手术切除以及术后复发的小肝癌 (<3cm);全身情况差、不能耐受手术及其他微创治疗措施的患者;晚期肝癌的姑息治疗;某些单发,不愿接受手术治疗的 3~10cm 肝癌结节的患者。甚至某些巨大肝癌,但肝功能 Child 分级为 A、B 级的患者仍可选择此治疗方法。

2. 禁忌证

肝内多发性肝癌或全身多处转移;有严重器官功能损害者;全身情况差、恶病质或有严重感染伴中毒症状者;治疗区域有严重皮肤破溃者;肝脏多发囊肿,超声无法聚焦于靶区者;有严重凝血功能障碍或有明确出血倾向患者。

(五) 临床治疗应用及疗效

1. 术前常规准备

了解患者一般情况,完善 CT 或 MR 等相关检查;给予保肝、平衡内环境、纠正凝血功能等治疗;预先使用 TPS 系统制订超声聚焦刀治疗计划;告知相关风险,取得患者及家属同意;术前禁食禁水,做好皮肤清洁准备,必要时给予镇静、镇痛处理。

2. 治疗方法

(1) 根据病变位置选择治疗体位,体位要适宜且容易固定,方便操作和观察;

(2) 通过超声图像定位,确定癌肿大小、形态、边界,以确定瘤灶与邻近组织的密切程度,调整探头确定聚焦区域的范围;

(3) 有序地对每一层面聚焦治疗,破坏各个层面的肿瘤组织,并从实时监测的超声回声变化做出超声治疗量的调整。治疗有效的超声图像特征为治疗后聚焦区域的癌组织回声明显增强后逐渐降低,最后呈现不均匀增强的表现,可见到坏死液化暗区或钙化灶图像;且复查治疗区域的肿瘤组织体积逐渐减小,肿瘤中心及边缘无血供表现;

(4) 对于位置较深、较高的瘤灶,某些患者需要术前麻醉下行部分肋骨切除后,再行超声聚焦刀治疗。

3. 术后处理

(1) 术后注意监测生命体征,少数患者会出现体温升高,多为吸收热,对症处理即可,积极护肝治疗、补液并防止其他并发症;

(2) 部分患者术后会出现食欲缺乏、腹胀、腹痛等不适,症状一般较轻,多可自行缓解;

(3) 少见的还有皮肤烧伤、骨膜刺激反应、胸腔积液等,均应给予相应处理。

4. 注意事项

术前保持禁食禁水,减少肠道气体干扰;由于超声聚焦刀使用的超声频率高,能量强度大,术中注意超声强度选择及作用时间,避免引起皮肤烧伤、骨膜反应等症状;术中应仔细,避免有层面遗漏,对肿瘤病灶要有充分聚焦时间、聚焦范围。只有治疗时尽可能地选择较大的超声窗,这样可以保证最大范围的治疗肿瘤。一般在对瘤灶治疗后,再向周围扩展1~2cm。而且超声通过的区域最好没有骨骼存在。一般治疗时输入的电功率为1~2 kW,治疗时间一般为30~60分钟,靶区超声强度控制在700~1500 W/cm^2,时间过长或强度过大容易造成相应的并发症。

5. 临床治疗应用

由于超声聚焦刀具有无创、不流血、无辐射的治疗措施,国外临床主要应用于体表肿瘤或前列腺肿瘤,对机体深部肿瘤的治疗应用不多。主要限于深部肿瘤治疗时,由于聚焦区域可能落于靶区外而造成更多的损伤和并发症,且易受其他器官组织的干扰,特别对于邻近膈顶的肝肿瘤,极易受含气的肺部组织影响。同时该技术与其他治疗技术结合治疗肿瘤也屡见报道,但缺乏严密的前瞻性随机对照大宗病例研究报道。

6. 临床疗效

自超声聚焦刀临床应用于肝癌的治疗以来,各家报道都认为其治疗肝癌是有效可行的。有小样本研究13例肝癌患者接受超声聚焦刀治疗后,肝肾功能、电解质、心电图等在治疗前比较并没有明显改变。在2009年的一篇前瞻性临床试验研究报道中,对19例肝癌患者行超声聚焦刀治疗,肿瘤直径(7.5±2.1) cm(5~10 cm),12例为单发瘤灶,1例2个瘤灶,3例3个瘤灶;治疗后1、2、3、4和5年生存率分别为100%、83.3%、69.4%、55.6%和55.6%,该篇报道认为对于无法手术或其他方法治疗的肝癌,采用超声聚焦刀是行之有效的方法。在 2011 年的一篇文献报道中，对 73 例无法切除的肝癌患者行超声聚焦刀和肝动脉介入化疗药物灌注栓塞疗法，45.2% 的患者获得完全切除效果，中位生存期为 12 个月，1、2、3 年生存率分别为 49.1%、18.8%、8.4%；该篇文章认为切除率、瘤灶大小是影响预后的重要因素。在多种治疗方法联合治疗肝癌中，谭新劲等人探讨高功率聚焦超声联合经皮穿刺注射无水乙醇治疗原发性肝癌 22 例疗效及其影响因素，经联合治疗后患者临床症状改善、治疗区域病灶回声增强、血供减少或消失；18 例瘤灶体积明显缩小，12 例 AFP 浓度下降；6 月、12 月和 24 月生存率分别为 90.9%、85.8% 和 71.5%；有学者认为疗效与肿瘤分型、病灶大小、数量、肝功能等因素有一定关系。另外有多篇文献对超声聚焦刀联合肝动脉介入化疗栓塞、射频消融、放射性核素治疗等措施联合应用于肝癌治疗的研究及效果分析。

（六）发展前景

高强度超声聚焦刀作为治疗肝癌的一门新技术，具有定位准确、治疗超声量可控、无创、无辐射等多种优点。与其他治疗技术比较，其具有更广泛的适应性、实用性强、多学科肿瘤的治疗应用。但由于该技术仍有许多问题和困难需要克服，限制了其临床应用的普遍性。高强度超声聚焦刀治疗多种肿瘤的研究，还需进一步科研及临床治疗实践证实，以及进一步完善其治疗和操作系统。由于近年来微创及无创治疗趋势的发展，超声聚焦刀将具有很好的临床治疗发展前景。

七、肝癌血管介入治疗

肝癌的血管介入治疗是基于介入放射学而发展起来的，介入放射学（IVR）是新兴的一门综合性学科，集影像诊断学、临床诊断学及临床医学为一体；是以影像学和临床医学为基础，在医学影像学设备（X 线、B 超、CT 或 MRI 等）的引导下，结合临床治疗目的，利用穿刺针、导管及其他介入医学设备及材料，对病灶进行组织采集、穿刺活检、穿刺引流、栓塞术、药物灌注、成形、支架置入、消融等治疗的综合性学科。肝癌血管介入治疗是在影像设备的引导下，经皮血管插管至肿瘤血供的肝动脉或门静脉进行化疗药物灌注或化疗药物栓塞等治疗操作，从而达到治疗肝癌目的的微创医疗技术。

（一）肝癌血管介入治疗的基础理论及方法简介

由于正常肝组织的血供即为肝动脉与门静脉双重血供，肝癌血管介入治疗是基于肝癌血供理论的，经过大量动物实验发现肝癌的血供大部分来自肝动脉，90%~95% 的肝癌血供源于肝动脉；发现有少部分小肝癌、卫星瘤灶及肿瘤周边区域是由门静脉提供血液供应的。日本和韩国学者近来发现肿瘤对介入治疗的敏感程度与肿瘤分化程度呈负相关状态，肿瘤分化程度越高，门静脉参与肿瘤血供的比例越大。罗鹏飞等通过研究动物和人的肝癌模型中证实，肝癌除主要有肝动脉血供外，门静脉同样参与血供；并发现无包膜浸润型瘤灶、多发结节型瘤灶、转移性瘤灶，除了接受肝动脉血供外还有相当一部分接受周围非肝癌组织肝窦内来源的门静脉系统血供；在部分动物实验中，发现栓塞瘤灶肝动脉后，门静脉成为瘤灶的主要供血血管。而且肝癌的血供血管网通常较为复杂、紊乱、迂曲且粗细不均，血管壁缺乏肌层，血流速度较缓，以及瘤内组织通常无库普弗细胞，无法对血管内物质进行吞噬，多种原因导致化疗药物可高浓度地积聚于肿瘤组织。如经超选择性动脉插管并行化疗药物灌注，可使瘤内化疗药物积聚，增强对肿瘤的杀伤性，降低药物对机体的不良反应。再如对肿瘤动脉栓塞，肿瘤血供急剧减少，瘤体缺血、坏死、体积减小，但并不能导致所有癌细胞死亡，因为肿瘤边缘的癌细胞大多可借助周边正常肝组织的血供营养支持。所以，多种治疗措施的辅助治疗是很有必要的。虽然血管介入治疗肝癌与非血管介入治疗肝癌的机制不同，但其最终目的是大量的杀伤肿瘤细胞，导致大量肿瘤组织坏死达到类似于切除肿瘤的效果，使机体免疫功能再度在抗肿瘤免疫中占优势来防止肿瘤复发和转移，并且可以保护正常肝组织的进一步损害，同时保存其剩余的肝细胞功能。经血药监测证实只有不到 1/3 的药量进入肿瘤以外的血管及组织，2/3 以上的化疗药物均聚集于肿瘤内，因此肝癌血管介入治疗的全身反应明显要比全身化疗低，疗效也较全身化疗理想。

肝癌血管介入治疗设备及材料：

（1）C 形臂 X 透视或数字减影血管造影（DSA）设备，现常用 DSA 设备，由于其利用计算机消除了骨骼及软组织在造影中对感兴趣区域的影响，提高了血管显示的清晰度。

（2）介入器材包括：穿刺针：穿刺血管建立通道用；导管鞘：在使用导管及导丝的操作中保护组织及血管壁；导丝：在 X 线下显影，插至靶血管为导管进入靶血管导向，常见的有超滑导丝、超硬导丝、超长交换导丝；导管：放射介入诊疗的重要器械，用于对比剂及药物注入，辅助导丝完成相关操作。

肝癌血管介入治疗方法有：

1. 肝动脉化疗栓塞术（TACE）

较常用，通过导管对肝动脉实施化疗药物灌注后栓塞动脉。

2. 超选择性肝动脉化疗栓塞术

在造影设备下将导管送至肿瘤所在的肝段、肝亚段进行化疗药物灌注后栓塞该级的肝动脉。

3. 肝动脉栓塞术（TAE）

为单纯的栓塞血管。

4. 联合肝动脉-门静脉栓塞术（TAPVE）

TAPVE 是在超选择血管置管下对肿瘤所在肝段同期行介入栓塞。

5. 肝动脉灌注术（TAI）

较少单独使用，主要用于提升局部化疗药物浓度。还有暂时阻断肝静脉后肝动脉栓塞化疗术、夹心面包栓塞化疗法、置入性药盒导管系统、动脉栓塞结合内放疗等治疗方法。

（二）肝癌血管介入治疗的适应症与禁忌证

1. 适应症

（1）无法手术或手术风险较大的原发性肝癌或继发性肝癌；

（2）肝功能较差，一般情况较差的患者；

（3）肝癌术后复发或与其他治疗措施联合应用于肝脏肿瘤的治疗；

（4）不愿手术治疗或化疗的患者；

（5）手术或其他治疗措施治疗前的准备，以达到缩小瘤灶的目的。

2. 禁忌证

（1）对对比剂过敏，多为对碘过敏患者；

（2）罕见的对介入材料有接触性皮炎反应的患者；

（3）全身情况差、恶病质、肝功能严重受损的患者；

（4）已发生全身广泛转移的患者；

（5）白细胞<3000/mm³；

（6）同时存在急性胆管炎、肝脓肿的患者；

（7）门静脉阻塞者或门静脉高压伴逆向血流者；

（8）胆管癌栓、梗阻性黄疸患者。

（三）肝癌血管介入治疗方法

1. 术前准备

取得患者及家属知情同意；调节患者状态，包括维持内环境稳定、护肝、控制感染、纠正凝血功能、调节免疫等对症治疗；多数患者需要行穿刺区域清洁备皮。

2. 操作步骤

（1）选择适当的穿刺部位：股动脉为最常用的穿刺部位，也可以选择其他动脉进行，如肱动脉、腋动脉、锁骨下动脉等；

（2）麻醉：通常采用局部麻醉，对于不合作者或婴幼儿可在麻醉师陪护监管下实施全身麻醉；

（3）采用Seldinger穿刺法：扪及动脉搏动后，标记穿刺点，常规消毒、铺单、铺孔巾，麻醉成功后，用尖刀片破开皮肤2 mm；穿刺进针，始终保持穿刺针斜面朝上（有利于导丝推进），穿刺角度保持在30°~60°，快速穿刺进针，突破血管鞘后有明显突破感，拔出针芯见血液从针尾射出，即可置入导丝，退出穿刺针；顺导丝置入导管鞘，经导管鞘置入相应口径导管，在X线监视下将导管送至靶血管即可造影；

（4）化疗药物灌注：常用化疗药物有阿霉素、顺铂、5-氟尿嘧啶、羟喜树碱等，灌注化疗药物的同时将栓塞剂混合进行化疗栓塞，可延长化疗药物在瘤灶内停留时间，增强疗效；

（5）肝动脉栓塞：利用栓塞剂阻断肿瘤血供的材料，分为可吸收和不可吸收类，常用的有碘化油、吸收性明胶海绵、弹簧圈等；

（6）结束操作后，穿刺点予以加压包扎或使用动脉压迫器，动脉压迫器应术后6h左右拆除，避免组织缺血坏死。

3. 术后处理

常规监测生命体征、肝肾功能，给予护肝、降酶等对症治疗；定期复查并及时采取医疗对策及治疗措施是有助于提高生存率的。

4. 术后并发症及处理

（1）出血：在动脉介入治疗中未见有报道，但在门静脉介入栓塞中有报道术后腹腔内出血，其原因主要有术前患者凝血功能异常、门静脉特殊的解剖位置及结构、操作熟练度等。如出血量不大，可给予止血药物、补充液体等保守治疗，并严密监测患者体征、血红蛋白变化，必要时给予输血；如出血量大，必要时急诊外科手术开腹止血；

（2）肝功能衰竭：由于术前部分患者已经存在肝功能损害，加上血管栓塞进一步加重肝功能恶化。如出现肝功能衰竭，应积极给予护肝、支持及对症治疗，必要时可行人工肝替代治疗；

（3）栓塞术后综合征：部分患者于术后出现发热、恶心、呕吐、腹痛、非靶器官栓塞等，对症处理即可；

（4）变态反应：应立即给予抢救措施，维持血压、抗休克、扩容、必要时给予血液透析；

（5）肿瘤复发：由于肿瘤边缘的瘤细胞可由周边血管供血，栓塞后多数有复发及转移可能，在行血管栓塞介入治疗的同时应同期给予其他治疗肿瘤的措施，如射频消融、瘤内无水乙醇注射、微波固化、超声聚焦等。

（四）肝癌血管介入治疗的疗效及其优缺点

1. 疗效

经多篇文献报道，肝癌血管介入治疗肝癌的疗效瞩目，陈春玲等在对136例原发性肝癌中的65例（A组）行TACE，71例（B组）行TAI，长期随访结果为肿瘤缩小50%以上17例（A组7例，B组10例）；肿瘤缩小25%~50%72例（A组42例，B组30例）；肿瘤缩小<25%的43例（A组15例，B组28例）；肿瘤增大者4例（A组1例，B组3例），数据无统计学意义；在随访中发现A组中位生存时间是19.3月，B组10月；6月、12月生存率A组分别为71.8%和31.4%，B组分别为66.7%和14.3%，即证明TACE较单TAI治疗肝癌效果理想。在2011年的一篇文献中报道，经Meta分析后得出，TACE联合射频消融（RFA）治疗无法切除的肝癌的疗效较单独采用TACE或RFA的疗效好。接受联合治疗的患者的3年生存率比单一治疗措施的3年生存率高，且差异有统计学意义。另一篇文献报道在37例患者中行TACE治疗后肿瘤由术前（8.2±3.1）cm，治疗后为（2.0±1.2）cm，34例AFP明显下降；在与单纯瘤内化疗药物注射相比，TACE组1、2、3年生存率均高于单纯瘤内药物注射组。郭刚等人报道TACE联合无水乙醇注射法（PEI）治疗60例肝癌患者2年生存率为58.3%，而60例单纯行TACE治疗组的2年生存率为40.0%；该篇报道称无水乙醇注射对杀死肿瘤周边瘤细胞有一定作用，而单纯TACE无法作用于肿瘤周边瘤细胞。综合多家报道看，TACE联合无水乙醇注射法、射频消融、微波固化、高强度超声聚焦治疗肝癌较单纯行TACE效果好，因为物理因素和化学因素对瘤周的肿瘤细胞具有较理想的杀伤效果。从国内临床治疗方案来看，多数临床工作者已经将TACE联合其他治疗方案广泛应用于肝癌治疗，而且都取得理想的预期效果。

2. 优点及缺点

（1）优点：所需设备相对简单，大中小型医院均具备，操作简单，安全可靠，费用较低；适应症广泛，可重复治疗并可联合多种治疗手段综合治疗；疗效确切，大部分患者治疗后AFP迅速下降，肿瘤体积缩小，疼痛缓解或减轻，甚至可二次行手术切除；全身不良反应少，不良反应小以及并发症少见；

（2）缺点：对于部分肿瘤有门静脉血供的患者，效果不是很理想，需进一步治疗；对于动脉血丰富的肿瘤进行超选择性动脉化疗栓塞需要多次进行，操作难度较大，如不能彻底栓塞可致疗效不佳；对正常肝组织亦有影响，少数患者出现术后肝功能衰竭；由于放射介入操作过程中高压注射等原因，可能导致栓塞过度或误栓，甚至造成瘤灶转移；

（3）当然肝癌血管介入治疗的手段有其优缺点，其他技术也一样，要做到严格地把握适应症，而且医院应有完善的设备及经验丰富的医师、术前术后应准备充分、定期复查，并采取联合治疗策略及措施做到更安全有效的治疗，减少患者痛苦、延长患者生存期、提高生存率。

（五）肝癌血管介入治疗的进展及展望

诸多实验研究证实，在对肝癌血供进行栓塞后，肿瘤转移及复发与血管内皮生长因子（VEgF）、碱性成纤维细胞生长因子（bFgF）的表达增强有着密切的关系。在国外动物实验研究中证实抑制 VEgF 表达可起到抑制肿瘤生长及转移。基因介入治疗成为一个新话题，目前处于理论形成及动物实验阶段；其目的在于将自杀基因、抑癌基因、增强免疫的基因及 RNA 干扰因子导入肿瘤细胞从而抑制肿瘤生长，甚至诱导肿瘤细胞凋亡。近年来，有学者在诱导动物的肝癌中采取放射性药物灌注栓塞瘤体，并实施放射微粒封堵肿瘤血管，完成血管介入下内放射治疗，其治疗原理类似于穿刺瘤体内放射粒子植入术。由于放射介入学的迅速发展，在肝癌的微创治疗中，综合性治疗措施是很有必要的，也是目前的趋势，国内外已有大量文献报道多种治疗措施联合 TACE 治疗肝癌的疗效优于单纯 TACE。微创治疗肝癌的方法都有着适应症广泛、操作易行、费用相对较低、容易接受等诸多优点，也必将成为未来微创外科治疗肝癌发展的趋势。

第四节 腹腔镜肝切除术

一、腹腔镜肝切除术的共识

肝切除一直是腹腔镜手术中难度较大、风险较高的手术之一。腹腔镜肝切除目前包括完全腹腔镜肝切除、手助腹腔镜肝切除以及腹腔镜辅助肝切除。

（一）腹腔镜肝切除术的类型

1. 全腹腔镜肝脏切除术

完全在腹腔镜下完成肝切除术。

2. 手助腹腔镜肝脏切除术

将手通过特殊的腹壁切口伸入腹腔，以辅助腹腔镜手术操作，完成肝切除术。

3. 腹腔镜辅助肝脏切除术

在腹腔镜或手辅助腹腔镜下完成肝切除术的部分操作，而肝切除术的主要操作通过腹壁小于常规的切口完成。

（二）腹腔镜肝切除术的手术方式

1. 非解剖性肝切除术

肝楔形切除、局部切除或病灶剜除术，适用于病变位于 2、3、4b、5、6 段的病灶，以及部分病变比较表浅的 7、8、4a 段病灶，病变未侵犯主要肝静脉。

2. 解剖性肝切除术

预先处理第一、第二肝门部血管，再行相应部分肝切除的术式，包括左外叶切除、左半肝切除、右后叶切除及右半肝切除。对于肝尾状叶切除、左三叶切除、右三叶切除、肝中叶切除（4、5、8段）以及供肝切取，由于手术操作难度较大，目前尚难以推广应用。

(三) 腹腔镜肝切除术手术适应症和禁忌证

1. 适应症

良性疾病包括有症状或最大径超过 10 cm 的海绵状血管瘤，有症状的局灶性结节增生、腺瘤，有症状或最大径超过 10 cm 的肝囊肿、肝内胆管结石等；肝脏恶性肿瘤包括原发性肝癌、继发性肝癌及其他少见的肝脏恶性肿瘤。

2. 禁忌证

除与开腹肝切除禁忌证相同外，还包括：不能耐受气腹者；腹腔内粘连难以分离暴露病灶者；病变紧贴或直接侵犯大血管者；病变紧贴第一、第二或第三肝门，影响暴露和分离者；肝门被侵犯或病变本身需要大范围的肝门淋巴结清扫者。

(四) 术前准备与麻醉方式

1. 患者一般状况的评估

无明显心、肺、肾等重要脏器功能障碍，无手术禁忌证。肝功能 Child-Pugh 分级在 B 级以上，吲哚菁绿排泄试验（ICg）评估肝脏储备功能在相对正常范围。

2. 局部病灶的评估

分析影像学（主要是 B 超、CT 和 MRI）资料，了解局部病灶是否适于行腹镜肝脏切除。对于恶性肿瘤，还需明确有无门静脉癌栓及肝外转移。

3. 麻醉方式

常采用气管内插管全身麻醉，也可采用全身麻醉复合硬膜外麻醉。

(五) 手术设备与器械

1. 设备

高清晰度摄像与显示系统、全自动高流量气腹机、冲洗吸引装置、录像和图像储存设备、超声设备及腹腔镜可调节超声探头。

2. 术中超声

应用术中超声，能发现术前影像学及术中腹腔镜未能发现的病灶，有助于确定肿瘤的可切除性。对于无法手术切除的患者，可减少不必要的剖腹探查术。对于可切除的患者，可明确病灶的大小、边界及子灶情况，提高手术根治性。另外，腹腔镜下超声应用还可确定肝内重要管道结构的位置，有效避免损伤，防止术中大出血及气体栓塞等严重并发症出现，因此，建议常规使用术中超声。

3. 一般器械

气腹针、5~12 mm 套管穿刺针、分离钳、无损伤抓钳、单极电凝、双极电凝、剪刀、持针器、腹腔镜拉钩、一次性施夹钳及钛夹、可吸收夹及一次性取物袋。常规准备开腹肝切除手术器械。

4. 特殊器械

主要指分离和断肝器械,包括内镜下切割闭合器、超声刀、超声吸引装置、腹腔镜多功能手术解剖器、微波刀、水刀、氩气刀等。术者可根据医院自身条件及个人习惯选用其中一种或多种器械。

(六)术中患者体位、气腹压力、操作孔选取

一般采取仰卧位和头高足低位。CO_2气腹压力建议维持在12~14 mmHg,若为小儿患者,建议维持在9~10 mmHg,应避免较大幅度的气腹压变化。关于患者双下肢是否需要分开、术者站位可根据自身经验、习惯决定。建议采用四孔法或五孔法切肝,对于肝边缘较小病灶者也可采取三孔法切肝。观察孔位于脐上或脐下,操作孔位置应待切除的肝脏病灶所处位置而定,一般情况下病灶与左右手操作孔位置间遵循等腰三角形原则,且主操作杆要与肝断面呈一定夹角。主操作孔应尽可能接近病变部位,病变在右肝者取剑突下,病变在左肝者取左锁骨中线肋缘下,总的原则是利于手术操作。

(七)术中入肝及出肝血流的处理

肝脏血供丰富,肝切除过程中极易出血。除切除小的肝脏病灶或左外叶切除可不阻断入肝及出肝血流外,大的病灶切除或行解剖性肝切除,为减少切肝过程中的出血,常需阻断入肝及出肝血流。

(八)中转开腹的指征

行腹腔镜或手助腹腔镜肝脏切除术时,如出血难以控制或出现患者难以耐受气腹情况,或因暴露不佳、病灶较大等情况切除困难时,应立即中转开腹进行手术。

二、腹腔镜肝切除术的手术操作

(一)腹腔镜下切肝技术及肝断面处理

腹腔镜下切肝需利用各种断肝器械,每种器械都有其优缺点,可根据医院实际情况和操作者熟练程度灵活选用。目前使用最为普遍的断肝器械为超声刀。首先是确定肝脏的预切线,用电刀沿预切线切开肝包膜,然后用超声刀等逐步由前向后、由浅入深离断肝实质。由于距肝表面1 cm范围内肝实质无大的脉管,离断时可一次断离较多肝实质。而离断至深部后则需小心,一次离断肝实质不宜过多。对于直径<3 mm的脉管可以直接凝固切断;对于>3 mm的肝内管道,为安全起见,应用钛夹或生物夹夹闭后予以切断。而对于>7 mm的血管、胆管或肝蒂,则应用丝线结扎或切割闭合器处理。使用切割闭合器时,必须保证切割组织内的大血管完整离断。为安全起见,大的脉管和肝蒂的处理建议使用切割闭合器。

肝切除后断面处理的目的是止血、防止胆漏。渗血可用双极电凝或氩气刀喷凝止血;细小血管、胆管可用电凝封闭;经过反复电凝止血后出血仍未停止,应仔细观察创面,寻找出血点,进行缝扎止血;如管道直径>3 mm,需用钛夹妥善夹闭。断面处理完后需用生理盐水冲洗,确认无出血和胆漏,或局部再使用止血材料。一般肝断面下需放置1~2根橡皮引流管。

(二) 腹腔镜局部肝切除术操作步骤

1. 游离肝脏

先离断肝圆韧带、镰状韧带，然后根据病灶部位游离肝脏。病灶位于肝脏第 2 段，靠近左三角韧带和左冠状韧带者，需离断上述韧带。病灶位于肝脏第 6 段者，需离断肝肾韧带、右三角韧带及部分右冠状韧带。

2. 离断肝实质

距病灶边缘 1～2 cm 标出肝切除线，由前向后、由浅入深采用超声刀等断肝器械离断肝实质，遇直径>3 mm 的管状组织，钛夹夹闭远近端后再予超声刀离断，直至完整切除病灶。

3. 肝断面处理

肝断面彻底止血，渗血可用氩气刀或双极电凝止血，活动性出血宜采用 3-0 或 4-0 无损伤缝线缝合止血。肝断面覆盖止血材料，放置腹腔引流管。

4. 标本的取出

标本装入一次性取物袋中，小的标本直接扩大脐部切口取出，大的标本可从肋缘下的 2 个穿刺孔连线作切口或下腹部另作横切口取出。

(三) 腹腔镜肝左外叶切除术操作步骤

(1) 用超声刀依次离断肝圆韧带、镰状韧带、左三角韧带和左冠状韧带，左三角韧带内有时有较大的血管，需先于近膈肌侧上钛夹后再离断；

(2) 于肝圆韧带及镰状韧带左侧 1 cm 处肝缘开始，用超声刀离断肝实质，由浅入深、由前向后进行。遇直径>3 mm 的管状组织，钛夹夹闭远近端后再予超声刀离断；

(3) 分离肝实质接近 2、3 段 glisson 鞘时，只需将其前方及上下肝组织稍加分离后，直接采用血管切割闭合器夹闭即可；

(4) 继续向肝实质深部分离，至接近肝左静脉时，沿肝脏膈面切开肝实质 1～2cm，采用血管切割闭合器离断肝左静脉及肝实质。至此肝左外叶完全切除；

(5) 将切下来的包括病变的肝组织用一次性取物袋装好从脐孔拉出，如标本太大可适当延长脐孔或经耻骨上小切口取出标本。只有当肝脏病变为良性时，才可捣碎取物袋中的肝组织后取出；

(6) 冲洗断面，确认无明显出血和胆漏后，可喷洒生物胶和覆盖止血纱布，于肝断面下放置橡胶引流管一根，自原右侧肋缘下腹直肌旁辅助操作孔引出。

(四) 腹腔镜左半肝切除术操作步骤

(1) 首先离断肝圆韧带和镰状韧带，切断肝脏周围韧带，游离肝左叶；

(2) 解剖第一肝门：解剖出肝左动脉、门静脉左侧分支，可用吸收夹或钛夹夹闭肝左动脉和门静脉左支并剪断，控制入肝血流，可见左半肝呈缺血改变。分离左肝管后夹闭；

(3) 解剖第二肝门：分离出肝左静脉的主干后用可吸收夹夹闭或用 7 号丝线缝扎，控制出肝血流。如果左肝静脉游离困难，也可暂时不予处理，等待切肝至左肝静脉时再处理；

(4) 沿左半肝缺血线左侧 1 cm 标记肝切除线。沿肝脏膈面切开肝实质约 1 cm，在预切线上用电刀、超声刀等多种断肝器械离断肝实质，当肝内管道直径>3 mm 者，切断前需用钛夹夹闭，以防出血、胆漏。肝实质离断至第二肝门时采用血管切割闭合器离断肝左静脉；

(5) 肝断面处理：肝断面细小血管、胆管可用电凝封闭；经过反复电凝止血后出血仍未停止，应仔细观察创面，寻找出血点，用缝合、微波凝固、钛夹钳夹等方式止血；如直径>2 mm 的管道，需用钛夹妥善夹闭后处理；

(6) 标本取出：切下来肝组织标本用一次性取物袋装好从延长脐孔切口处取出，良性病灶可在取物袋中捣碎后取出。大的恶性肿瘤标本需自耻骨上开小切口取出；

(7) 断面处理完和冲洗后，再次确认无明显出血和胆漏后，可喷洒生物胶和覆盖止血纱布，置放引流管。

(五) 腹腔镜右半肝切除术操作步骤

1. 游离肝脏

右半肝切除需要切断肝圆韧带、镰状韧带、右三角韧带、右冠状韧带、右肝肾韧带，使整个右肝完全游离，有时为方便旋转，还需要切断腔静脉左侧的部分左冠状韧带。离断肝肾韧带时注意勿损伤粘连的结肠和十二指肠，勿损伤右肾上腺。

2. 解剖第一肝门

先解剖胆囊三角，夹闭、切断胆囊动脉及胆囊管，可将胆囊减压而不做剥离。从肝外切开 glisson 鞘，解剖出右肝管夹闭后切断，显露右门静脉，如果较粗可用直线切割闭合器切断，最后处理后下方的肝右动脉，可以吸收夹双重夹闭后切断。另外，肝门阻断钳及可拆卸肝门阻断钳可用于肝门的阻断。

3. 解剖第二肝门

多采用肝下途径分离下腔静脉和肝右静脉，完全游离右肝至下腔静脉右侧壁，打开下腔静脉韧带显露出肝后下腔静脉、肝右静脉右侧壁，必要时离断部分肝短静脉后显露下腔静脉前壁，在肝后下腔静脉的前方向左上方分离出右肝静脉。肝右静脉的切断：

(1) 肝外分离与切断：自腔静脉陷窝向右下方轻柔地分离，于腔静脉前方向左上方分离，两者结合可分离出右肝静脉主干，穿入牵引带后可用直线切割闭合器切断；

(2) 肝外分离预阻断，肝内切断：在肝外稍加分离，而不要求分离出右肝静脉主干，然后用钛夹临时阻断，最后在肝内用直线切割闭合器切断，这种方法比较安全。

4. 离断肝实质

根据以下方法确定肝脏中线：

(1) 根据肝脏表面的标志，以胆囊窝中部和腔静脉连线为中线；

(2) 根据门静脉支配的范围，即观察阻断或切断右肝蒂后肝脏表面的颜色改变来确定中线；

(3) 腹腔镜超声探查确定肝中静脉的走行。沿肝脏中线右侧 1 cm 用多种断肝器械离断肝实质，遇直径>3 mm 的管状组织，用钛夹夹闭远近端后再予超声刀离断。肝静脉主干以及不能完全游离的肝静脉主要分支的离断可采用血管切割闭合器完成。为了减少肝脏断面的出血，可采用低中心静脉压技术。

5. 标本的取出

标本装入一次性取物袋中，可从肋缘下的 2 个穿刺孔连线作切口取出，切口长度一般不超过肝脏直径的 1/2。亦有从下腹部另作横切口取出，因切口隐藏在横行的腹纹中，具有较好的美容效果。

6. 肝断面处理

创面的活动性出血和胆漏可以钳夹或缝合，渗血可用双极电凝或氩气刀喷凝止血，肝断面覆盖止血材料，放置腹腔引流管。

(六) 腹腔镜肝切除治疗肝胆管结石操作步骤

1. 游离肝脏

左肝外叶或左半肝切除时，一般先离断肝圆韧带、镰状韧带、左冠状韧带、左三角韧带、肝胃韧带，左冠状韧带、左三角韧带也可断肝后再处理。右肝后叶或右半肝切除时，一般先切断右三角韧带，由下向上离断右冠状韧带至第二肝门右侧；前入路切除时则断肝后处理韧带。

2. 第一肝门解剖

半肝切除时，肝门组织结构层次清晰，可行肝门解剖，施行半肝入肝血流阻断；若局部炎症而致组织结构层次丧失，不主张强行解剖，以免损伤门静脉左支或右支造成难以控制的大出血，如有必要可行间断 Pringle 阻断。右肝后叶或左肝外叶切除不主张施行半肝入肝血流阻断和选择性肝段血流阻断，以免不必要的操作造成不必要的意外损伤。如有必要控制入肝血流，可预置阻断带行间断性 Pringle 阻断。

3. 第二肝门解剖

第二肝门解剖有一定风险，需慎重操作。切肝前不必强求去解剖分离肝左、肝右静脉，以免造成肝左、肝右静脉、腔静脉的损伤从而导致凶险大出血，甚至气栓。

4. 第三肝门处理

在右半肝切除时，第三肝门肝短静脉需逐支施夹后切断，避免撕裂而导致腔静脉损伤。前入路肝切除时，在腔静脉前离断肝实质后，再处理第三肝门肝短静脉仍须慎重。

5. 离断肝实质

术者应用熟练的断肝工具断肝。在半肝切除时，应在离缺血线 0.5~1.0 cm 处作肝切除线，不必强求显露肝中静脉主干，以免肝中静脉损伤。断肝操作时切忌大块组织钳夹切割，宜少量、精细解剖，尽可能有预见性处理管状结构，以免出血再处理的被动。遇到静脉分支出血施夹难以奏效时，应沉着应对，压迫控制出血、果断缝合止血，切忌在"血海"中反复钳夹；仍无法控制出血时，应该及时中转行开腹手术。在处理肝蒂时，尽可能分离血管和胆管分别处理之，若应用 Endo-gIA（蓝钉或白钉）处理肝蒂，务必确定施夹处无结石存在，难以判断时应使用术中腹腔镜 B 超确定，以免盲目施夹切割造成闭合不牢和结石残留。一般肝断面扩张胆管宜敞开，以便断肝后经此胆管清除残石和与肝门胆管会师。由下向上、由浅至深解剖至肝静脉时，不必强求裸露肝静脉主干，可应用 Endo-gIA 切割闭合处理。马库韧带富含血管，宜分次施夹夹闭后切断或 Endo-gIA 切割闭合。特别强调在施行保留 I 段（尾状叶）的左半肝切除时，为避免损伤 I 段胆管，宜保留足够长的左肝管，切忌在起始部离断左肝管。

6. 清除结石

病灶肝切除后,残留肝胆管仍可能残余结石,以取石钳、胆管镜、导尿管冲洗等方法分别经肝门肝管和肝断面敞开以扩张胆管取石。右肝后叶切除后,残留胆管结石有时由于角度受限取石困难,必要时可手辅助取石。

7. 肝断面处理

肝断面彻底止血,渗血可氩气刀或双极电凝止血,活动性出血宜采用3-0或4-0无损伤缝线缝合止血。氩气刀不宜应用于活动性肝静脉出血,以免氩气气栓发生。确定胆管无结石残留,断面胆管间断或连续3-0或4-0可吸收缝线关闭。

8. 胆管引流

肝胆管结石手术一般主张常规胆管引流,对预防肝断面胆管胆漏有一定作用,也为术后胆管残石预留处理通道。

9. 腹腔引流

反复确定无活动性出血、胆漏,腹腔冲洗后放置腹腔引流管。

三、手术并发症的预防及处理

腹腔镜开展以来所报道的肝切除术总体病死率约为0.3%;手术并发症发生率约10.5%;术中中转开腹率为4.1%,改行手辅助率4.8%。死亡病例中以并发多器官功能障碍最多,其次为肝功能衰竭、肺部感染等并发症,其中20.5%的死亡病例伴有肝硬化。腹腔镜肝切除术的并发症比较复杂,大致可以分为3类:第1类与一般腹部手术相似,如肺部感染、泌尿道感染、下肢静脉血栓、切口感染、切口疝等。第2类与开腹肝切除类似,如术中、术后腹腔内出血,胆管损伤、胆漏、肝功能不全、胸腔积液等。第3类与腹腔镜技术相关,如穿刺损伤、皮下气肿、膈肌破裂、气体栓塞、恶性肿瘤穿刺孔及腹腔的种植与转移等。

(一) 大出血

大出血是腹腔镜肝切除术最常见、最严重的并发症,多因损伤血管引起。一旦发生,处理非常棘手,处理不当则后果非常严重。绝大多数术中大出血均需转开腹处理,严重者可导致患者术中死亡。术后出血轻则须输血、药物止血治疗,重者需要再次手术止血。娴熟的手术技巧和理想的切肝方法是避免腹腔镜肝切除术中大出血并发症的关键。在手术技巧上,要求术者有丰富的开腹肝切除术经验和娴熟的腹腔镜手术技巧,手术医师之间要配合默契,手术视野暴露清楚,手术操作精细,尤其是对大血管的解剖要耐心。其次,寻找一种既有效又安全的切肝方法,是避免这一严重并发症的最有效途径。以往使用的一些切肝方法本身存在较大的出血风险,如内镜钉合器切肝法,其使用内镜钉合器切割肝脏组织,同时切断封闭埋藏在肝实质中的管道来完成断肝,理论上血管的断端在切断肝实质时已被封闭,不会发生大出血。但实际上,将钉合器插入肝实质的操作本身就比较盲目,在此过程中有可能损伤肝内血管造成大出血;而且每次切割闭合肝组织的长度有限,在一次切割过程中位于切割范围远端的血管可能被部分切断,造成大出血。因此,许多外科医师在腹腔镜肝切除术中并不将它作为主要切肝工具,而是用于切断封闭已经解剖出来的无法用钛夹或可吸收夹夹闭的粗大管道结构。微波刀切肝法也是一种多见的腹腔镜切肝方法,它在切肝前先将切面上的肝组织凝固,再行肝切除,以减少出血。但在微波针刺入肝实质,尤其是刺入位置较深时,存在刺伤大血管导致大出血的风险。此外,在肝静脉的处理上,国内外有报道在切肝前解剖第二肝门并结扎处理相应的肝静脉,我们认为这是预防切肝过程中肝静脉破裂导致气体栓塞的最好方法,但是切肝前分离出肝静脉只适合于少数患者,绝大多数患者是无法分离出来的。因为第二肝门位于肝脏后方,显露困难,操作空间狭小,现有的绝大多数腹腔镜器械都不能弯曲,难以达到这个部位,更增加了手术难度;即使在开腹情况下也很难在切肝前处理肝静脉。因此腹腔镜切肝前处理肝静脉非常困难,很容易损伤这里的重要血管造成大出血,而且这个区域的出血即使在开腹条件下也非常难处理。我们尝试过切肝前解剖肝静脉,除极少数左肝静脉在肝外分支的患者获得成功外,其余均无法实施。

我们开展腹腔镜肝切除术已有十余年的历史,手术术式从开始时的浅表小肿瘤的局部切除发展到现在的半肝切除,治疗的肝脏疾病包括良、恶性肿瘤,肝内胆管结石等,目前已完成了一百多例,至今尚未遇到不可控制的大出血和围术期死亡。我们术中控制出血的经验包括以下几点。

(1) 肝切面上的小血管(直径 2 mm 以内)可以采用电凝的方法,而对于较粗的血管应该将其解剖出来,关闭远近端后离断。我们采用腹腔镜刮吸法切肝,使用的切肝工具(腹腔镜多功能手术解剖器)具有钝性切割、解剖的功能,在刮扒肝实质的过程中,细小的血管都能完全保留,显露后将这些血管远近端夹闭后离断,整个过程中几乎没有出血,非常安全有效;

(2) 在早期病例中,我们将全肝门血流阻断应用到腹腔镜肝切除术中,这种方法虽然能减少术中创面出血,但肝门阻断后机体全身血流动力学发生了明显改变,整个肝脏较长时间处于缺血状态,胃肠道血液回流受阻,导致肝脏缺血再灌注损伤及消化道淤血,使手术创伤明显增大,不符合腹腔镜手术微创的宗旨,因此没有继续采用。进而在腹腔镜半肝切除中创用了能阻断切除侧肝脏入肝血流但不影响非切除侧肝脏血流的区域性血流阻断技术,这种技术对需要手术处理的半肝入肝血流的控制与行完全肝门阻断相似,能有效控制术中出血,而对全身血流动力学几乎无影响。胃肠道血流可以通过对侧肝脏流入体循环,避免了胃肠道血流淤滞、肠道细菌和内毒素易位、肠黏膜损伤等,同时避免了保留侧半肝缺血再灌注损伤的发生,符合腹腔镜外科微创的宗旨。此外,区域性肝血流阻断无时间限制,有利于术中进行从容操作,避免因肝门血流阻断的时间限制,导致快速切肝造成血管等组织的意外损伤,而且即使术中损伤了血管也不会出现不可控制的大出血。理论上讲,区域性肝脏血流阻断包括入肝血流阻断和出肝血流(肝静脉)阻断,我们认为出肝血流(肝静脉)的阻断不是非常重要和必要。不少文献对在切肝前处理肝静脉非常在意,其主要原因是他们在切肝过程中不能将肝静脉分离出来进行有的放矢地处理,往往是使用 Endo-gIA 进行处理,这样存在一定的盲目性,可能夹闭部分肝静脉,导致肝静脉出血和空气栓塞,甚至危及患者生命。因此,这些作者往往会在切肝前刻意去分离第二肝门,企图分离出肝静脉进行处理。这种成功的可能性很小,而且分离解剖过程中容易造成下腔静脉或肝静脉的出血,一旦发生需要中转开腹止血,但这些部位的出血即使在开腹条件下处理也很困难。因此,我们不建议在切肝前刻意解剖第二肝门、阻断肝静脉,不提倡在切肝前通过用大针盲目缝扎的方法去处理肝静脉;

(3) 我们发现在腹腔镜肝切除术中的一些大出血是由盲目电凝止血引起的。在切肝过程中偶尔会遇到创面渗血经反复电凝仍未控制的情况，这时应明确创面内有无血管断端出血可能，可采用钝性解剖的方法，在肝实质内寻找血管断端，解剖出来的血管用钛夹夹闭止血。在血管瘤的切除过程中，由于肿瘤边界分辨不清而误切瘤体造成大出血的情况并不少见，在肉眼分辨血管瘤边界困难时，可使用腹腔镜超声探查来明确血管瘤的范围。术后出血主要以肝创面的渗血为主，一般在密切监测生命体征的条件下，给予输血、药物止血等保守治疗，大多可以控制。术后大出血多数由血管断端的钛夹或结扎线脱落引起，一旦发生后果严重，遇到这种情况时应及时行剖腹手术，探查止血。

(二) 胆漏

来自肝创面的少量胆漏，引起症状较轻，能自行愈合。术后较严重的胆漏多源于胆管断端的结扎线或钛夹脱落，或胆管断端术中未结扎处理，或胆管断端未被钛夹完全夹闭。一般胆汁漏出量多，症状重，漏口自行闭合的可能性小，大多需要再次探查结扎漏口。有时术中无法明确有无胆漏时，可用一块干净的纱布覆盖于创面，观察纱布上有无黄色液体，如仍无法明确时可行术中经胆囊管造影帮助判断。对于粗大的胆管，一般的钛夹无法将它完全夹闭，应采用缝扎或内镜钉合器切断。

(三) 气体栓塞

腹腔内气体经肝静脉破口进入血液循环系统造成气体栓塞，危及患者生命，但其发生率很低。二氧化碳少量、低速进入血液对机体影响不大。国外有人整理了近十年的腹腔镜肝切除的文献发现，在182例腹腔镜肝切除中，只有2例被怀疑发生了气体栓塞。

早期的腹腔镜肝切除以局部切除为主，很少需要处理大血管，这也是较少发生气体栓塞的原因。但随着腹腔镜技术的发展，腹腔镜半肝切除逐步开展起来，在半肝切除中需要解剖、离断肝静脉，在操作中可能导致肝静脉汇入口以下的下腔静脉受压、扭曲，血液回流减少，使其上段流速增加，根据流体动力学原理，血管内压力会降低，在气腹环境下，形成近似真空状态，将大量气体吸入静脉，导致气栓形成。而且在出血状况下中心静脉压降低，更增加了形成气栓的机会。当气体进入血液循环较多且快速时，可引发心律失常，同时由于气体充满右侧心腔并进入肺，导致完全性肺动脉栓塞，进而产生急性心衰，以致患者死亡。因此，在腹腔镜肝切除中下腔静脉及其属支（如肝静脉、肝短静脉）的损伤都有可能形成气体栓塞，所以解剖这些结构应更加仔细。以往一些医师在切肝前处理肝静脉很大程度上也是为了减少气体栓塞的发生，但这种操作带来的危险性不亚于气体栓塞。此外，二氧化碳大量溶解在血液中，可引起低氧血症、高碳酸血症以及酸中毒等，术中对于一些患者（如高龄患者）可适当降低气腹压力；如手术时间>2小时，术中应定时检查血气。

(四) 肝功能不全或衰竭

肝功能不全或衰竭是肝切除术后常见的并发症。表现为腹腔积液、低蛋白血症、凝血功能障碍等，严重者可发生肝功能衰竭，后者也是肝切除术围术期死亡的主要原因。上海医科大学肝癌研究所报告，肝功能衰竭占手术死亡率的58.5%。肝硬化、输血、感染等是术后肝功能不全的常见原因。特别是并发肝硬化的患者，硬化的肝脏不但肝功能储备受损，而且再生能力差，都限制了肝脏切除的范围。因此，依据术前肝脏储备功能来决定切除范围可降低术后肝功能衰竭的发生率。目前，评价肝脏储备功能的方法很多，如Child-Pugh分级、有机阴离子摄取、排泄试验如吲哚菁绿 15 分钟潴留率（ICg 15）、口服糖耐量试验、动脉血酮体比率测定等，这些指标分别从不同方面反映肝脏功能。而多项对比研究的结果显示 ICg 15 在评价肝脏储备功能、选择术式、预测手术结果方面均优于其他指标。

为降低腹腔镜肝切除术后肝功能衰竭的风险，

（1）术前系统评估，应用（ICg）试验结合传统的 Child-Pugh 分级制定肝切除方案，并通过 CT、磁共振成像（MRI）测定余肝体积，评估患者的耐受性；

（2）对于肝硬化患者，术中尽量不阻断肝门；

（3）在保证手术安全的前提下减少输血率和输血量；

（4）围术期处理给予足够的支持、抗感染治疗。保持引流通畅，加强呼吸道、泌尿道护理，防止各种感染的发生。在我们已完成的完全腹腔镜肝切除术后，均未发生不可控制的肝功能衰竭。

（五）腹腔或穿刺孔肿瘤种植转移

对于腹腔镜技术治疗恶性肿瘤，一直存在一定的分歧和争议。一些学者认为 CO_2 气腹可增加腹腔压力，导致肿瘤血液、淋巴转移，尚可引起高碳酸血症，影响腹膜及全身免疫功能，易引发肿瘤扩散和转移；切割组织还可导致腹腔及穿刺孔种植。但也有大量研究表明，腹腔镜技术对患者机体免疫及应激反应影响较小，保护了机体的肿瘤免疫功能，缩短术后恢复时间，有助于尽早接受其他辅助治疗。来自日本的一项对比研究结果显示，腹腔镜肝癌切除的术后存活率和无瘤存活率与开腹手术差异无显著性意义，残肝未发现肿瘤复发，有学者认为腹腔镜肝切除治疗肝癌是安全可行的。

对此我们的经验和体会是必须遵循恶性肿瘤的治疗原则。即：

（1）强调肿瘤及周围组织的整块切除；

（2）肿瘤操作的非接触原则；

（3）足够的切缘（>1cm）；

（4）彻底的淋巴结清扫。针对以上原则，我们的具体方法如下。

①通过术中超声探查肿瘤位置，确定切缘。术中尽量不挤、捏肿瘤；尽量先切断入肝、出肝血流，防止肿瘤沿血管扩散；

②标本要装入标本袋中取出，以防癌细胞扩散和局部种植；

③及时检查标本，确定切除范围是否足够，必要时送术中冷冻进一步证实；

④恶性肿瘤切除后应行腹腔灌洗以尽量清除腹腔内游离癌细胞，灌洗液可选用温热蒸馏水、氯己定（0.6 g/4 L 蒸馏水）及氟尿嘧啶等；

⑤肝细胞癌淋巴转移较少，不需行淋巴结清扫，而肝门部胆管癌则需行肝十二指肠韧带骨骼化。

（六）膈下脓肿

腹腔镜肝切除术后并发症中，膈下脓肿是最常见的一种，肝断面出血、胆汁外漏、坏死肝组织脱落等可致膈下和肝下脓肿。肝切除术后，如果患者出现高热不退，腹上区或右季肋部疼痛，引流管吸引的液体由血性变为淡黄色，然后呈脓性，同时出现全身中毒症状，如脉率加快、呼吸急促等症状，应考虑到膈下脓肿，并立即行 B 超或 CT 进行影像学检查，一旦确诊要进行积极的治疗，给予大剂量应用有效的抗生素、积极的支持和对症处理；在 B 超或 CT 引导下行膈下脓肿穿刺引流，如果引流不畅，必须再次进行手术处理。

四、腹腔镜肝中叶切除术

肝中叶切除是指肝脏中央区的切除，包括右前叶和左内叶，保留右后叶和左外叶，切除量与半肝相当。因其涉及左右肝叶中央部的管道，腹腔镜肝中叶切除术是技术难度最大、操作要求最高的术式之一。

（一）肝中叶的解剖切除

肝中叶的解剖范围：肝中叶在肝脏中央区位置，包括右前叶和左内叶。左侧为左叶间裂，右侧为右叶间裂，两叶间裂间有肝左静脉及肝右静脉及其分支，侧面是肝门三结构，即肝动脉、门静脉和胆管分叉处，背面为下腔静脉。肝中叶的血液回流为位于正中裂的肝中静脉。

由于肝中叶解剖位置的特殊性和复杂性，腹腔镜肝中叶实现解剖性肝切除要求根据肝内 glisson 系统的路径及分布进行。解剖性肝切除的方法符合微创化外科原则，是一种精准的肝切除方法。与传统肝中叶切除方法的不同之处为，不需要实施全肝或者半肝血流阻断，因此术后发生肝功能衰竭的可能性小；同时可沿缺血界线断肝，既可以在腹腔镜下完整切除肿瘤，最大限度地保护残肝组织，又可以减少术中出血。

（二）腹腔镜下肝中叶切除的手术入路

患者行气管插管全身麻醉，取左侧卧位或平卧位，头高脚低。建立 CO_2 气腹，控制腹内压维持在 12 mmHg。根据手术需要分别将手术床向左倾斜 15°～30°，于患者头侧分别放置两个监视器，术者位于患者两腿之间，助手分别位于患者两侧，器械护士位于患者右足侧。采用五孔或六孔法建立操作孔。一般观察孔位于脐周，当切除肝中叶左分界部位及解剖肝左叶 glisson 系统时的主操作孔位于剑突下 2～4 cm，当切除肝中叶右分界部位及解剖右肝 glisson 系统时的主操作孔位于剑突下 4～6 cm。辅助操作孔 2～3 个，位于右锁骨中线肋缘下及右腋前线肋缘下。置入穿刺套管和器械，可常规预置第 1 肝门阻断带。根据术前影像学检查、术中探查及肝的解剖学标志划定肝中叶的切除范围。

（三）手术步骤及要点

1. 解剖第 1 肝门

切开肝十二指肠韧带，分离出胆总管及左、右肝管，肝固有动脉及肝左、右动脉，门静脉主干及左、右门静脉主支。沿肝门横沟向左，在左纵沟处切开 glisson 鞘，可分离出左内叶的肝动脉支，并在门静脉左主支的矢状部内侧缘显露出门静脉的左内叶支以及左内叶肝管支。将左内叶肝动脉、门静脉及胆管支分别结扎、切断，再沿右切迹切开 glisson 鞘，在右切迹外侧可显露出右前叶门静脉、肝动脉和胆管支，将这些管状结构结扎、切断。

2. 切除肝中叶

将供应肝中叶的入肝血流阻断以后，肝中叶区域颜色即变暗紫，界限明显。用钝性结合锐性分离，对准下腔静脉方向切开肝实质。在肝断面上的小血管与胆管分支要逐一钳夹、切断并做结扎或缝扎。在靠近肝背侧面时要仔细分离下腔静脉前壁，遇到肝短静脉支要牢固结扎、切断。

3. 解剖第 2 肝门

按上述方法从肝中叶左侧分界线部位切开肝组织，对准下腔静脉方向分离，在中肝裂位置切开肝实质。分离出肝中静脉，于汇入下腔静脉入口下约 1 cm 处将肝中静脉结扎、切断。

4. 修复肝断面

肝中叶切除后形成一上窄下宽的楔形残腔。两侧肝断面仔细止血后，如张力不大可并拢缝合，如张力较大则不宜勉强缝合，可用大网膜填充覆盖。

(四) 经 glisson 途径肝中叶切除的要点

腹腔镜经 glisson 途径的肝中叶切除方法的关键是先通过鞘外控制肝中叶的 glisson 系统的蒂部，阻断入肝血流。重要步骤如下。

1. 鞘外控制 S4 段肝内 glisson 系统的蒂部

需要在腔镜下先做两个左肝小切口来完成。以肝圆韧带作为引导，在其边缘右侧及肝门前方、肝 S4 段底部分别作肝的小切口，将一把大腹腔镜血管钳插入这两个切口后夹闭，即可阻断左肝内叶的 glisson 鞘的蒂部。

2. 鞘外控制肝 S5、S8 段内 glisson 系统的蒂部

同样需要在腔镜下做两个右肝小切口来完成。先在肝门前方及胆囊床右侧边缘分别作肝的小切口，钝性分离此切口周围的肝实质，以暴露右肝内 glisson 系统的前表面及其走行方向，将一把大腹腔镜血管钳插入这两个切口后夹闭，即可阻断右肝前叶的 glisson 鞘的蒂部。

3. 血管钳夹闭

即可以通过观察左肝内叶是否有缺血性改变，来判断夹闭 glisson 鞘的位置是否正确。将血管钳更换为内镜下血管切割闭合器，切割闭合肝右前叶和左内叶 glisson 系统的蒂部，此时可以观察到整个肝中叶的缺血改变，与肝左外叶及右后叶有明显的分界线。

(五) 术中出血的控制

腹腔镜下的解剖结构是放大的近距离解剖，对局部结构的显示比开腹手术清楚，通过器械精细分离解剖，进行肝动脉、门静脉、肝静脉的逐一解剖是可行的。由于肝中叶特殊的解剖位置及肝内血管的解剖变异，术中很容易造成难以控制的出血、胆管损伤等并发症，术者需要有娴熟的肝胆外科和腹腔镜下止血技术，切忌盲目多次施夹或电凝止血，否则有损伤周围管道、引起大出血或胆管损伤的危险。我们通常采用下述方法预防和控制出血。

(1) 重视术前对肝内管道的解剖性评估：术前通过彩色多普勒超声、CT 及 MRI、血管造影等多种影像学检查手段的综合应用，能够精确了解肝内复杂管道系统的分布、走行、变异及其与病灶的毗邻关系，从而为腔镜下肝脏解剖性切除提供了重要依据；

(2) 在行肝门解剖前预置第 1 肝门阻断带，如出现难以控制的出血，可紧急行第 1 肝门全阻断；

(3) 解剖肝十二指肠韧带需锐、钝性相结合分离，使用弯头的分离钳，结合 LigaSure 或超声刀直视下分离、电凝、切割，保持手术视野清晰，打开 glission 鞘分离开血管后，分别过线悬吊牵引，有助于进一步向肝内分离。在 glission 鞘内用吸引器反复推拨，锐、钝性分离相结合；

(4) 门静脉或肝动脉分支出血颜色较鲜艳，呈"喷涌"或"喷射"状，只要术者左手

控制出血点，助手吸尽血液后，术者在直视下右手施夹即可控制，处理一般并不困难；

（5）对于肝静脉出血，应用钛夹于出血点深面连同少量肝实质与肝静脉一起夹闭，由于肝静脉壁很薄容易撕裂，不宜像处理门静脉与肝动脉那样提起后施夹，更不可在止血效果不佳的情况下，反复对开放的肝静脉分支施夹，这种做法有导致气体栓塞的危险。术中降低中心静脉压至 5 mmHg 以下，可明显减少术中创面的肝静脉出血。我们采用术中降低中心静脉压，同时调整体位至头低脚高 15°，不但可以显著减少出血，也可避免气体栓塞的发生。

（六）肝创面处理

腹腔镜肝中叶切除后，由于肝断面与手术器械方向接近平行，所以用常规方法对肝断面进行止血较困难，腔镜下的缝合操作对术者技术及缝合进针角度要求高，因此对于肝断面的止血，LigaSure 和可夹持双极电凝钳均是较好的选择。LigaSure 的原理是利用实时反馈和智能技术输出的高频电能，结合血管钳的钳夹力，使人体组织内的胶原蛋白和纤维蛋白溶解变性，血管壁融合形成透明带，产生永久性管腔闭合的效果，可用于直径约 7 mm 的静脉、动脉或组织，闭合后血管可承受 3 倍于正常人体动脉的收缩压，效果等同于血管夹和缝线结扎。我们的经验是创面采用 LigaSure 或可钳夹双极电凝钳夹持止血后，表面再覆盖止血纱布，然后喷生物止血胶，能取得较好的止血效果。

腹腔镜肝中叶切除的手术难度大，风险高，目前仍处在探索阶段，仅限于国内较大腔镜中心经验丰富的医师开展。随着腹腔镜器械的发展和术者操作技术的提高，腹腔镜肝中叶切除技术有望被越来越多的肝脏外科腔镜医师掌握。

（邵一阳）

第四章 胆管外科微创

第一节 腹腔镜胆囊切除术

一、操作步骤

常规腹腔镜胆囊切除术（LC）须有四个腹壁戳孔，置入穿刺套管：

(1) 脐部 11 mm；
(2) 剑突下 1~1.5 cm，10 mm；
(3) 右锁骨中线与右肋缘稍下方的交点，5 mm；
(4) 右腋前线与脐水平稍下方的交点，5 mm。对于体位摆放好，或体瘦患者，可省略这一切口。此时可两人操作，术者位于患者的左侧，持镜者靠术者左侧站在患者左方。

（一）建立气腹

以开放法为例。术野皮肤常规碘附消毒，铺无菌巾。取右侧脐旁横切口长约 1.0 cm，逐层切开皮肤、皮下、腹直肌前鞘、向右侧拉开腹直肌、打开腹膜，置入 11 mm，接通气腹肌，注入 CO_2 建立气腹，理想的气腹压力为 10~14 mmHg，置入腹腔镜。

（二）套管置入

镜下分别于剑突下、右肋弓下、右侧腹部穿刺置入 10 mm、5 mm、5 mm 三个套管，插入手术操作器械，探查胆囊。

（三）显露胆囊三角（Calot）三角

先以超声刀（或电凝钩）在胆囊壶腹与胆囊管交界部平面稍上方环行切开胆囊浆膜，继而沿此以冲洗吸引器钝性分离、显露 Calot 三角。

（四）处理胆囊动脉

以超声刀松解、游离胆囊管及胆囊血管，以超声刀封合、离断胆囊血管。

（五）处理胆囊管

充分显露胆囊管于胆总管间的关系，在距胆总管约 0.5 cm 处用塑料夹或可吸收夹（双重）夹闭胆囊管，以超声刀离断胆囊管。

（六）切除胆囊

以无损伤钳钳夹胆囊管，向左上方翻起，以超声刀完整剥离切除胆囊。

（七）取出胆囊

将切除胆囊装入标本袋，自剑突下穿刺孔取出。

（八）术区冲洗

术区充分冲洗，止血，拔除各个套管，术毕。

二、术后处理

术后 6h 可离床活动，术后第 1 天可进半流食。术后第 3 天停用抗生素，切口处换药，无特殊情况可办理出院手续。

三、术中注意事项

游离胆囊管时要特别注意保护残留部分的胆囊管勿受损伤。若因手术粗暴损伤了胆囊管的黏膜或浆膜层，或胆囊管全层组织碾锉撕裂受损，术后易出现胆囊管残端漏。因此，游离胆囊管时要特别注意保护好胆囊管勿受损伤，最好保留胆囊管周围一层结缔组织，即使是薄薄的一层也可，确保胆囊管的浆膜不受损伤。处理胆囊管周围的血管时切忌使用电凝，以免灼伤胆囊管而出现胆漏。胆囊管嵌顿结石易引起黏膜损伤。

第二节　急性胆囊炎的腹腔镜胆囊切除术

急性胆囊炎时胆囊壁呈显著的充血水肿，重者有脓性纤维素样渗出甚至发生囊壁坏死；囊内充满脓性或柏油样稠厚胆汁；胆囊周围组织则表现为充血水肿；胆囊可与网膜、胃、十二指肠等发生疏密不等的粘连，甚至被这些组织器官包裹，严重者可形成胆囊周围脓肿，往往需急诊手术。

Calot 三角区多见的表现是充血水肿，少数可有较致密的粘连。有此型病变的患者往往有急起的腹痛，超声可见充血水肿后增厚的胆囊壁形成的"双边影征"，囊内胆汁透声一般较差。仅有充血水肿的 Calot 三角区分离并不十分困难，此种情况下的 LC 也常常相对容易些。

一、操作步骤

（1）建立气腹、穿刺套管置入；

（2）分离粘连：由胆囊底部开始，紧贴胆囊壁进行分离胆囊周围及三角区的胆囊与网膜、结肠、胃窦或十二指肠粘连；

（3）胆囊减压：胆囊显露后，于胆囊底部以超声刀切开胆囊壁，将冲洗吸引器插入切口，吸出胆囊内容物，以减低胆囊壁张力；

（4）显露 Calot 三角至取出胆囊；

（5）术区充分冲洗，止血，胆囊床处置胶管引流管一枚，自右下腹切口引出并固定，拔除各个 trocar，术毕。

二、术后处理

术后 6 小时可离床活动，术后第 1 天可进半流食。术后 48～72 小时视引流情况拔除引流管，术后第 3 天切口处换药。

第三节　胆囊管或壶腹结石嵌顿的腹腔镜胆囊切除术

一、概述

胆囊管或壶腹嵌顿结石继发的胆囊急、慢性炎症是胆囊病变中较为复杂的一类，胆囊嵌顿结石的 LC 也因而成为各类 LC 中最为困难的一种。其并发症发生率、中转开腹手术率要远高于其他类型的 LC。因此，在开展 LC 的初期，胆囊嵌顿结石被列为 LC 的禁忌证。

在胆囊壶腹或胆囊管，或同时在这两个部位都有嵌顿的结石，可造成胆囊在慢性炎症的基础上反复发作急性炎症。胆囊及周围组织的充血、水肿、化脓、局灶性坏死等急性炎症与机化、纤维修复等慢性病变交替进行，使胆囊壁、Calot 三角区及胆囊床可在显著纤维化增生的同时，并发以充血为主的急性炎症改变。胆囊与邻近的网膜、结肠、胃十二指肠等形成致密的粘连。如嵌顿的结石体积较大，则肿大而难以夹持的胆囊及巨大的嵌顿结石给 Calot 三角区的显露带来很大困难，纤维化致密粘连的三角区不仅难以分离，而且纤维收缩的结果使肝外胆管与胆囊壶腹之间的空间变狭小，大大增加了手术的风险，经验不多的术者往往被迫决定中转开腹。

二、操作步骤

（1）建立气腹、穿刺套管置入；

（2）分离粘连；

（3）胆囊减压：胆囊显露后见胆囊颈部嵌顿结石，于胆囊体近颈部切开胆囊壁，用冲洗吸引器吸出胆囊内容物，减低胆囊壁张力；

（4）剥离胆囊：以超声刀或冲洗吸引器做锐性或钝性分离，将胆囊自肝床上剥离至胆囊 Calot 三角平面；

（5）分离 Calot 三角区：找到肝总管后，在其外侧缘沿胆囊侧锐性或钝性分离，显露胆囊 Calot 三角区。以超声刀紧贴嵌顿结石近壶腹侧线型切开胆囊浆膜，继以吸引器头逐步推开胆囊壶腹、胆囊管表面的浆膜和三角区浅层的腹膜组织，充分显露壶腹-胆囊管交界部并敞开三角区深面，再分出胆囊管及胆囊动脉，以超声刀离断胆囊动脉；

（6）嵌顿结石的处理：以剪刀剪开胆囊管少许，以无损伤钳夹住胆囊管根部，将结石取出；或先在嵌顿结石远端离断胆囊管，用剪刀剪开少许近端胆囊管，无损伤钳夹住胆囊管根部，逐步向胆囊管切口挤压，直至将结石挤出，以圈套线双重结扎近端胆囊管，但此种方法应视嵌顿结石部位慎重应用，否则易致术后胆囊管残端漏；

（7）切除胆囊：充分显露胆囊管与胆总管间的关系，用超声刀切断胆囊管，将胆囊及取出结石装入标本袋，自剑突下穿刺孔取出；

（8）残余胆囊管的处理：生理盐水冲洗胆囊管黏膜腔，将已切开的保留部分胆囊管壁对拢缝合，在胆囊管距胆总管 0.5 cm 处夹闭或圈套线结扎胆囊管残端；

（9）术区充分冲洗，止血，胆囊床处置胶管引流管一枚，自右下腹切口引出并固定，拔除各个穿刺套管，术毕。

第四节 萎缩性胆囊炎的腹腔镜胆囊切除术

萎缩性胆囊炎有两个基本的病理改变：
（1）胆囊体积不同程度地缩小；
（2）胆囊壁组织有明显的纤维化并增厚，正常的组织层次消失，胆囊内胆汁或积液很少。后一种病理改变更为重要。

根据胆囊萎缩的程度，可将其分为两种类型。
（1）小体积萎缩：胆囊体积在 3 cm 以下，胆囊内结石多为 2 cm 以下的单发结石或数枚小结石，胆囊萎缩变形为"杨梅"状。
（2）大体积萎缩：某些类型的萎缩胆囊，其体积的缩小并不明显，甚至比某些非萎缩胆囊还大，囊内除了充满结石外，几乎没有胆汁或积液，胆囊壁呈显著的纤维增厚。

胆囊萎缩是胆囊反复炎症，结石反复嵌顿的结果，因而胆囊与周围组织脏器之间会有程度不等的粘连，轻者呈疏松的纤维粘连，重者可呈无间隙的致密瘢痕粘连。十二指肠、横结肠、胃窦等也常与胆囊粘连。在重要的 Calot 三角区内，病变程度依粘连的轻重可分为以下 3 种：
（1）Calot 三角区无明显粘连，解剖尚清晰；
（2）三角区内有疏松的纤维粘连；
（3）Calot 三角区内呈瘢痕样致密粘连。

一、操作步骤

（1）建立气腹、穿刺套管置入；
（2）分离粘连；
（3）剥离胆囊：因胆囊萎缩，难以满意地显露出胆囊三角区，故多数情况下需逆行切除胆囊。先以超声刀剪开胆囊底部浆膜。以超声刀或冲洗吸引器做锐性或钝性分离，将萎缩的胆囊，自肝床上剥离至胆囊 Calot 平面；
（4）分离 Calot 三角区：找到肝总管后，在其外侧缘沿胆囊侧锐性或钝性分离，显露胆囊 Calot 三角区。以超声刀紧贴嵌顿结石近壶腹侧线型切开胆囊浆膜，继以吸引器头逐步推开胆囊壶腹、胆囊管表面的浆膜和三角区浅层的腹膜组织，充分显露壶腹-胆囊管交界部并敞开三角区深面，再分出胆囊管及胆囊动脉，以超声刀离断胆囊动脉；
（5）胆囊切除：钝性分离胆囊管，充分显露胆囊管与胆总管间的关系，以超声刀切断胆囊管，以圈套线双重结扎近端胆囊管；
（6）将胆囊装入标本袋，自剑突下穿刺孔取出，术区充分冲洗，止血，胆囊床处置胶管引流管一枚，自右下腹切口引出并固定，拔除各个穿刺套管术毕。

二、术后处理

术后 6 小时可离床活动，术后第 1 天可进食半流食。术后 48~72 小时慢引流情况拔除引流管，术后第 3 天切口处换药。

第五节 保胆取石术

胆囊结石是影响人类健康的常见病、多发病，目前的治疗无论传统的手术方式还是腔镜治疗都要切除胆囊。随着对胆囊功能的深入研究，保胆治疗正在成为胆管外科新的发展方向。

一、保胆的原因

（一）胆囊炎症能够得到治愈

站在病理生理层面来看，所有炎症都具有可逆性。消除刺激结石的因素是对胆囊黏膜炎症进行治疗的最佳措施，如果再辅助抗生素进行治疗的话，则大多数炎症都能得到治愈。

（二）胆囊结石主要来自肝脏部位，由病理性胆固醇代谢引发

由近年的相关研究可知，胆囊结石主要由成石性胆汁及胆固醇血症引发。胆囊结石包括两类，即胆色素及胆固醇结石，二者都来自肝脏。临床上通常都是存在胆汁的部位就有形成结石的可能，所以才有胆囊结石、肝内结石及胆总管结石三类。胆囊很无辜，属于受害者。

（三）切除胆囊的不良反应

1. 胆汁反流性胃炎及食管炎

切除胆囊会削弱胆汁储备功能，引发胆汁与进食密切相关的断续排泄转换为不间断地排入十二指肠，这样反流入胃的概率上升，最终引发反流性胃炎及食管炎。

2. 消化功能较差，腹胀及腹泻

若胆囊切除后，肝脏依旧不间断分泌胆汁，由于没有地方可以存放，这时不论人体是否真正需要，都只能不停地排入肠道，造成浪费，导致很多病理生理改变：当进食大量脂肪及大量蛋白时，往往需要很多胆汁来促进消化，但是此刻身体内部已没有"足够胆汁"，因此只能承担腹胀、腹泻及消化不良的恶果，严重时甚至不能进食任何油、肉。如果强迫进食，就会导致脂肪泻症状的频繁发生，这是内科一个非常棘手的问题。

3. 切除胆囊会损伤胆管及其他一些组织器官

切除胆囊时，因为Calot三角区非常重要，此外由于局部组织会出现变异及其本身所具有的粘连性，致使切除胆囊后势必会损伤血管、胆管、胃肠及肝管等，严重时甚至引发死亡。

4. 切除胆囊后出现胆总管结石的发生率大幅提升

切除胆囊后，对胆管内压力进行调节以确保压力平衡的作用消失，肝脏持续分泌而出的胆汁持续不断的通过Oddi's这一开口进到十二指肠腔中，因开口太窄，排泄阻塞，持续一段时间后，胆总管就会出现代偿性扩张，这时由于Oddi's开口过于狭窄，需要快速排泄的胆汁流就会呈现出涡流状，进而形成结石。

5. 切除胆囊后的综合征

胆囊还有一个主要功能，即对胆管内压力进行调节，以确保压力平衡，如果肝内及肝外

胆管压力上升，胆囊能够容纳及浓缩的胆汁就会增多，有利于保持胆管压力平衡。切除胆囊后，对压力进行调节的作用消失，胆管内压上升，胆总管出现代偿性扩张，此时稀胆汁不通过胆囊的浓缩及储存，而是直接通过十二指肠乳头进入十二指肠，增加乳头负荷使其在高压下工作，易引发乳头炎及括约肌痉挛，进而引发右上腹痛（不易于诊断），这就是切除胆囊后的综合征，该症状目前还是临床治疗中的一个难点。

二、保胆取石术的适应症与禁忌证

对于不同的胆结石患者，权衡利弊，正确选择手术方式，是患者能否受益的关键。尽管保胆手术具有不少优势，但也应在手术适应症范围内开展。

（一）手术适应症

（1）通过B超及其他一些影像学诊断为胆囊结石，患者没有或存在程度较轻的临床症状；

（2）相关证据可证明胆囊还存在一定的功能或取石术完成后胆囊功能会得到恢复；

（3）不管是胆总管还是胆囊管都保持通畅；

（4）保胆要求明确。

（二）手术禁忌证

（1）胆囊壁发生局限性变厚不能排除胆囊癌；

（2）胆囊出现肿瘤性息肉，通过病理提示可提示属于重度不典型增生或已确诊为癌变；

（3）瓷化性及萎缩性胆囊炎；

（4）由胆囊结石导致的急性胰腺炎、急性坏疽性及化脓性胆囊炎，或其他一些严重的伴随症状；

（5）胆总管及胆囊管发生梗阻，但又无法在第一时间解除；

（6）胃大部切除或接受了胃空肠吻合术的患者。

三、保胆采取的基本方式

碎石、排石及溶石法效果不显著；保胆手术主要有旧式及新式保胆取石两类。

（一）旧式保胆手术

胆囊造瘘取石术往往带有很大的盲目性，不能保证结石完全取净，具有很高的残留率，此外由于创伤大及粘连重，致使手术结束后给胆囊功能造成较大的影响。

（二）新式保胆手术

目前微创内镜保胆手术术式主要有小切口内镜保胆取石术、腹腔镜辅助的小切口内镜保胆取石术和完全腹腔镜内镜保胆取石术。根据不同个体、不同医疗技术条件进行选择，按照贯彻微创的理念和有利于胆囊功能恢复的原则选择术式。任何微创内镜保胆手术术式都要求确保胆管通畅、手术安全、取净结石，并以镜下检查未见任何胆泥沙为标准。

1. 小切口保胆取石术

适用于胆囊底位于肋弓下，腹壁比较薄的患者。术前需要B超确定胆囊底位置，肋缘下腹壁做小切口，2~3cm，将胆囊底提到腹壁，切口插入胆管镜直视下取石。操作方便、快捷、腹腔内不积液、费用少。但胆囊底位于肋弓内者，操作困难，有时牵拉过度，可引起胆囊床撕裂出血。

2. 腹腔镜辅助的小切口保胆取石术

术前无须行胆囊底 B 超定位。在腹腔镜下确定胆囊底的腹壁位置，操作如上。其优点是一旦发现胆囊底位置在肋弓内，可用完全腹腔镜下经胆管镜取石。缺点是患者需全身麻醉与做气腹，费用稍增加。

3. 完全腹腔镜下保胆取石术

适用于任何位置的胆囊，无论结石大小、多少，适应范围最广。全部操作在腹腔镜下进行，通过 3 个 5~10 mm 鞘管，用纤维胆管镜腔镜下操作取石，腹壁伤口最小，美容效果最好。但对医师的腹腔镜技术要求较高，需镜下缝合胆囊切口。

四、腹腔镜联合胆管镜保胆取石术

腹腔镜联合胆管镜保胆取石术简单、安全、创伤小、疗效确切，并能保留胆囊功能，是治疗胆囊结石的一种有效的微创手术方式，值得推广应用。

（一）术前准备

术前使用 B 超了解胆囊大小、胆囊壁厚度、结石的大小及数目，并定位胆囊底。

（二）麻醉方法

气管插管静脉复合全身麻醉。

（三）手术方法

取头高双腿分开位、术者站于患者两腿之间。首先于脐孔处穿刺，建人工气腹，然后经脐下置戳壳，插入腹腔镜，探查胆囊病变情况，确定能否保胆。第二孔置于剑突下 2 cm、肝圆韧带右侧，置 10 mm 戳壳；第三孔置于脐旁右上缘 5 cm，置 5 mm 戳壳，使与前述 2 孔成等边或直角三角形。各戳壳成功置入后，将 2 块纱布及标本袋经 10 mm 穿刺套管送入腹腔，一块纱布置小网膜孔处，以防止胆汁流入小网膜腔，同时也有向前推挤胆囊管的作用，以防止操作时结石被挤进胆总管。另一块纱布围于胆囊底部，将标本袋置于胆囊右下方。将胆囊底部浆肌层缝合 2 针，作为牵引线，于腹壁拉出。在两缝线间用穿刺针穿刺抽尽胆汁，再注入生理盐水冲洗，然后在两线间用电钩在胆囊底部切开 1.5~2.0 cm，插入纤维胆管镜观察，用取石网或取石篮套取结石（如结石过大，则用气压弹道击碎后取出，如系细小泥沙结石则用负压吸出），彻底取净胆囊内结石后，仔细观察胆囊管开口处有无胆汁流出，如无则考虑胆囊管处可能有结石嵌顿，需将网篮伸入胆囊管内，探查、取石，直至看到胆汁流出；对于胆囊壁黏膜附着的胆泥或结晶用自制胆管镜刮勺刮除。用 3-0 可吸收线全层缝合胆囊底部切口并做浆肌层包埋，以避免与周围组织粘连，影响胆囊的收缩功能。上述操作完毕后，吸净积液，再用腹腔镜探查胆囊周围，仔细观察有无胆漏、出血及肝床损伤，然后将大网膜覆盖于胆囊底部切口处，逐层缝合三处小切口，手术完毕。

（四）术后处理

术后予常规抗感染 2~3 天，无须其他特殊处理。术后次日即可进半流质饮食并下床活动，术后 4~6 天即可出院。术后口服熊去氧胆酸 3 个月，以预防结石复发。

（五）术后随访

每3~6个月随访1次，随访内容包括患者的生活质量、饮食习惯以及术后有无结石复发。

（六）腹腔镜联合胆管镜保胆取石术的优势

（1）避免了胆囊切除术可能发生的出血、胆管损伤等并发症的风险，及某些远期的不良反应；

（2）以往传统的保胆取石方法因盲取无法保证取净结石，这是术后结石复发的主要原因，采用双镜联合保胆取石术可以在胆管镜的直视下，完全、彻底地取净胆囊结石；

（3）术后恢复快术后3天即可出院；

（4）因为完全取净结石，对胆囊炎症消退也有益处，炎症的缓解也同时去除了胆囊结石复发和癌变的一个重要诱因。

五、保胆术结束后的"护胆"工作

取净结石只是保胆工作的前提，而术后保护胆囊功能与促进胆囊功能的恢复（以下简称"护胆"）是避免术后结石复发的重要措施，是一个需要长期坚持的系统工程。尽管目前还未出现标准护胆准则，且结石诱因异常复杂，所以术后联合其他治疗方法可有效预防结石复发，如饮食法：规律合理的饮食，多进纤维及钙含量较高的食物，避免过多食用脂肪含量较高的食物；药物法：中医通常都选择具有清热祛湿及疏肝利胆功效的药物治疗，如木香、柴胡、元胡、黄芩、茵陈及枳壳等。

第六节 残余胆囊的腹腔镜胆囊切除术

残留胆囊、胆囊残端结石及胆囊管残留结石、残留胆囊的颈部及胆囊管过长。可依据胆囊切除手术史，术后仍存在不缓解的症状或反复发作史，B超检查在胆囊床见形似的厚壁无回声区，即可确诊。此外 ERCP、CT 与 MRCP 对本病有重要的辅助诊断与疾病鉴别的价值，一经确诊应积极进行再次手术治疗。

残留胆囊、胆囊残端结石及胆囊管残留结石、残留胆囊的颈部及胆囊管过长多是由于困难的胆囊切除术，为预防胆管损伤而发生的；另有少部分是由于胆囊本身解剖变异，术中未能仔细辨认造成的；还有一少部分是由于患者病情过重，胆囊三角分离不清或其他原因而迫不得已行胆囊大部切除术。残留的胆囊易发生癌变，而胆囊残端结石及胆囊管残留结石、残留胆囊的颈部及胆囊管过长会给患者继续造成痛苦，并增加了二次手术的费用及沉重的心理负担，是非常值得注意的问题。同时应注意残余胆囊的 LC 属二次手术，前次手术及慢性炎症造成腹腔内粘连，给手术带来了困难，因此，在置入穿刺套管时应加倍小心，避免伤及腹内脏器。

一、术前准备

应于手术前连续3天口服肠道杀菌药物，术前当晚及术晨清洁灌肠，禁食水6小时以上，并常规留置胃管及尿管。

二、操作步骤

（1）建立气腹、穿刺套管置入；

（2）分离粘连；

（3）显露胆总管：以超声刀剪开肝十二指肠韧带，显露胆总管；

（4）确认残余胆囊：沿胆总管右侧向上即可找到胆囊管，找到后可确认残余胆囊；

（5）剥离胆囊：因难以满意地显露出胆囊三角区，应先以超声刀剪开胆囊底部浆膜。以超声刀或冲洗吸引器做锐性或钝性分离，将残余的胆囊自肝床上剥离至胆囊 Calot 平面；

（6）分离 Calot 三角区：在肝总管的外侧缘沿胆囊侧锐性或钝性分离，显露胆囊 Calot 三角区。以超声刀紧贴胆囊壶腹侧切开胆囊浆膜，继以吸引器头逐步推开胆囊壶腹、胆囊管表面的浆膜和三角区浅层的腹膜组织，充分显露壶腹-胆囊管交界部并敞开三角区深面，再分出胆囊管及胆囊动脉，以超声刀离断胆囊动脉；

（7）胆囊切除：钝性分离胆囊管，充分显露胆囊管与胆总管间的关系，以圈套线双重结扎胆囊管，以超声刀切断胆囊管，切除残余胆囊；

（8）将胆囊装入标本袋，自剑突下穿刺孔取出，术区充分冲洗，止血，胆囊床处置胶管引流管一枚，自右下腹切口引出并固定，拔除各个穿刺套管，术毕。

三、术后处理

术后 6 小时可离床活动，术后第 1 天可进食半流食。术后 48~72 小时慢引流情况拔除引流管，术后第 3 天切口处换药。

第七节 腹腔镜胆总管切开取石、T形管引流术

胆总管结石是一种多发病，包括原发和继发胆总管结石。传统的治疗方法中以开腹手术治疗效果最佳，腹腔镜手术开展之初本病尚属禁忌证之一，但在目前腹腔镜胆总管切开取石（LCDE）已广泛应用于临床，包括已经有过开腹手术治疗胆总管结石病史的患者。

一、适应症

（1）术前或术中诊断原发或继发的胆总管结石者；

（2）胆总管直径≥1.0 cm，胆管炎症得到控制，全身情况良好者，排除胆道肿瘤。无重要器官功能障碍；

（3）胆总管结石切开取石术后或 LC 术后胆石复发或残留结石，不适于行 EST 术，胆总管直径≥1.0 cm；（经验丰富者，胆总管直径≥0.6 cm 也可）；

（4）有腹上区手术史的胆总管结石患者。

二、禁忌证

（1）原发或继发的胆总管结石者，胆总管直径<1.0 cm，经验丰富者，胆总管直径≤0.6 cm 也可以；

(2) 有重要器官功能障碍，全身情况差不能耐受手术者；

(3) 有明显凝血功能障碍者。

三、术前准备

术前准备同开腹胆总管切开取石术，预计手术时间较长者需留置胃管及尿管；不用备血；控制炎症；如有贫血、低蛋白血症、电解质紊乱及酸碱平失调应及时纠正；保肝治疗，补充维生素 B、C、K，尤其是维生素 K；胆道再次手术时，需作肠道准备。

四、手术体位及麻醉

体位、麻醉、气腹及四孔法穿刺套管置入如术野不清或大网膜脂肪较多，可采用头高足低位，或略向左倾斜。使用 30° 腹腔镜。

五、操作步骤

(一) 切除胆囊

操作步骤同胆囊切除术。在是否先切除胆囊的问题上，有两种主张，一种是先不切除胆囊，以留作牵引用；一种是先切除胆囊，避免因反复牵拉胆囊管影响血运，造成术后胆囊管残端坏死，出现胆漏，而引起胆汁性腹膜炎。我们经过大量的临床实践，认为还是先切除胆囊，防止并发症的发生，如果局部解剖不清，不容易辨认胆囊管和胆总管，可先逆行切除胆囊，沿胆囊管继续向胆总管方向解剖，直到找到胆总管为止，再切断胆囊管。

(二) 寻找及确认胆总管

胆总管的十二指肠上段解剖对腹腔镜胆总管探查术成功与否极为重要。沿肝十二指肠韧带右侧缘即可找到胆总管，剪开胆总管浆膜，显露胆总管。穿刺胆总管抽出胆汁或穿刺孔有胆汁溢出即确认为胆总管。

(三) 切开胆总管

用剪刀或胆总管切开刀切开胆总管，胆总管切开方向与胆总管纵轴方向一致，以防止横切胆总管所致缝合切口后胆总管狭窄。切口长 1.0~1.5 cm，以能够取出结石为宜，切口过长易造成缝合困难及术后胆漏、胆管狭窄等并发症，切开其前壁时应注意避免用力过度而伤及后壁和门静脉。

(四) 取石

腹腔镜下取石，位于胆总管切口附近的结石，可用抓钳向胆总管切口挤压并直接取出，或用吸引器直接吸出；最直观、有效的方法是术中采用纤维胆道镜探查及网篮取石，经剑突下套管向胆总管内置入胆道镜，依次探查胆总管上、下段，发现结石后，以取石篮套住取出，如难以套住结石，亦可用胆道镜将结石推入十二指肠。检查取出结石的大小及数量，并与术前、术中胆道造影及 B 超、CT 所显示的结果对照，是否符合。

(五) 冲洗检查胆道

置入胆道镜，依次探查胆总管上、下段，确认有无残余结石。

(六) 置入 T 形管及固定

根据胆总管直径的大小选择口径合适的 T 形管。夹住 T 形管一侧短臂先放入胆道切口内,再置入另一侧臂,切口大小要适宜,太小放不进去,太大造成胆道损伤较大,缝合时间长,会延长手术时间。将 T 形管的两臂依次放入胆总管切口的上、下两端,缝合时用特制带针的 3-0 可吸收线,因它不会再生结石。缝合第一针时要紧贴胆总管,然后可连续锁边缝合,也可间断"8"字缝合,先缝合黏膜层,后缝合浆膜层,针距约 0.2 cm;用雪橇针可吸收缝线缝合,剑突下操作孔放入针线,用镜下持针器持针,肋下操作孔内用无损伤钳夹住胆总管切口左侧,镜下钳打结。缝合完毕后不用盐水冲 T 形管,只要 T 形管周围无胆汁渗漏,T 形管内胆汁液面上升即可。

(七) 冲洗腹腔、留置腹腔引流管

冲洗腹腔后应常规置入腹腔引流管,自右腋前线处切口引出,固定。然后将 T 形管自锁骨中线处切口引出并固定,T 形管与腹腔引流管应在腹腔内互不交叉扭曲或折叠,并应注意管道在腹腔内长度不宜过长。拔除各个穿刺套管,术毕。

六、术后处理

术后 6 小时后可离床活动;术后第 1 天若有排气即可进半流食;术后第 3 天可停用抗生素,切口处换药,视腹腔引流管引流情况拔除腹腔引流管;术后第 7~10 天行闭管实验,无特殊情况可办理出院手续;术后 40~60 天返院,行胆道镜检查,无残留结石或其他特殊情况拔除 T 形管。

七、手术技巧

(一) 胆总管显露

胆总管正常的解剖关系是胆总管与肝总管汇合成胆总管,如果局部炎症较轻、患者较瘦时很容易在肝十二指肠韧带内找到胆总管,穿刺抽出胆汁即可确定;如果炎症较重,由于局部粘连失去正常的解剖关系,很难找到胆总管,有学者的体会是,将胆囊完全游离后不切除,沿胆囊管寻找,这样就能找到胆总管,再行切除胆囊。在十二指肠上段的胆管血管分布有一特点,各营养动脉沿胆管两侧彼此吻合形成两条血管。解剖及显露胆总管时,要特别注意勿损伤两条动脉,以免导致出血,影响术野清晰和胆管的血液供应。胆管除表面有丰富的血管外,胆总管还具有内外两层血管丛。可游离胆总管与肝总管交接处的胆总管,或游离胆囊管与胆总管交接处的胆总管,这里的血管分布比较少,要注意避开胆总管前壁变异的胆囊动脉或肝右动脉。钝性分离或用超声刀切开胆总管表面浆膜,1.5~2.0 cm,术者左手持无损钳,轻轻夹起胆总管,如遇小血管出血可用电凝止血,但通电时间要短,以防止灼伤胆总管。

(二) 取石

腹腔镜下取石不同于开腹手术。小的结石或泥沙样的可以用冲洗吸引器吸出,再用取石钳取出后用纤维胆道镜检查;较大的结石可直接用取石钳自切口处取出,也可以术中用纤维胆道镜取出,腹腔镜下取石要尽量在术中把结石取净。腹腔镜下取石的方法,可根据具体情况而定,小的或泥沙样结石可用盐水冲洗时自然冲出;较大的结石可直接用取石钳自切口处

取出，距离胆总管末端的结石，可以用吸引器头套弯管冲洗法，将结石冲至切口取出，也可以用纤维胆道镜取出；对于难以取出的大结石或嵌顿性结石，可用抓钳直接抓碎，或采用激光碎石、液电碎石后逐步取出。多发的、不易取的结石，或年老体弱，有其他脏器疾病不能耐受长时间手术者，可以放置T形管40~60天，经T形管窦道通过纤维胆道镜取石；有时会遇到特殊情况，如结石超过5 cm且嵌顿，或鹿角样结石，腹腔镜下难以将结石取出，这时需要做小切口，用开腹手术时的取石器械辅助取石，不要过分强调微创而延长手术时间。用上述几种方法取石后，无胆道残石出现，取石率为100%。应当特别注意的是，术中一次取净结石是至关重要的，因为同开腹手术一样可能发生留置T形管脱落，一旦发生留置T形管脱落，是很棘手的问题，我们手术的1500余例，有3例（0.2%）术后发生T形管脱落，所幸均发生在术后10天以后，T形管周围已形成窦道，没有发生胆汁性腹膜炎，且这3例均于术中取净结石，经保守对症、观察治疗，痊愈出院。

（三）T形管置入、缝合

T形管宜采用乳胶管，硅胶管不易形成窦道，拔T形管后易形成。短臂修剪成略长于胆总管切口，形状同开腹手术的一样，但术后要更容易地将其拔除。T形管的放置及胆总管的缝合，是手术最关键、最困难操作的一步，腹腔镜下T形管的置入、缝合主要靠操作技术、技巧，要经过特殊的训练，反复的临床实践，才能掌握这门技术，特别是缝合。置管时要尽可能地将T形管一次性放入，避免因反复置管，使胆总管损伤加大，或影响其血运，术后出现胆道狭窄、胆汁漏等并发症。缝合时第一针特别关键，过紧和过松都不行，以不漏胆汁为度，缝合完毕后不用盐水冲T形管，只要T形管周围无胆汁渗漏，T形管内胆汁液面上升即可。因为腹腔镜手术时腹腔炎症反应轻，T形管周围窦道形成时间长，所以腹腔镜手术T形管拔除时间，要比开腹手术的T形管拔除时间长，在具体时间上，视患者的身体情况而定，如患者的营养状况，有无低蛋白血症等。

八、腹腔镜胆总管切开取石、T形管引流术常见并发症的预防及处理

（一）胆汁性腹膜炎

LCDE术后出现胆汁性腹膜炎的原因有几个，如夹脱落、胆囊管残端坏死、胆总管切口缝合不紧密，留置T形管时间短等。胆汁性腹膜炎有轻有重，轻的经保守治疗，如右侧卧位，腹腔引流等可好转；重的胆汁性腹膜炎必须经再次腹腔镜手术，将胆汁吸出，用生理盐水反复冲洗、清理腹腔，并放置多根引流管，充分引流腹腔积液，术后卧床5~7天即可好转。

预防：首先，在游离胆囊管时，不要过分地游离、牵拉，以免损伤其血液供应而坏死，引起胆汁性腹膜炎。要根据胆囊管粗细选择结扎夹，应大小适宜，太小容易脱落，胆囊管太粗时可用圈套线结扎；另外，在缝合胆总管切口时，缝合第一针时要紧贴胆总管，然后可连续锁边缝合，针距约0.2 cm，一定拉紧缝合线，必要时可加针或"8"字缝合。由于腹腔镜手术所带来的炎症反应轻，T形管周围窦道形成的时间比传统手术长，一般在3周左右，所以在拔管的时候，应根据患者的营养状况、手术时腹腔内的炎症轻重而定，营养状况差、手术时腹腔内的炎症轻，应适当地延长拔管时间，这样就不会漏胆汁而引起胆汁性腹膜炎。

（二）T形管脱落

可分早期、晚期脱落，完全和不完全脱落。

（1）T形管早期脱出：一般在7~10天。多因胆总管切口缝合不紧密、患者躁动、过度牵拉T形管或T形管在腹腔内留得过短，都可引起T形管脱出。如发生在3~5天，T形管脱出距手术时间短，胆汁性腹膜炎的发生率高；如发生在5天后，T形管脱出距手术时间长，T形管周围已形成包裹，胆汁性腹膜炎的发生率低。术后发现T形管无胆汁流出，或先有胆汁以后变少或无胆汁流出，应高度怀疑T形管脱落，如同时有腹膜炎体征，可确定有T形管脱出；如无腹膜炎体征，应行T形管造影检查，从T形管注入泛影葡胺，造影发现T形管已移位较远，即可确定有T形管脱出。有腹膜炎症状时应及时腹腔镜手术，清理腹腔内的胆汁，同时重新放置T形管。一般在手术后3~5天，T形管脱出多形成胆汁性腹膜炎，应急症手术处理胆汁性腹膜炎，并重新安放T形管。

（2）T形管晚期脱出：一般在7~10天以上，T形管缝线脱落或过度牵拉，造成T形管晚期脱出。T形管仍有胆汁流出，但造影显示T形管不在胆总管内，可进行窦道扩张，放入胆道镜取石，术后放置引流管引流，3天后拔出。如窦道扩张不能放入胆道镜取石，可在右肋下作小切口，沿窦道找到狭窄处并给以扩张，放入胆道镜取石，术后放置引流管引流，3天后拔出。

（三）胆总管结石残留

如果术中取石不净或术后肝内胆管结石掉入胆总管，都可发生胆总管结石残留。术后发现胆总管内残留结石，如未拔T形管，可经窦道插入胆道镜，用取石篮将结石取出；如T形管已拔除，结石<1.0 cm，可行EST将结石取出；结石>1.0 cm，可再次行腹腔镜手术或行PTCD后经窦道插入胆道镜，用取石篮将结石取出。

（四）胆道出血

主要是胆管炎症重，没得到控制，术后可发生胆道出血；另外是胆总管切缘出血，术中没有认真止血。LCDE术中采用胆道镜取石，同开腹手术比较，对胆道损伤极小，所以，术后发生胆道出血的机会少，有学者统计在500余例LCDE中，仅1例急性重症梗阻性胆管炎，急诊术后2天，T形管内出现新鲜血液，去甲肾上腺素盐水冲洗胆道后出血停止。

（五）胆道狭窄

反复的胆管炎症、过多的缝合胆总管都可导致胆管狭窄；胆总管切开方向与胆总管总轴方向不一致，造成横切胆总管，缝合切口导致胆总管狭窄。术中应尽量避免过多缝合胆总管，尤其是胆管扩张不明显时。出现胆道狭窄，可采用内镜下放置支架使胆汁通畅；也可采用胆道镜下球囊扩张法使胆汁流出通畅；上述两种方法有可能再次出现胆道狭窄，最可靠的方法是行腹腔镜胆管空肠Roux-en-Y型吻合术，我们在十余年的腹腔镜胆石症的手术中，出现了3例胆道狭窄，均实行了腹腔镜胆管空肠Roux-en-Y型吻合术，术后治愈出院。

第八节 腹腔镜胆囊癌根治术

胆囊癌的Nevin分期：Ⅰ期：黏膜层内原位癌；Ⅱ期：浸入黏膜和肌层；Ⅲ期：侵犯胆囊壁全层；Ⅳ期：侵犯胆囊壁全层及周围淋巴结；Ⅴ期：侵犯或转移至肝、胆管、邻近脏器或其他部位。

手术切除是胆囊癌的唯一有效的治疗方法。化学治疗或放射治疗效果不理想。根据病变程度选择手术治疗，Ⅰ、Ⅱ期单纯胆囊切除术即可；如为Ⅲ期以上，应视情况行根治性切除或扩大根治性切除。术后病理诊断原发性胆囊癌，应根据肿瘤细胞生物行为，临床分期决定是否开腹手术或再次手术的。

一、适应症

Nevin 分期Ⅰ期、Ⅳ期无胆道及肝门区淋巴结转移者。

二、术前准备

常规检查血、尿、凝血常规、肝肾功能、胸腹部透视、心电图，肝、胆、胰腺 CT、MRCP 和彩超检查等，根据结果科学分析、了解淋巴结有无转移，以明确患者是否能耐受手术以及术式的选择。控制炎症，治疗伴发病，如有贫血、低蛋白血症、电解质紊乱及酸碱平衡失调应及时纠正。

术者在手术前应根据患者的病史、体检和各项检查结果，对手术的难易程度做出评估。应向家属和患者讲明有中转开腹的可能，同时安排有经验的医师参与手术。对估计手术难易有参考价值的因素包括：

（1）有症状的病史长短，发病时是否合并发热和黄疸。发病的病史长合并发热的患者可能有粘连，发作次数越多手术困难的可能性越大；有过黄疸的患者要在术前或术中做胆道造影，以明确胆管内有无结石，胆管有无受到癌肿外压和有无胆管内侵犯。胆管内有结石，胆管受到癌肿外压和有胆管内侵犯的患者腹腔镜胆囊癌根治术手术难度大。

（2）肝、胆、胰腺 CT、MR 和彩超检查的结果显示，胆囊癌有无合并胆道结石、胆囊壁的病理改变、胆囊有无积水及粘连浸润程度。

手术前 1 天常规皮肤准备，术前禁食水 6 小时以上，留置胃管及尿管，不必备血。

三、麻醉

采用气管插管全身麻醉。

四、患者体位与手术人员的位置

患者取仰卧位（根据手术的需要可以随时变换体位，如头高足低位、左侧卧位），术者位于患者的左侧，助手站于患者的右侧，持镜者靠术者左侧站在患者左方。

五、操作步骤

五个腹壁戳孔，置入穿刺套管：
（1）脐部 11 mm 穿刺套管；
（2）左腹直肌外缘剑突与脐连线中点，10 mm 穿刺套管；
（3）右锁骨中线与右肋缘稍下方的交点及右腋前线脐上有 2 个孔：8~12 mm 穿刺套管，5 mm 穿刺套管；
（4）右腋前线与脐水平稍下方的交点，5 mm 穿刺套管。术者位于患者的左侧，持镜者靠术者左侧站在患者左方，第一助手位于患者右侧。

(5) 建立气腹；

(6) 穿刺套管置入：镜下分别穿刺置入 10 mm、5 mm、5 mm、5 mm 四个穿刺套管，插入手术操作器械，探查胆囊；

(7) 胆囊切除；

(8) 淋巴结廓清：游离肝十二指肠韧带，肝十二指肠韧带内管道系统骨骼化；

(9) 肝楔形切除：自右腋前线脐上穿刺套管插入肝门阻断钳，将切除范围用电烧棒进行标记。关闭肝门阻断钳，阻断时间<20 分钟，用 5 mm 超声刀沿标记边缘进行肝脏切割，肝脏深部应用 LigaSure 进行切割，LigaSure 可以直接封闭肝脏内胆管、动脉及静脉；

(10) 取出标本：切除标本装入标本袋中，自剑突下穿刺孔取出；

(11) 肝脏残缘的处理：解除肝门阻断后，肝脏残缘会有渗血，应进行止血，有以下方法：

①缝合残缘；

②OB 胶封堵残缘出血；

③止血纱布平铺出血部位；

④出血部位进行电凝；

(12) 确认肝残缘无活动出血后，无菌蒸馏水充分冲洗腹腔，常规置一胶管引流管于胆囊床。拔除各个穿刺套管，术毕。

六、术后处理

鼓励患者术后早期离床活动，术后第 1 天可进半流食。术后第 3 天停用抗生素，术后 48~72 小时视引流情况拔除引流管，切口处换药，无特殊情况可办理出院手续。

七、不同分期胆囊癌的处理方法

胆囊癌实施 LC，大多数是术中或术后病理诊断，即隐匿性癌。不只是术前难以发现，术中也很难鉴别。尤其值得关注的并发急性炎症，胆囊红肿、增厚、张力高，完全是以急性炎症表现，术者很少能和癌症联系起来。而慢性炎症胆囊壁纤维化、组织变硬、形态变异又与癌肿相似，术中的印象性诊断往往出错，所以病理诊断是唯一标准。因此，术中怀疑癌肿者，应立即将胆囊送病理检查，作快速冰冻切片，Ⅰ、Ⅱ期胆囊癌，单纯胆囊切除，清除胆囊床肝门处疏松组织即可，对于Ⅲ期以上癌肿应行根治性切除术。要切除胆囊，楔形切除胆囊深处 2 cm 的肝组织；右肝叶切除及 4、5 段切除用于肝床浸润范围较大及肝管已有直接浸润者。若胆囊癌肿浸润至胃、十二指肠或结肠肝曲时应将胆囊连同受累胃、十二指肠及结肠一并切除。胆囊癌根治性切除手术时，要特别注意癌肿是否已经浸润肝、胆总管。若肝、胆总管被癌肿浸润，应将肝、胆总管切除，行胆肠 Rouxen-Y 吻合。

（邵一阳）

第五章 胰腺外科微创

第一节 胰腺炎的微创治疗

随着腹腔镜胆囊切除术的成功开展，微创外科也随之诞生，是外科发展史上的里程碑。科技的进步带来医疗器械的发展，微创外科器械设备的发展及外科医师对微创外科的认识、技术的逐渐成熟，使21世纪的外科技术已经成为以传统外科为基础、全面发展微创外科的时代。胰腺为腹膜后位器官，位置深在。因此，微创技术在胰腺外科的应用相对较晚，但是随着微创技术的发展、成熟，近年来胰腺微创外科技术逐渐得到推广应用。在急性重症胰腺炎治疗方面尤为重要。

急性重症胰腺炎是病情发展快、治疗复杂、死亡率高的难治疾病之一。临床以急腹症就诊者多见，治疗上经历了手术，药物治疗，再到手术治疗的变迁，但均未达到理想的治疗效果。随着对急性重症胰腺炎病生理及重症化机制的研究，人们认识到重症胰腺炎患者，发病虽在胰腺但可导致全身性的炎症反应综合征，以及多器官、多系统的功能变化。在急性胰腺炎早期进行开腹手术将进一步加重全身循环、代谢的紊乱，打破机体的防御机制，破坏局部及全身的防御屏障，导致全身炎症反应加重，使并发症及死亡率增高。因此，目前国际上对急性重症胰腺炎的治疗共识是非手术的个体化综合治疗，对有手术指征者尽量采取微创治疗。

一、胆石性胰腺炎的内镜治疗

胆总管下端结石嵌顿阻塞胰、胆管导致急性重症胰腺炎，如果不解除梗阻，胰管的持续梗阻使胰腺本身炎症加重；胆管梗阻可能导致肝功能损伤、加重患者病情，并发梗阻性化脓性胆管炎可危及患者生命。十二指肠镜胆管取石或胰、胆管引流可有效去除病因、解除梗阻且对组织损伤小，已成为胆石性胰腺炎解除胰、胆管梗阻的首选方法。

（一）胆石性急性重症胰腺炎内镜治疗指征

中华医学会消化病学分会胰腺疾病学组织公布的《中国急性胰腺炎诊治指南》：在有条件的单位对怀疑或已经证实的胆石性胰腺炎，如果符合重症指标且伴有胆管炎、黄疸、胆总管扩张或初步判定是轻症急性胰腺炎但在治疗中病情恶化者，应行内镜下鼻胆管引流（EN-BD）或内镜下Oddi括约肌切开术（EST）。

（二）胆石性急性重症胰腺炎的内镜治疗时机

近年来，采用ERCP（十二指肠镜逆行胰胆管造影技术）治疗急性胆源性胰腺炎的报道逐渐增多，也获得了较显著的疗效。但是，目前在治疗的时机上还存在争议。以前一直认为ERCP本身可以引起急性胰腺炎，在急性胰腺炎早期使用将加重病情。然而随着内镜技术和设备的不断完善与发展，目前越来越多的报道显示，内镜在急性胰腺炎的早期应用不仅不会加重病情，反而对疾病的明确诊断和治疗有非常好的效果。Neop Tolemos 等比较了早期（72小时内）ERCP 及 EST 与保守疗法对急性胆源性胰腺炎的治疗效果，发现重症患者早期 ERCP 及 EST 可明显降低住院时间及死亡率。同时 Fiocca 等比较了重症胆石性胰腺炎 24 小时内行 ERCP 与先保守治疗、72 小时内再行 ERCP 的治疗效果后，推荐胆石性急性胰腺炎发病 24 小时内行 ERCP+EST，可以降低并发症的发生率和病死率。国内有相同的报道。目前，如下观点正被广泛接受：对于怀疑或已经证实的 ABP，如果符合重症指标和或/胆管炎、黄疸、胆总管扩张或最初判断是轻症急性胰腺炎但在治疗中病情恶化者，应行 ENBD 或（和）EST，同时治疗应尽可能早期施行（72 小时内），最为理想的是发病后 24 小时内施行。

（三）内镜处理胆石性急性重症胰腺炎技术

治疗原则就是解除梗阻，通畅引流。

1. ERCP+EST+取石

将十二指肠镜插入十二指肠降部，寻找到乳头开口，注入对比剂显示胆管、胰管的形态及异常变化，插入乳头切开刀，根据造影情况调节切开刀插入的深度，接通高频电流进行 Oddi 括约肌切开术，切口的长度为 10~12 mm，然后根据结石大小选择取石器械。结石<1.1 cm 用取石网篮或取石气囊取石，结石>1.3 cm 采用机械碎石器，碎石后再取石，以防止进一步加大乳头区的损伤，导致十二指肠瘘。有时在镜下可以清楚地看到结石嵌顿在乳头内，乳头饱满，造影管无法插入，此时可以用针状刀行乳头切开，取出结石后可以看到高压的胆汁从胆管涌出。

2. 内镜下鼻胆管引流术（ENBD）

即胆管造影成功后，将一长的专用引流管通过导丝插至胆管，引流管另一端经鼻孔引出体外，直接引流减压。有些患者病情危重不能耐受内镜取石或十二指肠乳头局部病变不能行 Oddi 括约肌切开者，适合行单纯胆管引流，待胰腺炎病情缓解后行内镜取石或手术；也有患者虽有胆管梗阻、胆管高压的表现，但胆管造影未发现结石，也适合行 ENBD；这种情况多数是由于胆石一过性梗阻继发十二指肠乳头区炎性水肿，或十二指肠乳头区肿物引起的梗阻。此治疗方法的优点是无须行括约肌切开，保留了乳头括约肌功能；可负压吸引，引流效果更好；能直接观察引流情况，可重复行胆管造影，了解胆管病变。

（四）内镜治疗胆源性重症胰腺炎的安全性和可靠性

ERCP 本身可能引起急性胰腺炎，使得人们对它的安全性产生了质疑。但近年来的临床对比研究显示，急性胆源性胰腺炎经 ERCP 治疗是安全的，ERCP 治疗不仅不会加重患者病情，而且可以减轻胰腺坏死情况，缩短患者平均住院日，降低患者死亡率。通过对 45 例患者随机对照研究后认为对于重症胆源性胰腺炎患者内镜治疗可以明显降低其住院时间及住院费用。覃华等通过分析经 ERCP 治疗的 53 例急性胆源性胰腺炎患者及同期经内科保守治疗的 83 例急性胆源性胰腺炎患者的临床资料，发现 ERCP 治疗组与内科保守治疗组相比，患者平均住院时间明显缩短；平均住院费用明显降低，死亡率为 0。所以从以上的文献报道可以得出一点，合理科学地应用 ERCP 技术治疗胆石性胰腺炎，不仅可以提高疗效，同时可明显降低患者住院费用及住院时间。内镜技术已经在重症急性胆源性胰腺炎中得到广泛的应用，也有充分的证据说明它不仅可以提高疗效，同时可以缩短病程，防止并发症的发生，降低住院费用。然而在使用内镜技术之前要充分把握好适应症，行 ERCP 检查及治疗前应积极予以抗感染、补液、抑制胰腺分泌及抗休克等综合治疗以改善患者一般情况，使患者能够更好地耐受 ERCP 检查及治疗。行 ERCP 检查及治疗时应尽可能选择性胆管插管，避免胰管多次显影，操作要熟练轻柔，尽量缩短操作时间，以免加重患者病情。术中予以吸氧，加强血压、血氧饱和度及心电监护；如术中操作困难或患者难以耐受 ERCP 检查及治疗，应即时停止操作，以免出现严重的并发症。患者行 ERCP 检查及治疗后应严密观察患者病情变化，继续予以积极的综合治疗。

二、腹腔镜在重症急性胰腺炎的应用

（一）诊断

急性胰腺炎断：

（1）突发的腹痛以上腹为主，同时伴有腹部压痛、反跳痛；

（2）血、尿淀粉酶升高；

（3）影像学显示胰腺肿胀、坏死等。满足以上 3 项中的 2 项，且在只满足前 2 项标准下可除外急性胆囊炎、胃肠道穿孔，绞窄性肠梗阻等可导致淀粉酶升高的疾病，即可诊断急性胰腺炎。胰腺坏死伴有或不伴有肺、肾、肝等器官功能障碍者都为重症急性胰腺炎（SAP）。重症急性胰腺炎病情重、发展快，并发多器官功能衰竭及胰腺感染继发多器官功能衰竭导致患者死亡，死亡率高达 30%，近年来随着重症监护治疗（ICU）、呼吸机人工通气、血液透析的实施，死亡率已降至 10% 左右。暴发性急性胰腺炎（FAP）是重症胰腺炎的患者，在病程早期即出现难以控制的多器官功能衰竭，临床缺乏有效治疗手段，死亡率高达 30%～60%，约占 SAP 的 25%。已成为近年胰腺外科研究的热点，但尚无统一的定义，毛恩强等在亚特兰大急性胰腺炎临床诊断分级标准诊断急性重症胰腺炎的基础上，提出暴发性急性胰腺炎的诊断标准为：发病 72 小时内，任何时间同时满足以下 5 项指标中的任何一项或以上者可诊断为暴发性急性胰腺炎：

（1）APACHE Ⅱ 评分≥20 分；

（2）急性肾衰竭（ARF）；

（3）急性呼吸窘迫综合征（ARDS）；

（4）腹腔渗液超过 3000 mL 和后腹膜有严重的渗出；

（5）glasgow 评分>8 分。

目前急性重症胰腺炎虽以保守治疗为主，但在下列情况时，亦应采用手术治疗：腹腔大量渗液导致腹内高压、腹腔室隔综合征引起疼痛及胰腺坏死伴有感染，或后期假性胰腺囊肿的治疗。特别对暴发性胰腺炎，脏器功能障碍等病理变化与胰腺坏死的程度并不成正比，其发病机制可能和细胞因子的过度产生及激活有关。早期手术治疗能够阻止脏器功能障碍的发展，是治疗 FAP 的有力措施。雷若庆曾总结 42 例 FAP 患者，认为 FAP 早期手术治疗能防止血 ODS 的继续发展，主张对具备手术条件者，在非手术治疗的基础上进行早期手术；而对手术条件尚不具备者，应在非手术治疗和血滤的基础上作手术治疗，手术宜简单，以引流为主，手术的主要目标是清除、引流腹腔内酶性、毒性渗液；解除腹腔内高压（尤需重视）；使肿胀的胰腺减压；为再次手术"铺路"。

（二）手术方法

一般采用积极的对机体干扰小且有效的措施，如腹腔镜下或开腹冲洗腹腔、腹腔灌洗、手术引流后腹膜及结肠旁沟等，以免加重全身循环、代谢紊乱。建立有效的灌洗引流，引流管的放置问题就显得至关重要。因此，暴发性急性胰腺炎的微创治疗越来越受到人们的重视。

1. 腹腔穿刺引流

目的是减少腹腔渗液和缓解腹内高压。暴发性急性胰腺炎在发作数小时内，胰腺周围、腹腔及腹膜后即可有大量的渗出，渗出液中胰腺释放的激活酶和血管活性物质具有严重的毒性和致死性，使患者产生酶性休克及多器官衰竭；同时血管活性物质、毒性产物是细菌繁殖的良好培养基，可导致腹腔感染及败血症发生。大量腹腔渗液迅速积聚并腹腔内脏器充血、水肿时，可引起腹腔室隔综合征（ACS），其病死率高达60%，并且治疗无章可循。如腹腔内压力>15 mmHg（2 kPa），同时伴有心排血量减少或进行性少尿，在气道峰值压正常或增高的情况下出现缺氧，即可诊断为腹内高压。腹腔内高压可影响肺、心、肾及肝脏的功能，诱发和加重器官功能障碍，腹腔减压是治疗的唯一方法。早期经腹腔镜给予腹腔冲洗、引流，可降低腹腔内高压，同时可将含有胰液及炎性介质的腹腔渗出液稀释并引流出腹腔，减轻全身炎症反应。引流腹腔渗出液可减轻胰腺局部坏死程度和全身炎症反应强度，可以使大量的含多种消化酶的毒性渗液得以引流，缓解腹腔内高压，减轻腹膜后胰外侵犯的发展，有利于病情的控制，能明显提高生存率。同时，腹腔灌洗可以减少肠道细菌易位，从而降低全身性炎症反应和腹腔脓肿形成。超声引导经皮腹腔穿刺置管引流和腹腔灌洗是简洁、有效的方法，即引流腹腔渗液且对机体创伤小，符合微创治疗原则。在患者的上、下腹各放置1条引流管（10 Fr 猪尾巴管），之后通过引流管每日进行腹腔灌洗。

2. 脓肿穿刺引流

超声引导经皮穿刺胰周脓肿，置管引流。对于感染期及残余感染期，患者的反复发热、血中性粒细胞计数升高，可分次在B超引导下对胰腺周围积液和积脓经皮穿刺抽吸及置管引流（10~12 Fr 猪尾巴管），并反复冲洗，对控制胰周感染可起到明显作用，避免了开腹手术。在CT引导下经皮穿刺置管引流术与超声引导下经皮穿刺置管引流术比较，CT图像能提供积液的范围，毗邻结构位置清晰，不受腹腔气体的影响，采用CT作为导向，穿刺准确，创伤性小。

（三）腹腔镜的应用

腹腔镜技术是20世纪90年代初期在我国迅速发展起来的一种微创手术技术，它对患者的手术创伤小，对机体内环境干扰小，术后患者能较好地恢复。腹腔镜胰腺坏组织清除术与开腹术相比，有视野好、出血少、损伤小、术后过程相对稳定、并发症少、恢复快、平均住院时间短、预后较好等优点。通常认为，腹腔镜探查、减压、灌洗和引流是安全和简单的过程，几乎所有的手术过程均可用腹腔镜完成。手术时机一直是重症急性胰腺炎治疗中争论的重点，在暴发性急性胰腺炎（FAP）的治疗中也同样存在。早期无器官功能障碍组的治疗效果令人满意，病死率仅为2.26%。因此，在缺乏胰腺感染的证据时，只要病情允许，重症急性胰腺炎应尽可能采用非手术治疗。但对暴发性急性胰腺炎患者而言，因病情进展迅速，过度强调延后手术可能增加死亡率。研究发现，早期手术（2周内）病例存活率高，而2周后手术的病例并发症发生率高，死亡率高。在下列情况下应考虑外科手术：

（1）治疗 8~12 h 腹腔渗出液多、腹腔高压不缓解；

（2）CT 示胰腺病变严重，疑有感染。但此时进行传统手术会加重病情。腹腔镜在重症胰腺炎治疗上的主要术式是腹腔镜下腹腔置管引流术，其主要治疗目的是缓解腹腔高压。如腹腔内压力>15 mmHg（2 kPa），同时伴有心排血量减少或进行性少尿，在气道峰值压正常或增高的情况下出现缺氧，即可明确诊断。腹腔内高压可影响肺、心、肾及肝脏的功能，诱发和加重器官功能障碍，腹腔减压是治疗的唯一方法。腹腔室隔综合征分为两型，其中一型是以腹腔积液为主，早期经腹腔镜给予腹腔冲洗、引流，可降低腹腔内高压，同时可将含有胰液及炎性介质的腹腔渗出液稀释并引流出腹腔，减轻全身炎症反应。剖腹手术减压效果虽然得到肯定，但腹腔很难在无张力的情况下关闭或无法关腹。

（四）微创技术在重症急性胰腺炎中后期主要并发症中的应用

不少学者对微创技术在重症急性胰腺炎并发症的应用进行有益的探索，显然在微创技术广泛应用的今天，这样的探索也是十分必要的。

1. 胰腺脓肿的治疗

采用微创技术治疗脓肿有多种方法，包括在 B 超或 CT 引导下，穿刺置管引流和腹腔镜指导下行脓肿穿刺置管引流。前者有一定的盲目性，且置管一般较细，同时当有多房性脓肿时，引流效果较差。腹腔镜引导下经侧腹壁、脊柱旁或经前腹壁引流（大多采用前两者），可克服上述缺点。腹腔镜指示下，分离脓隔，清除坏死组织，置入较粗的引流管，取得较好的效果。

2. 假性胰腺囊肿微创技术

首先须明确主胰管是否有梗阻（如胰管开口处瘢痕性狭窄、结石，甚至完全闭塞等），如有狭窄或梗阻可用内镜胰管内支架、气囊扩张术，囊肿多可消失。有梗阻者可采用经胃镜超声，了解胃壁与囊肿间距离及有无大血管存在，如间距在 1.0 cm 左右又无大血管存在，可经胃镜或十二指肠镜切开胃（或十二指肠）和囊肿，放入支架，冲洗囊肿，待其自行愈合。Oria 等将腹腔镜技术用于假性胰腺囊肿行 Roux-en-Y 囊肿空肠吻合术，术中将腹腔镜置于囊腔内清除坏死组织，也获得较好效果。

3. 介入治疗腹腔内大出血

腹腔内大出血是重症急性胰腺炎治疗后期的严重并发症之一，出血原因如下。

（1）腐蚀性出血：主要为假性囊肿内动脉瘤；

（2）感染性出血：动静脉兼有以动脉为主；

（3）清除胰腺坏死时或术后：脾动脉、胃十二指肠动脉、胰十二指肠动脉是常见出血的部位。经导管介入动脉栓塞术首次止血，成功率可达 89.5%，对复发者，可进行再次经导管动脉栓塞术，再次止血成功率 71%。Bergert 等报道 35 例胰腺炎后腹腔内出血，其中 16 例行经导管动脉栓塞术，2 例术后再出血。因此，我们认为介入血管栓塞止血效果肯定，是治疗腹腔内大出血的首选方法。

4. 胰瘘

胰瘘是重症急性胰腺炎、慢性胰腺炎或外科手术的重要并发症，大多数病例经过 3~6

个月观察可以自愈，但也有部分病例形成慢性胰瘘。N-丁基-2-氰丙烯酸盐通过内镜封闭胰管。12例全身状况均较差，不能耐受手术，其中6例存在与假性囊肿相通的胰瘘，1例与假性囊肿相通并伴有胰管中断，1例除假性囊肿外还伴有侧腹壁胰瘘；单次注射成功封闭胰瘘7例，2次注射成功封闭胰瘘1例，2例取得暂时性封闭胰瘘的效果，1例治疗失败，1例治疗后24小时死亡。总之，微创技术治疗重症急性胰腺炎已经取得重大进步，已经部分取代传统手术，但存在的问题仍然很多，诸如病例选择、手术时机的选择、操作方法的改进、并发症的预防、微创技术的普及和医患双方的认同等。因此，微创技术用于治疗重症急性胰腺炎任重而道远，为此我们还要继续努力。

第二节 胰腺癌的微创治疗

胰腺因解剖位置深在、毗邻大血管和重要脏器，胰腺癌生物学行为特异，易于浸润周围脏器、血管和淋巴结，胰腺手术涉及的脏器和血管多，具有一定的风险。手术后消化道重建复杂（包括胰肠、胆肠和胃肠吻合等），术后可危及患者生命的并发症多（如胰漏、胆漏、出血、感染等），使胰腺手术成为目前普外科中最复杂、并发症最多和风险最大的手术之一。因此起源于腹腔镜胆囊切除的微创外科，虽已发展至外科各个专业，但在胰腺肿瘤治疗方面仍处于起步和探索阶段。随着对微创的深入研究及技术的发展，微创技术已不再限于腹腔镜、内视镜，也包括传统手术方法的微创化革新技术和其他新的微创治疗方法。

一、腹腔镜在胰腺癌分期和手术可切除性判断的价值

增强CT在发现>1 cm的肝脏转移灶、侵及血管和后腹膜组织的较大肿瘤上相当有效，但对于小转移灶的敏感性则低得多；B超的敏感性低于CT，MRI在肿瘤分期上效果更差。因此，利用腹腔镜前瞻性评价胰腺肿瘤的分期及能否切除，就变得更为重要。腹腔镜胰腺癌分期方法以Conlon等提出的四套管、六步法应用较多，包括系统地检查结肠、腹膜腔、原发灶、肝脏、肝门和门静脉周围组织，以及通过胃结肠韧带检查Treitz韧带起始部，进行胰腺癌分期，必要时还可进行穿刺活检。美国癌症研究所和癌症国际信息支持中心的胰腺癌分期：Ⅰ期，癌肿局限胰腺本身；Ⅱ期，癌肿已侵犯紧邻器官，如十二指肠或胆管，但尚未转移至淋巴结；Ⅲ期，癌肿已扩散至胰腺周围的淋巴结，癌肿已经或尚未侵及邻近器官；Ⅳa期，癌肿已扩散至胰腺附近的器官，如胃、脾或结肠，但尚未转移至远处的器官，如肝脏和肺等；Ⅳb期，癌肿已扩散至胰腺附近的器官，如胃、脾或结肠，且已转移至远处的器官，如肝脏和肺等。腹腔镜检查可使20%的患者避免不必要的开腹探查。腹腔镜超声（LUS）检查可使27%~64%的患者免受开腹探查，对经影像学诊断可以切除的肿瘤患者仍有一定的临床应用价值。多数学者认为，利用腹腔镜技术很容易看清肝脏表面和腹腔，利用LUS技术能更好地发现肿瘤的局部浸润、胰周淋巴结转移和血管浸润，是胰腺癌分期的重要手段。有学者甚至主张常规应用腹腔镜对胰腺癌进行分期，并将其作为采取外科治疗措施的第一步。经开腹手术证实此项检查的失败率仅为4.6%~7.5%，原因：

（1）肝实质转移而超声未发现；

（2）易于遗漏的肠系膜血管癌栓和门静脉癌栓（经血管造影证实）；

（3）盆腔腹膜转移。但也有学者认为，现代影像技术可使胰腺癌术前判断可切除率的

准确性达 75%，腹腔镜检查使患者免受开腹的比例为 4%～13%，使腹腔镜检查与分期的应用范围受到限制，而不列为常规使用。

二、腹腔镜胰腺癌切除术

腹腔镜下胰腺体尾部切除国内外均有成功的报道，效果是肯定的。腹腔镜下胰十二指肠切除术是否达到微创的目的尚无定论。腹腔镜检查符合以下 1 项以上即可认为无法切除：肝、腹膜及网膜有转移灶；肿瘤胰外浸润；腹腔动脉或高位门静脉受侵，超出根治范围的门静脉或腹腔淋巴结受侵和腹腔动脉、肝动脉或肠系膜上动脉受侵或被包裹。腹腔镜胰十二指肠切除术，虽具有微创外科优势，但争议颇多，部分学者甚至持否定态度。原因是：腹腔镜胰十二指肠切除术在游离胰颈后部胰腺与门静脉、肠系膜上静脉之间并非直视下进行，存在胰头部肿瘤切除不全的危险。此外，腹腔镜胰十二指肠切除术不全部游离出胰腺钩突部，而是用吻合器将其切断，这样不可避免地残留部分胰腺组织于肠系膜上动、静脉表面，使部分患者失去肿瘤根治性切除的机会。有限的临床资料表明，腹腔镜胰十二指肠切除术平均手术时间 9 小时，术后平均住院时间 3 周，并发症发生率在 50% 以上，患者并没有从微创外科治疗中获益。腹腔镜胰体尾切除术适用于胰体尾的良恶性肿瘤，操作虽较烦琐，但临床疗效较好。腹腔镜胰体尾切除术患者住院时间短、术后恢复快，值得推广。

Park 等报道 23 例胰体尾切除，平均手术时间 3.7 小时，平均术中出血量 274 mL，平均住院时间 4.1 天；并发症 4 例，出血 2 例需输血，切口感染 1 例，胰瘘 1 例。Kellogg 等认为，腹腔镜胰体尾切除术与大量开腹手术组比较是可采用的，但仍需做更多的研究。腹腔镜胰腺癌姑息性手术晚期胰腺癌患者常合并严重梗阻性黄疸或消化梗阻等并发症。国外文献报道，开放性姑息性手术常使患者的病情更加严重，腹腔镜胆管空肠吻合或（和）腹腔镜胃空肠吻合的实施使患者在术后并发症的发生率和病死率、平均住院时间等方面均得到明显改善。Rothlin 等病例对照研究表明，开腹与腹腔镜组的手术并发症的发生率分别为 43%、7%，病死率分别为 29%、0，平均住院时间分别为 21 天、9 天，腹腔镜组手术时间随着手术器械的改进逐渐缩短，表现出越来越明显的优势。内镜下放置胆管内支架治疗恶性梗阻性黄疸创伤小、早期并发症少，但胆管炎、引流管阻塞所致黄疸复发、十二指肠梗阻等是内镜治疗的远期并发症。外科旁路手术则能减少远期并发症，但手术创伤大，早期并发症多。理想的治疗是用腹腔镜完成外科旁路手术。内镜下放置内支架治疗恶性梗阻性黄疸的原则：生存期≤3 个月的患者，内镜下放置内支架疗效较好；生存期在 3～6 个月的患者，两者在胆管减压成功率及生存期方面无明显差异，但手术者住院时间较长，而内镜下放置内支架组后期并发症较多；生存期>6 个月的患者，外科旁路手术能减少患者总的住院时间，降低术后并发症的发生率。

腹腔镜胆囊空肠吻合与胆总管空肠吻合的随机对照研究表明，降低胆管压力疗效较好，并发症较少，且不受胆囊管粗细的限制。一般认为，当胆管梗阻部位距离胆囊管汇入胆总管处<1.5 cm 时不适于腹腔镜胆囊空肠吻合。在胆管恶性梗阻患者中，这种情况<20%。晚期胰腺癌约 20% 伴十二指肠梗阻，须行胃空肠吻合术。对不能切除的胰腺癌，常规行胃空肠吻合术是值得提倡的，因为手术本身并不增加手术风险，还望延长生存期，而且未来出现十二指肠梗阻的机会至少是 16%。腹腔镜胃-空肠吻合方法同胆肠吻合术，既可以采用小切口提至切口外吻合，也可以采用内镜线性吻合器。

三、腹腔镜下胰腺癌姑息治疗

腹腔镜下吻合技术：全身麻醉下建立人工气腹，压力维持于 14 mmHg。患者仰卧于手术台上，两腿分开，头高足低，术者站于患者两腿之间，助手站于患者右侧，光源控制者在患者左侧。手助器械和穿刺套管位置：在左下腹脐与左髂前上棘连线和左锁骨中线交点处放置 10 mm 穿刺套管进腹腔镜探查肝脏、腹壁及腹、盆腔是否有肿瘤转移性病灶，如发现有则可取活检送病理检查。在脐右上方做一长约 6 cm 的横行手助切口，放置美国强生公司生产的手助器，液状石蜡涂抹左手后进入腹腔，在脐-剑突连线中点水平线与左侧胸骨旁线交点处进 12 mm 穿刺套管作为主操作孔，右侧锁骨中线肋缘下打一辅助孔，放置 5 mm 穿刺套管。左手配合器械进一步探查胰腺癌生长部位和向周围浸润情况，还可经文氏孔探查胆囊、胆囊管及胆总管。超声刀分离胃结肠韧带，充分探查胰腺肿瘤与门静脉等周围脏器的关系，以及十二指肠受累情况。

（一）腹腔镜胆囊-空肠吻合术（LCJS）

距胃肠吻合口约 40 cm，和上述方法一样行胆囊空肠吻合。吻合前常规行术中胆管造影以了解胆总管，特别是胆囊管入口处胆囊管未被肿瘤侵犯。

（二）腹腔镜胃-空肠吻合术

用无损伤抓钳把胃大弯侧向患者头侧牵拉，显露出胃后壁。把距屈氏韧带约 20 cm 的一段长约 5 cm 空肠袢与之并在一起。牵引线牵引胃后壁与空肠，自右上腹用 5 mm 穿刺套管牵出体外。用电刀分别将胃后壁与空肠切开约 2 cm，将 Endo-gIA 订合器的两臂分别插入胃和空肠瘘口，然后扣动扳机，完成胃-空肠吻合。胃和空肠的打孔处再用牵引线牵引、提起，以 Endo-gIA 闭合器夹闭。空肠输入、输出袢侧侧吻合：将胃空肠吻合与胆囊空肠吻合之间空肠袢和胆囊空肠吻合远端空肠袢行侧侧吻合。主要是减少食物反流和逆行感染。

（三）腹腔镜胸内脏神经切断术

顽固性疼痛几乎见于所有晚期胰腺癌，镇痛剂仍是最主要的止痛方法，但难以维持长效且易于成瘾。腹腔干神经阻断术，可经手术或在 B 超、CT 引导下进行。此手术不仅有效镇痛，且明显提高生存率。腹腔干神经阻断术对患者损伤小，术后恢复快，值得应用推广。金焰等报道此治疗方法，疗效确切，方法简单。

四、放射介入治疗胰腺癌

区域性化疗包括经动静脉灌注化疗、间质化疗等。对不能切除的胰腺癌，可采用区域性化疗，因为转流仅解决梗阻的问题。Hanyu 等用包埋或穿刺丝裂霉素缓释剂的方法治疗 220 例包括胰腺癌在内的不可切除的晚期肿瘤，70% 的患者疼痛减轻，33.3% 的患者消化道症状缓解，且无明显的不良反应。中国协和医科大学肿瘤学院腹外科采用间质化疗（5-FU 缓释剂）的方法治疗经组织细胞学证实的胰腺癌 28 例，不良反应轻微，无严重的并发症发生，近期疗效满意，远期疗效正在观察中。

（一）腹腔动脉干灌注

目前最为常用的是腹腔动脉干灌注。Seldinger 法经皮股动脉穿刺插管至腹腔动脉干开口，DSA 下定位导管。可经导管一次性灌注化疗药物或滞数天后再次灌注药物治疗。导管尾端还可外接于药盒，埋植在皮下，每日经药盒连续灌注化疗药物。为了提高肿瘤局部药物浓度，可利用微导管行胰周超选择性插管灌注，甚至可在脾门处行脾动脉栓塞以促进药物在胰腺中的作用。近年来采用健择和其他化疗药物如 5-FU 联合应用，在血管造影的引导下于腹腔动脉干内注入 2/3 的药物和于肠系膜上动脉内注入另 1/3 的药物，多次化疗后根据影像学结果决定手术时机。对于健择是否选择介入途径至今仍有争论，因为该药物必须通过肝脏代谢后才能对胰腺肿瘤细胞产生杀伤效应，因此，主张对该药可采用周围途径化疗。另外，介入灌注化疗时可加用吸收性明胶海绵，可增加药物的滞留，其本身的栓塞作用也可减少肿瘤的供血。

（二）肠系膜上动脉灌注

肠系膜上动脉灌注操作方法与腹腔动脉干灌注相同，常与 CAI 同时应用，尤其适用于肿瘤已侵犯腹腔动脉干难以进行腹腔动脉干灌注的患者。此外，SMAI 后化疗药物的肝肠循环能使门静脉系统得到灌注，有利于胰腺癌肝转移的控制。但部分患者会产生胃肠道反应，如腹痛、腹泻等。其他还有腹主动脉断流灌注、隔离低氧灌注、门静脉灌注等方法，在临床上较少使用。

（三）胰腺癌区域性动脉灌注介入治疗的特点及疗效

胰腺癌区域性动脉灌注介入治疗除没有全身化疗引发的严重不良反应外，还具有以下优点。

（1）能在胰腺肿瘤区域达到较高的化疗药物浓度：已有实验表明，区域性动脉灌注化疗时的药物浓度是外周静脉化疗时的 10~16 倍；

（2）对局部进展期胰腺癌有降低分期的作用：减轻胰腺癌侵犯门静脉、肠系膜上静脉或下腔静脉的程度，缩小肿瘤体积，使部分原先认为不能切除或初次手术未能切除的肿瘤获得根治性切除的机会，明显提高手术的切除率；

（3）可杀灭已存在的微小转移灶、亚临床病灶及残留的肿瘤细胞，控制肿瘤的局部复发和肝转移，提高胰腺癌患者的生存率；

（4）使肿瘤与周围血管之间产生炎性间隙，有助于术中判断肿瘤是否侵犯门静脉或肠系膜上静脉和其被侵犯的长度，减少了血管的误切和血管移植的概率；

（5）使胰腺组织变韧，降低术后胰肠吻合口漏的发生率；

（6）对于不能切除的晚期胰腺癌患者：动脉灌注治疗在一定时间内能有效地抑制肿瘤的生长，改善患者全身症状，从而延长患者生存期。长期临床实践表明，使用 5-FU 动脉灌注能有效缓解晚期胰腺癌患者顽固性的腰背和腹部疼痛，往往在介入治疗后的 1~2 天即可显效，大大降低了患者对镇痛药物的依赖，提高了患者的生活质量。

（四）胰腺癌区域性动脉灌注介入治疗的适应症

鉴于胰腺癌的生物学特性、血管解剖学基础和介入治疗的上述特点，临床提倡以根治性手术为基础、介入治疗为主要辅助治疗手段的综合治疗体系。在尽量提高胰腺癌早期诊断率的前提下，利用现代影像学技术尤其是多排螺旋 CT 多期像扫描、三维血管重建对胰腺癌患者进行详细的临床评估。对于胰腺肿瘤在 5 cm 以下、无腹腔重要血管大范围侵犯、无广泛转移者，仍以早期及时根治性手术为宜，不建议术前介入治疗，以免错过最佳手术时机，因为介入治疗要耽误手术时间 3~4 周。将介入治疗作为术后辅助治疗的重要手段，巩固手术治疗的效果，延缓局部复发及远处转移，提高生存率，对临床分期已晚、失去根治性手术机会或一般情况差、无法耐受根治性手术的患者，在及早利用微创外科技术解除胆管或（和）胃肠道梗阻的前提下，进行介入治疗，并动态观察评估治疗效果，为胰腺癌二期手术切除创造条件。目前介入治疗已广泛应用于胰腺癌的临床治疗，成为胰腺癌辅助治疗的重要手段之一，不仅明显提高了晚期患者的生活质量和延长了生存期，而且使部分患者获得了根治性手术的机会，并且巩固了手术效果。

五、放射性粒子治疗胰腺癌

虽然手术仍是根治胰腺癌的唯一有效方法，但是由于临床上胰腺癌患者就诊晚，手术切除率也只有40%，多数患者为晚期患者，无法切除。放射治疗是治疗恶性肿瘤的第二常用治疗方法，但对于胰腺恶性肿瘤由于其细胞生物学特性对放射治疗不敏感且由于胰腺位置深在、受周围正常组织影响传统外放射治疗不能达到治疗肿瘤的有效，剂量，因此对胰腺癌治疗效果不佳。国内外均有报道，术中一次性大剂量放射治疗即开腹后充分显露胰腺肿瘤，将放射线发射器直接对准肿瘤进行照射，可减少对周围组织的损伤，取得较好的止痛效果。但此技术要求手术室放置放射治疗机，很少医院能达到此要求，或术中移动患者由手术室到放射室，过程复杂、时间长，增加患者风险，一般医院也难以做到。

随着新型放射源的研发，放射性粒子组织间植入治疗恶性肿瘤取得了较好的疗效。125I粒子是目前临床应用较多的放射源，将长0.4~0.8 cm的125I粒子按照要求的间距均匀地植入肿瘤组织中，直接近距离对肿瘤组织进行照射，同时由于125I的放射有效距离短，对周围组织损伤极小。125I粒子连续低剂量率（0.07~0.09 gy/h）照射具有放射生物学优势，包括晚反应组织内的亚致死损伤修复和乏氧细胞氧合。由于物理剂量分布的改善，正常组织的并发症发生率明显降低，与外照射相比，降低每个照射剂量单位的生物损伤效应。125I粒子通过组织间近距离照射致杀死肿瘤细胞，以达到减瘤的目的；随着肿瘤的缩小，减轻肿瘤对周围神经、胰管、血管的压迫及对胰腺被膜的刺激，以达到缓解疼痛的目的。同时，胰腺的后方为腹腔神经丛，125I粒子通过内放射治疗，达到对腹腔神经丛的灭活，缓解疼痛。研究显示放射性离子植入疼痛缓解率可达90%以上，效果确切，而且起效快，起效时间1~3天。李欣等报道，胆管空肠吻合姑息手术联合125I粒子植入组患者疼痛缓解率90%，术后生存时间较姑息手术组明显延长。125I粒子植入治疗的生存期主要取决于是否伴有远处转移，因为放射性粒子对远处转移的肿瘤无治疗作用。永久性粒子种植治疗恶性肿瘤的优点：

（1）剂量分布取决于肿瘤的形状和大小，靶区固定，照射剂量高；

（2）肿瘤持续受照射时间延长，生物效应剂量高，有利于抑制肿瘤增生；

（3）周围正常组织由于射线迅速衰减而受照剂量很低，对周围组织损伤小，减少患者和操作人员的核辐射损伤。

（一）粒子植入程序

1. 粒子植入对象选择

粒子植入的适应症：

（1）经病理证实手术不能切除的胰腺癌患者；

（2）影像学检查胰腺肿块局部浸润不能切除者；

(3) 全身情况差不能耐受切除手术者；
(4) WBC≥3×10⁹/L，PLT≥10×10⁹/L，Hb≥90 g/L；
(5) KPS 评分≥70 分，能够照顾自己，但不能正常工作。符合（1）~（3）项之一，同时满足条件（4）（5）者为放射粒子植入适应症。

2. 粒子植入量的计算

将胰腺 CT 扫描图像传送到三维治疗计划系统，计算出所需要的放射性粒子个数和植入针数，订购放射性粒子一般要多定 10%~15%。一般肿瘤周缘匹配剂量（MPD）为 110 gy，植入粒子数 30~50 颗。

3. 粒子植入途径的选择

粒子植入途径。

（1）开腹粒子植入：易于取肿瘤组织病理检查，直视下操作，穿刺准确，同时可行胆肠吻合等附加手术。

（2）经皮穿刺粒子植入：避免开腹手术，减少患者痛苦。

（3）腹腔镜下离子植入：较开腹手术对患者损伤小，恢复快；较穿刺法直接，不易损伤周围脏器。粒子植入途径可根据患者病情、所在医院的仪器设备、手术者技术特点进行选择。

（二）粒子植入技术

1. 所需器械

粒子植入枪或针，可选用简易带刻度的粒子植入针，或带有粒子仓的粒子植入枪。

2. 粒子植入

原则是将术前根据 CT 检查及计算所得所需粒子数均匀植入肿瘤组织中，距肿瘤某一侧边缘 1 cm 处开始将带有针芯的粒子植入针刺入肿瘤组织距后侧边界 1 cm 深度，拔出针芯，检查有无血液或胰液漏出，无出血及胰漏情况下放入粒子一颗，用平头粒子推入针芯将粒子推射进入瘤组织，后退穿刺针 1 cm，拔出针芯检查无出血及胰漏后再放入粒子推入，如此反复直至退至距肿瘤边缘 1 cm 处，植入最后一颗粒子，拔出粒子植入枪；在距上次穿刺点 1 cm 处重新穿刺，如上法植入粒子，直至欲植入粒子全部均匀地布满整个肿瘤。检查肿瘤组织有无血肿、出血、胰漏等。此操作在 B 型超声仪指导下进行，可帮助术者更加准确均匀地植入粒子，并可以避开大的血管、胰管。开腹或腹腔镜下植入者，胰腺表面应放置引流，以防止遗漏发生。

（三）永久性放射粒子植入治疗肿瘤的并发症

（1）胰漏是最常见的并发症，预防性的腹腔引流管留置，通常引流可有利于胰漏治疗，配合静脉输液，抑制胰腺分泌药物如奥曲肽应用等；

（2）穿刺误入血管或放射性粒子移动进入血管引起组织栓塞；

（3）植入粒子过多、放射剂量过大致组织坏死、空腔脏器吻合口漏等，放射性胃肠道炎症、出血；

（4）植入粒子游走至其他脏器：有报道植入胰腺肿瘤的粒子移入肝脏，但未引起肝功能异常等严重并发症。

六、γ 刀在胰腺癌的应用

γ 刀融立体定向技术和外科技术于一体，可最大限度减少靶区周围正常组织照射量，是一种先进的治疗方法，利用能产生 γ 射线的 Co 作为放射源，根据几何聚焦原理将 30 束射线从不同方向和位置通过 3 种型号（10 mm、30 mm、50 mm）准直器做非共面锥状旋转聚焦照射。此技术一是提高了计划靶体积（PTV）的精确性和高剂量分布；二是降低了 PTV 周围正常组织的照射剂量，使患者在接受治疗的同时避免了受照范围过大，尤其适用于病灶周围有不能受高剂量照射的重要且敏感的组织和器官，达到类似于外科手术切除效果。另外，PTV 周围正常组织瞬时、低剂量穿射，PTV 内高剂量积聚也避免了 X 刀应用技术对大病灶形成包绕时正常组织受照容积增大的弊端。张丽萍等报告 γ 刀治疗晚期胰腺癌患者 31 例，患者即有疼痛明显减轻，12 例患者黄疸消退。3 个月后复查，对局部病灶的总有效率达到（CR+PR）83.8%。放射性不良反应小，急性放射性胃肠炎、急性放射性肝损伤、骨髓抑制及发热的 4 项急性放射不良反应按 RTOg 标准均属于 1 级、2 级，未见 3 级不良反应。

γ 刀治疗的适应症：不能手术切除的晚期胰腺癌患者，无重要脏器功能障碍。

照射流程：定位、治疗计划的制作、γ 刀照射。

患者平卧固定于体部定位架内的真空负压袋上，塑性抽真空固定体位。平静呼吸，行 CT 增强扫描，层厚 3~5 mm，扫描范围 200 mm，明确病变部位及周围组织关系。并嘱咐患者以后每次照射前进食、进水量尽量相同。核准患者的体位，重复定位点的选择应靠近病灶，并在病灶上方相对固定的位置（骨性标志），嘱咐患者保持标记清晰。根据治疗目的、患者身体状况调整治疗计划和剂量分布，用 50%~60% 的等剂量曲线覆盖，95% 的靶组织，通过三维显示、DVH 直方图对病灶及周围敏感组织进行剂量评估，检查治疗方案，根据患者的一般身体状况和肿瘤大小，确定治疗剂量，给予单次剂量 350~450 gy，每日或隔日照射 1 次，总剂量 35~45 gy，周围敏感组织的放射量控制在最大耐受量以下。

γ 刀治疗适应范围较大，局部疗效明显、确切、安全、可靠，能够提高患者生存质量及延长生存期。

七、无水乙醇注射治疗晚期胰腺癌

经皮经肝肿瘤穿刺无水乙醇注射治疗肝癌报告较多，胰腺位置深在穿刺注射困难，因此应用较少。

李美荣等报告胰腺肿瘤局部及腹膜后腹腔神经丛无水乙醇注射结合腹腔动脉或肠系膜上动脉置管化疗较单纯置管化疗组疼痛，缓解率、半年、1 年、2 年生存率均有增高。通过术中瘤内、瘤周注射无水乙醇可明显减轻肿瘤的负荷，阻断肿瘤直接浸润途径，然后结合行选择性腹腔动脉或肠系膜上动脉插管埋泵术后化疗，能使化疗药物在肿瘤周围聚集，直接作用于肿瘤局部和区域淋巴结，从而减低了肿瘤细胞的耐药性，减少了淋巴结转移，并且化疗药物能再通过门静脉回流入肝，能够更有效地防治胰腺癌肝转移，延长患者的生存期。行无水乙醇消融加区域动脉化疗须注意以下几个方面。

（一）无水乙醇注射时

术者应用手轻轻托住胰头部，直至与触摸结合，调整好穿刺方向、穿刺深度、控制推药的速度与药量，避免误穿、误注、误伤等不良后果。如果肿瘤过大或位于钩突部，宜将胰头部翻转过来，从背部门静脉与十二指肠内侧穿刺注射，较为彻底。

（二）对于浸润固定的胰头癌

不宜勉强做过多的解剖分离，宜从十二指肠降段侧腹膜间隙向肿瘤基底部注射药物。

无水乙醇注射时，宜按先周边后中间，从点到面扇形注射的原则，首先注射肿瘤旁结缔组织、腹腔神经丛、邻近肿瘤两端边缘的胰腺组织，最后瘤内注。瘤内注射最好用 5 mL 或 10 mL 的注射器，因其针尖细，压强大，可使无水乙醇均匀分布，且不易发生胰漏。

八、射频消融治疗晚期胰腺癌

射频热消融术（RFA）是一种微创肿瘤原位治疗技术，通过插入肿瘤组织内的射频针产生 480 kHz 的射频波，射频能量使病灶局部组织产生高温、干燥，最终凝固和灭活软组织和肿瘤。其原理是电子发生器产生射频电流时，通过电极针使周围组织产生高速离子振动和摩擦，继而转化为热能并随时间向外传导，从而使局部组织热凝固坏死和变性。单一的电极针的射频消融可产生最大直径 5 cm 的凝固坏死灶。

胰腺癌的腹腔镜下射频消融术可造成胰腺癌大部的变性坏死，在实验猪胰腺射频消融试验中证实射频消融能使预定的胰腺变性，而胰腺旁的十二指肠未受损伤，但胆总管损伤为 20%。因此，射频消融的范围要限制在肿瘤以内，超出范围有可能造成胆总管、胰管和周围血管的损伤。腹腔镜下射频消融手术的适应症和放射粒子植入术的适应症相似，适用于较大的胰腺肿瘤，以免射频消融的范围超过肿瘤界限造成邻近组织的损伤。腹腔镜探查和穿刺的操作与粒子植入相似，关键是充分暴露胰腺肿瘤。胰体尾肿瘤暴露要容易一些，而胰头部肿瘤因有较多的血管暴露比较困难。胰头部有肠系膜血管通过，穿刺时要格外小心。肿瘤的术中超声定位很重要，但要做到肿瘤的精确定位很难，特别是尝试在腹腔镜下超声引导穿刺较难，往往靠近大血管旁的肿瘤得不到治疗。治疗原则就是在肿瘤内穿刺治疗，不能超过肿瘤的边界，超过边界很容易造成胰漏或大血管损伤。胰腺癌的射频消融和放射粒子植入对晚期胰腺癌效果如何，现在还缺乏大宗的病例比较和远期的随访。刘才兴等报告体部 γ 刀治疗中晚期胰腺癌 48 例，止痛效果 93.9%，5 例肿瘤消失，肿瘤缩小 30 例，5 例生存期超过 18 个月。

第三节　腹腔镜胰腺手术

一、远端胰腺次切除术

由于胰腺所处的部位较深，手术难度较大，目前国内外施行腹腔镜胰腺手术的经验仍然较少。对于胰腺体尾部病变的治疗，较多采用的是腹腔镜远端胰腺次切除术（LDP）。

（一）适应症与禁忌证

1. 适应症

（1）胰腺占位病变：发生于胰腺体尾部的良、恶性病变，如胰腺癌、囊腺癌、胰岛素瘤、非功能胰岛细胞瘤、浆液性囊腺瘤、黏液性囊腺瘤、胰导管增生、胰腺囊肿、神经鞘瘤等；

(2) 慢性胰腺炎。

2. 禁忌证

(1) 病变部位侵犯胰腺肠系膜上静脉右侧者；

(2) 病变侵犯周围组织或粘连致密者；

(3) 严重全身性疾病、有出血倾向、不能耐受手术者。

(二) 术前准备

1. 全面检查

术前除了常规检查外，应做 B 超、CT、MR 和血管造影，以明确胰腺病变部位、大小、边界、包膜等情况，以及病变与大血管的关系，指导胰腺手术时的切线。

2. 胃肠准备等

术前做清洁灌肠，留置胃管、尿管，备足全血。

3. 手术时机选择

一旦确诊，应在控制胰腺炎症基础上，尽早手术。

(三) 手术操作

1. 麻醉与体位

手术在气管内插管复合全身麻醉下进行，患者取膀胱结石位（左肋下垫高）或右半侧卧位，并可随医师要求转动体位。

2. 切口与气腹

脐下插入充气针充气，一般做 5 个套管孔，其中脐部为 10 mm，脐左下方为 12 mm，剑突下和左右髂嵴上方的耻区为 5 mm。

3. 检查步骤

在胃网膜动脉外侧的胃结肠韧带用超声刀切开一孔，显露胰腺，向左切开胃结肠韧带，游离结肠脾曲；引入腹腔镜超声仪对病灶进行定位，确定切除缘，并评估病变与胰管的位置关系；探查肝脏有无转移病灶；检查脾脏有无病变，与胰尾有无粘连，是否妨碍手术操作。

4. 脾脏的切除

如果脾脏有病变，或与胰尾粘连；或者脾脏妨碍手术操作时，可先行脾脏切除术。方法详见腹腔镜脾脏切除术。否则应尽量保留脾脏。

5. 游离胰体尾

沿胰体上下缘和胰尾切开后腹膜，采用分离钳和超声刀，交替的钝、锐性分离方法，自后腹膜游离出胰体尾。

6. 切断胰腺组织

置入相应大小的 Endo-gIA，于预定切割线离断胰腺组织。创面喷洒生物蛋白胶，并覆盖大网膜。

7. 取出标本

切除胰腺组织放入不透水标本袋内，在袋内切碎胰腺组织后取出。

8. 放置引流

于胰腺断面、脾窝及胰腺上下缘，均放置双套管引流，术后持续冲洗。

(四) 并发症的防治

腹腔镜远端胰腺次切除术的严重并发症有出血和胰漏，手术中需小心处理结扎脾动静脉及其他血管，使 Endo-gIA 离断血管及胰腺后，可喷洒生物蛋白胶，以达到止血和堵塞的目的。

(五) 术后处理

1. 淀粉酶测定

将引流管引流液于术后第 3 天开始，每天均做淀粉酶测定，若淀粉酶持续升高，且术后第 7 天引流液仍超过 70 mL，则诊断为胰瘘，应按胰瘘治疗方法处理。若引流液呈浆液性且其淀粉酶值相当于血清值即可拔除引流管。

2. 肠道管理

肛门排气后即可进食。

3. 抗感染

预防性使用抗生素。

二、重症急性胰腺炎的腹腔镜引流手术

重症急性胰腺炎于急性反应期目前观点多不主张手术治疗，如必须手术，手术方式宜单纯引流，减少胰腺损伤。腹腔镜引流手术具备了快速、创伤小的特点。

(一) 适应症

重症急性胰腺炎急性反应期，早期（72 h 内）出现一个或多个脏器功能障碍者。

(二) 禁忌证

全身多器官功能衰竭，不能耐受手术者。

(三) 术前准备

积极抗休克，纠正循环功能和呼吸功能障碍，抗感染。有条件者，可先采用血滤治疗。备足全血。术前行十二指肠镜胆管引流。备十二指肠镜、经内镜胃造瘘管、经皮穿刺空肠造瘘管。

(四) 手术步骤

1. 麻醉

行气管切开插管复合全身麻醉。

2. 体位及切口

取仰卧位。先行人工气腹，脐下置 10 mm 套管针，放入腹腔镜；脐左下方置 12 mm 套管针；左右髂前上棘上方各置 12 mm 套管针；右锁骨中线肋缘下方置入 5 mm 套管针。

3. 探查腹腔

主要探查有无并发消化道穿孔。

4. 游离结肠

超声刀先将胃网膜动脉外侧胃结肠韧带切开一个口，然后向左右两侧切开，右至切开结肠肝曲，左至结肠脾曲。沿降结肠向下切开结肠侧腹膜，将结肠向内侧牵引，向肠系膜根部分离，显露左结肠后、左肾周、十二指肠空肠曲区；将升结肠牵向内侧，沿肝曲向下切开侧腹膜，向内侧分离显露肠系膜血管根部右侧区。上述过程均用超声刀完成。至此，结肠基本游离。

5. 显露胰腺

向上牵引胃体，显露胰腺，表面坏死组织用吸引器清除，不游离胰腺包膜。

6. 胆囊造瘘

拔出右肋缘下套管针，从切口放入 Foley 导尿管，用超声刀于胆囊底切一小口，将导尿管末端放入胆囊，用 4 号丝线缝合胆囊切口，向水囊注水，将导尿管固定于腹壁。

7. 胃造瘘

通过胃镜行胃造瘘，胃造瘘管于剑突下方戳孔引出。

8. 空肠造瘘

以经皮穿刺套管针于左中腹壁穿入，提起距屈氏韧带 20 cm 处空肠，让套管针穿破该处浆肌层进到黏膜下层，在黏膜下潜行 3~4 cm 后，再穿破肠黏膜进入肠腔，于套管针内置入造瘘管，进入肠腔管长约 10 cm，用丝线在肠壁造瘘管入口处缝合一针固定，再用丝线将该处肠管固定于腹膜上。

9. 冲洗腹腔

用大量生理盐水（3000~5000mL）冲洗腹腔。

10. 放置引流管

于胰床放置双套管由左下腹套管针切口引出；于降结肠旁沟放置双套管由左髂前上棘上方套管针切口引出；于升结肠旁沟放置双套管由右髂前上棘上方套管针切口引出。

（五）术中注意要点

手术达到引流目的即可，切忌追求坏死组织的彻底清除导致术中或术后大出血。尽量避免翻动胰腺组织，以免损伤胰腺，引起胰瘘。

（六）术后处理

加强监护，对主要脏器功能状况进行严密监测，及时治疗肺、肾、心循环及脑功能不全；持续双套管灌洗；营养支持；应用抗生素防治感染。

第四节 腹腔镜胰十二指肠切除术

一、适应症及禁忌证

（一）适应症

（1）胆总管中、下段癌；

（2）胆道口壶腹部癌；

（3）十二指肠乳头癌；

（4）乳头周围的十二指肠癌；

（5）局限于胰头部的胰腺肿瘤及慢性胰腺炎。

腹腔镜胰十二指肠切除术在选择手术适应症时，最好选择术前能够切取到病理组织，明确诊断的胆总管、Vater 壶腹部、十二指肠乳头及乳头周围的十二指肠癌。通过影像学检查进一步了解肿瘤局部浸润程度和淋巴结转移情况。估计手术的难易程度，避开较复杂且难以操作的胰十二指肠切除术。

（二）禁忌证

（1）腹腔内已有广泛转移者；

（2）胰腺癌侵犯肠系膜上血管者；

（3）严重营养不良、重度梗阻性黄疸、全身情况较差、70 岁以上高龄、重要器官功能不佳，不能耐受重大手术者。

二、术前检查

同开腹手术一样，在手术前应对每一位患者详细采集病史和认真地行体格检查。通过肝、胆、胰腺 CT、MRCP 和彩超检查和病理结果，明确诊断，并科学分析、了解淋巴结有无转移，估计患者能否耐受手术并选择适宜的手术方法。由于腹腔镜手术无手的直接触觉，并且不易完成术中穿刺活检，因此，要尽量在术前明确诊断。十二指肠乳头及乳头周围的十二指肠癌，术前可以通过十二指肠镜取病理组织获得明确诊断。胆总管的中、下段肿瘤及 Vater 壶腹癌可以通过腹腔镜下胆道镜取病理组织活检获得明确诊断。B 超、CT、MRI 及术中 B 超在胰腺及胆道口壶腹周围癌的诊断方面尤为重要。

三、术前准备

（1）注射维生素 K 以提高凝血酶原活动度；

（2）纠正低钾等电解紊乱，维持水和电解质的平衡；

（3）此类患者多因进食量少等因素，有营养不良、低蛋白血症、贫血等征象，术前要给予纠正。术前给予静脉高营养，补充脂肪、葡萄糖、氨基酸、维生素及微量元素，输血、输白蛋白及血浆；

（4）对有阻塞性黄疸的患者，术前一周要口服胆盐制剂，以减少肠道内的细菌滋生；

（5）为了预防术后应激性溃疡、消化道出血，术前术后要给予 H2 受体阻断剂或质子泵抑制剂等抑酸药；

（6）对于血清胆红素>171μmol/L 的患者，一般状况良好、身体尚能承受手术者，不强调术前的 PCTD 减黄术，如若施行了 PCTD 减黄术，应注意因此而引起的水和电解质紊乱，引流后 2~3 周施行手术。经十二指肠镜鼻胆管引流术可使患者情况较快改善。对于深度黄疸的患者，施行一期腹腔镜胆总管切开+T 形管引流术，患者情况亦较快得到改善。

四、麻醉、患者体位、手术人员站位、穿刺锥置放

（1）连续硬膜外麻醉，同时气管插管全身麻醉，可以减少全身麻醉药物用量，减轻肝

脏负担；

（2）术中麻醉过程要尽量保持血压平稳，避免血压有较大幅度的波动，若术中缺氧、低血压，易导致肝肾综合征的发生。要充分补液，维持足够的尿量，必要时可给予20%甘露醇溶液125~250 mL；

（3）患者仰卧位；

（4）术者及二助手站立于患者的左侧，第一助手站立于患者的右侧。脐部放置10 mm穿刺套管，右上腹及右脐区放置5 mm穿刺套管，左上腹小切口处及左脐区分别放置12 mm穿刺套管、5 mm穿刺套管。必要时剑突下放置5 mm穿刺套管。

五、操作步骤

手术全过程均需严格遵循肿瘤根治原则，包括肿瘤非接触原则、淋巴组织清除、足够取出切除组织的切口和切口保护等，切除范围包括胆总管下端、胰头、胃幽门区、十二指肠和空肠上段以及这些脏器附近的淋巴结。

（1）一般性探查：建立气腹后，将肝圆韧带悬吊于腹壁上，扩大手术野。探查有无腹腔积液，有无腹膜、盆腔、大网膜、肝脏、肝十二指肠韧带、横结肠系膜根部、小肠系膜根部、腹主动脉旁淋巴结转移。剪开膈结肠韧带，游离结肠肝曲、横结肠右侧系膜，并压向下方。超声刀剪开胃结肠韧带，剪开横结肠系膜与胰头间的疏松组织，LigaSure切断走向胰头部的肠系膜上静脉分支，显露十二指肠降部及胰头部。进一步探查胰腺周围、腹腔动脉周围、胰腺下缘有无淋巴结转移。经上述探查未发现远处及局部淋巴转移，即可继续试行分离；

（2）切开十二指肠外侧腹膜，显露下腔静脉及腹主动脉：这是判断肿瘤能否切除的第一个关键步骤。切开肝胃韧带、肝十二指肠韧带。并行Kocher切口，切开十二指肠外侧后腹膜，向下方切开至十二指肠水平部，此时需剪开横结肠系膜前叶。十二指肠与胰头后方的结构间有一正常的解剖间隙，沿着此间隙向左侧游离便可显露下腔静脉及腹主动脉。腹腔镜下有利于观察此间隙，助手向左上方翻起十二指肠及胰腺，术者右手持5 mm超声刀与左无损伤抓钳配合，沿此间隙向左侧游离，探查肿物与下腔静脉、腹主动脉间有无癌浸润及淋巴结转移。若将十二指肠及胰头部游离，下腔静脉、腹主动脉得以显露，手术可进行下一步；

（3）探查肿瘤是否浸润肠系膜上静脉和门静脉：胰头癌、壶腹周围癌能否成功切除的第二个关键是癌瘤是否浸润肠系膜上静脉和门静脉。进一步游离显露十二指肠降部及水平部，探查胰腺头、钩突部与肠系膜上静脉间的关系。其后，助手将胃推向前上方显露出胰腺，观察肠系膜上动脉的搏动，于胰腺下缘，向右剪开腹膜及纤维脂肪组织。结扎一些引流胰腺血液的小静脉，稍加分离便可找到肠系膜上静脉。当寻找肠系膜上静脉有困难时，可先在横结肠系膜上找到结肠中静脉，再沿结肠中静脉分离找到肠系膜上静脉。腹腔镜下的超声探查，可以探明肠系膜上静脉的位置，有助于寻找肠系膜上静脉。找到肠系膜上静脉后，便可在胰腺与肠系膜上静脉间进行分离。助手向上方提起胃，术者左手向前上方挑起胰腺，右手在胰腺与肠系膜上静脉间进行分离，向上方分离直至门静脉。胰腺颈部背面与肠系膜上静脉、门静脉间一般无血管支沟通，若无肿瘤浸润，易于分离。手术进行至此步骤时，一般可做出是否施行胰十二指肠切除术的决定；

（4）切断胃远端：胃远端的切除范围应根据患者年龄及胃酸的高低来决定。老年人胃酸分泌量较低，一般切除远端胃 1/3。50 岁以下胃酸分泌量高者，为防止吻合口溃疡的发生，应切除胃远端的 1/2。腹腔镜下切断胃，采用腹腔镜下的直线切割缝合器（Endo-gIA），应用 ATg 型切割缝合器，配蓝色的钉仓切断胃组织，胃断端补加浆肌层缝合；

（5）切除胆囊、切断胆总管：助手将胃的远侧断端向右下方牵拉，术者游离肝固有动脉，清除其周围的纤维脂肪组织，显露胃十二指肠动脉，用不可吸收带锁夹夹闭切断血管。切除胰十二指肠后，因无 Oddi 括约功能，为防止胆道上行感染，应常规切除胆囊。游离胆总管，胆总管的切断水平应根据疾病的性质和肿瘤的部位确定，良性病变应在十二指肠上缘切断胆总管，壶腹癌可在胆总管上段切除胆总管，胆总管下端和胰头癌则必须在肝管离断胆道。为防止腹腔污染，应及时吸尽流入肝肾隐窝处的胆汁；

（6）切断胰腺：胰腺的切断范围应根据病变的性质和部位确定。良性病变和壶腹癌，胰腺的切断线选择胰颈部即可，胰头癌一般于腹腔动脉乃至腹主动脉左缘切断胰腺。当向左侧游离胰腺时，助手向左上方牵拉胃，术者左手托起胰腺左侧断端，右手持 5 mm 超声刀，游离胰腺背侧，注意勿损伤脾动、静脉，切断小血管，游离胰腺断端长 3~5mm；

（7）切断空肠：助手向下方牵拉横结肠系膜，术者左手向右上方牵拉十二指肠，沿着十二指肠的边缘，超声刀剪断 Treitz 韧带的腹膜附着，便可将空肠上段游离牵拉至右腹上区，距离 Treitz 韧带 10 mm 处应用特制的肠钳钳夹空肠的两侧断端，切断空肠；

（8）切除胰腺钩突：手术至此，只有胰腺钩突与肠系膜动静脉相连，助手将十二指肠、胰头及空肠向右侧牵拉，肠系膜上静脉向左侧牵拉，于肠系膜上静脉的右侧壁及后侧壁旁小心分离，此处可见多条小静脉汇入肠系膜上静脉，施夹后于夹的远端切断小静脉。于肠系膜上动脉的右侧 LigaSure 分次切断胰腺钩突。切除组织放入标本袋内，纵行切开扩大左腹上区穿刺套管切口长约 4 cm，放置切口保护器，取出标本；

（9）消化道重建：采用 Child 法，即以胰肠、胆肠、胃肠顺序进行的吻合方法：

①胰肠吻合：有胰腺空肠端嵌入式吻合法和胰腺空肠捆绑式吻合法，比较适合于腹腔镜下的胰肠吻合。胰腺空肠捆绑式吻合法操作相对较容易，国外多中心研究资料报道其胰瘘的发生率较低。胰肠嵌入式吻合时，先于腹腔外距胰肠吻合口 20 cm 处的空肠戳孔，由空肠外向空肠内插入胰腺导管，浆肌层缝合埋入导管 5 cm，胰腺导管远端由空肠断端拉出，将空肠断端于横结肠系膜裂孔拉到胰腺附近。距空肠与胰腺断端 2~3 cm 处，将空肠后壁浆肌层与胰腺后壁做结节缝合，然后将空肠后壁全层与胰腺断端后缘做结节缝合。将胰腺导管插入胰管内并缝合固定，胰腺与空肠前壁全层结节内翻缝合后，将胰腺推入空肠内，再行空肠前壁浆肌层与胰腺前壁结节缝合。捆绑式胰肠吻合时，胰腺导管的置放同嵌入式吻合法。距空肠断端 6 cm 处放置两根牵引线，将断端空肠翻转 3 cm，用 10% 苯酚破坏空肠黏膜，然后用 75% 酒精和生理盐水冲洗。腹腔镜下用 3-0 不可吸收缝线，行胰腺残端后缘与空肠黏膜缝合，将胰腺导管插入胰管内并用可吸收线缝合固定，再将胰腺前缘与空肠黏膜缝合。肠端仅小心缝合黏膜，注意针线不能穿透浆肌层，胰管的后缘应该被包入后排缝线中。剪断为翻转空肠时放置的两根牵引线，将空肠翻回原状，胰腺断端即套入肠腔中。用可吸收线在距空肠切缘 1.5~2 cm 处环状结扎套入胰腺残端的空肠。结扎线的松紧度要适宜，以其下能通过血管钳尖为宜。

②胆肠吻合：腹腔镜下胆肠吻合较为方便，在距胰肠吻合口 10 cm 处切开空肠壁，胆管与空肠用可吸收线行结节外翻缝合，缝合顺序为 6 点至 9 点、6 点至 3 点、9 点至 12 点、3

点至 12 点。胆管切开，放置 T 形管。T 形管短臂要通过胆肠吻合口，以起到支撑作用。空肠壁外的胰腺导管与 T 形管经右上腹穿刺套管戳孔引出腹腔外。

③胃肠吻合：将距胆肠吻合口 40 cm 处的空肠于结肠前提向上方与胃靠拢，空肠近端对小弯，远端对大弯，用腔镜直线切割缝合器行胃肠吻合，再用持针缝合切割缝合器残留的小切口；

（10）蒸馏水浸泡腹腔 20 分钟，胆肠吻合旁、胰肠吻合旁各置双腔引流管，经右下腹引出固定，拔除各个穿刺套管，缝合切口，术毕。

六、术后处理

（1）禁食水，持续胃肠减压 5~7 天，10 天后进全流食；
（2）应用抗酸药，保持胃液酸度 pH 在 5.0 左右；
（3）注意保护肾脏，避免使用庆大霉素等有肾毒性的抗生素；
（4）根据循环状况、尿量、各种引流量调节液体输入量，务必保持血压稳定，尿量 > 1500 mL/d，保持电解质平衡；
（5）重度黄疸的患者，多在手术过程中给予 20% 甘露醇 125~250 mL，若术后循环较稳定而尿量少时，可给予呋塞米 10~20 mg。对于术中及术后有低血压的患者应记录尿量，要求每小时尿量在 60 mL 以上，以确保肾脏灌注；
（6）全胃肠外营养 10~14 天。补充能量、氨基酸、维生素及微量元素；
（7）胰肠、胆肠引流管接袋记录引流量，若无胰瘘发生，术后 3 周拔除胰管引流。为防止胆肠吻合口狭窄，胆道引流管闭管后可保留 3~6 个月后拔出。

七、术中注意事项及异常情况的处理

（1）腹腔镜下胰十二指肠切除术，缺乏手的触觉，即便有手的触觉，确切的诊断还要靠病理诊断，因此，腹腔镜胰十二指肠切除术，术前即应明确诊断。乳头癌、乳头周围癌可通过十二指肠镜获取病理标本；胆总管癌、壶腹癌，经腹腔镜下胆道镜可以获得病理标本，通常是因黄疸而行腹腔镜胆道探查时发现胆道或壶腹部肿瘤；胰头癌转移早、切除率低，腹腔镜下很难病理取材，就现有的医疗条件，最好不作为腹腔镜胰十二指肠切除的适应症；

（2）胰腺手术易引起腹腔出血，因此，处理胃十二指肠上动脉、胃网膜右动脉时，要用锁夹夹闭血管。游离肠系膜上静脉时，易撕裂注入肠系膜上静脉的小静脉而引起出血，注意小心分离。离断空肠系膜血管时用 LigaSure 处理，离断胰腺钩突时也用 LigaSure 处理，必要时两次并行凝固组织后再离断组织。离断胰腺与脾静脉之间的血管时，应用超声刀切断，必要时先上钛夹再用超声刀切断；

（3）胰肠吻合口瘘出现可能是因为缝合针不经意穿透胰小管，或由于缝线在缝合或打结时损伤了脆弱的胰腺组织。漏出的少量胰液由于自身消化作用逐渐导致大的吻合口瘘，这是设计捆绑式胰肠吻合的理论基础。捆绑式胰肠吻合时，胰腺切缘与黏膜的吻合要确切，这样即使发生了胰漏，胰液也会流入消化道内。为保证结扎线远端空肠的血运，应在接近空肠断端最末两根动脉之间的系膜上穿一小孔，结扎线经由此孔穿过，便可保证结扎线远端肠管的血供。捆绑式胰空肠吻合的主要问题是如何掌握捆绑线结扎的松紧度，太松失去了密闭性，可能发生漏；太紧可能影响胰腺残端的血供，胰管也可能受压。适度的捆绑结扎应该是

能将空肠和胰腺靠拢,在捆绑线下可见 1~2mm 的间隙,血管钳尖能在捆扎线下穿过。腹腔镜下应用推结器结扎,结扎后两线尾再结扎,然后用小锁夹夹闭线结,以确保结扎的可靠性;

(4) 腹腔镜胰十二指肠切除术,因手术时间长,需要血气分析监测,调节因 CO_2 气腹引起的酸碱平衡失调;要经常吸净腹腔内胆汁等液体,避免术后腹腔脓肿和肺部并发症的发生。

八、术后并发症及其预防

(1) 腹腔出血:胰十二指肠切除术后出血有两种原因,一是手术止血不彻底或凝血功能障碍所致,二是胰液消化腐蚀周围组织所致。前者多发生在术后 24~48 小时,多为鲜血自引流管引出,应严密观察患者血压、脉搏变化情况,给予输液、输血、止血药物等治疗。若经上述治疗后情况不见好转,应立即开腹手术。应避免因处理不及时或使用升压药物,使患者长期处于休克状态,否则即便出血得到了控制,患者也可能死于多器官功能衰竭。后者应积极采取非手术治疗,有活跃出血时,可以考虑血管造影、动脉栓塞止血,手术止血难以成功,应持慎重态度;

(2) 术后消化道出血:术后早期出血为胃肠吻合口出血或凝血功能障碍。应激性溃疡出血多发生在术后 5~7 天,如大量呕血、便血,应立即输血、输液。用冰盐水经粗胃管反复冲洗胃腔,去除凝血块及胃液。pH 试纸测胃液 pH,如低于 3.5 应给予碳酸氢钠、氢氧化镁、碳酸钙等抗酸剂。闭管半个小时后,再测胃液 pH,直至胃液 pH>3.5。按去甲肾上腺素 8 mg+100 mL 生理盐水溶液注入胃内闭管半个小时,如果出血得到控制,再经胃管注入胃内凝血酶止血。静脉注射 H2 受体阻滞剂或质子泵抑制剂抑制胃酸分泌。亦可应用生长抑素及其衍生物;

(3) 胰瘘:胰十二指肠切除术最常发生的严重并发症是胰瘘,胰瘘常为手术后导致感染、出血及死亡的原因。胰瘘多发生在手术后的 5~7 天,患者出现腹痛、腹胀、高热和腹腔引流量增加。如腹腔引流液淀粉酶增高,即可诊断为胰瘘。一般采取非手术疗法,常采用的措施是:

① 保持引流管通畅,持续吸引;
② 瘘口周围皮肤涂氧化锌软膏,免受胰液刺激;
③ 应用抑制胰液分泌的药物生长抑素及其衍生物;

(4) 腹腔感染:腹腔感染多与吻合口瘘有关,患者有腹痛、腹胀、食欲缺乏及发热等症状。由于手术的创伤,再加上术后腹腔感染所带来的消耗,患者体重减轻,出现贫血、低蛋白血症。应采用全身支持疗法,静脉高营养、输血、血浆、白蛋白等。B 超检查确定感染部位,B 超引导下腹腔穿刺抽脓,药物敏感试验,生理盐水冲洗脓腔,向脓腔内注射庆大霉素,可以反复穿刺直至去除病灶。腹部超短波等理疗方法也有助于炎症的吸收;

(5) 胆漏:腹腔镜胆肠吻合效果满意,又有 T 形管引流,即使有少量胆汁漏出,只要引流通畅也很快会愈合。因此,选择粗一点的引流管,引流管头部放置在胆肠吻合口旁,经肝肾隐窝或肝肾隐窝、结肠旁沟引出腹腔外,大网膜覆盖引流管,漏出的胆汁会被充分引流,局部包裹,使炎症局限化,漏出胆汁逐渐减少直至愈合;

(6) 胃肠吻合口瘘:应用直线切割缝合器切割缝合断端后,还要用不可吸收的缝线补加连续浆肌层缝合。应用直线切割缝合器使胃肠吻合后,缝合胃肠间吻合器遗留下的小口时,先全层后浆肌层缝合。缝合胃肠间遗留的小口前,应将胃管放入距胃肠吻合口 10 cm 的输出肠袢;

(7) 胰十二指肠切除术后并发症还有急性肾衰竭、肝功能衰竭、胃排空功能障碍、胆肠吻合口狭窄、胃肠吻合口溃疡、糖尿病、胰外分泌功能障碍等,应注意预防和治疗。

(邵一阳)

第六章 脾脏外科微创

第一节 腹腔镜脾切除术

腹腔镜脾切除术（LS）首次于1991—1992年由Delaitre和Carroll等先后报道。早期主要用于治疗原发性血小板减少性紫癜（ITP）、遗传性球形红细胞增多症等血液病。随着微创外科的不断发展，手术技巧和手术经验的不断完善，LS在临床上也得到了日益广泛的应用。

一、腹腔镜脾切除术的适应症

LS的适应症大致与开腹脾切除术相同。

（一）脾脏本身的疾病

1. 外伤性脾破裂

腹部外伤腹腔镜探查脾脏粉碎性破裂，无法保脾者，可行急诊脾切除。

2. 脾脏良性占位性病变

如脾错构瘤、脾囊肿。

3. 门静脉高压症充血性脾大

因常并发凝血机制障碍，脾切除术中易发生大出血，既往被列为相对禁忌证，但随着新的手术器械问世和经验的不断积累，目前已不再认为是禁忌证，现在不仅能安全实施LS，还可以完成门奇静脉断流术。

4. 游走脾

若先天性脾蒂和韧带过长，在腹腔中活动过大可以造成脾蒂扭转，使脾脏充血肿大造成弥漫性腹膜炎，应该及早手术。

（二）血液病

（1）遗传性球形红细胞增多症：由于红细胞呈球形、脆性大，通过脾窦时容易破裂，造成患者长期贫血、黄疸；

（2）原发性特发性血小板减少性紫癜：本病例特点是自发性出血，血小板减少，出血时间延长，骨髓中巨核细胞发育受限制；

（3）遗传性椭圆形红细胞增多症；

（4）其他血液病如地中海贫血、镰状细胞贫血、再生障碍性贫血、非霍奇金淋巴瘤、慢性淋巴细胞性白血病、毛细胞性白血病等内科治疗无效而脾大者切除可以缓解症状。

（三）其他原因的脾大

（1）继发性脾功能亢进如霍奇金病的分期性剖腹探查术，或疟疾、慢性淋巴细胞和粒细胞白血病等由于毒素作用或淤血性脾大，造成脾功能亢进使全血细胞减少，切除可以缓解症状；

（2）胰腺及胃癌根治术的附加手术；

（3）骨髓增生性疾病，如戈谢病、费耳提综合征、血红蛋白病。

二、腹腔镜脾切除术的禁忌证

（一）LS 的绝对禁忌证

难以纠正的凝血功能障碍及并发心、肺等重要脏器功能不全而不能耐受全身麻醉的患者。

（二）相对禁忌证

脾脓肿、脾动脉瘤、并发腹腔积液、巨脾（长径>20 cm）、霍奇金病并发脾门淋巴结肿大、既往有腹上区手术史而难于镜下分离者，以及高度肥胖、膈疝、中后期妊娠、脾脏恶性肿瘤。但是，随着 LS 的发展，特别是手助腹腔镜手术的出现和普及，上述被认为是 LS 相对禁忌证的一些病例已经成为 LS 的适应症或相对适应症。其中包括：

（1）门静脉高压症性脾大；

（2）外伤性脾破裂出现休克，估计出血迅猛者；

（3）体外 B 超提示脾脏长径>15 cm 者；

（4）广泛腹腔或脾周围粘连者；

（5）脾脏恶性肿瘤；

（6）高度肥胖者。Targarona 等通过对 74 例 LS 手术分析认为，LS 治疗各种原因的脾大可行；而且相对于开腹手术而言，具有住院时间短、康复快的优点。

三、腹腔镜脾切除术的术前准备

脾脏血运丰富，血供复杂，拟行脾切除术的血液病患者又常并发血小板减少，因此脾切除过程中一旦发生大出血较难控制，因此充分的术前准备是保证手术成功的关键因素。除术前常规检查血常规、出凝血时间、心肺肝肾功能、备足血液外，还要禁食和胃肠减压，术前预防性应用抗生素，做好中转开腹手术的准备，术中要保证术者随时可获得转开腹手术所需的器械。术前 3~5 天给予患者免疫球蛋白 400 mg/（kg·d），以提高血小板计数，减少术中术后出血，对难以纠正的血小板减少患者术前用血浆置换法可提高血小板数量；术前 2 周给患者注射肺炎球菌、脑膜炎球菌疫苗，可减少术后感染发生率，这一术前准备尤其适用于婴儿、患地中海贫血的儿童和患肝病或淋巴瘤的成人。对巨脾的患者，LS 术前可应用脾动脉栓塞术，使脾脏体积缩小以减少术中出血。但由于其可能带来的异位栓塞的严重并发症而被大多数人所摒弃，应避免使用抗凝药物及抑制血小板的药物，对于原发性特发性血小板减少性紫癜患者，术前 3 天给予肾上腺皮质激素。此外，还应该做 B 超、CT，术前了解脾脏的大小，结合患者的体型，充分估计手术的难易程度。

四、器械

除常规的腹腔镜手术器械外，还需要以下特殊器械：30°腹腔镜、圈套打结器、"五爪"

腹腔镜拉钩、腹腔镜胃肠吻合器、三叶显露器、连续血管夹及超声刀。

五、腹腔镜脾切除术的操作方法

（一）麻醉及体位

1. 麻醉

采用全身麻醉，术前放置胃管及尿管；术前置胃管使胃肠减压，减小胃的体积，有利于腹腔镜下观察。

2. 体位

（1）仰卧位：优点是易于暴露脾门和脾动、静脉，是结扎脾动脉和彻底探查小网膜囊周围副脾的最佳体位；但由于脾脏侧卧于左上腹，不易向腹内侧翻动，脾大或粘连时无法更好地显露脾后侧血管，易发生脾后方出血；

（2）右侧斜卧位或完全右侧卧位：可将脾背侧韧带和脾门后方显露清楚，扩大手术视野，减少脾包膜撕破渗血的机会。对于较大脾脏，右侧卧位较右侧斜卧位更具有优越性。另外，Richardson 等将患者身体左侧垫高 45°成右侧斜卧位，右上肢固定于悬吊架上，使患者接近仰卧位，进腹处理胃短动脉和脾动脉后，将手术台回转 30°成右侧斜卧位后继续手术。体位采用头高足低右侧斜卧体位，术中根据需要调整倾斜角度，仰卧位时处理脾蒂较为容易，侧卧位时处理脾周韧带较方便。

（二）手术径路

穿刺孔的选择：现在大多数医院采取四孔法，通常于脐左 1 cm 或脐下缘取观察孔，主操作孔位于腋前线和左锁骨中线肋缘下，插入分离钳或超声刀等，辅助操作孔位于剑突下左侧插入无爪拉钩负责暴露术野。部分医院采取三孔法，即在左锁骨中线肋缘下 5 cm 处及腋前线平脐交点处各行一个 5 mm 及 12 mm 的戳孔为副、主操作孔。也有些医院采取五孔法，但不太常用。现在使用较多的还是三孔法及四孔法。

LS 分为前路和侧路。前路手术径路时患者位于改良的截石位，术者在患者两腿之间操作，助手位于患者两侧。1 个 12 mm 穿刺套管自脐缘切口入腹，2 个 12 mm 穿刺套管置于双上腹 1/4 处，2 个 5 mm 穿刺套管置于上腹双侧肋缘下。侧路手术径路时，患者置于右侧斜卧位或完全右侧卧位，术者在右侧，助手分别位于两侧。4 个 12 mm 穿刺套管中 3 个位于肋缘下，第 4 个（或 5 mm 穿刺套管）在髂嵴后方置入。

无论何种径路，都应遵循以下原则：

（1）避免在观察孔和手术操作部位的连线上选点；

（2）远离手术操作点；

（3）2 个穿刺孔间距离最好>8 cm。患者取右侧斜卧位，术者站于患者右侧，脐下缘穿刺建立气腹，置入 10 mm 套管、30°10 mm 直径腹腔镜，左肋缘下腋前线置入 12 mm 套管，为主操作孔，剑突下、剑突与脐连线中部离中线 3~5 cm 处右侧分别置入 10 mm、5mm 穿刺器。气腹压力 14 mmHg。

（三）腹腔镜脾切除的手术方法

目前腹腔镜脾切除术式采用全腹腔镜脾切除术、腹腔镜辅助脾切除术、手助腹腔镜脾切除术 3 种径路，根据脾脏大小和术者的腹腔镜技术水平选择合适的径路是手术成功的关键。

1. 手助腹腔镜手术（HALS）

近年兴起的一种新型腹腔镜手术方式，具有安全、有效、创伤小、恢复快，中转开腹，直接延长开口即可，方便处理脾上极，容易控制脾门，方便取出脾脏，易于发现副脾等优点。与常规 LS 不同的是，其在剑突下上腹正中做 6 cm 长切口，逐层切开进入腹腔，该切口作为 Handport 手助装置安装位置，术者左手戴 Handport 袖套后开始 HALS 手术，手术步骤同 LS。其基本方法是术前经手助装置将非优势手伸入腹腔，协助手术，HALS 技术的出现使术者的手可以直接接触拟切除的脏器，控制出血，触摸常规腹腔镜手术时难以察觉的微小病变，协助进行牵引和显露，使腹腔镜手术难度和风险降低。腹腔镜脾切除术已成功用于切除大、中、小的脾脏，以治疗原发性血小板减少性紫癜、自身免疫性贫血、霍奇金淋巴瘤等血液疾病。由于脾组织较脆、易碎、易于出血，术中很难抓拉和牵引，故腹腔镜脾切除有一定困难。手助腹腔镜的出现使术者的手可以通过腹壁小切口进入腹腔，使过去熟悉的手的触觉得以恢复，术者可以用触觉鉴别组织，进行分离牵引以及控制出血。同时，在整个手术期间可以很好地维持气腹。

2. 完全的腹腔镜脾切除术

自腹腔镜脾切除术应用于临床以来，以其手术损伤小、痛苦轻和恢复快的优点，很快引起临床医师的注意。但是由于 LS 操作难度大和手术器械要求较高，又因为脾脏质地较脆，用器械抓拉牵引易破裂出血，手术视野显露困难，器官血运丰富出血难以控制，故还没有在临床普遍应用。

3. 免气腹装置辅助的腹腔镜脾切除术（gDLS）

利用非气腹装置机械性地提拉或拱起前腹壁替气腹营造腹腔镜手术所需的空间，旨在避免气腹并发症，拓宽腹腔镜手术范围，增加手术安全性，降低手术费用。近 10 年来，随着非气腹装置的不断改进和完善，该项技术逐渐在腹腔镜辅助的胃肠外科及手助腹腔镜手术中显示出越来越大的价值。许红兵利用该技术成功地为一球形红细胞增多症、溶血性贫血、原发性脾功能亢进患者施行了脾切除术，手术历时 3 小时，出血量 1000 mL，无手术并发症。

随着腹腔镜手术技术成熟及超声刀的使用和器械的更新，腹腔镜手术的种类及范围不断扩大，脾切除加门奇断流术的种类便是其中之一。从手助腹腔镜到完全腹腔镜下都能完成此种复杂手术，尤其近年来 Ligasure 电刀在腔镜下的使用，使切断脾蒂等大血管不用直线切割吻合器或任何其他血管结扎技术，直接用 Ligasure 电刀就能安全切断脾蒂大血管而止血。目前认为腹腔镜脾切除术是一项难度高的手术，术中出血是中转开腹的最主要原因，手术成功的关键是脾脏血管的镜下处理。上海长海医院比较了 3 种不同的血管处理方式，结果发现联合使用超声刀和内镜血管切割闭合器的方法手术时间短，术中出血少，最为安全。

4. 手术步骤

（1）腹腔探查：经腹腔镜孔或主操作孔置入气腹针，建立人工气腹，压力设置为 14 mmHg，进气 2L 时经镜孔放置 10 mm 穿刺套管，置入腹腔镜进行腹腔探查。进入腹腔后可以先行内镜超声检查。方法是：向左上腹注入 500 mL 生理盐水以消除气体界面，用超声探头触及脾脏表面，了解脾脏实质内有无肿物，必要时可在超声引导下行细针活检，对淋巴瘤患者行内镜超声检查有助于了解肝脏有无受累；然后开始在腹腔内寻找副脾，重点寻找部位是脾门、胰尾、网膜，仔细检查后再察看小肠、大肠的系膜、盆腔（包括 Douglas 窝、阔韧带、左腹股沟内环处），发现副脾时将其切除；

（2）脾结肠韧带离断：经主操作孔置入腹腔镜专用超声刀，或结扎或切断部分结肠脾曲与侧腹壁的附着处，以无损伤抓钳或扇形牵开器向上托起脾脏，可以较容易地显露脾结肠韧带，然后以超声刀可以顺利切断脾结肠韧带，无须使用钛夹或丝线结扎断端；

（3）处理脾脏血管：托起脾脏后仍然用超声刀或结扎处理脾脏下极血管，遇见明显粗大的血管时加用钛夹结扎；

（4）离断脾肾韧带、脾膈韧带：托起脾脏翻向内侧以显露脾肾韧带、脾膈韧带，用超声刀或结扎或逐步离断；

（5）离断脾胃韧带：向外上托起脾脏，显露脾胃韧带，用超声刀或结扎或予以离断，胃短血管近胃侧断端辅以钛夹或合成夹结扎，注意勿伤及胃壁；

（6）离断脾蒂：向上托起脾脏，清楚显露脾蒂，用超声刀加合成夹、钛夹切割 2~3 次即可离断脾蒂，该过程中注意推开胰尾，避免胰腺损伤。至此，脾切除即告完成。在分离、显露脾门血管时应用内镜超声刀，不易造成脾蒂血管损伤，从而可避免大出血。无论用 Endo-gIA 钉合器还是用血管夹或体内（或体外）打结法，近侧的脾动脉断端均应双重结扎并结扎牢固、确切。脾脏切除后，彻底冲洗左上腹区，如发现小的出血，用电凝止血。另外，在具备丰富的腔镜手术经验的基础上，二级脾蒂分离法腔镜脾切除术是一种安全、有效的技术，具有创伤小、恢复快、费用低、并发症少等优点。手术前和手术中需要严格把握手术适应症及做好相应准备；

（7）脾脏取出：将镜孔或主操作孔扩大至 3 cm，经此切口将脾脏分解成数小块后全部取出，或者将脾脏自腹腔取出。方法：经腹壁打孔处送入非渗透性收集袋，打开后将脾脏移入袋中，将收集袋的开口经脐部打孔处提起，使其贴近腹壁，随后排出腹腔内二氧化碳，撤走脐部的套管，在脐部打孔处做一 3~4cm 的切口，通过这个切口用手指、剪刀或其他器械将脾脏搅碎后取出。如 LS 用于霍奇金病的诊断分期，则需保证脾脏标本完整，以利于病理诊断，此时需将腹壁切口延长至 6~10 cm，然后取出完整的脾脏。术毕置腹腔引流，以便于观察术后腹腔内情况。术后在腹壁打孔处用 0.25% 的丁哌卡因局部浸润注射，可减轻术后疼痛；

（8）放置行流，结束手术：缝合切口，重新建立气腹，置入腔镜检查术野，未见异常情况后放置腹腔引流管 1 根于脾窝处行腹腔引流，结束手术。

（四）注意事项

1. 术中腹腔的探查

术中应先进行细致的腹腔探查。探查的内容包括：

（1）检查肝脏、脾脏及周围淋巴结情况；

（2）检查胃底静脉曲张情况；

（3）寻找副脾。据尸检统计，正常人群中副脾发生率为 15%~20%，血液疾病患者副脾发生率有所增加。脾切除术后特发性血小板减少性紫癜、(ITP) 复发的主要原因是术中遗留副脾，故 LS 术中应仔细检查腹腔，寻找副脾。副脾常见的部位依次为脾门、脾蒂血管区、腹膜后胰尾区，以及靠近胃大弯侧的大网膜、小肠、大肠的肠系膜。

2. 手术的操作

在手术操作过程中，良好的脾周韧带及组织的显露与分离和脾蒂的成功控制是手术成功的首要条件。这主要取决于以下几个方面。

（1）保持术野清晰：由于超声刀具有切割精度高、凝血功能好和产生烟雾少等优点，使保持术野清晰成为可能。严密控制出血是保持术野清晰的关键。在应用超声刀的过程中，应随时调整超声刀的挡数，较粗血管凝结一段时间后再切断；

（2）脾蒂的成功控制：许多术者进行 LS 时，常采用所谓的"脾脏悬吊法"来处理脾蒂，即在控制脾蒂后再将脾膈韧带的最上方切断，但此时脾蒂往往不能充分游离，Endo-gIA 有可能仅切断最边缘脾蒂血管的一半而造成血管大出血。因此，只有完全离断脾周韧带，充分游离脾蒂，确定已把脾蒂离断才最为安全。在靠近脾蒂的组织分离时，钛夹的应用当属禁忌，近脾蒂组织钛夹的应用常给随后的 Endo-gIA 的应用制造障碍，造成钛夹嵌入 Endo-gIA 中导致击发失败。部分医师先解剖、显露和离断脾蒂，再处理脾周韧带，但是这种方法一旦发生脾蒂出血，则很难止血。

3. 术中主要并发症

术中出血是脾脏手术的主要并发症（尤其是 LS），也是 LS 中转开腹的主要原因。大多数 LS 中转开腹与脾门血管或被膜损伤引起难以控制的出血有关。脾的任何一条血管都应尽可能靠近脾门进行解剖处理，保证良好的止血。多数术者认为 LS 中，在游离脾脏之前先进行脾动脉、静脉结扎处理，可以减少术中失血，保证手术的安全性，同时证明这种处理是可行的。然而，亦有人认为，将脾周完全游离后再处理脾蒂，此时脾门与胰尾之间的沟增大，有利于处理脾的血管；而且有时脾动脉完全被胰腺组织覆盖，此时处理脾动脉将困难且费时。由此可见，认识脾的血管解剖在临床上具有重要意义。脾切除术中另一个重要的并发症是胰腺的损伤。由于胰尾贴近脾门，故胰腺损伤在开腹手术中是致命的并发症。Lagausie 等认为，靠近脾门仔细解剖脾脏的血管并予以结扎切断处理（使用 Endo-gIA 很难做到），可以避免胰腺损伤。

4. 选择

轻中度脾大的肝硬化门静脉高压症脾功能亢进的患者行 LS 创伤小、安全有效，是可行的，但必须有充分的术前准备、良好的腹腔镜手术训练、细致的手术操作和必要时果断的中转开腹。LS 应用于临床仅 4~5 年的时间，具有创伤恢复快、伤口美观、术后麻醉药用量小等优点，同时也存在手术时间长、对巨脾和出血多的患者难度大，常需加大或另作切口等不足。要解决上述问题，有待于方法的不断更新和改进。

第二节 脾脏部分切除术

近年来许多研究表明，脾脏有许多重要功能，但不属于生命必需器官。实验证明，脾切除术后可以造成：

（1）由脾脏制造的对抗细菌的特殊抗体减少；

（2）IgM、Igg 产生减少；

（3）调理素不能产生，造血细胞清除作用减弱；

（4）促吞噬肽（tuftsin）不能产生，吞噬作用减弱；

（5）T淋巴细胞减少；

（6）补体旁路活性下降；

（7）自身抗体活性增强；

（8）对胸腺非依赖性2型抗原的初次反应能力下降。1952年起，国内外临床报道全脾切除后易引发凶险性感染（OPSI），可在术后几天至数年发生，特别是儿童。实验还表明，正常脾脏在癌肿早期有明显的抗癌能力。故脾切除后有的患者可有体虚、疲劳、头痛、低热等症状。脾脏的免疫功能及其在免疫防御中的重要作用促使外科医师开展保脾手术。基于以上认识，20世纪80年代起，保脾手术逐渐兴起。随着对脾脏功能的深入研究，各种保脾手术应运而生。目前常用的保脾手术有脾修补、脾黏合、脾动脉结扎、脾动脉栓塞、脾部分切除等方法。保脾术应严格掌握适应症，术后密切观察，一旦发生大出血难以控制时，应立即行全脾切除术。目前国内外认为腹腔镜部分脾切除术治疗局限性脾脏良恶性疾病安全可行。现代脾脏外科在处理脾脏外伤时比较重视保留脾脏及其功能，但是应根据病情和客观条件来选择。黄韬等提出以下保脾手术的基本原则：

（1）抢救生命第一，保留脾脏第二；

（2）患者年龄越小，越应争取保脾；

（3）保留的脾脏或脾组织至少应占原脾体积的1/3，且应尽可能保留正常血供；

（4）术后须有严密的监护条件。与传统的开腹手术相比，腹腔镜保脾手术既可以明确诊断，又符合外科微创化、功能化发展的要求。

脾部分切除术可分为规则性和非规则性两种。前者依照脾脏血管分布规律先行处理血管后再行相应的脾段、叶或半脾切除术，而在手术中多根据脾组织血供及活力情况施行非规则性切除术。

一、手术适应症

部分脾破裂（脾蒂及脾门附近无损伤或仅有部分损伤，患者全身情况许可，但无法行修补者），脾脏的边缘性良性肿瘤（错构瘤、纤维瘤、神经鞘瘤）、脾囊肿（其中以脾下极最优），部分脾梗死，边缘性脾脓肿。

二、手术禁忌证

（一）绝对禁忌证

并发心、肺、肝等重要脏器功能不全不能耐受手术者；难以纠正的凝血功能障碍者。

（二）相对禁忌证

脾动脉瘤；脾边缘性恶性肿瘤；肥胖患者；中晚期妊娠患者；有腹上区手术史患者；并发腹腔内空腔脏器破裂者，手术后出现腹腔内感染的概率增大；破裂的脾脏为病理脾，如门静脉高压症脾大、血液病脾等；严重的脾外伤，必须立即切脾止血才能挽救患者生命；不具备腹腔镜保脾客观条件者。

三、术前准备

与开腹手术相同，由于脾脏手术出血量可能较多，术前应备血；脾脏边缘性肿瘤者，术前行超声、计算机断层扫描等检查，明确肿瘤大小、数量、位置，制订手术切除方案。

四、特殊器械准备

10 mm 30°腹腔镜、5 mm 及 12 mm 套管针、超声刀、标本取出袋、5mm 抓钳和分离钳、冲洗/吸引管、扇形牵开器。

五、麻醉方法

气管插管全身麻醉。

六、体位与穿刺口位置

可以根据手术医师的习惯和器械不同进行选择，患者的体位可分为右侧斜卧位和膀胱截石位两种，前者对显露脾门较好。

建立气腹后，观察孔在脐部，12 mm 主操作孔在左腋前线肋缘下，1~2 个 5mm 辅助操作孔在剑突下方及剑突下穿刺孔与脐的中点。右锁骨中线肋缘下 10 mm 辅助操作孔用以置入扇形牵开器。然而，每两穿刺孔不应过于靠近，应相距 6 cm 以上，以免造成操作上的不便。

七、手术步骤

可行小部分脾切除术、半脾切除术或大部分脾切除术。首先在裂口的部位紧贴脾脏处理相应血管，分束处理，每束勿太多，边处理边观察脾脏血运有无界限。该界线即相对的无血管平面，自此向血运良好的健侧退缩 0.15 cm 做交锁"U"形缝合，然后用钳夹法切脾，一一结扎所遇血管，脾断面如仍有渗血可用热盐水纱布湿敷压迫止血，也可用"8"字缝扎处理，也可用切下脾之被膜覆盖脾断面，并以圆针细线固定。覆盖脾被膜的操作优点在于：

（1）脾被膜移植可免去断面再出血及液化坏死之虞；

（2）脾被膜移植使脾断面再次腹膜化，减少了发生腹腔粘连的机会；

（3）未应用大网膜覆盖创面，对腹腔干扰少，大网膜功能亦不被破坏；

（4）脾被膜移植是废物利用，属于自身含有浆膜的组织，成活率高；

（5）移植于脾断面的脾被膜胶原暴露，有利于启动凝血系统充分止血，且消灭了无效腔。该法曾被应用于部分脾移植断面处理，虽历经数次排斥反应，断面却安然无恙，即效果可靠的证明。

手术操作步骤：摆放患者体位和放置套管；游离脾；结扎切断血管；切除脾实质；封闭压迫脾断面；取出标本。取头高脚低及倾斜 20°的左侧卧位，用五爪拉钩将胃向后右压拉，显露脾下极和脾门下部；先用 5 mm 左弯剪刀型刀头在脾门处将脾下极的血管凝固切断，在切断前反复凝固血管，可见脾下极在其供应血管切断后颜色改变为紫色，并和正常脾脏形成一条边界；在脾下极颜色已经改变的地方，用超声刀凝固切开脾脏，切除含脾血管瘤内的下极，断面用超声刀凝固止血。有研究表明，脾创面用吸收性明胶海绵双层三叠片处理疗效肯定，术后各种感染率低于脾脏全切者，术后免疫功能无变化，成人保留脾块无再生倾向。结论：脾外伤行脾部分切除术疗效肯定，安全可行。只要保留正常血循环的 1/3 脾脏，其免疫功能无明显影响。

八、术后观察与处理

术后常规应用抗生素、止血、止痛、止吐药等处理，常规做血象检查及血压监测，如术中出血量较多，应给予输血。患者清醒后即可进食流质。监测患者体温、血压、腹部及引流管出血量，一般于术后 1 周内可出院。

九、注意事项

对于脾下极的良性病变，进行腹腔镜的脾下极部分切除术在技术上是完全可行的，但是脾脏出血在腹腔镜下止血是比较困难的。所以在进行脾部分切除术前，一定要将准备切除的脾脏部分的血供切断；否则，脾脏断面的止血是很困难，而且危险的操作，甚至可能导致中转开腹。

脾脏部分切除术安全性应为首位。为了预防脾脏部分切除时发生大出血及大出血时能及时控制出血，手术医师要熟练掌握脾脏的血管解剖。切口要足够大，以便充分显露术野，必要时可加一腹部横行切口。手术时应先于胰腺上缘解剖出脾动脉，然后绕以脐带线作为临时备用止血带，或先行细游离脾蒂，使左手能够握住其止血，然后再彻底清除腹腔内的积血，以便脾脏已凝固的破裂口和血管再出血时能够及时控制出血。

行部分脾脏切除术时，应争取保留 1/3 以上的脾脏组织，以充分保留残留脾脏的功能。要充分游离脾脏，并将其托到腹部切口处，以便于操作。正常的脾脏往往只要离断脾肾韧带和脾膈韧带，分离后腹膜的疏松组织便可以将脾脏从外方翻起，托到切口处。要保护残留部分脾脏的侧支血管，做保留脾脏上极的部分脾脏切除时，不要完全切断脾胃韧带，以保留胃短血管和脾上极血管支。做保留脾脏下极的部分脾脏切除术时，应保留脾结肠韧带。

在脾门处要仔细分辨、结扎、切断拟切除脾块的动、静脉分支，其供血脾区迅速变色，形成分界线。为了确保残留脾块活力，应在分界线有血供侧 1 cm 左右切除脾脏。不要强行合拢保留脾块前后切缘，以免引起撕裂。可确切止血后于脾截面覆以可吸收止血剂，然后再覆以大网膜。部分脾脏切除后创面极易渗血，而且脾窝积血常易继发感染，因此，常规脾窝放置 1 枚多孔、腔大、质软的胶管引流，经左侧腹壁引出，接无菌引流袋。要重视引流管通畅，密切观察引流液的量和颜色。如果引流管畅通，引流液量逐渐减少，颜色逐渐变浅，48 h 后可拔除引流管；如果引流液量逐渐增多，颜色鲜红，要及时补充液体或输血，必要时可再次剖腹行全脾脏切除术，切不可等待而延误时机。

文献报道脾切除后并发凶险性感染（OPSI）发生率较高，国内外报道其发生率在 2.52%~3.77%，特别多见于儿童，多发生于术后 10 年之内，以术后 2 年内发病多见，儿童发生率可高达 9.09%。以上资料表明，脾切手术后脾脏的滤过吞噬和产生抗体的作用丧失，尤其是机体对 T1~2 抗原的初步反应能力下降，即抗感染能力下降。OPSI 以败血症为最多且病死率极高，特别是儿童，因小儿免疫系统未发育完全，免疫功能低下，如将脾切除可使 OPSI 的发生率比普通儿童高 58 倍。

（邵一阳）

第七章　腔镜器械的处理

第一节　腔镜器械处理操作流程

一、硬式内镜处理操作流程

(一) 硬式内镜器械处理操作流程

(1) 硬式内镜使用后，由手术室护士立即进行预处理，去除硬式内镜及腔镜器械内外管壁上的血液、黏液和有机物等，放置于密封容器中通知转运人员由专用污染电梯运送到消毒供应中心；

(2) 消毒供应中心去污区工作人员防护及着装要求符合 WS 310.2—2016 附录表 A.1 要求；

(3) 冲洗：腹腔镜器械分类放置后分开冲洗光学目镜、气腹管、导光束及电凝线。操作钳、操作剪刀、持针器等器械操作部位拆卸最小化后，在流动水下冲洗至少 10 秒，不可拆卸的钛夹钳、Hemo-lock 钳钳端需在水下张合 10 次；

(4) 洗涤：

①将腔镜器械及附件放入密纹框全部浸泡在腔镜酶液中，管腔内注满酶液，浸泡 10 分钟。腔镜多酶清洗剂 4 小时更换一次，有浑浊时及时更换。电凝钩、电凝棒、电凝铲等头端有残留烧灼组织，污染严重时可延长浸泡时间。

②超声波机器清洗：将摆放腔镜器械及附件的密纹框全部浸泡在超声波机器内，清洗时加盖，避免气溶胶形成。根据器械的污染程度选择超声清洗时间。

③管腔类器械通过腔镜专用清洗架上的插件，使水流对管腔内进行冲洗清洗；

(5) 漂洗：用流动水冲洗器械及附件的各个表面 10 秒。冲洗的过程中检查器械各个表面的清洁度，肉眼观察不到的管腔内壁部分需使用棉签涂擦检查清洗质量，不合格者重新处理；

(6) 终末漂洗：腔镜器械管腔内用高压水枪反复冲洗 5 次，用高压气枪吹干管腔内；

(7) 润滑：金属类操作器械、管腔类器械及附件每次清洗后需要常规用腔镜油润滑，润滑时需重点润滑活动节点、轴节、螺帽螺纹、阀门等处，保证器械灵活度和防止生锈；

(8) 干燥：用高压气枪吹干表面水分，再放入干燥柜内烘干。不应使用自然干燥方法进行干燥；

(9) 包装：包装前根据腔镜内单检查每个器械的性能、完整性、关节转动灵活性和咬合度；

(10) 灭菌：管腔类腔镜器械选用低温等离子灭菌。检查灭菌物品包的体积、质量、外包装、追溯标签信息、物品密封完好性、纸塑袋的密封性→装载→放置生物监测指示剂→密切观察及准确记录灭菌器运行状况、灭菌关键参数。灭菌结束后判断物理监测结果，以及化学指示卡、指示胶带、生物检查的变色结果，符合要求后，方可进行卸载；

（11）发放：发放无菌物品时应遵循先进先出原则，确认无菌物品的有效期，查看无菌物品的化学指示胶带的变色情况、外包装质量，合格者予以发放，由转运人员送至手术室。

（二）硬式内镜镜头、气腹管、导光束及电凝线处理操作流程

（1）硬式内镜使用后，由手术室护士立即进行预处理，去除硬式内镜及腔镜器械内外管壁上的血液、黏液和有机物等，通知消毒供应中心转运工作人员专人回收。回收时应分类放置，轻拿轻放，防止撞击；

（2）消毒供应中心去污区工作人员防护及着装要求符合 WS 310.2—2016 附录表 A.1 要求；

（3）冲洗：光学目镜应单独在流动水下冲洗，轻拿轻放，防止滑落，防止划伤光学目镜镜面。气腹管内用压力水枪反复冲洗，导光束及电凝线中间导线部分用流动水冲洗。冲洗时注意两端接口处不能进水，如进水立即使用干布擦干或使用气枪吹干，避免导致电路部分返潮，预防手术操作中出现漏电和短路的风险；

（4）洗涤：光学目镜、导光束及电凝线中间导线部分浸泡于含腔镜专用多酶清洁剂中 5~10 分钟，气腹管内注满腔镜酶液浸泡，用擦布擦拭各个表面至少 2 遍。擦拭过程中再次检查物品表面是否有裂痕、破损现象，如果有立即停止清洗，通知医生，联系厂商维修处理；擦拭过程中注意动作轻柔，注意保护器械；

（5）漂洗：用流动水冲洗洗涤气腹管管腔内、光学目镜、导光束及电凝线中间导线部分。冲洗的过程中检查器械各个表面的清洁度，不合格者重新处理；

（6）终末漂洗：气腹管管腔内用高压水枪反复冲洗 5 次，用高压气枪吹干管腔内。光学目镜镜面、导光束及电凝线两端部分用流动的纯化水擦布擦拭各个表面，去除自来水中无机固体离子残留；

（7）气腹管、光学目镜、导光束及电凝线禁用超声波清洗器清洗；

（8）消毒：气腹管、光学目镜、导光束及电凝线，用 75% 乙醇进行擦拭消毒；

（9）干燥：用高压气枪吹干表面水分，不应使用自然干燥方法进行干燥，禁止放入干燥柜内烘干；

（10）检查与保养：检查清洗后的气腹管、光学目镜、导光束及电凝线，包括清洁度检查是否符合清洗质量标准；功能检查，检查导光束是否漏光；使用绝缘检测仪检测电凝线是否漏电；

（11）包装：光学目镜放入带盖、带卡槽的器械盒内，单独包装；气腹管、导光束和电凝线大弧度（直径≥10cm）盘绕放置，不折叠，无锐角，使用特卫强纸塑包装袋单独包装；

（12）灭菌：气腹管、光学目镜、导光束及电凝线，选用低温等离子灭菌。检查灭菌物品包的体积、质量、外包装、追溯标签信息、物品密封完好性、纸塑袋的密封性→装载→放置生物监测指示剂→密切观察及准确记录灭菌器运行状况、灭菌关键参数。灭菌结束后判断物理监测结果，以及化学指示卡、指示胶带、生物检查的变色结果，符合要求后，方可进行卸载；

（13）发放，发放无菌物品时应遵循先进先出原则，确认无菌物品的有效期，查看无菌物品的化学指示胶带的变色情况、外包装质量，合格者予以发放，由转运人员送至手术室。

二、软式内镜处理操作流程

（1）软式内镜操作处理应遵循 WS 507—2016《软式内镜清洗消毒技术规范》执行；

（2）工作人员进行内镜清洗消毒时，应遵循标准预防原则，做好个人防护；

（3）预处理：软式内镜使用后立即用含有清洗液的湿巾或湿纱布擦去外表面污物，反复送气、送水至少 10 秒，将内镜的先端置入装有清洗液的容器中，启动吸引功能，抽吸清洗液直至其流入吸引管。盖好内镜防水帽送至消毒供应中心清洗消毒；

（4）测漏：取下各类按钮和阀门；连接好测漏装置，并注入压力；将内镜全浸没于水中，使用水枪向各个管道注水以排出管道内气体，观察插入部、操作部、连接部等部分是否有气泡冒出。如发现有渗漏，应及时报修送验并记录；

（5）初洗：流动水下用纱布擦洗镜身，用毛刷刷洗管道，彻底清洗；

（6）清洗：在内镜清洗槽内配置清洗液，将内镜、按钮和阀门完全浸没于清洗液中，用软刷反复刷洗至没有可见污染物。清洗液和擦布一用一更换；

（7）漂洗：用流动水冲洗内镜的外表面、按钮、阀门；用压力水枪冲洗内镜各管道至无清洗剂残留；用压力气枪向各管道充气，去除管道内水分；

（8）消毒：使用消毒液消毒内镜时，消毒时间和方式应遵循产品说明书执行；

（9）终末漂洗：更换手套，取出消毒内镜，用压力气枪向各管道充气，去除管道内消毒液；用压力水枪冲洗内镜各管道、内镜外表面、部件及附件；

（10）干燥：用压力气枪向各管道充气，至其完全干燥。后悬挂在内镜专用储存柜内；

（11）灭菌：应灭菌的附件包括活检钳、导丝、取石蓝、切开刀、异物钳等。附件应清洗，根据产品说明书选用灭菌方式，如低温等离子灭菌或低温环氧乙烷灭菌。

第二节 各专科常用腔镜器械的处理

一、普通外科腔镜器械的处理

（一）腹腔镜的处理

腹腔镜是用于腹腔内检查和治疗的内镜，其实质上是一种纤维光源内镜，包括能源系统、光源系统、灌流系统和成像系统。在完全无痛情况下应用于外科患者，可直接清楚地观察患者腹腔内情况，了解致病因素，同时对异常情况做手术治疗。腹腔镜手术又被称为"锁孔"手术。运用腹腔镜系统技术，医生只需在患者实施手术部位的四周开几个"钥匙孔"式的小孔，无需开腹即可在电脑屏幕前直观患者体内情况，施行精确手术操作，手术过程仅需很短的时间。

腹腔镜技术最适宜治疗某些良性疾病及早期肿瘤，如肝囊肿开窗、结直肠肿瘤切除、食管裂孔疝修补胃折叠术、腹外疝修补、胃平滑肌瘤切除、胃肠穿孔修补、粘连性肠梗阻松解等，此外对于甲状腺、乳腺、下肢静脉曲张、各种原因导致的脾功能亢进（脾切除）等疾病都可以进行微创治疗，效果显著。

1. 腹腔镜器械处理标准流程

WS 310.2—2016 规定了诊疗器械、器具和物品处理的操作标准流程：回收→分类→清洗→消毒→干燥→器械检查、保养→包装→灭菌→储存→发放。

（1）回收

①腹腔镜器械使用后，密闭保存，及时放入污物箱内。消毒供应中心的转运人员定时用专用的存放箱去进行回收，并与手术室护士交接，填写记录单。回收过程中要轻拿轻放，物品需放置平稳；重物不得压在镜头等易碎物品上，要与其他器械分开放置运送；检查器械的追溯条码是否存在。转运时，必须采取封闭方式。

②在使用后的腹腔镜器械上如有明显的污物，应做保湿处理。

③每一次回收后，转运人员必须将转运车清洗、消毒、干燥、备用。

④如遇感染性的腔镜器械，手术室的工作人员必须用双层封闭式黄色垃圾袋装好，并做好标识，以便消毒供应中心的转运人员辨别；

（2）分类

消毒供应中心的人员接收器械时，在去污区台上清点器械，检查器械的数量。与科室转运人员做交接，认真检查每一个器械的完整性和器械的使用功能。对于光学目镜，更加要仔细地检查目镜及镜身的完整性。光缆线和气腹管要检查有无破损和裂痕。电凝线要检查是否通电，电凝头有无掉落。如果存在问题，应及时打电话与手术室护士进行沟通。

根据器械的材质、精密程度、性状、污染程度进行分类。

器械分类检查好后，根据器械相对应的追溯条码用电脑进行回收，回收好后把网篮牌放入相对应的篮筐中；

（3）清洗

腹腔镜器械精密、精细，清洗时要分开放置。不同的器械、物品采用不同的清洗方法。清洗的方法包括手工清洗与机械清洗。机械清洗适用于大部分常规器械的清洗；手工清洗适用于精密、复杂的清洗和有机物污染较重器械的初步处理。

器械清洗的质量直接影响灭菌的效果，所以腔镜器械的清洗必须严格遵守操作流程。清洗的步骤为：冲洗→洗涤→漂洗→终末漂洗。

首先将腹腔镜器械放置在流动水下冲洗，对于结构复杂的器械，应拆卸到最小化，有管腔的要把管芯拔出（如剪刀、分离钳、胃抓钳等），像光学目镜、电凝线、光缆线、气腹管等不能机械清洗的器械，用蘸有中性多酶清洗剂的湿纱布对镜头、光缆及各种导线表面的污渍、血渍进行擦拭，使用吸水较强的软布擦干。对光缆进行放置的时候，要无角度自旋放置于垫有软垫的篮筐中，严禁过度弯曲或成角折叠。镜面要用脱脂的棉球顺时针方向进行擦拭，避免用粗糙布擦拭，以免对镜面造成损害，影响手术使用。

对于器械上的污渍很难去除的时候，选用匹配的软毛刷进行彻底的刷洗，用高压水枪对管腔进行反复的冲洗。

钛夹钳、中号 HemLock 钳、巴克钳等这些带有管腔的器械，如有遇到头端很难清洗时，可以选择超声波清洗。超声波清洗前要把器械的关节打开，超声波清洗机里放入配制好的 1∶100 多酶清洗液，可以更好地提高清洗的质量和效率。超声波清洗的好处是可以清除人工刷子无法触及的污物。使用超声波清洗时要注意：要盖上盖子，避免水飞溅产生气溶胶污染；酶液要一清洗一更换。

超声波清洗后的器械，要选择用软毛刷进行刷洗。要认真刷洗每一个角落、每一个关节和咬合面。注意在刷洗的时候，一定是在水面下操作，防止产生气溶胶。刷洗时选择与管腔匹配的长软毛刷刷洗管腔的内部，再用高压水枪反复冲洗管腔内，用流动水反复冲洗，确保器械上无污物；

（4）消毒

清洗后的器械和物品要进行消毒处理。方法首选机械湿热消毒。对于光学目镜，电凝线、光缆线和气腹管应选择75%的乙醇进行消毒。

对于腹腔镜的管腔器械，应拆卸至最小化，装载在腔镜的专用洗车架上进行机械清洗湿热消毒。湿热消毒的温度和时间根据 WS 310.2—2016 要求设定；

（5）干燥

选用高压气枪，把管腔内的水分吹干，摆好放入干燥柜内进行干燥。根据器械的材质选择适宜的干燥温度，金属类器械的温度是 70~90 ℃，塑胶类器械的温度是 65~75℃，光学目镜、电凝线及光缆线等可使用消毒的低纤维絮擦拭，或用>95%乙醇进行干燥处理。

注意：不可以使用自然干燥方法进行干燥；

（6）器械检查、保养

为了保证器械的质量，降低医院感染发生的风险，要仔细检查器械。采用目测的方法在放大镜下对每件器械进行检查。要确保器械表面及其关节、牙齿处光洁无污渍、血渍等。还要测试器械的功能完好、无损坏，如检查光学目镜的镜面有无破损，检查剪刀的锋利度等，如发现器械清洗不合格，有污渍的，应重新处理。带电源的器械如电凝线要进行绝缘性的安全检查。器械的轴节部位要用润滑剂润滑保养，确保灵活度；有锈斑的器械要采取除锈处理，这样才可以延长器械的使用寿命；

（7）包装

①首先将器械篮筐中的网篮牌在电脑中将条码打印出来，对照打印的标签条码进行相应的器械包装。打印的标识有物品名称、包装者、核对者、灭菌日期和失效日期等内容。

②包装者在包装的时候要根据标签条码上的有效日期选择包装的材料，同时要检查包装材料的质量，如纺织类的包布在灯光下检查是否清洁干燥，有无破损等。

③包装者要核对腹腔器械的内单对器械进行核对，核对器械的种类、数量，拆分开的器械零件应齐全无缺失，结构完整配套。剪刀和血管钳等轴节类的器械不应完全锁扣，有帽子的器械应打开。对于光缆线和气腹管等管腔类物品应盘绕放置，保持管腔通畅。剪刀等精细、锐利的器械要采取保护措施。

④腹腔镜器械要采用闭合式包装，用2层包装材料，如无纺布分2次包装。如有单包的器械应选择纸塑袋密封式包装。内放化学指示卡。

⑤腹腔镜器械包装要使用专用的胶带，胶带的长度要与灭菌包的体积、重量相适宜，使松紧适度。将标签条码贴在侧边，封包应严密，保持闭合完好性；

（8）灭菌

腹腔镜器械为不耐热、不耐湿的器械，应选择过氧化氢低温等离子灭菌。灭菌时器械必须清洗干净，充分干燥。灭菌的程序、参数及注意事项要符合 WS/T_367 的规定，并应遵循生产厂家使用说明书。

灭菌前，要将腹腔器械的追溯条码扫入电脑，再将器械放入相应的锅选择相应的程序。

确认器械灭菌合格,应物理、生物、化学监测都合格才视为质量合格;

(9)储存

腹腔镜器械由于比较精细昂贵,不能与普通器械同时进行放置,要分类分架,且物品要干燥,用专用储存柜放入无菌物品存放区。

①腔镜一定放置在原装盒内,对于纸塑袋包装的器械不可打折防止折损。

②物品存放架应距离地面 20 cm,离墙 5 cm,距离天花板 50 cm。

③储存无菌物品间室内的环境温度<24℃、湿度<70%。

④腹腔镜的储存有效期:使用医用无纺布包装的无菌物品,有效期为 180 天;使用一次性纸塑袋包装的无菌物品,有效期为 180 天;

(10)无菌物品发放

①发放物品时,发放者要按照要求着装并洗手或手消毒,要确认物品的有效性和包装完好性,要遵循先进先出的原则。

②运送无菌物品的器具使用后,应清洁处理、干燥存放。

2. 腹腔镜处理注意事项

(1)光学目镜处理注意事项

①不要将目镜浸泡在热水、酒精、消毒剂和防腐剂中,以免液体的凝结。在任何液体中不要浸泡超过 2 小时。

②只能用软毛刷进行刷洗,不可使用钢丝刷,会造成器械的损坏。

③目镜清洗消毒后,目视检查目镜表面应清洁、干燥、杆身平直、无凹陷;目镜端无裂痕、无雾气。如有雾气,表明密封圈有泄漏,必须联系厂家维修。

④要根据生产厂家的说明书将目镜安全放置在有卡槽的专用器械盒内,避免造成损伤;

(2)气腹管处理注意事项

①清洗气腹管时不要折叠,检查有无裂痕,如有表明橡皮有老化。

②检查气腹管头端的铁头是否存在,如缺失应及时联系手术室。

③根据生产厂家提供的说明书将气腹管盘置在专用盒内,或者使用一次性纸塑袋包装。注意纸塑袋的大小应合适。

(3)管腔类器械处理注意事项

①管腔类器械清洗时,要进行拆卸,拆到最小化。

②管腔内要打开帽子,先用流动水进行冲洗,再用压力水枪反复冲洗管腔。

③在消毒过程中要确保管腔类器械冲洗口保持打开状态。

(二)胆道镜的处理

胆道镜及胆道镜技术是一项微创技术方法,在临床上广泛应用,已经成为肝内外胆道疾病以及特殊情况最重要的诊断、治疗方法之一。所以对胆道镜的清洗、消毒、灭菌要仔细处理。根据 WS507—2016 "软式内镜清洗消毒技术操作规范",内镜再处理分为手工操作和内镜清洗消毒机操作两大类。

1. 胆道镜处理操作流程

胆道镜处理的操作流程和腹腔镜处理的流程是一样的,也是根据 WS 310.2—2016 规定的诊疗器械、器具和物品处理的操作标准流程:回收→分类→清洗→消毒→干燥→器械检查、保养→包装→灭菌→储存→发放。

胆道镜在回收好之后，为了避免内镜破损造成污染物、分泌物、水等通过泄漏处进入内镜内部，腐蚀电子元件及角度钢丝，并为微生物的繁殖提供环境，必须在每次清洗前对胆道镜进行测漏。首先要盖紧ETO帽，连接测漏器进行测漏，如有漏气要联系厂家进行维修。检查无漏气后，将ETO帽取下，将胆道镜完全浸入水槽内进行有效的清洗。有效的清洗是保障胆道镜消毒质量的前提。清洗步骤应去除所有的黏液、血液、可见污物，降低生物负荷。根据清洗剂的比例正确地配制清洗液。用纱布在清洗液中反复擦洗镜身和操作部，擦拭布一用一更换。

由于胆道镜的管腔部位很窄小，很难去除污渍，要选择合适的清洗软毛刷；刷洗时应两头见刷头，并洗净刷头上的污物，反复刷洗至没有可见污染物。对于操作部位和轴节部位都要进行刷洗。清洗刷要一洗一消毒。使用注射器向管道内注射清洗液。酶洗液的浸泡时间要遵循产品说明书执行。每清洗一条内镜要及时更换清洗溶液。因为清洗剂是不含有抗菌物质的，不能阻止微生物生长，所以不能重复使用。

为在消毒前充分漂洗干净内镜残留清洗液等的残留，需要对胆道镜进行漂洗。用流动水清洗外表及各种附件按钮。反复擦洗胆道镜外表面及内腔，去除残留的多酶。最后用干纱布擦干镜身及附件。尽可能吹干内镜外表面及管道的水分，防止稀释消毒液。

在进入消毒时，将胆道镜及附件擦干后放入消毒液中，管腔内充分注入消毒液，确保管腔内无残留空气。消毒浸泡的时间>5分钟。消毒后更换手套进行终末漂洗，将胆道镜在纯化水下充分冲洗各个部位。至少冲洗2分钟，直至无消毒剂残留。擦干胆道镜表面后，用气枪吹干管道内的水分；用75%乙醇擦拭干燥。

在包装时要检查胆道镜有无血迹、污渍，镜身表面有无破损。注意要将ETO帽盖紧。根据厂家提供的说明书选择相应的程序灭菌，选择过氧化氢低温等离子灭菌或低温环氧乙烷灭菌。

2. 软式内镜处理的基本原则

（1）所有软式内镜每次使用后均应进行彻底的清洗和高水平消毒和灭菌；

（2）软式内镜及重复使用的附件、诊疗用品应遵循以下原则进行分类处理

①进入人体无菌组织、器官，或接触破损皮肤、破损黏膜的软式内镜及附件应进行灭菌；

②与完整黏膜相接触，而不进入人体无菌组织、器官，也不接触破损皮肤、破损黏膜的软式内镜及附属物品、器具，应进行高水平消毒；

③与完整皮肤接触而不与黏膜接触的用品宜低水平消毒或清洗。

3. 注意事项

（1）ETO帽只有在高空运输或气体灭菌时才连接到内镜上；

（2）内镜以及治疗附件不能使用紫外线灯照射消毒；

（3）内镜插入光源之前一定要确认导光杆部彻底干燥；

（4）软式内镜要避免碰撞，以防损坏；

（5）内镜在刷洗时清洗刷应保持平直，避免与按钮安装座产生摩擦，损害安装座；

（6）内镜测漏时要确保测漏帽内无水汽及内镜测漏口外部干燥，防止水汽随气体冲进

内镜中，造成故障；

（7）在清洗消毒时一定要将 ETO 帽取下，否则会导致水或潮气进入内镜以致损坏内镜。

二、胸心外科腔镜器械的处理

胸腔镜应用在胸心外科，是指利用胸腔镜手术进行微创治疗，将腔镜器械经胸壁打孔进入胸腔内，在屏视下完成胸腔内的手术操作。理论上来说传统开胸手术能够完成的病种，绝大部分都能在胸腔镜下完成治疗，包括胸膜疾病、肺部疾病、食管疾病、纵隔疾病等。微创手术（胸腔镜手术）使用的内镜有硬式内镜和软式内镜，与传统开胸手术比较，主要有以下两大优势：

（1）术后疼痛明显减轻。胸外科术后的疼痛主要与肋骨撑开有关，因此不撑开肋骨的小切口胸腔镜手术显著减轻了患者术后的疼痛，减少了术后镇痛药物的应用剂量和应用时间。

（2）并发症更少，康复更快。由于手术切口小，对患者身体损伤也相对较小。配合早期康复锻炼，患者术后心肺功能等各方面恢复更快，术后并发症相对传统开胸手术明显减少，住院时间亦明显缩短。

（一）胸腔镜硬式内镜器械的处理

胸腔镜配套硬式内镜腔镜手术器械主要由光学目镜、电凝线、气腹管、直角推结钳、卵圆钳、持针钳（直头、自动归位、左弯、右弯）、活检钳、肺叶钳、电凝钩、电凝棒、穿刺器、吸引管等组成。

1. 硬式内镜的处理与操作注意事项

硬式内镜指用于疾病诊断或治疗的不可弯曲的内镜及相匹配的导光束、器械、附件、超声刀系统、电凝系统等。

（1）硬式内镜的清洗消毒与灭菌应达到以下要求：

①凡进入人体无菌组织、器官或者经外科切口进入人体无菌腔室的硬式内镜及附件，如胸腔镜等，应灭菌；

②凡接触破损皮肤、黏膜或穿破黏膜的硬式内镜附件及操作器械，如活检钳等，应灭菌；

③经消化道、呼吸道等进入人体与外界相通的腔道进行有创操作或与破损黏膜接触的硬式内镜应灭菌；经消化道、呼吸道等进入人体与外界相通的腔道与完整黏膜接触的硬式内镜应高水平消毒；

④在手术部（室）内完成内镜诊疗的硬式内镜及其附件，应根据其产品的使用说明选择相应的灭菌方法，不应采用化学消毒剂浸泡灭菌；

⑤硬式内镜的清洗消毒及灭菌效果的监测工作，参照 WS 310.3—2016 的要求执行，其消毒、灭菌效果的监测方法遵循本标准附录 A 要求；

⑥应建立登记、追溯制度，记录硬式内镜清洗消毒及灭菌参数、操作日期、时间与人员等，并遵循 WS 310.3—2016 的要求。

（2）注意事项：

①硬式内镜是侵入式诊疗器械和手术器械，其清洗、消毒必须遵循 WS 310.2-2016 行

业标准执行，确保器械使用安全；

②在外科手术完成后，应立即开始清洁，除去黏液、血液等污染物，不要让液体在内镜表面干燥；

③不要将内镜浸泡在热水、酒精、消毒剂或防腐剂中，以免体液凝结。在任何液体中不要浸泡超过 2 小时；

④只能使用柔软的毛刷或软布清洁内镜，不要使用钢丝球、钢丝刷或者腐蚀性清洁剂，否则会造成器械的损坏；

⑤内镜清洗消毒后，目视检查目镜表面应清洁、干燥、杆身平直、无凹陷；目镜端无裂痕、无雾气。如有雾气，表明密封圈有泄漏，必须送厂家维修；

⑥根据生产厂商的说明书将内镜安全放置在有卡槽的专用器械盒内，避免造成损伤；

⑦按照内镜说明书要求选择灭菌方式。

2. 导光束及连接线的清洗处理与操作注意事项

（1）冲洗：用一次性专用海绵（清水）擦除器械表面的血迹、污物；

（2）洗涤：用含腔镜专用多酶溶液（1∶100）清洗剂的海绵擦拭导线两端 3～5 遍，中间部分浸泡在 1∶100 腔镜专用多酶溶液中洗涤；

（3）漂洗：用沾有清水的专用海绵擦洗导线两端，中间部分用流动水清洗；

（4）终末漂洗：用纯水擦洗导线两端，中间部分在流动纯水下清洗；

（5）清洗导光束时，不要折叠，无直角盘旋并检查光缆有无划痕、有无裂缝，表皮橡胶有无老化；

（6）清洗后，目测检查光缆表面清洁度，是否符合质量清洗标准；

（7）检查光缆导光性能，如发现导光束灰暗，提示光纤可能断裂，通知手术室，及时更换；

（8）根据生产厂商的说明书将光缆线盘旋放置在专用器械盒内或一次性纸塑包装袋内灭菌。

3. 气腹管的处理与操作注意事项

（1）气腹管是一种硅胶制品，其管道又细又长，清洗时要用水枪、气枪反复冲洗吹干，否则影响灭菌效果；

（2）气腹管反复使用、灭菌，包装前要注意检查气腹管表面有无老化、粘连现象；

（3）单独塑封包装时，气腹管盘绕空间要大于 10 cm，无扭曲。

4. 吸引器的处理与操作注意事项

（1）吸引器是开胸、体外循环等大手术中经常使用的器械，主要用于手术中的血液、体液、脓液等污物的吸取，使用后管腔内沾染大量有机物，如不及时清洗极易导致有机物干涸，给清洗工作带来很大的困难。因此，管腔内的血液、体液等应及时彻底清除；

（2）由于吸引器头较长，呈管状，且管径小，管腔狭窄，不容易清洗，清洗时要用相匹配的毛刷插入吸引器管腔内，另一端见到刷头，冲洗掉头端的污物。如此反复刷洗 3～5 次，直到刷洗干净。

（二）胸腔镜软式内镜器械的处理

软式内镜为用于疾病诊断、治疗的可弯曲的内镜。

1. 清洗、消毒要求

（1）新规范对软式内镜要求每次清洗前需测漏；条件不允许时，应至少每天测漏1次；

（2）确诊或疑似分枝杆菌感染患者使用过的内镜及附件，其消毒时间应遵循产品的使用说明；

（3）消毒后的内镜应采用纯化水或无菌水进行终末漂洗，采用低温灭菌的内镜应采用无菌水进行终末漂洗；

（4）每日诊疗工作开始前，应对当日拟使用的消毒类内镜进行再次消毒、终末漂洗、干燥灭菌后，方可用于患者诊疗。

2. 胸腔软式内镜清洗、消毒注意事项

（1）使用清洗液去除附着于内镜的污染物；

（2）按照产品说明书，将医用清洗剂加入适量的水配制成使用浓度的清洗液；

（3）用纯化水或无菌水对消毒后的内镜进行终末漂洗。

3. 手工清洗操作流程

（1）预处理：内镜从患者体内取出，在与光源和视频处理器拆离之前，应立即用含有清洗液的湿巾或湿纱布擦去外表面污物。擦拭用品应一次性使用；

（2）测漏，并将情况予以记录；

（3）清洗与漂洗：①将预处理后的内镜放入清洗酶液中清洗，每洗一条内镜后清洗液应更换。将清洗刷清洗干净，高水平消毒后备用；②对管道的漂洗要求：使用动力泵或压力气枪向各管道充气，至少30秒，去除管道内的水分；③用擦拭布擦干内镜外表面、按钮和阀门。擦拭布应一用一更换；④在终末漂洗环节，要求用纯化水或无菌水，冲洗内镜各管道至少2分钟；⑤采用浸泡灭菌的内镜，应在专用终末漂洗槽内使用无菌水进行终末漂洗；

（4）干燥：①专用干燥台铺设无菌巾，无菌巾应每4小时更换一次；②用75%~95%乙醇或异丙醇灌注所有管道；③使用压力气枪，用洁净压缩空气向所有管道充气至少30秒，至其完全干燥；④用无菌擦拭布、压力气枪干燥内镜外表面、按钮和阀门；

（5）储存：内镜干燥后应储存于内镜与附件储存库（柜）内，镜体应悬挂，弯角固定钮应置于自由位，并将取下的各类按钮和阀门单独储存。

（代海燕）

第四篇 肛肠外科

第一章 肛肠疾病的病因病机

肛肠疾病的发病原因较多，总的说来有内因、外因之分。在临床上，一般都是综合各种因素而成其病。凡人体情志、起居、饮食、劳逸等失节而产生脏腑、气血虚损或失调而引起者，皆为内因。而外因则以风、湿、燥、热四邪尤为突出，正如《医宗金鉴》所说："痔疮形名亦多般，不外风湿燥热源。"但是，外因必须通过内因而起作用。《黄帝内经》云："正气存内，邪不可干；邪之所凑，其气必虚。"说明各种外邪作用于人体导致疾病，同其内部脏腑气血不足、阴阳失调等是分不开的。内因是病变的根据，外因是病变的条件。

一、外因

在肛肠疾病的致病因素中，外因以风、湿、燥、热四邪致病尤为突出。它们各自的作用机制也不尽相同，正如《外科大成》所指出的那样："肿者湿也，痛者火也，痒者风也，闭结者燥也。"但临床上，也有四者杂至而成的，《古今医鉴》云："夫痔瘘者，肛门边内外有痔也……由风、热、湿、燥合而致之。"《黄帝内经》云："少阴之复，懊热内作……病痱疹疮疡痈痤痔。"

1. 风

风为阳邪，为六淫之首，四时皆能伤人，故有"风为百病之长"的说法。风邪侵伤人体的途径有二：一是风邪从口鼻而入，首先犯肺，风为阳邪，善行而数变，易伤阴液，肺与大肠相表里，风邪移热于大肠，则易便秘肠燥，成为肛肠疾病的致病因素。如痔、肛裂的发生与此关系密切。风又有内外之分，外则太阳风邪，传入阳明，挟热而下；内则厥阴肝木，虚热生风，风盛而下血。正如《血证论》说："……夫肠居下部，风从何袭之哉，所以有风者，外则太阳风邪传入阳明，挟热而下血，内则厥阴肝木，虚热生风，风气煽动而血下，风为阳邪，久则变火。"《素问·风论》中说："久风入中，则为肠风飧泄。"《症治要诀》说："血清色鲜者，为肠风。"《见闻录》说："纯下血清者，风也。"这些都说明风邪可引起下血。临床凡是风邪所致的下血，其色鲜红，点滴而下，或呈喷射状，且时发时止。二是风邪经肌表而入，留于皮毛与肌肉腠理之间，邪正相争，郁而化热，腐肉酿脓而成痈，肛痈溃后久不收口，则成肛瘘。如肛外皮肤破损复染风毒，可发为破伤风。风邪挟湿浸淫肛周肌肤，导致营卫不和，则可出现肛门瘙痒，滋水淋漓。

2. 燥

燥为秋之主气，燥邪伤人，最易伤津耗液，临床多表现为口鼻干燥，咽干口渴，大便干燥甚或秘结，肛门皮肤裂开等。故《医宗金鉴》描述肛裂成因时明确指出"肛门围绕褶纹破裂，便结者，火燥也。"燥有内外之分，而引起肛肠疾病者，多为内燥，常因饮食不节，恣饮醇酒，过食辛辣等，以致燥热内结，耗损津液；或素体血虚津乏，都可导致肠道干涸失于濡润，而使大便燥结，难以排出，常使肛门裂伤或擦伤痔核而发生便血。

3. 湿

湿为阴邪，重浊黏滞，易碍气机，使经络阻滞。且湿性趋下，易袭阴位，湿邪致病也具有易于伤及人体下部的特点。肛肠疾病，湿邪为患最多见。湿分内外，外湿多因坐卧湿地，久居雾露潮湿之处；内湿多因饮食不节，过食生冷肥甘，损伤脾胃所致。湿与热结，致肛门部气血瘀滞，筋脉横解而发为痔；湿热损伤脉络，则下血色如烟尘；湿热阻于肛门，经络气血凝滞，则易形成肛痈；湿热下注大肠，经脉痹阻，瘀血凝滞发为直肠息肉及肿瘤。同时，肛周皮肤腠理疏松，容易生湿，而肛肠疾病自身易滋长湿邪也是湿邪导致肛肠疾病增多的原因。正如《医学传心录》所记载："痔病者，湿热之气所主也，如树生菌物，必因湿热而生。"

4. 热

《黄帝内经》云："诸痛痒疮，皆属于火。"《普济方》云："心主热，诸痔受病之源。"热为阳邪，易伤津耗气，且易致疮痈。肛肠内热灼盛，均会导致各种痔疾。热乃火之轻，火乃热之极。热积肠道，耗伤津液，致肠内干涩，无以润滑而致热结肠燥，大便秘结不通，久而气血不畅，经络阻滞，瘀滞不散发而为痔。热盛灼伤肠络，或迫血妄行，致血不循经，下溢而成便血。热与湿结，蕴阻肛门，湿热交织，蕴而发为肛痈。正如《灵枢·痈疽》所述："大热不止，热甚则肉腐，肉腐则为脓。故名曰痈。"许多肛肠疾病的急性期，都表现有火热的证候，如肛门脓肿的急性期，炎性外痔，血栓外痔，肛周化脓性汗腺炎，肛裂引发的感染等。《医宗金鉴·痈疽总论歌》中更清楚，"痈疽原是火毒生"。

5. 寒

寒者，冷也，寒邪具有寒冷、凝结的特性，是冬季的主气。寒为阴邪，易伤阳气，使机体失去正常的温煦气化，出现功能减退的寒证。寒邪损伤脾胃，就有脘腹冷痛、呕吐腹泻的反应，若脾胃阳虚，不能温运，功能衰退，则可出现下利清谷或滑脱不禁、肛脱不收等病症。寒性收引凝滞，若阳虚而阴寒偏盛，则如《素问·举痛论》说："寒则气收"，使气血涩滞而不畅不行，产生疼痛症状。临床常见的病程较久的肿块，以阴性为主的，则多为经脉气血受到寒邪凝闭阻滞，"不通则痛"，阳气不振所致。正如《举痛论》："寒气客于脉外则脉寒，脉寒则缩蜷。缩蜷则脉绌急，绌急则外应小络，故卒然而痛。"

二、内因

由于人的情志或行为不循常度，直接伤及脏腑而发病的致病因素是为内因。内伤病因与外感病因是相对而言的，它包括七情、过劳、过逸、饮食失宜等。

尽管肛肠疾病的发生与外因有一定的关系，但更重要的还是同内部脏腑气血不足或阴阳失调分不开。正如《黄帝内经》所述："邪之所凑，其气必虚"。《丹溪心法》云："痔者皆因脏腑本虚，外伤风湿，内蕴热毒……以致气血下坠，结聚肛门，宿滞不散，而冲突为痔也。"导致肛肠疾病的主因主要有气虚、血虚、血瘀、七情内伤、劳逸失当、饮食不节等。

1. 气虚

气是构成人体的最基本物质，也是维持人体生命活动的最基本物质，它主要的生理功能是推动、温煦、防御、固摄、气化和营养等。因各种原因导致的气虚不足，中气下陷，可致无以摄纳而引起脱肛和内痔脱出。导致气虚的原因很多，主要有先天不足，小儿脏气不实，老人脏腑功能衰退，妇女产育过多，以及久痢、久泻，色欲伤肾，酒食伤脾，久咳伤肺等。如《素问·通平虚实论》中说："气虚者，肺虚也。"《疮疡经验全书·痔漏症》中说："肺与大肠相为表里，故肺脏蕴热则肛闭结，肺脏虚寒则肛脱出，此至当之论。又有妇人产育过多，力尽血枯，气虚下陷，及小儿久痢，皆能使肛门突出。"《医学入门》说："肛门脱出，非虚而何？劳倦房欲过度，及产育用力，久痢久泻。小儿叫呼耗气，俱有此证。"《疡科心得集》指出："老人气血已衰，小儿气血未旺，皆脱肛。"同时，气血相依，气为血帅，气行则血行，气虚则血瘀，五脏六腑，四肢百骸失去滋养，从而抗病能力下降，无以抗御，邪气乘虚而入，缠绵不愈。一旦肛门发生痈疽、痔瘘等，就会难消、难溃、难敛，病程迁延，气虚无以摄血，血不循常道，则出现便血；气虚无力推动血行，继而可产生血瘀，阻滞经脉，出现静脉曲张、血栓、息肉等肛肠常见疾病。

2. 血虚

血是运行于脉中而循环流注全身的富有营养和滋润作用的物质，是构成人体和维持人体生命活动的基本物质之一。《灵枢·决气》说："中焦受气取汁，变化为赤，是谓血。"血行脉中，有濡养滋润全身脏腑、肌肉、四肢百骸的作用。同时，为全身各脏腑组织器官的功能活动提供营养，是神志活动的主要物质基础，因此，血虚可引起一系列病理改变，其中包括各种肛肠疾病。导致血虚的原因，一是失血过多，新生之血来不及补充，如各种急性或慢性出血病症皆是；或化源不足，如饮食营养摄取不足；或脾胃虚弱，运化无力等。血虚则血运不畅，脉络失其荣养，造成肛肠部血管扩张，血液淤滞，郁积横溢，筋脉横解，冲发为痔。同时，血虚无以摄血易致下血，下血难止又会加重血虚，形成恶性循环。气随血耗，气随血脱，而出现摄纳无力，出现痔核脱出、脱肛等症状。而且津血同源，血虚则津乏，血虚则燥，肠道失于润滑，致大便干结难解，易于擦破痔核而便血，或用力过度而成肛裂，以及肛缘静脉曲张。血虚无以濡养，则生肌迟缓，疮口不易愈合。

3. 血瘀

是指血液运行迟缓，流行不畅，甚则血液淤结停滞成积的病理变化。血瘀病变形成的原因，多由于气机郁滞、气虚推动无力，或痰浊阻滞脉道，或寒邪侵入血分，或邪热入血，或因外力扭挫伤及脉络等，局部的血瘀，可以发生于脏腑、经络、形体、官窍等任何部位。《东医宝鉴·血篇》中说："盖气者，血之帅也。气行则血行，气止则血止，气温则血滑，气寒则血涩。气有一息之不运，则血有一息之不行。"由于久立久坐，或长期负重远行，或是临厕排便用力致络伤血溢脉外等，致气机不畅，血涩不行，故气滞血瘀。气虚则无以统摄血行，致血不行常道，气弱则血行无力，缓而瘀阻，瘀血阻络，或寒凝血脉，致气血不畅，络脉瘀阻，则可发为痔疮，或肛痈，或肠息肉等。肛肠疾病常见的瘀血病证，主要是瘀血阻滞于肛肠局部，表现为肛门疼痛剧烈，局部可见青紫色的瘀块瘀点。血栓性外痔，炎性外痔，静脉曲张性外痔，嵌顿性内痔，均可见到瘀血阻滞的证候。因此，血瘀是导致肛肠疾病的一个重要因素。

4. 内伤七情

七情是指人的喜、怒、忧、思、悲、恐、惊七种情志变化，在正常的情况下，七情是人体对客观外界事物和现象所作出的七种不同的情志反映，一般不会使人发病。只有突然、强烈或长期持久的情志刺激，超过人体本身的生理活动的调节范围，引起脏腑气血功能紊乱，才会导致疾病的发生。人的情志活动与脏腑气血有着密切的关系，因为情志活动的物质基础是五脏的精气血。《素问·阴阳应象大论》指出："人有五脏化五气，以生喜怒悲忧恐。"七情能否导致发病，除七情强度外，还与机体本身的耐受、调节能力有关。不同的情志变化，对内脏有不同的影响，继而产生不同的肛肠疾病。《薛氏医案选·痔漏》指出："原痔者，贫富男女皆有之。富者，酒色财气；贫者，担轻负重，饥露早行，皆（伤）心肝二血。喜则伤心，怒则伤肝，喜怒无常，风血侵于大肠，到谷道无出路，结积成块，出血生乳，各有形相。"

喜伤心，喜则气缓，使心气涣散不收，耗气伤津，继而产生气滞，无力推动血运而致血瘀，筋脉横解而成痔。

怒伤肝，怒则气上，可使肝的疏泄功能失常，横逆或上冲，日久化火伤阴，致津亏液乏，而肠燥便秘。

思伤脾，思则气结，导致脾气郁结，从而出现纳呆，脘腹胀满，便溏等脾失健运的症状致气血生化之源不足，出现脱肛、痔核脱出等病症。脾失健运，不能化湿，致湿邪停聚，阻滞经络，郁而成积为形，发生痔疾，甚则湿邪郁而化热化火，蕴阻肛门，热盛肉腐而成肛痈。

悲则伤肺，悲则气消，肺气耗伤，肺与大肠相表里，肺气不降，津液不能下达，伤及大肠，致大肠气虚，提升摄纳无力，出现脱肛、内痔脱出、大便干燥秘结等症状，或因传导失职，气机紊乱，而产生便秘、腹泻。

恐则伤肾，恐则气下，可使肾气不固，气泄于下。而大肠的传导作用与肾的气化功能有关。若肾阴不足，可致肠液枯涸而便秘，肾阳虚损时，则气化无权而致阳虚便秘或阳虚泄泻，从而诱发痔疾。

5. 劳逸失当

正常的劳动有助于气血流通，增强体质，适当休息可以消除疲劳，恢复体力和脑力，均有利于维持人体正常的生理活动，不会使人发病。但是长时间的过度劳累或过度安逸，则能成为致病因素而致人发病。长期负重远行，或久站、久坐、久蹲可诱发痔疾的产生。中医学有关的论述颇多。《外科正宗》指出："因久坐而血脉不行以及担轻负重，竭力远行，气血纵横，经络交错，以致于气血流注肛门，俱能发痔。"《医宗金鉴》也指出："勤苦劳役，负重远行，以致气血交错而生痔。"《医门补要》说："盖劳碌忍饥，或负重远行。及病后辛苦太早，皆伤元气。气伤则湿聚，湿聚则生热，热性上炎，湿邪下注，渗入大肠而成漏，时流脓水。"《外科启玄》还指出："夫痔者滞也，盖男女皆有之。家贵者因于酒色，贫贱者劳碌饥饱，僧道者食饱而久坐。"以上所述，均说明劳逸失当可使气血耗伤，气血运行不畅，脾胃功能减弱，机体抵抗力下降而产生肛肠疾病，如恣情纵欲，房劳过度，每易耗伤肾精，出现肾阴亏虚之腰膝酸软，眩晕耳鸣、遗精滑浊，月经不调等，还可出现痔疮下血、大便秘结、肛门疼痛等肛肠疾病症状。

6. 饮食不节

人体摄取食物，转化成水谷精微及气血，是维持生命活动的最基本条件，但是，饮食不节（失宜），又常常成为致病因素。饮食不仅要均衡，而且调配要适当，过饥过饱，或饮食习惯不良，恣食膏粱厚味、醇酒、炙煿、辛辣刺激之品，均可导致肛肠疾病的发生。摄纳不足，无以化生气血，致生化之源不足，气血得不到足够的补充，久则气血俱虚而致病，导致腹泻、脱肛、痔疮等肛肠疾病的发生。《素问·生气通天论》说："因而饱食，筋脉横解，肠澼为痔。"过饱不能及时消化，转化为水谷精微，导致脾胃的损伤，导致经脉壅滞不通，经络阻塞；气机不畅，久而扩张成痔。《东医宝鉴》指出："盖饱食则脾不能运，食积停聚大肠，脾土一虚，肺金失养，则肝木寡畏，风邪乘虚下注，轻则肠风下血，重则发为痔瘘。"

饮食有五味，五味与五脏，各有其亲和性。《素问·至真要大论》"酸先入肝，苦先入心，甘先入脾，辛先入肺，咸先入肾。"如果长期嗜好某种食物就会造成与之相应的内脏功能偏盛，久之则可损伤其他脏腑，破坏五脏的平衡协调，导致疾病的发生。同时，饮食还有寒热温凉之别，偏嗜寒性食物和偏嗜热性食物，与偏嗜五味一样，均可导致疾病的发生，如过食生冷，则易损伤脾阳，寒湿内生，发生腹痛、泄泻等证；若过食膏粱厚味肥甘之品及辛辣刺激之食、醇酒等，则易致湿热痰浊内生，气血瘀滞，经络阻塞，损伤血络，常可发生痔疮下血、肛周酝酿化脓、便秘、肛门疼痛等病症。《疮疡经验全书·痔漏篇》中所说，"脏腑所发，多由饮食不节，醉饱无时，恣食肥腻，胡椒辛辣，炙酒，禽兽异物，任情醉饱，耽色不避，严寒酷暑，或久坐湿地，恣意耽看，久忍大便，遂致阴阳不和，关格壅塞，风热下冲，乃生五痔。"《太平圣惠方》指出："夫酒痔者，由人饮酒过度，伤于肠胃之所成也。夫酒性酷热，而有大毒，酒毒渍于脏腑使血脉充溢，积热不散，攻壅大肠，故令下血。"

7. 禀赋不足

先天发育不全、气血虚弱之患儿，常可发生腹泻、脱肛。另外，中医学的研究和记载表明，痔疾可能还与遗传因素有关。在痔普查中，发现父母患有肛肠疾病的，其子女发病率可高达80%。《疮疡经验全书》说："人生素不能饮酒亦患痔者，脏虚故也。亦有父子相传者，母血父精而成。"《薛氏医案·保婴摘要》云："痔疮之症，或因禀受胎毒……或母食炙煿厚味所致。"《外科理例》记载"小儿患痔，母腹中受热也。"这些论述均说明遗传因素在肛肠疾病发病中所起的作用。

（陈凌燕）

第二章 肛肠疾病常见症状与体征

第一节 便 秘

便秘是临床上常见的症状之一，女性患者便秘的发病率是男性的3倍。多数便秘患者可经药物治疗改善症状或治愈，少数为难治性，药物治疗效果较差。许多人认为便秘不是一种独立性疾病，许多疾病可引起便秘，但ICD-10（即国际疾病分类法现行版本）将便秘明确列为一个独立性病种，RomeⅡ也将便秘列为一个病种。Marvin认为便秘既是一种症状也是一种疾病，它是一种动力性疾病引起的结肠推进受影响或由于肛门括约肌障碍引起的疾病，也可能是肠易激综合征的一种临床表现。可以将由于饮食、药物、精神因素、内分泌或代谢性疾病、中枢神经病变及结肠、直肠、肛门括约肌器质性病变引起的便秘视为一种症状；而由结肠、直肠、肛门括约肌功能障碍引起的便秘应视为一种疾病，即"便秘病"。

现代医学认为，便秘是指粪便在肠道内通过困难，运出时间延长，排便次数减少，粪便硬结，排便痛苦的一种症状或疾病。

中医学很早就认识了便秘，中医学称便秘为"大便难""大便秘结""秘结""脾约""大便涩滞"等。中医学认为伤寒、温病、饮食生活不节、胎前产后、七情六欲等都可引起粪便滞留于肠间、排出困难等症状。即使患者每天大便1次，但有排便时间延长，有腹胀、腹痛及下腹坠胀感等症状时，也应视为便秘。

一、病因

（一）中医病因病机

中医学认为外感六淫之邪及人体阴阳、气血、脏腑、情志失调等均可引起便秘。

1. 病因

中医学认为伤寒、温病等均可引起便秘。伤寒、温病过程中，由于表邪未及时清解，可化热入里，邪热不得外达，而热结肠胃，最终引起大便干结；伤寒表邪未解，寒邪入里，加之服用寒凉药物，可引起寒邪滞留肠胃，最终导致大便秘结不通；伤寒、温病过程中，表邪未解，而里热内盛也可引起便秘；过食辛辣刺激食物及酗酒、运动过少等不科学的饮食生活习惯，易造成胃肠道蠕动功能减退或湿热积聚肠胃，壅塞不通，可引起便秘。

患病日久，耗伤元气，形体虚弱，可导致排便无力形成虚秘；情志不遂，心情不快，可使气机郁结不畅，导致大便秘涩不行，形成气秘（郁秘）；素体火盛，或邪热灼伤，或体内津液不足，脾燥肠干，胃强脾弱，约束津液不得四布，但输膀胱，致小便数而大便硬形成燥秘（中医学称之为"脾约证"）；老年人元阳不足，阳气温煦无力，津液不能四布，可形成冷秘。产后由于血虚、津液亏损等原因，不能濡润肠道，导致便秘，如《金匮要略》说："新产妇人有三病，一者病痉；二者病郁冒；三者大便难。"

2. 病机

《素问·灵兰秘典论》曰:"大肠者,传导之官,变化出焉",明确指出大肠是大便暂时储存及排出的器官。大肠要发挥正常的排便功能必须具备2个条件。

(1) 大肠阳气的温煦和阴血的濡养作用:只有当大肠阳气和阴血充足,协调平衡才能发挥正常的排便作用,阳气亏损和阴血津液不足等均会造成便秘。大肠的功能又与肾的关系密切。"肾司二便,为水火阴阳之脏,肾中阴阳能温阳、资补大肠的阳气和阴血",此亦即景岳"五脏之阳气,非此不能发;五脏之阴血,非此不能滋"之谓。所以先天禀赋不足,或年高体弱,或房事过度等可损伤肾气,则大肠失养,便秘难排;

(2) 大肠的气机调畅机制:大肠乃六腑之一,泄而不藏也,故气机调畅亦是排泄糟粕的条件之一。而大肠气机的调畅又涉及肝、脾、胃、肺四脏。肝主疏泄,可调畅全身气机。肝气条达则大肠传导、排便功能正常;若肝气郁滞,则大肠传导失司,大便秘结;肺与大肠相表里,肺的肃降功能有助于大肠传导功能,反之,大肠传导功能亦有助于肺气之正常宣肃;脾胃位居中焦,为气机升降之枢纽,脾主升清,胃主降浊,大肠与胃同属阳明,大肠的传导功能实乃胃降浊功能的延伸。而胃的降浊又与脾的升清功能密切相关,亦即大肠传导功能有赖于脾之升清功能,故脾胃失司,清阳不升,浊阴不降,则大肠传导功能失常,导致大便秘结。

总之,正常大肠功能的发挥,依赖肾中阴阳的温煦和滋养;又有赖于脾、胃、肝、肺诸脏的气机调畅。因此,外感邪气、肺失宣肃、饮食劳倦、脾胃受损、情志失调及肝郁气滞、房室太过、肾气亏虚等均可影响大肠传导功能,导致便秘。

(二) 排便的生理病理

目前临床上便秘患者以慢性功能性便秘多见,以下结合排便的生理病理简略介绍慢性便秘的发病机制。

一些慢性便秘患者通过结肠传输试验发现结肠在某些肠段通过缓慢,可根据肠段的不同,分为升结肠传输缓慢、左侧结肠传输缓慢及全结肠传输缓慢,其中大部分患者属于全结肠传输缓慢。肠电活动研究表明,此型便秘患者空腹及餐后结肠推进性电活动明显降低,表现为频率减慢和持续时间缩短。乙状结肠的顺应性降低,肠壁对内容物的最大耐受量明显低于正常人,由于肠内容物通过缓慢,直肠充盈速度减慢,导致直肠的反应性降低,甚至迟钝。同时由于肠内容物在结肠滞留时间过长,水分过度吸收,粪便干结,加重了便秘。STC患者的结肠平滑肌对乙酰胆碱能刺激后的收缩反应明显低于正常人,而对于肾上腺素的松弛反应却强于正常人,表明支配平滑肌的胆碱能神经明显减少;患者体内结肠阿片受体含量明显增加,结合位点增多,促进抑制性非肾上腺素非胆碱能神经递质的释放,从而抑制平滑肌运动;也有人发现STC的乙状结肠壁内血管活性肽和P物质含量明显降低,提示其传输障碍可能与肠壁内血管活性肽和P物质能神经元功能障碍有关。此外,最新研究表明50%的STC患者可表现出不同程度的胃和胆囊动力障碍,因此STC可能是一种累及多组织的胃肠动力方面异常的病变。

原发性盆底肛门痉挛或巨结肠、继发性骶神经损害、肛门括约肌功能异常、直肠前突、直肠脱垂和会阴下降等疾病,可引起排便困难。盆底肛门肌肉痉挛患者在排便过程中,由于耻骨直肠肌和肛门外括约肌不能松弛,甚至出现异常的矛盾收缩,导致直肠肛管角变锐,肛管压力上升，导致粪便排出困难。巨直肠则是因肛门直肠交界处缺乏或缺少神经节细胞，粪便到达直肠不能引起肛门直肠抑制反射，难以发动排便。会阴下降综合征可能是由于长期过度用力排便，使得盆底肌薄弱，肛管直肠角缩小，增高的腹内压可传导至直肠前壁，促使该处黏膜脱垂至肛管上端，当盆底下降时，阴部神经及其供应肛门外括约肌和耻骨直肠肌的分支受到牵拉，长期的牵拉严重影响神经传导功能。近来有出口梗阻型便秘也可由肛门内括约肌失弛缓所致，肛门内括约肌不能松弛，而直肠肛门括约肌抑制性反射的最小松弛容积（MRV）和肛管括约肌功能长度却明显增加，造成肛管舒张不良，粪便滞留直肠，引起排便困难。另外，直肠感觉功能亦是出口梗阻型便秘的重要原因之一。慢性便秘患者的直肠便意阈值和直肠最大耐受量较正常人明显增高，表明其内脏运动神经和容量感受神经受损，引发直肠对容量刺激的异常迟缓反应，导致直肠感觉功能减退，因缺乏便意而不能发动排便反射。

二、分类

慢性便秘的临床分型有不同的方法。美国目前将便秘的诊断分为6种情况：
（1）便秘型肠易激综合征（IBS便秘型）；
（2）慢传输型便秘；
（3）直肠出口梗阻型便秘；
（4）混合型便秘，即慢传输型和直肠出口梗阻型同时并存；
（5）功能型便秘（功能性梗阻或药物副作用）；
（6）继发于系统疾病的便秘。

我国现将便秘按照病因学分类，包括慢性器质性（继发性）便秘、慢性功能性便秘和IBS便秘型。本文重点介绍慢性功能性便秘。

慢性功能性便秘，是临床工作中的热点和难点，因此有必要对其进行分类。目前罗马Ⅱ标准将其分为慢传输型、出口梗阻型和混合型三种。出口梗阻型便秘可分为：

①直肠及盆底生理功能退行性改变引起的弛缓性（直肠无力性）便秘。包括直肠前突、直肠内脱垂（内套叠）、会阴下降综合征等；

②由于盆底肌痉挛性功能亢进导致的出口失弛缓性（盆底肌功能不良性）便秘，包括耻骨直肠肌综合征、盆底痉挛综合征、内括约肌失弛缓症、外括约肌失调综合征等；

③由直肠毗邻组织器官压迫或阻塞直肠所致的直肠外梗阻性便秘，包括子宫后倾。

三、症状和体征

（一）症状

便秘的主要症状是大便次数少，通常7d内排便次数少于2~3次，甚至10多天还没有便意；大便量少、粪便干硬，排出困难。患者除了排便困难外，常合并一些特殊的症候群，如肛门直肠坠胀感、排便不完全或有时依靠手法帮助才能排便，若合并有其他疾病时，常伴便血、下腹坠胀、腹胀、会阴疼痛、肛门部疼痛等症状。结、直肠肿瘤晚期引起的便秘可在相应部位扪及腹部包块，早期多无明显症状，患者晚期如出现肛门直肠梗阻时可有便意频繁，排便不尽感；还有各种原因引起的肠梗阻出现腹胀、腹痛、呕吐及排便排气停止等。肛裂时患者因惧怕排便时肛门疼痛，可出现便秘，但同时伴有肛门周期性疼痛。

慢性功能性便秘患者中，慢传输型便秘患者排便次数减少，常缺乏便意或粪质坚硬，无肛门直肠坠胀感、排便不尽感。出口梗阻型便秘患者有便意或缺乏便意，排便较费力或排便量少，并伴随有排便不尽感和肛门、直肠坠胀感。混合型则同时具有两者的特征。耻骨直肠肌肥厚患者以进行性排便困难为主要特征，可出现便条变小，便意频繁，排便时间延长等症状。

便秘型肠易激综合征患者除了便秘外，还伴腹部不适或腹痛，但能在排便后缓解，且症状一般间断出现，发病过程中可有精神紧张、抑郁症状，但无发热、体重减轻、便血等。

（二）体征

慢传输型便秘患者直肠指诊时无粪便或触及坚硬的粪便，而肛门外括约肌的缩肛和排便功能正常；出口梗阻型便秘患者肛门直肠指诊时直肠内存有不少泥样粪便，排便时肛门外括约肌呈矛盾性收缩。机械性肠梗阻引起的便秘患者可见肠型或蠕动波，听诊时可有肠鸣音亢进及气过水声；肠扭转时腹部不对称；单纯性肠梗阻因肠管扩张可有轻度压痛，但无腹膜刺激征；麻痹性肠梗阻肠鸣音减弱或消失。直肠癌患者直肠指诊有时可扪及形状不规则的肿块，指套可染血。

直肠黏膜内脱垂患者直肠指诊时作排便状，可触及直肠腔内黏膜折叠堆积，柔软光滑、上下移动、有壅塞感或绕指感，内脱垂部分与肠壁之间有环形沟；肛门镜检查时患者腹压稍加大即可见直肠黏膜堆积，似瓶塞样突入肛门镜镜筒开口。肛裂患者检查时可见齿状线以下肛管皮肤处的裂开状溃疡，如反复感染后常合并创面边缘硬结、肛乳头肥大和哨兵痔。直肠前突直肠指诊时可在肛管上方的直肠前壁扪及易凹陷的薄弱区，在阴道内指诊时，可触及突入阴道内的位于括约肌上缘的直肠前壁所形成的囊袋样包块，重度直肠前突可用手指将阴道后壁推至阴道外口。会阴下降综合征直肠指诊时肛管张力降低、可在肛门内触及松弛堆积的前壁黏膜，并可感觉到子宫压迫直肠，直肠镜检查可见黏膜松弛，或有充血糜烂，甚至有溃疡。盆底痉挛综合征直肠指诊时可触及盆底肌肥厚，指诊时张力提高，肛管直肠环可稍变僵硬、活动度减小。耻骨直肠肌肥厚直肠指诊时可见肛管紧张度增高，耻骨直肠肌肥大，肛管延长，有压痛等。

四、鉴别诊断

由于便秘既可以是一种独立的疾病，又可以是多种疾病引起的一组症状，故对便秘的诊断应重在病因诊断，而不是症状诊断，诸如"慢性便秘""习惯性便秘"等。仅做出症状诊断是不完整的，甚至是危险的，并有误诊、漏诊重大病变的可能。接诊时应按常规对病人进行全面、系统的检查，尤其是在导致便秘的原发性疾病的特征性表现尚不明显而首先表现为便秘症状时，进行系统、全面的检查特别重要。

对于便秘患者，需详细了解患者的病史、症状等，必要时可对患者做全身体格检查，但重点是检查腹部，注意腹部有无包块、肠鸣音的变化、有无腹膜刺激征等。直肠指诊对便秘患者的检查是非常必要的，它可以了解肛门括约肌、直肠下段的情况，直肠指诊对于直肠癌的诊断具有非常重要的意义，此外直肠指诊对直肠黏膜内脱垂、子宫后倾、耻骨直肠肌肥厚等肛门直肠出口梗阻型便秘的鉴别有重要意义。另外，内镜可以排除肿瘤性病变，但要注意，长期服用大黄可引起黏膜黑变。钡灌肠对于发现结肠器质性病变有较大帮助。肛门直肠动力学检查可以帮助了解肛门内外括约肌、盆底、直肠功能状态及其之间的协调情况，对慢性出口梗阻性便秘的鉴别有重要意义。盆底肌电图可测盆底肌、耻骨直肠肌、外括约肌等横纹肌及其支配神经的功能状态。排粪造影检查可以帮助了解患者排便过程中肛管直肠的变化。

（一）妊娠便秘

妊娠期由于黄体分泌，孕激素亢进，孕期6个月时子宫增大压迫直肠肠管可引起肠蠕动功能减弱。另外由于盆底静脉淤血，导致肠蠕动功能减弱而发生便秘。此外，由于妇女产后腹壁肌肉松弛，参与排便功能的肌群紧张性降低，粪便向前的动力不足，形成水分过度吸收，引起便秘。此种便秘在产后3个月内可以纠正。

（二）直肠前突

妇女由于全身结缔组织受损，盆底支持结构松弛，加上不良排便习惯的影响，导致直肠阴道隔松弛，排便时直肠向阴道侧膨出甚至可疝入阴道，导致患者排便困难，肛门和会阴部坠胀及便意不尽感，甚至需将手插入阴道内按压方能排出。直肠前突是引起妇女便秘的主要原因之一，一些患者施行手术后便秘症状依然存在，或短期内复发。本病常伴有盆底松弛、直肠黏膜内脱垂等。指诊时可扪及直肠前壁易凹陷的薄弱区呈疝囊向阴道后壁膨出。

（三）直肠内脱垂

直肠黏膜内脱垂又称不完全性直肠脱垂、隐性直肠脱垂、直肠黏膜内套叠、黏膜脱垂等。是指排便时近侧直肠黏膜全周或部分折入远侧直肠腔或肛管内而不从肛门脱出。很多学者将直肠黏膜内脱垂归于直肠脱垂一类，是直肠脱垂的轻症表现或先兆表现。患者以排便困难、费时费力、排便不尽感和肛门坠胀或阻塞感为主诉，由排粪造影检查可确诊。可分为直肠前壁内脱垂和直肠全周黏膜内脱垂两类。指诊时患者取蹲位或侧卧位，令做排便状，可触及直肠腔内黏膜折叠堆积，柔软光滑、可上下移动、有壅阻感或绕指感，内脱垂部分与肠壁之间有环形沟。肛门镜检查时患者腹压稍增加即可见到直肠黏膜下垂堆积，似瓶塞样突入肛门镜镜筒开口，若局部黏膜发炎或发生孤立性溃疡，则见充血、水肿、散在溃疡、糜烂及出血点。排粪造影检查是本病的重要诊断依据。X线示黏膜内脱垂可有三期改变：Ⅰ期为直肠黏膜自肠壁一侧或两侧向腔内突出；Ⅱ期为直肠黏膜环形向直肠腔内突出，X线改变呈聚拢现象；Ⅲ期为直肠黏膜进一步向腔内突出，直肠壁呈套叠或折叠状。其中排粪造影检查力排时，在直肠远端与肛管结合部上缘有凹陷状改变，黏膜相可见黏膜脱垂于肛管上方，而直肠肛管结合部后缘光滑完整，为直肠前壁黏膜脱垂；如直肠黏膜呈环形皱襞下移，形似杯口状，呈杯口征即为直肠黏膜内套叠。

（四）子宫后倾

子宫后倾引起的便秘，主要表现为排便困难、排便不畅、排便不尽感、排便次数增多、肛门有坠胀感或堵塞感、腰背部酸痛等。通过直肠指诊可扪及直肠前壁不与肠壁附着粘连的圆形肿物，表面光滑。

（五）盆底痉挛综合征

本综合征需要排除肛管直肠器质性病变，可经测量患者肛门静止和肛门紧闭时的肛门压力来区分。盆底痉挛综合征患者肛门测压多为正常；测量患者盆底常规肌电图和单纤维肌电图时发现肌电图异常，盆底痉挛综合征结肠通过时间可正常或稍微延长。排粪造影是诊断的主要手段，主要表现为排便过程中，肛管直肠角变化不大，甚至反而缩小。可确认有否盆底痉挛综合征和并发其他异常，能为临床选择疗法和疗效观察提供可靠依据。

（六）耻骨直肠肌肥厚

耻骨直肠肌肥厚患者症状以进行性排便困难为主要特征，可出现便条变小，便意频繁，排便时间延长等症状。直肠指诊时可见肛管紧张度增高，耻骨直肠肌肥大，肛管延长，有压痛等。

（七）会阴下降综合征

患者主要表现为排便不尽感、肛门坠胀、便次增多、会阴部疼痛。体检时令患者拟排便动作，可见会阴部呈气球样膨出，肛管下降程度超过2cm，并伴有肛管黏膜和痔外翻，肛管指诊时肛管括约肌张力降低，患者收缩肛门力量下降。排粪造影的诊断标准为：

（1）以耻骨直肠肌压迹代表会阴位置，以坐骨结节下缘水平线为参照，排便前静息相会阴位置低于坐骨结节下缘2cm，和（或）排便中会阴下降3cm以上；

（2）以肛管上部（及肛管直肠结合部中点）代表会阴位置，以耻骨联合下缘至尾骨尖的连线，即耻尾线为参照，正常静息时，肛管上部正好位于耻尾线下缘，经产妇肛管上部低于耻尾线3.5cm，其他人低于3cm，或排便中下降大于3cm。

第二节　腹泻

正常人一般每日排便1次，个别人每日排便2~3次或每2~3日1次，粪便呈褐黄色，每日排便量平均150~200g，含水分60%~75%，粪便外附带少量黏液。腹泻是一种常见症状，是指排便次数明显超过平日习惯的频率，粪质稀薄，水分增加，每日排便量超过200g，含未消化食物或脓血、黏液。腹泻常伴有排便急迫感，肛门不适、失禁等症状。腹泻分急性和慢性两类。急性腹泻发病急剧，病程2~3周。慢性腹泻指病程在2个月以上或间歇期在2~4周的复发性腹泻。

中医在《黄帝内经》中称之为"泄"，汉唐时多称"下利"，宋代以后称之为"泄泻"。根据腹泻的病因、发病部位、发病特点、粪便形状等，可分为湿泄、寒泄、暑泄、热泄、食泄、气泄、胃泄、小肠泄、大肠泄、肾泄、直肠泄、水泄、滑泄等。中医学中一般将大便溏薄者称之为"泄"，下如水样者称之为"泻"。

一、病因

（一）中医病因

中医认为腹泻是由于感受外邪，饮食及情志失调，正气虚弱等造成。其发病机制为脾胃运化失调、肾阳温运障碍、小肠受盛和大肠传导功能失常。

1. 感受外邪

风、寒、暑、湿、热等外来之邪均可使脾胃失调引起腹泻，其中又以感受湿邪最多见，因脾喜燥而恶湿，故外来湿邪最易困遏脾土，以至脾胃升降失职，清浊不分引起腹泻，这正如《难经》中说："湿多成五泄。"寒、暑、热等外来之邪可直接损伤脾胃，引起脾胃功能障碍发生腹泻，但多数情况下夹有湿邪，即所谓"无湿不成泻"。

2. 饮食不节

如饮食过量，停滞不化；或恣食肥甘，湿热内蕴；或过食生冷，寒邪伤中；或饮食不洁，伤及脾胃，化生食滞、寒湿、湿热之邪，使运化失职，升降失调，而发生腹泻。正如《景岳全书·泄泻》中说："若饮食不节，起居不时，以致脾胃受伤，则水反为湿，谷反为滞，精华之气不得输化，乃致合污下降而泻痢作矣。"

3. 情志失调

郁怒伤肝，忧思伤脾，肝气横逆，最易使脾胃受克，发生泄泻。正如《景岳全书·泄泻》中说："凡遇怒气便作泄泻者，必先以怒时夹食，致伤脾胃，故但有所犯，即随触而发，此肝脾二脏之病也。盖以肝木克土，脾气受伤而然。"

4. 脾胃虚弱

长期饮食不节，饥饱失调，或劳倦内伤，或久病体虚，或素体脾胃虚弱，导致脾胃不能运化水谷之精微，致水湿停滞，清浊不分而成泄泻。正如《景岳全书·泄泻》中说："泄泻之本，无不由于脾胃。"

5. 命门火衰

肾中阳气，即命门之火，具有腐熟水谷、调节二阴开合的作用。肾中命门之火衰则不能腐熟水谷，可引起泄泻。正如《景岳全书·泄泻》中说："今肾中阳气不足，则命门火衰，而阴寒内盛，故于子丑五更之后，当阳气未复，阴寒盛极之时，即令人洞泄不止也。"

（二）西医病因

1. 肠道感染

这是引起腹泻的最常见原因，各种病原体经口进入消化道后在某些条件下均可发生腹泻，由于病变部位和发病机制不同，其临床表现也各不相同。

（1）病原体吸附于肠黏膜表面，产生肠毒素致泻：霍乱弧菌、大肠杆菌、金黄色葡萄球菌、产气夹膜梭状芽孢杆菌等致病病原体进入肠道后，在肠内产生肠毒素引起腹泻，而不是侵及肠黏膜，所以肠黏膜保持完整。粪检时呈稀水样，无白细胞。肠毒素可使小肠黏膜分泌大量水和电解质；

（2）病原体侵入肠黏膜，破坏肠黏膜形成溃疡：痢疾杆菌、溶组织阿米巴滋养体等通过侵入肠黏膜上皮细胞，破坏肠黏膜，引起结肠黏膜损伤。这类病原体引起腹泻的组织学特点是粪便中带脓血、黏液，镜检可发现大量白细胞，伴有腹痛、里急后重；

（3）病原体吸附、侵入上皮细胞，侵犯黏膜固有层，但不明显破坏黏膜：沙门菌属细菌侵入小肠黏膜后，引起多核中性粒细胞浸润和其他炎性反应，无明显的上皮细胞破坏。这类病原体引起的组织学特点是粪便呈水样，偶带黏液，镜检可发现少量白细胞。

2. 消化道肿瘤和炎症

出血性坏死性肠炎、炎症性肠病、慢性胃炎、结直肠癌、晚期胃癌、结肠憩室炎、结直肠息肉并发的炎症、放射性结直肠炎可引起渗出性腹泻。这类腹泻的特点是粪便中附有渗出液、黏液及脓血，便次增加，但大便培养无致病菌生长。

3. 肠道运动功能异常

类癌综合征、肥大细胞增多症、胃泌素瘤、甲状腺髓样癌、憩室炎、阑尾炎及部分肠梗阻患者肠道蠕动亢进，大便通过时间缩短，影响水分吸收，可引起腹泻。

人体处于过度紧张状态时，大脑皮质及自主神经系统功能失调引起胃肠功能紊乱，肠道运动异常，发生精神神经性腹泻。患者可出现腹泻、腹痛或腹泻与便秘交替出现。

4. 吸收不良

脂肪泻、乳糜泻是由于小肠对脂肪的吸收不良，这类腹泻的特点是大便呈淡黄色或灰色，油腻糊样，气味恶臭。

慢性胰腺炎、胰腺癌等胰腺疾病，因消化酶的分泌减少或缺乏，不能分解脂肪，可引起严重脂肪泻；肝外胆道梗阻，肝内胆汁淤积，小肠盲襻综合征等引起的胆汁排出受阻和结合胆盐不足，可致中性脂肪的水解减少，影响脂肪的吸收，从而引起脂肪泻；小肠切除过多（短肠综合征）、近段小肠-结肠吻合或瘘管等引起的小肠吸收面减少及 Whipple 病、α-重链病、系统性硬化症等引起的小肠浸润性疾病，可导致大量胆酸从大便排泄，影响胆酸的肝肠循环，使胆酸减少，产生脂肪泻。

局限性回肠炎时，由于小肠黏膜受损后继发乳糖缺乏症，乳糖不能被水解而在肠腔内形成高渗状态，使水分渗入肠腔，产生渗透性腹泻。进食麸质食品后，由于缺乏某种多肽酶，使食物中的麦胶蛋白不能分解，后者可引起小肠黏膜损害，形成乳糜泻。

5. 内分泌紊乱

内分泌紊乱性疾病，如甲状腺功能亢进、慢性肾上腺皮质功能减退等也可引起腹泻。

6. 中毒

食物中毒可由于食物被金黄色葡萄球菌、蜡样芽孢杆菌、产气夹膜梭状芽孢杆菌、肉毒杆菌等产生的毒素污染而引起，多表现为非炎症性水泻。化学物质如汞、砷、磷等重金属中毒等，可引起急性腹泻。

7. 药源性腹泻

许多药物可引起腹泻，如酚酞、番泻叶等泻药，林可霉素、新霉素等抗生素，利血平、胍乙啶等降压药，乳果糖、乳山梨醇等肝性脑病用药，这可能是药物本身的作用，也可能是药物的副作用引起的。

8. 菌群失调性腹泻

肠道中正常菌群为机体不可缺乏的一部分，它们和宿主之间相互作用，维持平衡状态，有重要的生理作用。大量抗生素的应用、急性肠道感染或免疫抑制状态，可破坏肠道内正常菌群之间相互制约的关系，使其在质和量方面失去平衡，造成菌群失调。主要的有需氧菌与厌氧菌比例失调。

二、分类

（一）高渗性腹泻

氧化镁、氢氧化镁、甘露醇、山梨醇、乳果糖、硫酸镁、硫酸钠等高渗性药物进入小肠后，血浆中的大量水分很快透过肠黏膜进入肠腔，肠腔中的大量水分刺激肠壁引起腹泻。

高渗性腹泻的特点：
（1）禁食或停药后腹泻停止；
（2）肠腔内渗透压超过血浆渗透压；
（3）粪便中含有大量未经消化或吸收的食物或药物。

（二）吸收不良性腹泻

许多疾病，如成人乳糜泻、热带性口炎性腹泻、小肠手术后、盲襻综合征、门静脉高压和右心衰竭等，均可造成弥漫性肠黏膜损伤和功能改变，导致吸收不良性腹泻。

吸收不良性腹泻的特点：
（1）禁食可减轻腹泻；
（2）肠内容物由未吸收的电解质和食物组成，渗透压较高。

（三）分泌性腹泻

霍乱弧菌、大肠杆菌、沙门菌等产生的毒素，血管活性肠肽（VIP）、血清素、降钙素等，前列腺素、白三烯、血小板活化因子、肿瘤坏死因子、白介素等免疫炎性介质，胆盐和长链脂肪酸，通过刺激阴离子分泌和增加黏膜上皮通透性而引起分泌性腹泻。

（四）渗出性腹泻

克罗恩病、溃疡性结肠炎、志贺杆菌、沙门菌属、螺杆菌、耶尔林菌、结核分枝杆菌、阿米巴原虫、难辨性夹膜杆菌感染、缺血性肠炎、放射性肠炎、憩室炎、肿瘤感染等，由于肠黏膜发生炎症而渗出大量黏液、脓液、血液，引起腹泻。

渗出性腹泻的特点：
（1）粪便含有渗出液和血液，结肠尤其是左半结肠炎症多有肉眼黏液脓性便，如有溃疡或糜烂，往往带有血液。小肠炎时，肉眼未见脓血便。
（2）腹泻和全身症状、体征的严重程度取决于肠受损程度。

（五）运动性腹泻

许多药物、疾病和胃肠道手术可改变肠道的正常运动功能，促使肠蠕动加速，以致肠内容物过快通过肠腔，与黏膜接触时间过短，因而影响消化与吸收，发生腹泻。常见的可致运动性腹泻的药物包括普萘洛尔（心得安）、奎尼丁等，糖尿病、甲亢、迷走神经切除后可引起神经性腹泻，胃大部分或全胃切除、回盲部切除术由于回盲部的活瓣作用消失引起腹泻，类癌综合征、部分性肠梗阻、肠易激综合征也可引起运动性腹泻。

运动性腹泻的特点：
（1）粪便稀烂或呈水样，无渗出物。
（2）腹泻伴有肠鸣音亢进和腹痛。

三、症状和体征

（一）症状

急性痢疾感染、急性食物中毒、急性阿米巴痢疾发病急，有不洁饮食史；急性痢疾感染、急性阿米巴痢疾等疾病急性发作后可转变为慢性或时轻时重；肠结核、肠易激综合征、糖尿病性自主神经病变、结直肠癌可表现为慢性起病，腹泻与便秘交替出现；胃肠手术、迷走神经切断后可引起腹泻；分泌性腹泻进食后腹泻持续；渗出性腹泻禁食后腹泻可停止。

（二）体征

1. 腹部体征

胃肠道肿瘤腹部检查常出现腹痛和包块。但腹腔内结核、克罗恩病、憩室炎、肠套叠肠梗阻等也可出现腹痛和包块，应注意鉴别。压痛位于左腹降结肠部位，应考虑溃疡性结肠炎、肠易激综合征和结肠过敏等。

2. 肛门直肠检查

肛门直肠指诊对直肠癌的诊断有重要意义。如触及直肠内有坚硬不移的肿块，指套上染血等，常为晚期直肠癌。多发性息肉病有广泛的小结节，克罗恩病、溃疡性结肠炎可出现瘘管。

四、鉴别诊断

急性腹泻伴有发热、恶心、呕吐、腹痛等症状时，应考虑急性食物中毒性腹泻。慢性腹泻见脓血便，应考虑细菌性痢疾、阿米巴肠病、溃疡性结肠炎、克罗恩病、肠结核、大肠息肉等。若脓血便伴有里急后重，则细菌性痢疾、溃疡性结肠炎、放射性肠炎、直肠癌的可能性大；若脓血便伴有剧烈腹痛应考虑缺血性肠炎、肠套叠等。脓血便伴有鲜血可能为右侧结肠恶性肿瘤、结肠息肉、吸收不良等。腹泻与便秘交替出现时，应考虑过敏性结肠炎、肠易激综合征、乙状结肠过长、大肠癌、大肠憩室炎等。

由于抗生素长期运用可引起肠道菌群失调，也可表现为细菌、病毒感染引起的腹泻，严重的菌群失调有时症状和病情相当严重，需要与各种感染性肠炎进行鉴别，因此，对于腹泻患者，大便致病菌培养检查是很重要的鉴别手段。

（陈凌燕）

第三章 肛门直肠周围脓肿

第一节 病因病理

中医学把肛周脓肿称为肛痈,有关肛痈病因的记述颇为详尽,概括起来,大体有以下三个方面。

1. 外感风、热、燥、火、湿邪

《医宗金鉴》有:"痔疮形名亦多般,不外风湿燥热源,肛门内外俱可发,溃久成瘘最难痊。"《河间六书》有:"风热不散,谷气流溢,传于下部,故令肛门肿满,结如梅李核,甚者及变为瘘。"《诸病源候论》有:"大肠虚热,其热结肛门,故令生疮。"《备急千金要方》有:"肛门主肺,肺热应肛门,热则闭塞,大行不通,肿缩生疮。"机体感受外邪,邪气不散注于肛门,故令肛门肿满,结而成块。

2. 饮食醇酒厚味,湿热内生

《外科正宗》有:"夫脏毒者,醇酒厚味,勤劳辛苦,蕴毒流注肛门结成肿块。"《丹溪心法》有:"坐卧湿地,醉饱房劳,生冷停寒,酒面积热,以致荣血失道,渗入大肠,此肠风脏毒之所由作也。"过食辛辣、肥腻,饮酒过量,损伤脾胃而生湿化热,湿热蕴阻肛门,经络阻隔,气血凝滞易形成肛痈。也有肛门破损染毒,致经络阻塞而成。

3. 正虚邪实,湿热乘虚下注

《外科正宗》有:"夫悬痈者,乃三阴亏损,湿热结聚而成。"《丹溪心法》有:"痔者皆因脏腑本虚,外伤风湿,内蕴热毒……"。古时痔的范围很广,它包括了所有的肛门直肠部疾患。中医学认为,素体脏腑虚弱或久病气虚,肺、脾、肾亏损,无以运化水湿则湿聚生热,湿热乘虚下注肛门,结成肿块,郁久化热,溃腐成脓而形成肛痈。

综上所述,中医学对肛痈的病因认识如下:机体阴阳失调,脏腑本虚,外感六淫邪气,饮食厚味内伤脾胃,而致湿热内生。湿热流注于肛门,结成肿块,热毒蕴积,化腐成脓而形成肛痈。肛痈又有虚实之分,实证多因外感邪毒,内伤饮食而湿浊不化所生;虚证多因肺脾肾亏损,湿热乘虚下注而致。此外,还有痔久成痈变瘘之说,《太平圣惠方》说:"夫痔瘘者,由诸痔毒气,结聚肛边"。《诸病源候论》说:"痔久不瘥,变为瘘也。"至于病变过程,《黄帝内经》已认识到是"营气不足,逆于肉理,乃生痈肿"。

第二节 治 疗

一、内治法

1. 中医内治法则

根据肛周脓肿初期、中期（脓成期）、后期（溃后期）三个不同的发病阶段，将内治法相应地分为消、托、补三大法。

（1）消法：消者，消其壅也。经云："坚者消之"。在病邪初聚、邪盛正实之际，应用消散祛邪的药物，以消除邪毒及致病因素，解除气血经络的壅滞，从而使肛周初发的硬结或肿块消散吸收，这是中医学在肛周脓肿及一切外科疾患尚未化脓时期的主要治疗方法。由于肛周脓肿多为湿热下注、热毒蕴积所致，具体治疗中应根据病邪的致病特点，患者的体质强弱，灵活应用"消法"。《外科大成·内消内托法》云："消者，灭也。初起红肿结聚之际，施行气、活血、解毒、消肿之剂……使气血各得其常，则可内消也。"《疡科纲要》说："治病之要，未成者，必求其消，治之于早，虽有大证，而可以消散于无形。壅遏则热，热胜则肿。治则内宜，使脓肿消散于无形。"

肛周脓肿发于阳者，患者初起恶寒发热，便秘溲赤，脉数有力，舌红、苔黄腻。病位表浅者，肛门外侧肿硬高突，形如桃李，红肿热痛。病变部位在肛门内侧者，肛内重坠紧闭，下气不能，刺痛如锥。少数患者邪深毒盛，病位深隐，如骨盆直肠间隙脓肿、直肠后间隙脓肿，则肛门外形无变化，只觉直肠重坠，骶尾部胀痛，肛门指检时，直肠侧壁或后壁有压痛。此期的主要病理机制是：经络阻隔，气血凝滞，不通则痛。治疗当以清热解毒利湿、消肿散结、行气活血为原则，常用方剂有仙方活命饮、五味消毒饮、九龙丹、荆防败毒散、乳香黄芪散、内疏黄连汤、清热解毒汤、竹叶黄芪汤、内消散、山甲内消散、内固清心散、琥珀腊龙矾丸、脏连丸、一煎散、止痛如神汤、内托羌活汤、龙胆泻肝汤、二妙丸、三妙丸、黄连解毒汤、保安万灵丹、双解贵金丸、蟾酥丸、黄宫除湿汤、凉血地黄汤、内消活血汤、四顺清凉饮。

肛周脓肿发于阴者，分为两种。一种以阴虚为主，证见形瘦色衰、盗汗、咳嗽有痰、低热舌红、脉濡数；另一种以阳虚为主，证见形寒肢冷、神疲倦怠、脉细无力。发于阴者，患者局部肿势散漫，皮色如常。阴虚者以养阴祛湿为主，选用滋阴除湿汤、青蒿鳖甲汤。阳虚者以补阳散寒、宣通气血为主，宜用阳和汤；

（2）托法：肛周脓肿中期（酿脓期），脓肿逐渐形成但尚未溃破时，此期的主要病理机制是：热盛肉腐，肉腐成脓。全身症状与初发期相同或加重，局部主要表现为：病势急迫，肿势扩大，按之中软或触之应指（有波动感）。病居高位的肛周脓肿，患者常有高热烦躁，二便不通，甚至神昏谵语等热毒内攻之证。此期治疗宜促脓速溃，宜托不宜消，消则伤正，使邪毒散漫。治疗时应用透托或补托的药物，使脓肿邪毒移深就浅，早日液化成脓溃出，并使扩散的症状趋于局限，使邪气盛者不致脓毒旁窜深溃，正气虚者不致毒邪内陷，从而达到脓出毒泄、肿痛消退之目的。

透托法适用于正盛邪实，肛周脓肿尚未溃破，肿疡高起，脓根收束，色晕分明，脉症俱实者。此宜透脓托毒，常选用透脓散、内托黄芪汤、五灰散、胡连追毒丸、胡连闭管丸。

补托法适用于正虚邪盛，肛周脓肿疮形平塌，根盘散漫，难溃难腐，或坚硬不软，不红不肿，溃后流脓稀少，坚肿不消者。此宜补托透脓，补益气血，常选用托里透脓汤、托里消毒散、和气养荣汤、神功内托散、内托黄芪散；

（3）补法：肛周脓肿后期（溃脓期），脓肿已手术切开或自然溃破，这时的主要病理机制是脓毒得泄，为疡为瘘。患者全身症状减轻，脉静身凉，局部肿痛亦缓，表现为脓毒已消，正气已虚之象，此期的治法宜补托排脓，生肌敷痂。应根据气血阴阳的偏盛偏衰，根据中医"虚则补之""损者益之"的原则，灵活掌握益气、养血、滋阴、助阳等治则。因肛周脓肿多为阳证，阳证疮疡溃后一般不用补法，如需补益，亦多在清热解毒、托里透脓的基础上，根据阴阳气血津液的盛衰，佐以补益之品。肛周脓肿溃后虚象明显者可用四君子汤、四物汤、八珍汤、十全大补汤、人参养荣汤、内补黄芪汤、异功散、托里定痛汤、圣愈汤、柴胡四物汤、地骨皮饮、知柏四物汤、三黄四物汤、补中益气汤、二神丸、加味地黄汤、参术膏、八仙膏、滋肾保元汤、滋阴八物汤、六味地黄丸、金匮肾气丸。

消、托、补三法是中医治疗肛周脓肿及外科疮疡应遵循的主要治疗原则，三大法各有其阶段性，但又是互相联系的，往往需要三法互相结合使用。临床应用时，既要根据病情的不同阶段，又要结合患者全身和局部的不同情况及病因的差异，辨证论治，灵活应用，才能取得显著效果。

2. 肛周脓肿的中医辨证分型及治疗

中医辨证施治，一般是根据肛周脓肿的病因、发展变化情况等，将其分为湿热下注、肛门热毒、火毒内陷、阴寒凝滞、阴虚内热、气血两虚六型。这六个证型，有时单独出现，有时互相兼见，在辨证时可根据各个证型的特点，并注意兼证，全面分析，辨证施治。

（1）湿热下注型

主证：肛门坠胀疼痛，红肿较重，食欲不振，渴不多饮，大便燥结或溏泄，舌质红，苔黄腻，脉濡数。

治则：清热解毒利湿。

方剂：二妙散合五味消毒饮加减。

药物组成：苍术12g，黄柏9g，车前子15g，金银花15g，紫花地丁9g，蒲公英15g，天葵子12g。

用法：水煎服，每日1剂，分2次服。

加减：恶寒发热，加荆芥、防风、薄荷各9g；热毒盛者，加黄芩、黄连各10g；肿甚流水，加薏苡仁、茯苓各15g，泽泻10g；

（2）肛门热毒型

主证：肛门局部红肿热痛，坐卧不宁，受压或咳嗽时症状加重，溃破后脓液黄稠，而带臭味。伴全身不适，恶寒发热，口渴饮冷，便秘尿赤。舌质红，苔黄，脉弦细。

治则：清热解毒，凉血祛瘀。

方剂：仙方活命饮加减。

药物组成：金银花30g，防风10g，白芷10g，天花粉15g，陈皮10g，当归15g，赤芍10g，槐角10g，乳香9g，没药9g，贝母10g，穿山甲15g，皂角刺10g，甘草6g。

用法：水煎服，每日1剂，分2次服。

加减：恶寒，加荆芥、薄荷各6g；高热口渴，加生石膏30g，知母15g；大便燥结者，加大黄（后煎）、芒硝（冲）各 10g；热毒盛者，加半边莲、半枝莲各 20g，黄芩、黄连各 9g；脓已成按之有波动感者，加黄芪 30g，山甲珠 20g，川芎 9g，皂刺 15g；

(3) 火毒内陷型

主证：高热，身痛烦渴，神昏谵语，腹胀便秘，肛痈肿势逐渐扩散，皮色黯红，疮口干枯无脓，灼热剧痛。舌质红绛，苔黄腻或黄燥，脉洪数或弦数。

治则：清营解毒，凉血养阴开窍。

方剂：清营汤合黄连解毒汤加减。

药物组成：水牛角 12g，生地 15g，玄参 12g，麦冬 15g，黄连 9g，金银花 15g，连翘 12g，竹叶心 15g，栀子 9g，丹参 10g。

用法：水煎服，每日 1 剂，分 2 次服。

加减：神识昏糊，加紫雪丹或安宫牛黄丸；大便秘结、苔黄腻、脉有力者，加生大黄（后煎）9g，芒硝（冲）10g；呕吐口渴，加竹茹 9g，生石膏 20g；阴液损伤，加鲜石斛 9g；惊厥加钩藤 15g，龙齿 30g，茯神 15g；

(4) 阴寒凝滞型

主证：肿块红热不显，隐隐作痛，局部平塌不高，病势发展缓慢，溃后脓液稀薄，肢冷畏寒，食欲不振，大便不干，小便清长，苔白滑，脉迟缓。

治则：温经散寒，和阳散结。

方剂：阳和汤。

药物组成：熟地 15g，鹿角胶 15g，肉桂 12g，姜炭 6g，白芥子 15g，麻黄 6g，生甘草 6g。

用法：水煎服，每日 1 剂，分 2 次服。

加减：脓出而不溃者，加黄芪 30g，党参 15g，白术 12g，山药 15g，川芎 6g，皂刺 9g；

(5) 阴虚内热型

主证：肛门局部肿块平塌，皮色暗红或不红，按之不热，疼痛轻微，小便淋漓不畅，大便虚秘，成脓较慢，溃后脓液淡白，疮口凹陷，五心烦热，全身乏力，盗汗，舌质红，脉细数。

治则：滋阴清热，除湿软坚。

方剂：滋阴除湿汤加减。

药物组成：川芎 10g，当归 10g，白芍 10g，熟地 15g，柴胡 10g，黄芩 10g，陈皮 6g，贝母 15g，知母 12g，地骨皮 10g，泽泻 15g，甘草 6g。

用法：水煎服，每日 1 剂，分 2 次服。

加减：自汗不止，加黄芪 15g，浮小麦 18g，煅牡蛎 12g，龙骨 15g，丹皮 12g；咳嗽痰血，加沙参 12g，百合 15g，麦冬 9g，川贝母 9g；

(6) 气血两虚型

主证：局部漫肿色黯，肛门肿痛坠胀，溃后难以收口，脓水清稀，面色苍白，少气懒言，舌苔薄黄少泽，脉细数而弱。

方剂：八珍汤合黄连解毒汤加减。

药物组成：党参 15g，白术 10g，茯苓 10g，甘草 6g，熟地 15g，当归 12g，白芍 12g，川芎 10g，黄连 10g，黄柏 10g，黄芩 10g，栀子 12g。

用法：水煎服，每日1剂，分2次服。

加减：脓成不溃者，加黄芪18g，皂角刺9g，山甲珠9g；气血两虚甚者，加服十全大补汤、人参养荣丸。

二、外治法

1. 烟熏疗法

烟熏疗法是利用药物燃烧后的烟气来治疗疾病的一种方法。

本疗法流传很久，东汉的张仲景就记述了用雄黄散熏治肛门疾病，以后历代医家在操作方法、药物配制、治疗范围等方面又有所发展。在肛周脓肿治疗中应用烟熏疗法有以下几种。

（1）取桑树根或桑木枝适量，放入钵或盆中点燃吹灭取烟，用漏斗反罩，漏斗口对准肛周脓肿患处熏治，每次烘3~4枝，3~4次/d。凡脓肿初起肿痛，坚而不溃者，应用此法能解毒消肿，散瘀止痛；若脓肿溃后，脓腐不脱者，可助阳气，散瘀毒，祛腐生新。若熏治后配合其他治法则效果更佳；

（2）取葶苈子15g，韭菜子15g，雄黄15g，猪牙皂15g，烤焦的驴蹄15g，上药共为细末，用黄蜡和匀，做成弹子大小的药丸。每次取1丸放在瓶中，点燃后熏患部，2次/d。此法对肛周脓肿局部肿痛，排脓不畅者有良好的作用；

（3）蛇蜕、蝉蜕各120g，剪碎后加入白矾60g，研碎拌匀，分成6份，每日取1份置瓷碗中，点燃后放入一木桶内，然后患者坐在桶上，取其药烟熏脓肿患处，烟尽即止。此法可缓解肛周脓肿的局部肿痛；

（4）取肉桂、炮姜、人参芦、川芎、当归各10g，白芥子、祁艾各30g，白蔹、黄芪各15g，共研细末，用厚草纸卷成药捻，点燃后熏治脓肿处，每日1~2次，每次15~30min。此法适用于肛周脓肿破溃后，脓腐已尽，疮面难以愈合者；

（5）取硫黄、雄黄各等份，放在铁罐中（底部留有通气孔，内盛点燃之干锯末），烧着后取烟，让患者坐桶上熏治，每次0.5h，每晚1次。此法对痔瘘肿痛均有良效；

（6）将柏树锯末或碎枝适量，与全蝎1个、艾叶30g，一同碾碎，放入桶中点燃取烟，让患者坐桶上熏治。此法适用于肛周脓肿酿脓期，局部肿痛而痒，亦可用于痔疮痛痒兼并。

在应用烟熏疗法治疗过程中，应把握好温度，不要灼伤皮肤。在熏治中，被熏处往往有一层烟油，切不可擦去，切记保持时间越长，疗效越好。本疗法一般一开始见效快，以后见效较慢，此时不要中断治疗，要完成疗程。

2. 熏洗疗法

熏洗疗法古代称为"溻渍法"，是将药物水煎后趁热置于熏洗架，借助药物的温热之气熏蒸肛门局部，待水温降至适当时，使局部与药液接触浸泽，是治疗肛周脓肿的一个非常重要的方法。在古代文献中，此法又称"浸渍""坐浴""沐浴""温"等，不论肛周脓肿初期、成脓期、溃后期均可采用。它借助药力和热力，通过皮肤作用于机体，促使腠理疏通、脉络调和，气血通畅，从而达到治疗目的。熏洗之法还可清洁肛周，使溃后的疮口洁净，有助于疮口的愈合。

3. 药物敷贴疗法

药物敷贴是一种将药物敷在体表的特定部位治疗疾病的方法。若材料选用鲜品药物，因其自身含有汁液，只需将药物捣烂外敷即可。若药物为干品，则须将药物研为细末，然后加入适量的赋形剂，如鸡蛋清、酒、水、蜜或油脂等，调成糊状敷用。肛周脓肿初起时，宜敷满整个病变部位；当毒已结聚或溃后余脓未消，宜敷于患处四周，但不要完全涂布。敷贴应超过肛周脓肿的肿势范围。

肛周脓肿初起时可选用蒲公英、地丁、犁头草、四季青、马齿苋、乌蔹梅、芙蓉花叶、野菊花叶、七叶一支花等，功能清热解毒消肿。

用法：取上述一种或若干种鲜草药洗净，加食盐少许，捣烂敷患处。1~2次/d，使用鲜草药外敷时，一般有溃疡者不用。敷后应注意干湿度，干后可用冷开水时时浸润，不致患部干硬不舒。

（1）鲜大蒜 20 瓣，芒硝 60g，生大黄 30g，陈醋适量。大蒜、芒硝共捣烂为糊状，外敷患处，待皮肤发红时改用大黄粉、食醋调制而成的糊剂外敷患处。二者交替敷用，2~3次/d；

（2）取芙蓉叶研成细末，用蜂蜜调成糊状，外敷于肛周脓肿处；

（3）取鲜水蜈蚣全草适量，和蜜捣烂，敷于患处；

（4）取露蜂房 1 个，煅烧存性，研为细末，黄连粉、黄芩粉各 2g，混匀，用茶油调和敷于患处；

（5）取马齿苋、野菊花、五倍子各等份研末，加入蜂蜜，调成糊状，外敷；

（6）取乌蔹梅嫩苗叶适量，红糖适量（约为乌蔹梅苗叶的 1/10），共捣烂如泥，外敷肛周脓肿患处。附注：若缺鲜乌蔹梅嫩苗叶，可改用鲜木芙蓉嫩叶、鲜千里光嫩叶、鲜垂盆草嫩茎叶或鲜白凤鲜花嫩叶之一代替，收效也好；

（7）猪胆若干个，冰片适量。将猪胆剪破，取汁入广口瓷罐内，放在日光下晒稠后，再加入为其量 1/10 的冰片调匀，取适量涂敷肛周脓肿处。若敷后药已干燥，而肿痛尚未全消者，可换药一次；

（8）陈小粉（即洗面筋之麦面渣）若干，蜂蜜若干。将陈小粉放入铁锅内炒至焦黑结成小团时，取出冷透，研成极细粉末，用蜂蜜适量调成软膏外敷肛周脓肿患处；

（9）藤黄 50g，75%乙醇 300mL。将藤黄碾成粉末，放入玻璃瓶中，再倒入乙醇，塞紧瓶塞，加以震荡使之溶解。用羊毫笔或消毒棉球蘸涂患处，每日 3~4 次。通常涂搽后患处的红肿热痛即逐渐消失而平复（附注：如未预制此药，临时取藤黄块用淡醋或白酒磨汁涂搽亦可）；

（10）松香 30g，樟脑粉 12g，朱砂粉 3g，大曲酒 15mL。先将前 3 种药一同碾匀，放在瓷杯内，再加入大曲酒搅匀，隔汤蒸化，罐贮备用。取药适量涂于布上再贴敷患处。每 24h 换药一次，直至肿痛完全消失为止；

（11）生草乌 60g，生南星 9g，香白芷 9g，官桂 9g，炮干姜 30g。共碾成极细粉，取适量用大曲酒调和如厚糊状，并敷于患处，以纱布覆盖，固定，干则更换，通常连敷数次，可以使之消散；

（12）鲜大青叶、鲜芙蓉花叶适量，捣烂外敷；

（13）黄连 10g，黄芩 30g，黄柏 30g，大黄 30g，野菊花 10g。研末调蜜外敷；

(14) 大田螺数个，龙脑冰片3g。将田螺洗净，用小刀挑开螺盖，放入冰片适量，并以刀尖捣戳数下，并将其直立放稳，勿使歪倒，待田螺肉溶化为液体时，取其液用。以消毒过的小楷羊毫笔蘸药液涂于痔疮上，干则频涂，直至肿痛消失。附注：如缺田螺，取蜒蚰（学名蛞蝓，俗称鼻涕虫）数条，放入小瓷杯中，加冰片适量，待其溶化后涂于痔疮上也有效；

(15) 菩提露：熊胆1g，冰片0.3g。凉开水调化涂搽肛周脓肿处；

(16) 如意金黄散：黄柏、大黄、姜黄、白芷各30g，川朴、陈皮、甘草、苍术、南星各24g，天花粉120g，上药共碾匀为细末，贮瓶备用。临用时用麻油调匀，外敷肛周脓肿患处。此乃阳证疮疡的最常用外敷药；

(17) 五龙膏：五龙草（即乌蔹莓）、金银花、豨莶草、车前草、陈小粉各等份。以上前4味药一齐捣烂，再加上3年陈小粉，并飞盐末1g，共捣为稠糊，外敷肛周脓肿患处。若冬季无鲜草，可预采蓄下，阴干后研末，用陈米醋调敷；

(18) 真君妙贴散：荞面24g，明净硫黄48g，白面24g。将以上3味药搅匀，用清水微拌成干湿得宜的薄片，微晒，阴干备用。临用时研末，用麻油调敷患处；

(19) 二青散：青黛、黄柏、白蔹、白薇各30g，青露（即芙蓉叶）90g，白及、白芷、水龙骨（多年旧船油灰）、白鲜皮各30g，天花粉90g，大黄120g，朴硝30g。以上12味药共研细末，用时用蜜或醋调敷患处；

(20) 坎宫锭子：京墨30g，胡黄连6g，熊胆6g，麝香0.75g，儿茶6g，冰片6g，牛黄9g。以上7味药研末，用猪胆汁为君药，加生姜汁、大黄水浸，取汁。蘸醋各少许，制成锭。用时，用凉水磨浓，以毛笔蘸涂肛周脓肿患处；

(21) 离宫锭子：血竭9g，朱砂6g，胆矾9g，京墨6g，蟾酥9g，麝香1.5g。上药共为细末，凉水调成锭，用时以凉水磨浓涂之；

(22) 白锭子：白降丹（即白灵药）12g，银灰6g，寒水石6g，人中白6g。上4药共为细末，以白及面打糊为锭。用时以陈醋研敷患处；

(23) 蝌蚪拔毒散：寒水石、净皮硝、川大黄各等份，研成极细末，用蝌蚪水（初夏时取河中大头长尾蝌蚪，收入罐内，用泥封口，埋至秋天化成水）500mL，加入以上药末60g，阴干再研匀，收入瓷罐内。用时以水调敷患处；

(24) 二味拔毒散：明雄黄、白矾各等份。以上2药为末，用茶水调化，使用鹅毛蘸药涂敷；

(25) 乌龙膏：木鳖子（去壳）60g，草乌15g，陈小粉120g，半夏60g。上4味药置于铁铫内，慢火灼焦至黑色为度，研细末以凉水调敷涂患处；

(26) 神效千槌膏：木鳖子（去壳）5个，白嫩松香120g，铜绿20g（研细），乳香6g，没药6g，蓖麻子（去壳）21g，巴豆肉5粒，杏仁（去皮）3g。以上8味药合一处用石臼捣3000余下即成膏，用时捻成薄片，贴敷患处；

(27) 铁桶膏：胆矾9g，铜绿15g，麝香0.9g，白及15g，轻粉6g，郁金6g，五倍子（微炒）30g，明矾12g。以上8味药共为细末，用陈米醋1碗，于容器内慢火熬至1小杯，以色浓为度，离火待温，用以上药末3g搅入醋内，用新毛笔将其药液涂于肛周脓肿根部，可使疮根收束，不致邪毒走散；

(28) 珍珠膏：青缸花1.5g，珍珠3g，真轻粉30g。以上3味药共研极细末。用时加冰

片、猪髓调搽,或用冰片、清蜜调涂,早晚各用1次;

(29) 人中白散:人中白60g,儿茶30g,黄柏、薄荷、青黛各18g,冰片1.5g。共研细末,用时加凉水调敷;

(30) 败毒化瘀散:川乌30g,冰片9g,生南星9g,穿山甲10g,皂角8g,黄柏15g,血竭4g。共研细末,取适量以烧酒调敷外用;

(31) 内消散:金银花、知母、贝母、天花粉、白及、半夏、穿山甲、皂角刺、乳香各3g。用水、酒各1碗,煎后内服。将其药渣捣烂,加芙蓉叶细末30g,白蜜5匙,用药渣调敷肛周脓肿患处;

(32) 五倍子散:五倍子、车前草、轻粉、冰片。将五倍子敲一小洞,将阴干的车前草揉碎,填塞五倍子内,用纸塞孔,湿纸包煨后,取出待冷,去纸碾成细末。每3g加轻粉9g,冰片0.15g,研极细末,待用洗痔枳壳汤熏洗坐浴后,外敷此药;

(33) 蟾酥锭:蟾酥(酒化)6g,轻粉1.5g,枯矾、煅寒水石、铜绿、乳香、没药、胆矾、麝香各3g,雄黄6g,蜗牛21个,朱砂9g。上药为末,先将蜗牛研烂,再用蟾酥合研黏稠,加入其他药末制成锭。用时以凉水磨浓,以毛笔蘸涂肛周脓肿患处;

(34) 太乙紫金丹:山慈姑(洗去毛皮净焙)60g,川文蛤(又名五倍子,槌破净焙)60g,麝香9g,千金子30g,红芽大戟45g,朱砂9g,雄黄9g。上药共为细末,加糯米水调和制成锭。外用水磨涂搽肛周脓肿患处,可解毒消肿疗疮;

(35) 琥珀膏:大黄60g,郁金、南星、白芷各30g。上药共为细末,用大蒜适量去壳捣烂,与上药末捣稠,加白酒一匙调匀,将此膏敷贴于肛周脓肿肿起处。此法治一切皮色不变、漫肿无头、气血凝滞之流毒,尤以未成脓者效更佳;

(36) 回阳玉龙膏:草乌(炒)90g,生姜(煨)90g,赤芍(炒)、白芷、南星(煨)各30g。上药共为细末,用时以白酒调敷患处。主治阴疽疔疮,一切皮色不变、漫肿无头者,用之俱有功效;

(37) 冲和膏:紫荆皮(炒)150g,独活(炒)90g,赤芍(炒)60g,白芷30g,石菖蒲45g。上药共为细末,用葱汤、热酒调匀外敷患处,痈疽之半阴半阳证,宜用此药;

(38) 化腐紫霞膏:轻粉、蓖麻仁(研)各9g,血竭6g,巴豆(研)15g,樟脑3g,金顶砒1.5g,螺蛳肉(用肉晒干为末)2个。上药共为细末混匀,用时以麻油调搽。此药对诸疮内有脓而外不穿溃者尤为适用。

4. 薄贴疗法

薄贴疗法又称"膏药疗法",是以膏药敷贴治疗疾病的一种外治疗法。膏药是按处方将药物置于植物油中煎熬去渣,加入黄丹再煎后凝结而制成的制剂,俗称"膏药肉"。

各种膏药有其不同的药性和适应症,在使用时应根据肛周脓肿的阴阳属性及其初起、成脓、溃后的不同发展阶段灵活应用。对已溃之疮口,宜用薄型膏药,每日更换一次;对未溃的肛周脓肿,宜用厚型膏药,每2~3d更换一次,阴证肛周脓肿可每5~7d更换一次。有些皮肤过敏的患者,贴上膏药后,会出现皮肤红肿、丘疹、疱疹、瘙痒甚至溃烂,须改用他法如湿敷、熏洗、油膏、糊剂等剂型治疗。

以下介绍以薄贴疗法治疗肛周脓肿的常用膏药。

(1) 太乙膏

药物组成:玄参、白芷、当归身、肉桂、赤芍、大黄、生地、土鳖、木鳖各60g,阿魏

9g, 轻粉 12g, 柳枝、槐枝各 100g, 血余炭 30g, 黄丹 1200g, 乳香 15g, 没药 9g, 麻油 2500g。

制法与用法：除黄丹外，将余药入油煎熬至药枯，滤去渣滓，再加入黄丹，充分搅匀成膏后备用，用时将太乙膏隔火炖烊，摊于纸上，随疮口大小敷贴患处。

功用与主治：消肿清火，解毒生肌。为阳证肛周脓肿初起及溃后常用方；

（2）千捶膏

药物组成：蓖麻子油 120g, 松香粉 120g, 轻粉、铜绿、儿茶各 3g, 杏仁、乳香、没药、血竭各 6g。

制法与用法：先将蓖麻子油与松香一起炖烊后，离火待温，然后再加入其他药物（均研成粉末），搅匀冷却后即成。用时摊于纱布上贴患处。另一制法是将上药（其中蓖麻子油为蓖麻仁）共捣烂成膏。

功用与主治：消肿止痛，提脓祛腐。适用于肛周脓肿及其他痈疽。初起贴之能消，成脓贴之能溃，溃后贴之能提脓祛腐；

（3）拔毒膏

药物组成：白蔹、苍术、连翘、黄芩、白芷、木鳖子、生穿山甲、赤芍、栀子、大黄、蓖麻子、金银花、生地、当归、黄柏、黄连各 96g, 蜈蚣、乳香、没药、血竭、儿茶、轻粉、樟脑、红粉各 18g。

制法与用法：先将上药 24 味中的乳香、没药、血竭、儿茶、轻粉、红粉 6 味分别研为细末，混合均匀，除樟脑外，将白蔹等 17 味药同麻油 7200g 同置锅中（或浸泡 3~10d），用文武火炸枯去渣，炼至滴水成珠时，取黄丹（2150~3050g）加入搅匀，待温后再加入樟脑及上述乳香等药粉搅匀，冷后即成，摊贴患处。

功用与主治：清热解毒，消毒止痛，活血生肌。适用于肛周脓肿的初起、成脓、溃后三期。对于未成脓者，可消散吸收；已成脓者，可使脓栓脱落脓腐脱出；

（4）朱砂膏

药物组成：朱砂 15g, 银珠 90g, 铅粉 1000g, 植物油 1500g。

制法与用法：先将植物油置入锅内，用文火炼 4~6h 至滴水成珠，将铅粉徐徐搅匀，炼至呈黄色，再加入朱砂、银珠搅匀，分摊在油纸上，应用时温热化开贴敷患处。

功用与主治：解毒消肿，化腐生肌。适用于肛周脓肿溃后、脓腐未祛或腐净生新之时；

（5）麝香回阳膏

药物组成：麝香、梅片、儿茶、乳香、没药、黄连、黄柏、白芷、血竭、独角莲、自然铜、黄芩等。

制法与用法：按膏药熬法制作。用时将膏药浸入温水中片刻取出，捏成薄片，贴在患处（切忌火烤，以免炭化）。

功用与主治：清热解毒，活血生肌。适用于肛周脓肿初期和溃后期；

（6）万应膏

药物组成：川乌、草乌、生地、白蔹、白及、象皮、官桂、白芷、当归、赤芍、羌活、苦参、木鳖子、穿山甲、乌药、甘草、独活、玄参、铅粉、大黄各 15g。

制法与用法：上药 19 味（除铅粉外），用香油 2500g, 将药浸入油内。春天浸 5d, 夏天浸 3d, 秋天浸 7d, 冬天浸 10d。入洁净锅内，文火熬至药枯。离火片刻，滤去渣，将油称准,每500g油兑铅粉250g。用桃枝、柳枝不时搅拌,以黑如漆、亮如镜为度。滴水成珠时,用薄纸摊贴。

功用与主治:清热解毒,活血消肿止痛。主治肛周脓肿初起及一切痈疽诸疮。(7)绀珠膏

药物组成:制麻油120g,制松香500g。

制法与用法:先将麻油煎滚,入松香以文火熔化,用柳枝搅之,使之化尽。离火加细药末69g,搅匀,倒入搅拌,再以水浸之待用。

若肛周脓肿未破者,加魏香散,随膏药贴敷患处。若已成脓,再加铜青。脓肿溃后脓腐不尽时,用之也有效。

制麻油法:每500g麻油,用当归、木鳖子肉、知母、细辛、白芷、巴豆肉、文蛤(打碎)、山慈姑(打碎)、红芽大戟、续断各30g,槐枝、柳枝适量,入油锅内浸21d,煎枯去渣,取油待用。

制松香法:净嫩松香(为末)5000g,取槐、柳、桃、桑、芙蓉五样枝各2500g,锉碎,水煎浓缩过滤,水煎2次分别放置,各分5份,以初次汁一份加松香末1000g煎滚,以柳枝、槐枝搅至松香下沉水底为度,然后倒入二次汁内,趁热搅拌数十次,以不断为佳,待温时作饼。

膏内细药方:乳香、没药各15g,明雄黄12g,血竭15g,麝香3g,轻粉6g。上为细末,加入膏药内用;

(8)魏香散

药物组成:乳香、没药、血竭各等份,阿魏、麝香各减半。研末,用时将此药加入膏药内贴敷患处。

功用与主治:活血消肿解毒。主治肛周脓肿及瘀血、肿毒、瘰疬、便血等;

(9)陀僧膏

药物组成:密陀僧(研末)620g,赤芍60g,当归60g,乳香(去油、研末)15g,没药(去油、研末)15g,赤石脂(研)60g,苦参120g,百草霜(筛、研)60g,银灰30g,桐油1000g,香油500g,血竭(研)15g,儿茶(研)15g,川大黄250g。

制法与用法:先将赤芍、当归、苦参、大黄入油内炸枯,熬至滴水不散时加入陀僧末,用槐枝、柳枝搅至滴水欲成珠时,将百草霜细细筛入搅匀,再将其余药加入,搅匀,收入瓷盆内,以水浸之。用时以重汤炖化,薄纸摊贴患处。

功用与主治:活血祛瘀,解毒生肌。适用于肛周脓肿及其他恶疮、流注瘰疬、跌打损伤等;

(10)巴膏方

药物组成:象皮18g,穿山甲18g,山栀子80个,儿茶(另研极细末)6g,血余炭36g,血竭(另研极细末)3g,硇砂(另研极细末)9g,黄丹(飞)500g,桑枝、槐枝、桃枝、柳枝、杏枝各200g。

制法与用法:用香油2000g将桑、槐、桃、柳、杏枝五枝炸枯,捞出后加入象皮、穿山甲、血余炭,炸化,再加入山栀子炸枯。将药渣过滤后,再将油加热至煎滚。离火少许,每500g油加入黄丹300g,搅匀,用慢火熬至滴水成珠时,离火再加入血竭、儿茶、硇砂等搅融。将膏药倒入一盆凉水内,用手拌药千余次,换水数次,瓷罐收贮。用时不宜见火,须以

银勺盛之，重汤炖化，以薄纸摊贴患处。

功用与主治：化腐生肌、止痛。主治肛周脓肿及一切痈疽发背、恶疮；

（11）亚圣膏

药物组成：象皮30g，驴蹄甲（悬蹄）40g，鸡蛋清3个，木鳖子7个，蛇蜕6g，蝉蜕12g，血余炭9g，穿山甲18g，槐枝、榆枝、艾枝、柳枝、桑枝各100g，黄丹600g，黄蜡45g，麻油1500g。

制法与用法：将上药浸泡7d，水煎浓汁滤去渣。每净油500g加黄丹210g熬成膏，入黄蜡15g化匀，再加血竭15g、儿茶9g、乳香9g、没药9g、煅牡蛎15g、五灵脂15g，上6味药研成极细末，入膏药内，出火摊贴患处。

功用与主治：活血解毒，祛腐生肌。主治肛周脓肿及痈疽诸疮；

（12）绛珠膏

药物组成：麻子肉80粒，鸡蛋黄10个，麻油300g，血余炭15g，黄丹（水飞）60g，白蜡90g，血竭9g，朱砂6g，轻粉9g，乳香9g，没药9g，儿茶9g，冰片3g，麝香1.5g，珍珠9g。

制法与用法：先将麻油炸血余炭至焦枯，加麻子肉、鸡子黄，再炸枯去渣，入白蜡融化，离火少时加黄丹搅匀，再加其他药末和匀，摊贴患处。

功用与主治：解毒祛腐，生肌止痛。主治肛周脓肿破溃后脓腐未尽时；

（13）绛红膏

药物组成：银珠15g。

制法与用法：上一味研末，以生桐油调摊如膏。

功用与主治：清热解毒，消肿止痛。适用于肛周脓肿已成。先用神灯照，后贴此膏，其消肿止痛作用尤佳；

（14）白膏药

药物组成：净巴豆肉360g，蓖麻子（去壳）360g，香油1500g，虾蚆5个，活鲫鱼10尾，肉桂粉1250g，乳香末15g。

制法与用法：先将巴豆肉、蓖麻子入油内浸3d，再将虾蚆浸1d。临熬时入活鲫鱼，共炸焦滤去渣，慢火熬油至滴水成珠时，离火倒另一净锅内；再加肉桂粉1250g、乳香末15g，不时搅之，冷定为度。用时重汤炖化，以薄纸摊贴患处。

功用与主治：透脓祛腐解毒。主治肛周脓肿及诸疮肿毒、溃破流脓之症；

（15）贝叶膏

药物组成：麻油500g，血余炭20g，白蜡60g。

制法与用法：先将血余炭用麻油以文火炸化去渣，加入白蜡熔化即可。临用时摊纸贴患处。

功用与主治：祛腐生肌。主治肛周脓肿及痈疽发背、溃烂流脓之症；

（16）碧螺膏

药物组成：松香（取白嫩者佳，为末筛过）500g，糠青15g，胆矾末15g。

制法与用法：先将麻油煎至滴水成珠时，入松香500g，文火熔化，离火徐徐入糠青、胆矾末各15g，以柳枝搅匀为度。临用时，用薄纸摊贴患处。

功用与主治：清热解毒、燥湿。适用于肛周脓肿及下部湿疮疥癣。

5. 药膏疗法

药膏疗法是将外用药膏敷贴于肌肤以治疗疾病的一种方法，是以各种剂型的药膏、油膏、软膏等通过皮肤、黏膜的吸收作用，达到治疗目的的疗法。在肛周脓肿的治疗中，多选用气味俱厚之品，先将药物研成细末，然后加凡士林、油、蜜等赋形剂，把敷药摊在无菌纱布上，或直接制成药纱条敷贴患处，外以包扎固定。

（1）金黄膏

药物组成：生大黄、黄柏、姜黄、白芷各 2500g，天南星、陈皮、苍术、厚朴、甘草各 1000g，天花粉 5000g。

制法与用法：共研细末，加 50%~70% 凡士林，调膏外敷患处。

功用与主治：清热解毒，除湿化痰，散瘀消肿。适用于肛周脓肿及一切急性化脓性感染疾患，局部红肿热痛者；

（2）大青膏

药物组成：大青叶 60g，乳香、没药、黄柏、生大黄、明矾、章丹、川黄连、铜绿、芙蓉叶、五倍子各 30g。

制法与用法：共研细末，加 50%~70% 凡士林，调膏外敷于患处。

功用与主治：清热解毒，燥湿祛瘀，消肿止痛。适应症同上；

（3）茅茹膏

药物组成：芙蓉叶 15g，藤黄、生南星、生川乌、生草乌各 10g，胆矾、铜绿、雄黄、硼砂各 4.5g。

制法与用法：共研细末，加 50%~70% 凡士林，调膏外敷于患处。

功用与主治：清热消肿，燥湿散寒，软坚散结。适用于肛周脓肿初起及急慢性化脓性感染疾病局部有炎性硬块者；

（4）大贝止痛膏

药物组成：大贝母 15g，白芷、生大黄各 10g，冰片、薄荷霜各 1.5g，广木香 4.5g，麝香 0.6g。

制法与用法：共研细末，用凡士林调膏，外敷于患处。

功用与主治：清热解毒，行气通络，逐瘀散结。适用于肛周脓肿局部肿块较硬者；

（5）芙蓉膏（玉露膏）

药物组成：芙蓉叶适量，或加入生大黄、赤小豆。

制法与用法：共研细末，用凡士林调膏，外敷于患处。

功用与主治：清热解毒，消肿止痛。适应症同金黄膏；

（6）四黄膏

药物组成：黄连、黄芩、黄柏、大黄各等份。

制法与用法：共研细末，加凡士林搅拌成 20% 的软膏，外敷患处。

功用与主治：清热解毒燥湿。适用于肛周脓肿局部红肿热痛者；

（7）复方马钱子膏

药物组成：马钱子、炒乳香、炒没药、生甘草各 10g，生麻黄 12g。

制法与用法：共研细末，加蜂蜜适量调膏外敷。

功用与主治：通经活血，消肿散结。适用于肛周脓肿及慢性炎块；

(8) 大黄软膏

药物组成：生大黄 100g。

制法与用法：加水 3000mL，煎沸 20min 后过滤，加水再煎沸 15min 过滤，将两次滤过的大黄煎出液，浓缩至 100mL，即成 100%的大黄煎出液。每 100g 凡士林加入 30mL 大黄煎出液，即成 30%的大黄软膏。用时随疮口大小摊于纱布上外敷。或制成大黄油纱条，经高压灭菌，以备换药用。

功用与主治：解毒燥湿，祛腐排脓。适用于肛周脓肿及其他急性化脓性感染溃后、脓液较多者；

(9) 黄连膏

药物组成：黄连、黄柏、姜黄各 10g，当归 15g，生地 30g，黄蜡 120g，香油 360g。

制法与用法：除黄蜡外，将其他药物入油内浸泡 1d 后，用文火熬至药枯。过滤去渣，再加入黄蜡熔化搅匀，冷后备用。用法同大黄软膏。

功用与主治：清热解毒，燥湿止痛。适用于肛周脓肿溃后及其他急性化脓性感染疾病溃后，脓液较多之时，以及烧伤、化脓性皮肤病；

(10) 丹参酮软膏

药物组成：丹参酮细粉 30g，凡士林 1000g。

制法与用法：凡士林加热熔化，待温后，加入过 120 目筛的丹参酮细粉，不断搅拌至冷即得。用时取膏摊贴于患处。

功用与主治：解毒消肿，活血止痛。适用于肛周脓肿及外科急性化脓性感染疾病的初期和溃后脓腐未净者；

(11) 猫眼草膏

药物组成：猫眼草。

制法与用法：取洁净猫眼草熬汁，滤过浓缩至流膏时为止。用时以流膏纱条敷于创面或填塞创口及窦道。

功用与主治：祛腐生肌。适用于结核性肛周脓肿溃后换药。如果肛周脓肿创面组织腐败重、分泌物多时，亦可应用。此药刺激性大，用后尤其是创面转新时，可引起疼痛；

(12) 生肌玉红膏

药物组成：当归、白蜡各 60g，白芷 15g，轻粉、血竭各 12g，紫草 6g，甘草 30g，麻油 500g。

制法与用法：先将当归、白芷、紫草、甘草 4 味入麻油内浸 3d，然后用文火熬枯去渣，次入白蜡化开，待油降温后，再入研细的血竭、轻粉搅匀，冷后即凝成膏。将此药膏均匀涂于纱布条，高压灭菌后，制成玉红膏油纱条

功用与主治：活血祛腐，解毒止痛，润肤生肌。适用于肛周脓肿溃后及其他溃疡、烧伤、脓腐未脱、新肉未生，或脓液将尽、新生肉芽组织生长迟缓者。

6. 掺药疗法

将各种不同的药物研末，根据不同作用配伍成方，谓之掺药。肛周脓肿初期或溃后都可根据具体情况，选择应用消散、提脓、收口作用的掺药。它可直接掺布于创面，或黏附在纸捻上再插入疮口内，或掺布于膏药、油膏上贴敷于患处，以达到消肿散毒、提脓祛腐、生肌收口等目的。

(1) 阳毒内消散

药物组成：麝香、冰片各 6g，白及、南星、姜黄、炒甲片、樟脑、冰片各 12g，轻粉、胆矾各 9g，铜绿 12g，青黛 6g。

制法与用法：研极细末，掺膏药内敷贴患处。

功用与主治：活血止痛，解毒化痰消肿。适用于肛周脓肿初起，或一切阳性肿疡；

(2) 消肿散

药物组成：荜茇 30g，草乌、山奈、儿茶、甘松各 15g，血竭、白芷各 10g，乳香、没药、丁香各 3g。

制法与用法：共研极细末，每次少许撒于膏药或软膏上，贴于患处。

功用与主治：理气散寒，活血祛瘀，解毒消肿。适用于肛周脓肿初起，肿势局限者；

(3) 外敷麻药

药物组成：川乌尖 15g，草乌尖 15g，蟾酥 12g，胡椒 30g，生南星 15g，生半夏 15g。

制法与用法：上药为细末，用烧酒调敷患处。

功用与主治：麻醉，止痛。适用于肛周脓肿脓已成，待切开前麻醉用；

(4) 九一丹

药物组成：熟石膏 27g，红升丹 3g。

制法与用法：共研极细末，每次以少许撒布创面之上。

功用与主治：提脓祛腐。适用于肛周脓肿及急性化脓性感染疾病溃后、坏死组织未脱、脓液较多者；

(5) 五五丹

药物组成：熟石膏 15g，红升丹 15g。

制法与用法：同九一丹。

功用与主治：提脓祛腐。其腐蚀作用较九一丹强。适用于结核性肛周脓肿脓腐未尽或慢性疮疡坏死组织较多者；

(6) 九黄丹

药物组成：乳香、没药、川贝母、雄黄、硼砂各 6g，红升丹 9g，煅石膏 18g，朱砂 3g，冰片 0.9g。

制法与用法：共研极细末，每次以少许撒布疮面上。

功用与主治：提脓祛腐，活血生肌。适用于肛周脓肿溃后疮口坏死组织较多者；

(7) 追毒丹

药物组成：红升丹、生大黄、白芷各 6g，冰片 0.6g。

制法与用法：共研极细末，每次以少许撒布疮面，或制成药捻插入疮口。

功用与主治：提脓祛腐，拔毒消肿。适用于肛周脓肿溃后脓腐较多，或已形成瘘管者；

(8) 七仙条

药物组成：白降丹、红升丹、煅石膏各等份，冰片少许。如加乳香、没药、血竭，照上药等份，并可止痛。

制法与用法：上药共研细末，米糊为条，阴干后备用。肛周脓肿溃后已形成瘘管者，可根据瘘管之深浅，插入疮口即可。

功用与主治：腐蚀管壁，拔毒提脓。适用于肛周脓肿溃后已成瘘管者；

(9) 三品一条枪

药物组成：白砒 45g，明矾 60g，明雄黄 7.2g，乳香 3.6g。

制法与用法：将白砒、明矾二药研成细末，入小罐内，煅至青烟尽白烟起，片时，约上下通红，住火。放置一夜，取出研末，约可得净末 30g。再加雄黄、乳香二药，共研成细末，厚糊调稠，挫条如线，阴干备用。应用时将药条插入瘘管内。

功用与主治：腐蚀管壁，拔毒祛脓。适用于肛周脓肿溃后日久成瘘，及痔疮、瘰疬；

(10) 千金散

药物组成：煅白砒 6g，制乳香、制没药、轻粉、飞朱砂、赤石脂、炒五倍子、煅雄黄、醋制蛇含石各 15g。

制法与用法：共研细末，少许撒于疮面上，或黏附于纸线上，插入疮中。

功用与主治：蚀恶肉，化腐。适用于肛周脓肿溃后腐坏组织、脓液多者；

(11) 牛黄散

药物组成：牛黄、煅珍珠、麝香、冰片各 0.3g，黄连 9g，煅石决明、制乳香、制没药、煅牡蛎、煅龙骨各 3g，熊胆、轻粉各 1.5g。

制法与用法：共研极细末，每次以少许撒布疮面。

功用与主治：清热解毒，提脓祛腐，活血祛瘀。适用于肛周脓肿及急性化脓性感染疾病溃后，脓腐未尽、热痛未消者；

(12) 白灵药

药物组成：煅石膏 60g，白芷、大贝母、轻粉各 9g，制乳香、制没药、冰片各 3g，薄荷霜 1.5g。

制法与用法：共研极细末，每次以少许撒布疮面，或制成药捻插入疮口。

功用与主治：排脓消肿，化腐生肌。适用于肛周脓肿及急性化脓性感染疾病溃后，脓腐未脱、肿胀热痛者；

(13) 祛腐生肌散

药物组成：乳香、没药、儿茶、煅石膏各 3g，轻粉 1.8g，煅珍珠 1.2g，象皮 0.9g，麝香、冰片各 0.6g。

制法与用法：共研极细末，每次以少许撒布疮面。

功用与主治：提脓祛腐，活血生肌。适用于疮口坏死组织将尽、脓液不多者；

(14) 生肌定痛散

药物组成：生石膏（为末，用甘草水飞 5~7 次）30g，辰砂 9g. 冰片 0.6g，硼砂 15g。

制法与用法：共研极细末，取少许撒布疮面。

功用与主治：解毒化腐，定痛生肌。适用于肛周脓肿及急性化脓性感染疾病溃后，脓腐未尽、热痛未消者；

(15) 轻乳生肌散

药物组成：煅石膏 30g，血竭 15g，乳香 15g，轻粉 15g，冰片 3g。

功能与主治：活血解毒，祛腐生肌。适用于肛周脓肿及急性化脓性感染疾病溃后，腐坏组织多、红肿热痛者；

(16) 生肌散

药物组成：制乳香、制没药、煅象皮各 6g，煅石膏 12g，血竭 9g，冰片 3g，珍珠 0.9g。

制法与用法：共研极细末，每次以少许撒布疮面。

功能与主治：生肌收口。适用于疮口坏死组织脱落，脓水将尽，肉芽组织生长，以及慢性溃疡等；

（17）生肌珍珠散

药物组成：乳香、没药、铅丹、血竭、儿茶、煅龙骨、芦荟、煅象皮、煅石决明、煅海巴各10g，煅珍珠、冰片各0.6g，轻粉3g。

制法与用法：共研极细末，每次以少许撒布疮面。

功能与主治：生肌收口。适用于疮口坏死组织脱落，脓水将尽、肉芽组织生长以及慢性溃疡；

（18）鹿茸生肌散

药物组成：煅象皮、煅石膏各3g，煅珍珠、章丹各0.6g，血竭、轻粉、血余炭、五倍子各0.9g，煅寒水石、没药、煅甘石、煅龙骨各1.5g，牛黄、鹿茸各0.3g。

制法与用法：共研极细末，每次以少许撒布疮面。

功能与主治：生肌收口。适用于肛周脓肿溃后疮口坏死组织脱落，脓水将尽，肉芽组织生长以及慢性溃疡等；

（19）五色灵药

药物组成：食盐15g，黑铅18g，枯白矾、枯皂矾、水银、火硝各60g。

制法与用法：先将食盐、黑铅熔化，入水银结成砂子，再入二矾、火硝同炒干，研为细末，加入水银调匀。将药末置于瓦罐内，四周以泥封固，置罐于铁架上，用木炭火炼，约过三炷香（约过3h）即成。一夜后取出，可见罐中有白色晶状的药粉。

如药色紫者，加硫黄15g；药色黄者，加明雄黄15g；药色红者，加黑铅27g、水银30g、枯白矾60g、火硝90g、辰砂12g、明雄黄9g。升炼火候方法同前。

凡升炼灵药，硝要炒燥，矾要煅枯。

应用时以少许撒于疮口，亦可和米糊为条，插入疮口中，外盖膏药。

功用与主治：提脓祛腐。适用于肛周脓肿溃后及其他痈疽诸疮溃后，余腐不尽，新肉不生之时。

7. 湿敷疗法

湿敷疗法是用纱布沾取药液敷于患处，用以治疗疾病的一种外治方法。

对肛周脓肿初起，局部红肿热痛，尚未化脓者，用野菊花15g，地丁30g，蒲公英30g，芙蓉叶30g，金银花12g，加入适量水煎煮20～30min，以纱布6层浸透药液，挤去多余药液，以不滴淋为度，湿敷患处，每3～4h更换蘸药纱布1次。本法有清热解毒、消肿止痛之功。

若肛周脓肿自溃，或切开排脓之后，可用大黄12g，金银花12g，虎杖15g，黄柏12g，黄连9g，黄芩12g，加水1000～1500mL，煎煮30min，待凉后以4～6层纱布浸透药液湿敷患处，每1～2h更换蘸药纱布1次。本法有解毒消肿、清洁创口之功，对于痈疽疮疡溃后疼痛不止、疮口脓性物多者均有消肿止痛、控制感染的作用。

取硫黄15g，雄黄15g，艾绒500g，前2味为末，同艾绒入水煎，待水将干时，取出艾绒，捣烂湿敷患处。适用于阴疮黑陷不痛者。

湿敷疗法是在中草药捣烂外敷患处及"浸渍疗法"的基础上发展演变而来的。它以药物煎汤浸渍患部，使疮口洁净、清热解毒、活血消肿，从而达到治疗目的。在肛周脓肿的治疗中可根据病情，灵活辨证用药。若配合中药内服及其他外治法，则疗效更佳。

中药水煎湿敷，不仅能使中草药成分直接作用于患处，而且疗效可靠，一般湿敷1~3d，可使肿消痛减，创口脓腐减少，促进新生组织生长。

8. 药筒疗法

药筒疗法是药物与竹筒同煎，趁热急覆疮上，利用其负压吸力及药物的共同作用吸取脓液毒水而达到治疗目的的一种疗法。本疗法又被历代医家称为"竹筒吸毒方""药筒拔法"。

先取鲜菖蒲、羌活、独活、紫苏、蕲艾、白芷、甘草各15g，连须葱60g，用清水3000mL煎数十滚，待药液浓备用。再取鲜嫩竹数段，每段长23cm，径口4.2cm，厚约0.3cm，一头留节，刮去青皮，靠节处钻一小孔，以杉木条塞紧，投入药水内煮数十滚（药筒浮起则用物压住）。如疮口小可用拔火罐筒。将药水锅放在患者床前，捞起药筒，倒去药水，趁热迅速覆盖在疮口上，按紧片刻，药筒则自然吸住，待药筒转温，拔去木塞，其筒自落。每天可拔1~2筒或3~5筒。若肛周脓肿肿痛不消，或肿势继续扩大，脓毒依然不能外出者，第2天仍可以吸拔，并连用数天。

凡脓肿患处坚硬散漫不收，脓毒不得外出者，可应用此疗法，每日2~3次，连用5~7d，可以聚毒消肿、拔毒泻热。

治疗后检视筒内拔出的脓血，若色红黄、鲜明质稠，则预后较好；若为败浆稀水、气秽黑绿者，则预后较差。

本疗法借助药力与筒管的负压吸力，以宣通气血，拔毒泻热，从而达到脓毒尽出而愈的目的，还能减少挤压之痛苦，避免了因脓毒不得外出而引起邪毒内攻的弊端。

9. 药线疗法

药线疗法又称"药捻疗法""纸捻疗法"，是用桑皮纸、丝棉纸蘸药或内裹药物后，插入病变部位，用来引流、祛腐，以治疗病变部位较深、排脓困难的疮疡瘘管，对肛周脓肿溃后，疮口小，脓水不易排出者，有换药方便、患者痛苦较小的优点。

方法：以丝棉纸或拷贝纸裁成宽窄长短适度的纸条，将其拧绞成大小、长短不同的药捻备用。药线有外蘸药物及内裹药物两类。外蘸药物法有两种：一种是将搓成的纸线，临用时蘸上少量油膏，或用水湿润，蘸上药末后插入疮口；另一种是预先用白及汁与药末和匀，黏附在药线上，候干存储，随时取用。外蘸药物一般多用含有升丹成分的方药，取其提脓祛腐之功。内裹药物法是将药物预先放在纸内，裹好搓成纸捻备用。内裹药物与外蘸药物大致相同。

肛周脓肿成脓后，可自行穿溃，亦可刀溃排脓。若疮口过小，排脓不畅者，可应用纸捻药线沾上有祛腐排脓作用的五色灵药插入破溃处，5~7d后改用九一丹药线插入疮口。药线应插至内口，待脓腐净后，可停用药线，几天后可生肌收口愈合。

置于肛周脓肿溃口的药线，深度要适宜，随着创口从内向外逐渐愈合，药线的插入深度也应由深而浅。外用药物应与局部病变相应，若脓腐多，提脓祛腐药要加重，停药时间可适当延长；若脓腐少，提脓祛腐药要减量，停药时间要相应缩短。手捻制成的药线，高压蒸气消毒后方可使用，以防继发感染。

三、针灸疗法

1. 针法

（1）毫针刺法

①取穴

主穴：百会、大肠俞、关元俞、次髎、长强、二白、承山。

配穴：足三里、上巨虚、三阴交。

②刺法

百会：向后方平刺0.5~0.8寸，捻转法行针，用平补平泻法。

大肠俞、关元俞、次髎、承山：直刺1~2寸，提插或捻转法行针，用泻法。

二白、足三里、上巨虚、三阴交：直刺1~1.5寸，提插或捻转法行针，用泻法。

长强：使针尖紧靠尾骨前面，向上斜刺1~2寸，提插或捻转法行针，用泻法。应使患者感到肛门部有酸、麻、胀感或电刺激感。此穴针刺时应注意避免深刺，否则，易伤及直肠。

③留针时间：一般为20~30min，每日1次，5次为1疗程。

④方义：百会属督脉，督脉出于会阴，取百会刺之，可通达督脉之经气，为下病上取之法。大肠俞、关元俞、次髎、承山均为足太阳膀胱经之腧穴，大肠俞为大肠之背俞穴，膀胱经之别行经脉络于肛，用泻法深刺诸穴，能疏导膀胱经气而消瘀滞除痈肿。长强为督脉之络穴；

（2）电针疗法

①取穴

主穴：次髎、会阴。

配穴：承山、飞扬。

②刺法：每次各选一主穴和一配穴作为一组治疗穴位。在针刺穴位后，患者有了"得气"感以后，将主刺激电极（负极）接于主穴，另一电极（正极）接于配穴。一般一对电极取同侧肢体的穴位连接。先将输出电位器调至"0"位，检查电极连接无误后，打开电源开关，选择波形，可选用密波（即连续波的快频波）或疏密波。缓慢调高输出电流，当电流达到一定强度后，患者即感到电针刺激部位有麻刺感，这时的电流强度为"感觉阈"。如果电流强度再增加，患者就会突然感到刺痛，能够引起刺痛感的电流强度为"痛阈"。一般情况下，"感觉阈"和"痛阈"之间的电流强度是最适宜的治疗刺激强度，但此范围比较狭窄，应仔细调节寻找。超过"痛阈"的电流刺激，患者难以接受，所以应以患者能够忍受的最大刺激强度为宜，如果只需一个主穴进行电针刺激，可把主刺激电极（负极）置于主穴的针柄上，另一电极（正极）则可接在一块小铝板上，外包几层湿纱布（最好是用生理盐水浸泡过的）置于同侧小腿内侧的皮肤上，并在外边加以捆绑固定。

③治疗时间：每次15~20min，每天1次，5次为1疗程。

电针疗法是在针刺腧穴"得气"后，在针上通以接近人体生物电的微量电流以治疗疾病的一种疗法。人体组织是由水分、无机盐和带电生物胶体组成的复杂电解质电导体。当一种波长、频率不断变换的脉冲电流作用于人体时，组织中的离子就会发生定向运动，消除细胞膜的极化状态，使离子浓度和离子分布发生显著变化，从而影响人体组织功能，离子浓度和分布的改变是脉冲电流治疗作用最基本的电生理基础。密波能降低神经应激功能，先对感觉神经起抑制作用，然后对运动神经也产生抑制作用，因而可以止痛、镇静、缓解肌肉和血管的痉挛。疏密波是疏波（连续波的慢频波）和密波自动交替的一种波形，能克服单一波形易使机体产生适应的缺点，并能促进代谢和血液循环，改善组织营养，消除炎性水肿。因此，采用电针疗法治疗肛周脓肿能够得到取穴少、见效快的治疗效果；

（3）耳针疗法

①取穴：直肠下、大肠、神门、下脚端（交感）、脑（皮质下）、耳尖。

②刺激法：毫针刺法：将耳廓皮肤常规消毒后，用0.5寸毫针刺入耳穴，深度以穿入软骨又不透过对侧皮肤为度。

留针时间：20~40min，每日1次，3次为1疗程。

揿针刺法：耳廓消毒后，用图钉型皮内针（耳针）将针尖对准耳穴刺入，使环形针柄平整地贴在皮肤上，用胶布固定。

留置时间：2~3d，每隔4~6h用手按压埋针处1~2min，以加强刺激，增加疗效。每次治疗一侧耳穴，左右交替治疗，每周治疗两次，两次为一疗程。

③压籽法：采用中药王不留行或菜籽等用胶布固定后，压于耳穴上。

留置时间：3~4d。每天用手按压埋籽处3~4次，3~5min/次，每次治疗一耳，左右交替，每周2次，2周为一疗程。

耳穴疗法是在耳廓的穴位处，用针刺等刺激方法来治疗疾病的一种方法。中医学认为，耳与经络脏腑的联系是非常密切的。《灵枢·口问》说："耳为宗脉之所聚"，全身各经络脏腑都与耳有着直接或间接的联系。当脏腑经络发生疾病时，可在耳廓的相应部位出现阳性反应点，当刺激这些阳性反应点和相关耳穴时，又可以治疗脏腑经络的病变。从现代生物全息理论的角度来看，人体也存在着"全息"。"全息"即局部包含有整体的全部信息，每一局部都是整体成比例的缩小。人体在局部的投影（整体在这一部位成比例的缩小）的部位有很多，耳穴就是具有这种"全息"的部位。耳穴在耳郭上的分布，类似一个母腹中倒置的胎儿，它具有全身各部的相应部位，取其相应脏器所对应的点就可以治疗该脏器的疾病。耳穴因其效果显著，操作方便而在临床上被广泛采用。

2. 灸法

（1）艾炷灸

①隔蒜灸

取穴：腰俞、次髎。

灸法：取鲜独头蒜切成厚0.3~0.5cm的薄片，中间用针刺数孔或用捣烂的蒜泥敷于穴位上，然后将大艾炷置于蒜片（或蒜泥）上，用火点燃艾炷施灸，待艾炷燃尽后，再易炷灸之。每灸一艾炷为一壮，每次每穴灸3~5壮，1次/d，3d为1疗程。

②隔附子饼灸：此法适用于肛周脓肿后期的痈肿破溃、肛瘘。用中药附子末加酒或水调和做成直径约3cm、厚0.8cm的附子饼，中间用针刺数孔，放在患处，上面再置艾炷，点火灸之。每次灸3~5壮，1次/d，5d为1疗程。

③隔豆豉饼灸：此法适用于肛周脓肿、恶疮等肿硬不退或已溃不敛，疮色黯者。取淡豆豉为末，过筛，量疮之大小用适量药末拌黄酒制成药饼，厚约0.6cm，软硬适中。将其放在肛周脓肿等疮疽的四周，上置艾炷施灸。使皮肤温热，稍见红晕，即换艾炷续灸，前后2~3

次。每日治疗 1 次，直至痊愈。

隔蒜灸、隔附子饼灸、隔豆豉饼灸都可治疗肛周脓肿。大蒜对皮肤有刺激作用，因而皮肤过敏者慎用。隔蒜灸要求治疗过程有起泡现象，因而要做到局部清洁，以防感染。隔附子饼灸和隔豆豉饼灸，其饼之厚薄要适宜，过厚药饼的作用无法渗入，过薄热力传递过快，药效尚未发挥，患者皮肤就已经出现烧灼样疼痛；

（2）艾条灸

取穴：大肠俞、会阳。

灸法：用艾条在穴位或患部用雀啄灸法灸之。雀啄灸即将艾条的一端点燃后，用手持另一端，像鸟雀啄食一样，一上一下活动着施灸。既可以固定在一个穴位上，垂直地上下灸之，也可以在两个穴位之间均匀地移动施灸。每次灸治 20~30min，1~2 次/d，5d 为 1 疗程。

灸法是采用艾绒或其他药物放置在体表的穴位或一定部位上烧灼、温熨，借助灸火的热力以及药物的作用，通过经络的传导，调整人体生理功能的平衡，达到治疗目的的一种治疗方法。它具有温通经络、行气活血、祛湿消肿、散结止痛的作用，可用于热象不明显的肛周脓肿患者，而对于热毒旺盛伴有高热的患者则应慎用。

3. 常用穴位

（1）体穴

①督脉穴

百会：后发际直上 7 寸（两侧耳尖直上，与前后正中线相交点）。

腰俞：在骶管裂孔中。

长强：尾骨尖下 0.5 寸，约在尾骨尖与肛门的中点处。

②足太阳膀胱经穴

大肠俞：第四腰椎棘突下，旁开 1.5 寸。

关元俞：第五腰椎棘突下，旁开 1.5 寸。

次髎：第二骶后孔中，约在髂后上棘下与督脉的中点处。

会阳：尾骨尖旁开 0.5 寸。

承山：腓肠肌两肌腹之间凹陷的顶端。

飞扬：外踝高点与跟腱之间的凹陷中点直上 7 寸，承山穴的外下方。

③足阳明胃经穴

足三里：髌骨下缘（犊鼻穴）下 3 寸，胫骨前嵴外一横指处。

上巨虚：足三里穴下 3 寸。

④足太阴脾经穴

三阴交：内踝高点上 3 寸，胫骨内侧面的后缘；

（2）经外奇穴

二白：腕横纹上 4 寸，桡侧腕屈肌腱两侧，一手两穴；

（3）耳穴

直肠下端：与大肠穴同水平的耳轮处。

神门：三角窝的外 1/3 处，对应耳轮上下脚交叉处。

下脚端（交感）：对应耳轮下脚端与耳轮内侧交界处。

脑（皮质下）：对应耳屏的内侧面。

耳尖：将耳轮向耳屏对折时，耳廓上尖端处。

4. 针刺补泻法

针刺补泻法是根据补虚泻实的原则确立的两种不同的针刺治疗方法。补法：是指能够鼓舞人体正气，使低下的功能恢复旺盛的方法。临床上常采用的补法主要有捻转补法和提插补法。捻转补法的操作要点是：针刺穴位得气后，用角度小、用力轻、频率慢的捻转手法做短时间操作。提插补法的操作要点是：针刺得气后，用先浅后深、重插轻提、提插幅度小、频率慢的提插手法做短时间操作。泻法：指能够疏泄病邪，使亢进的功能恢复正常的方法。临床上常用的泻法主要有捻转泻法和提插泻法等。捻转泻法的操作要点是：针刺穴位得气后，用大角度、用力重、频率快的捻转手法做较长时间操作。提插泻法的操作要点是：针刺得气后，用先深后浅、轻插重提、提插幅度大、频率快的提插手法做较长时间操作。平补平泻法：这种方法在临床也被广泛采用。本法的操作要点是：针刺穴位得气后，均匀地提插、捻转后即可出针。肛周脓肿早期一般以实证为主，因此临床多采用泻法为主进行针刺治疗。

四、其他疗法

1. 阿是穴拔罐法

拔罐疗法属中医外治法，凡毒气郁结、恶血瘀滞之证，在未成脓时以此法能使气血疏通，瘀阻消散；既已成脓者，施用此法亦可托毒排脓、减轻症状。若配合其他治法，亦可使肛周脓肿获愈。

拔罐前准备：根据治疗面积，选择大、中或小罐。备好长镊子、95%的乙醇、棉球、火柴、面粉（50g用冷水调合成团），备皮。

操作方法：可根据病情选择不同的部位和穴位，亦可直接在肛周脓肿的突起部位拔罐，然后在脓肿周围3~4处拔罐。采用闪火法，用镊子夹住点燃的酒精棉球伸入罐内，急速旋转2~3圈后，立即抽出，将罐迅速扣在治疗部位。因罐内形成负压，便可将罐紧紧地吸住在施术部位。

为了防止拔罐后漏气，直接影响疗效，可用面粉团垫平肛门周围凹陷的地方，使施术部位平整。起罐时应将罐向一侧倾斜，用食指沿皮肤压对侧罐口，使罐口与皮肤之间形成小空隙，空气即由此进入，罐自行脱落。每次拔罐10~20min，3~4次/d，10~15次为1疗程。

此方法原理是由于罐内形成负压，吸力甚强，可使局部毛细血管充血，甚至破裂，红细胞破坏，表皮瘀血，出现自溶血现象，随即产生一种类组胺物质随体液周流全身，刺激各个器官使以其功能加强，提高人体的抗病能力。另外拔罐对局部皮肤有温热刺激作用，可促进局部血液循环，加速新陈代谢，改变局部组织的营养状态，还可增加血管壁的通透性，增强白细胞的吞噬作用，促使病情好转。

2. 针吸封闭法

此法适用于肛周皮下脓肿。方法：患者取膝胸位，用0.1%苯扎氯铵消毒患处，在脓肿外侧向基底部深处进针，注入2%普鲁卡因6~8mL，然后用原针头依次注射青霉素40万~80万U，庆大霉素8万U，再用针头刺入脓腔，吸净脓液，并将青霉素40万U注入脓腔，抽出针头，针眼处用0.1%新洁尔灭棉球按压片刻。如无脓腔，仅行病灶周围封闭即可。

3. 火针疗法

火针疗法是将针尖烧红后迅速刺入体表，以治疗疾病的一种方法。对肛周脓肿已成形，经用药物治疗不能内消者，可用此法。本疗法尤对虚寒性痈疽有较好疗效。

一般用较粗的不锈钢针，如圆利针或 24 号 2 寸长的不锈钢针，亦可使用特制的弹簧式火针、三头火针以及用钨合金制的火针等。

方法：在肛周脓肿患处，严格皮肤消毒。使用火针前，必须将针烧红，较为方便的方法是用酒精灯烧红，可使温度高达 800℃。迅速将火针移开火焰，用烧红的针具快速刺入肛周脓肿处，深达脓腔中央，旋即拔出针具。随着针的拔出，可喷出或流出大量脓液。继续由脓肿周围向火针口挤压排脓，务使脓净，直至有血液挤出。由火针口向脓腔内灌注足量青霉素等抗生素，或注入适量医用甘油，每日 1 次。待脓净后，改为肌肉注射或口服抗生素，以防止感染扩散，直至痊愈。然后溃口内放置油纱条引流，外敷纱布固定。

4. 阳燧锭灸法

阳燧锭灸法是代替火针治疗虚寒性痈疽的一种治疗方法。

方法：取蟾酥（末）、朱砂（末）、川乌（末）、草乌（末）各 1.5g，僵蚕（末）1 条。上药末和匀，将硫黄 45g，置铜勺内微火炖化。加入上药末搅匀。再加麝香 0.6g、生冰片 0.3g 搅匀，倾入湿瓷盘内，速荡成片，待冷后收取备用。先用红枣肉擦灸处，然后将药贴于上，用灯草蘸油放在药上燃烧灸治。每次灸 5~9 壮。然后饮 15mL 米醋，待局部起水泡时，用针将其穿破，流出黄水后，贴万应膏。其痈肿即可消退。

如肛周脓肿初起，在脓肿处灸 3~5 壮即可。

5. 挑治疗法

挑治疗法又称"挑针疗法""截根法"，是在一定部位或特定穴位，用三棱针或缝针挑断皮下纤维组织或挑刺挤压出血，以治疗疾病的一种方法。本疗法对肛肠疾病，如肛周脓肿疼痛、内痔出血、肛裂疼痛都有较好的疗效。

方法：首先在腰骶部皮肤上寻找"痔点"。"痔点"的体征：呈圆形或椭圆形，稍突出于皮肤，如针头大小，略带色素，呈灰色、暗红色、棕褐色、淡红色等不一，压之不褪色。"痔点"应与痣、毛囊炎、色素斑、小瘢痕等加以鉴别。"痔点"不明显时，可用手在患者腰背部摩擦，注意"痔点"可变红润。如同时找到数个相同"痔点"，则应选择最靠近下部的一点。如找不到"痔点"，可选择气海俞、大肠俞、上髎、中髎、次髎、下髎或长强穴旁开 1 寸处进行挑治。操作时应注意局部消毒，用大号三棱针挑破"痔点"皮肤，然后向深部再挑，可挑出半透明纤维样物（状如细麻线），将其挑断，以挑尽为度。在操作时，针的方向与脊柱并行，创口长约 0.5cm，深约 0.2~0.3cm，一般无出血，或稍有出血。最后涂以红汞，用胶布封闭。一般挑治 1 次即可见效，若未愈，可隔 5d 再挑治 1 次。

挑治疗法治疗多种疾病有效，尤其对肛肠疾病的疼痛、肿胀、出血等有明显止痛、消肿、止血作用。有研究者认为，挑治疗法能提高机体免疫水平，故有消炎止痛之功；也有研究者认为，挑治治疗提高了中枢兴奋点，因而可缓急止痛等。

6. 灌肠疗法

灌肠疗法是以中药药液或掺入散剂灌肠以治疗疾病的一种方法。近代灌肠疗法发展的比较迅速，应用于很多疾病均有较好的疗效，如用以治疗慢性溃疡性结肠炎、黏膜下脓肿等。

其方法简便，吸收较快，还可以避免某些药物对胃黏膜的不良刺激。

灌肠方药一般根据患者不同病情特点配制而成。经过煎煮后浓缩至一定剂量，装入容器备用。如用散剂，在使用时加入适量的水调匀即可。使用时先备以肛管或导尿管，外面涂少量液状石蜡，使之滑润，以便插入时不致对肛门及肠黏膜产生刺激或损伤，然后将肛管或导尿管插入肛门，插入深度约为10cm，接着将已配制好的药液经注射针筒注入，或由灌肠筒滴入。灌肠液的多少及保留时间的长短，亦根据病情而定。一般结肠、直肠的炎性反应，黏膜下脓肿需灌药液30~100mL，保留4~8h。

（1）三黄加味汤

药物组成：生大黄30g，黄柏15g，黄芩15g，金银花30g，板蓝根30g，连翘9g。

使用方法：加水1000mL，煎至500mL备用。1次/d，40~100mL/次保留灌肠。

适应症：黏膜下脓肿切开后；

（2）三黄消炎液

药物组成：大黄、黄连、黄柏各10g。

使用方法：水煎后保留灌肠。1~2次/d，50mL/次。

适应症：肛窦炎、肛周炎、直肠黏膜下脓肿。

除应用中医辨证施治原则，给予具有清热解毒、消肿止痛之中药组方灌肠外，还可应用单味药保留灌肠。如用10%黄连液20~30mL，注入直肠内，用于直肠后脓肿切开放置气囊压迫手术后，以消毒肠腔，一般1次/d。

另外，也可以庆大霉素8万U加生理盐水50mL保留灌肠。

配制灌肠液时，应避免使用对肠黏膜有腐蚀作用的药物。由于本疗法给药途径是通过肠黏膜局部作用而吸收的，故其应用范围以直肠内的痈最为适合。

7. 药栓疗法

药栓疗法又称"坐药疗法"，是将药物研成粉末，加入适当的赋形剂制成圆形固体制剂，通过直肠给药的一种治疗方法。在肛周脓肿初起肛窦炎、肛周炎病变阶段，可应用野艾叶栓（野艾叶粉、颠茄流浸膏、白及粉、羊毛脂、乌桕油）、野菊花栓、九华栓、熊胆痔疮栓、氯己定等栓剂塞入肛门内，并配合其他疗法，以促进消炎止痛。

本疗法不仅对局部有治疗作用，并可通过黏膜吸收治疗全身多种疾病。本疗法比口服药物起效快、作用持久、应用方便，还能避免某些药物对胃的刺激作用。

8. 内口缝闭提脓化腐法

适应症：低位肌间脓肿、高位肌间脓肿、坐骨直肠窝脓肿及骨盆直肠间隙脓肿。

体位：俯卧位、侧卧位。

操作：首先在肛门外括约肌外作一至数个放射状梭形小切口切开脓肿，分开脓腔间隔，排出脓液，并用刮匙刮除脓腐组织。脓肿范围较大时，可作2~5个放射状梭形小切口，然后切除内口及其外侧的部分内括约肌，暴露肌间脓肿并用刮匙刮除脓腐组织，将内口切除后，将创缘上皮下组织稍作分离以消除缝合时的张力，用0~3号肠线依次缝合内括约肌及内口部创面，再自引流切口向脓腔内置入化腐生肌丹（成都中药厂生产）油纱条至创腔底。肛内置入复方紫草油纱条引流。术后肛外引流，切口内用化腐生肌丹油纱条引流，至脓腐脱尽、分泌物减少、创面较为新鲜时改用复方紫草油纱条换药。换药时注意，将复方紫草油纱条置入肠腔底后向外退出少许，以使创面由内向外生长并逐渐变浅。肛门换药用复方紫草油纱条至创面愈合方可停药。

本疗法的机制：

（1）运用提脓化腐药清除脓肿的脓腐组织（包括残余脓肿）时，药物能通过毛细血管到达细小腔腺，清除手术时难以清除的细小腔腺中的脓腐组织，对脓腐组织的清除较彻底，从根本上去除了肛周脓肿发生、发展及复发的原因。再则，运用药物清除脓腐对肛门部肌肉等组织的损伤较小，祛邪而不伤正，从而有利于创面的愈合，缩短了疗程。

（2）缝闭内口避免了粪便等对创面刺激及所致的痛苦，减少了术后感染的机会，也加快了创面的愈合。

（3）采用肛门外括约肌外多个小切口引流的方法，既保持引流通畅，又避免了对肛门外括约肌的损伤，较好地保持了肛门外括约肌及其功能。

（陈凌燕）

第四章 肠梗阻

第一节 肠梗阻的诊断

一、实验室检查

(一) 血常规

单纯性肠梗阻时白细胞正常或稍微增高,红细胞和血细胞比容也无明显变化。随着梗阻时间延长,血红蛋白及血细胞比容升高,白细胞和中性粒细胞明显增高,有时可伴有明显的核左移。

(二) 血生化检查

二氧化碳结合力和血清电解质的变化可反映酸碱失衡及电解质紊乱情况。长时间的梗阻,人血清白蛋白及总蛋白的数值可提示患者近期的营养状况。

(三) 肌酸激酶及其同工酶检查

实验室研究和临床观察证实,绞窄性肠梗阻时肌酸激酶及其同工酶的水平明显高于单纯性肠梗阻,可做鉴别参考。

(四) 血清C反应蛋白、IL-6和TNF-α

动态观测三者的含量变化,有助于判断疾病的严重程度、诊断疾病及判定预后;肠梗阻早期虽不合并细菌感染,但肠壁受压、缺血等也是刺激机体单核-吞噬细胞系统产生过多IL-6、TNF-α的主要因素,因此肠梗阻早期即有血IL-6、TNF-α升高。C反应蛋白(CRP)是鉴别机体有无细菌感染的灵敏指标,肠梗阻需在病情进展到一定程度才出现细菌感染,故导致CRP产生要迟于IL-6或TNF-α,这种时间差异导致CRP与IL-6或TNF-α变化无相关性,也提示CRP不能作为早期诊断指标。

(五) 降钙素原(PCT)

PCT反映了全身炎症反应的活跃程度。

影响PCT水平的因素包括被感染器官的大小和类型、细菌的种类、炎症的程度和免疫反应的状况。另外,PCT只是在少数患者的大型外科手术后1~4天可以测到,PCT水平的升高通常出现在严重休克、全身性炎症反应综合征(SIRS)和多器官功能障碍综合征(MODS)。

(六) 呕吐物及粪便检查

呕吐物和粪便检查有大量红细胞或隐血阳性时,可考虑肠管有血运障碍的发生。

(七) 诊断性腹腔穿刺

当穿刺液为不凝血,或镜检发现大量白细胞甚至有细菌,应高度怀疑肠绞窄的发生。但腹腔穿刺对于梗阻时间较长、肠管膨胀较明显的患者应谨慎操作，必要时可以在B超下引导。穿刺液也可进行细胞学检查，查找癌细胞，以进一步明确梗阻的原因。

二、X射线检查

（一）机械性肠梗阻

1. 基本X射线征象

（1）肠管排列异位

小肠排列异位时，出现"小肠异常排列征"，表现为一种短小、局限扩张、无序排列、呈弥漫性或局限分布的充气肠管，常带小液平面，这种征象称为小肠异常排列征；小肠扭转时，如扭转度为180°时，则出现"空回肠换位征"，即空肠位于右下腹，回肠位于左上腹，通常扭转肠襻的中心区密度高于边缘。其中扭转的充气肠襻可见扭曲折叠，排列呈橡胶轮胎状、同心圆状、花瓣形、8字形等；乙状结肠扭转是绞窄性梗阻中最多见的一种，仰卧位平片上，巨大扩张的结肠肠管直径多超过10cm，弯曲靠拢成马蹄形，称为"马蹄形充气肠襻"；

（2）肠管腔积气、积液、扩大

腹部透视或X射线片显示弓形充气肠曲，立位可见液平面，后期肠管扩张，内径>3cm，充气呈大跨度弧形，排列呈阶梯状，立位见多个液平面。十二指肠降部梗阻时，其近侧的胃和十二指肠壶腹明显胀气扩大，在立位或者是侧卧水平位，呈"水泡征"。结肠梗阻时充气扩大，梗阻点在扩大的结肠下方。远侧肠管内气体减少或完全消失；

（3）早期肠蠕动亢进，张力增高

表现为液平面高低不平，当蠕动进行时，立位透视可见液面高度有急剧变化（可上升或下落），或呈"沸腾"的水面。后期，肠管张力减低或消失，液平面多呈同一高度，且多是长液平面。

2. 高位和低位的判断

低位是空肠下端梗阻或回肠梗阻，可见到排列连续、平行扩张、积液的肠曲，正确认识空、回肠黏膜形态对判断梗阻位置非常重要。高位是指十二指肠或高位空肠梗阻，仰卧位X射线片上表现为胃十二指肠充气扩大，立位X射线平片上可见在胃和十二指肠内有2个宽大液平，即"双泡征"。

3. 完全和不完全的判断

若经多次立位透视观察结肠内无积气，结合小肠梗阻逐渐加重，可推测为小肠完全性梗阻或高度不全性梗阻。如果经过多次透视复查发现结肠内仍有少量气体，且无明显进展加重，多可判断小肠部分梗阻或不完全梗阻。

4. 单纯性小肠梗阻X射线征象

早期（发病3~5h）可无明显的X射线征象，于站立位腹部X射线平片上仅出现少量胀气或液平小肠曲。随着病情进展，尤其是梗阻发生1~2天后可出现典型的X射线征象：梗阻点以上的小肠曲积液相对较多，液平面上气柱相对位置较低，呈半月形或短拱形；而远离梗阻点的上腹部小肠内积液相对较少，液平面上气柱相对较高，多呈倒U形，这一征象被称为"肠内气柱渐高征",当立位片上出现典型"肠内气柱渐高征"改变时则提示小肠蠕动功能持续增强,而不是麻痹状态。

5. 绞窄性肠梗阻X射线征象

(1) 绞窄性小肠、结肠梗阻主要X射线征象

①绞窄肠段无气现象;

②闭襻肠曲形态特殊,见闭襻肠曲两端纠集变位产生的各种特殊排列形态,如C字形、S字形、马蹄形、同心圆形、花瓣形、一串香蕉形等,多见于小肠扭转、肠粘连、内疝;

③孤立扩大的气液平;

④假肿瘤征:梗阻区肠襻两端完全封闭,闭襻内大部分为血性渗出物,气少或完全无气。仰卧位腹部X射线平片上,在相邻充气肠曲衬托下可显示为均匀的软组织块影,有较清晰的边界,表现为假性肿块,又称为"假肿瘤征";

⑤咖啡豆征:充有气体而又折叠的2个卵圆形,似咖啡豆样外观的肠曲;

⑥空、回肠换位:充气的空、回互换位置,使回肠位于左上腹,空肠位于下腹或右下腹,此为小肠扭转的特征性改变;

⑦绞窄肠段的位置固定:绞窄肠段的肠系膜因水肿、充血而增厚缩短,闭襻不能活动,位置较固定。在仰卧位与立位X射线平片上,肠曲活动度减小,肠段形态不变,甚至固定成角,常见于粘连性肠梗阻;

(2) 绞窄性小肠、结肠梗阻复合X射线征象

①腹水:在仰卧位腹部X射线片上表现为腹脂线模糊、结肠旁沟增宽、肠管漂浮感与肠管距离增宽,小骨盆内有新月状、带状或半月形密度增高影;

②闭襻肠管黏膜皱襞消失;

③肠壁、门静脉系统积气;

④右半结肠积粪。

(二) 麻痹性肠梗阻

卧位腹部X射线平片表现为整个胃肠道普遍性扩张,胃、小肠和结肠轻到中度胀气、扩张,尤其以结肠胀气明显;站立位X射线平片上表现为在小肠和结肠内可见宽窄不等的气-液平面,分布较广泛。透视观察或多次腹部X射线平片可见肠管蠕动减弱或完全无蠕动。

(三) 血运性肠梗阻

X射线表现可根据梗阻的部位、时间长短及肠曲梗死的范围不同而不同。梗阻早期,往往缺乏典型的X射线征象。肠坏死时,可见肠壁弧形线样透亮气体影,呈间断性,有时呈新月形,并且气体可随静脉回流至肝门静脉,出现门脉系统积气。

三、超声检查

(一) 基本表现

(1) 肠蠕动异常

(2) 腹腔积液征

(3) 肠管扩张、积气积液

(4) 黏膜皱襞水肿

(二) 单纯性肠梗阻

(1) 肠管黏膜清晰可见，纵断面可见皱襞水肿、增厚

(2) 近端肠管扩张，肠腔内大量积液，远端肠管塌陷

(3) 扩张肠段蠕动活跃，蠕动不规则，不一致，肠腔内可见斑片状或点状回声，呈钟摆样或双向运动

(三) 绞窄性肠梗阻

(1) 腹水，腹腔内出现游离液性暗区，短期内超声复查见腹腔游离液体明显增加、快速积聚

(2) 肠壁、肠系膜及肝门静脉系统积气，表现为血管内液性回声中强回声光团

(3) 肠管张力状态的改变：存活的扩张肠管外壁光滑、圆润、富有弹性感，而肠坏死时局部肠管膨胀性及张力下降，肠管壁下陷，关闭线平直，弹性消失

(4) 扩张的肠襻蠕动浅缓，甚至消失，呈麻痹状态，不蠕动

(四) 判断梗阻部位

梗阻部位应根据肠腔扩张的范围、位置和行程综合判断。超声图像上结肠梗阻时扩张的肠管腔内有粗而稀的强光带，空肠梗阻时扩张的肠管腔内有细而密的强光带。有报道这些强光带为键盘征，尤其空肠梗阻时肠腔内强光带更像键盘样。而回肠梗阻时扩张的肠管腔内未见明显键盘样强光带。因此，可根据扩张的肠管内有无键盘样强光带或强光带的粗细、疏密来判断哪段肠梗阻。

肠梗阻时，扩张肠管内的内容物除大量的液体外，还有食物残渣、粪便或肠内气体。空肠梗阻肠管内显示为细密且较整齐的强光带，肠腔内基本全为无回声暗区，肠管内很少见明显潴留物和气体强光团来回移动图像，这可能与梗阻的部位高、患者频繁地呕吐有关。回肠和结肠梗阻时，扩张的肠管腔内的无回声暗区内散在着强光点或强光团，并来回移动。结肠梗阻肠管内明显有较粗而稀的强回声光带；肠腔内的内容物为无回声暗区，内散在着杂乱的强光点、强光团样回声，肠内容物来回移动。

(五) 梗阻原因的诊断

机械性肠梗阻远端出现异常回声对于原因的确定有很大帮助，常见原因有肿瘤、异物、肠套叠、疝等，如结肠肿瘤可显示形态不规则的弱回声团块，其中央部就可见不规则的点状强回声，团块以上见肠管扩张；肠套叠在套叠部横切面上可见高低回声相同的同心圆结构；嵌顿疝包块内显示扩张积液的肠管等，均有助于梗阻病因的诊断。

四、CT 检查

(一) 肠梗阻的基本 CT 表现

首先要判断有无肠梗阻存在，肠梗阻的诊断标准为：肠管积液或积气，小肠扩张，内径>30mm；结肠扩张，内径>60mm，即诊断肠管扩张。机械性肠梗阻有扩张肠管和凹陷肠管交界的"移形带征"；并且常可发现引起肠麻痹的腹部原因，如腹腔脓肿、腹膜炎、胰腺炎等；血运障碍性肠梗阻除梗死或栓塞血管供血的相应肠管扩张外，梗阻肠管对应血管可见高

密度血栓或增强扫描见血管内充盈缺损。

（二）肠腔大小、形态及内容物改变的 CT 表现

（1）U 形或 C 形肠襻

（2）肠腔扩张与凹陷

（3）肠腔积气、积粪

（三）肠壁改变的 CT 表现

1. 肠壁分层

晕征、靶征。

2. 肠壁密度降低

肠壁缺血坏死后期，肠壁内积气，可表现为极低密度气体影。

3. 肠壁延迟强化

增强延迟扫描可显示缺血肠壁。

4. 肠壁强化明显减弱

增强扫描时，病变处肠壁较正常肠段强化明显减弱，是肠壁血供障碍的表现。

5. 肠壁增厚

急性肠壁缺血最常见的 CT 征象是肠壁增厚，占 26%～96%。

6. 肠壁不强化

全层不增强是预后不良的征象，表示肠壁坏死。

7. 肠黏膜皱襞增粗

黏膜皱襞由于渗出改变而增厚、肿胀，有时可见破坏。

8. 强化不均匀

局部肠管异常时，可见肠管局部不均匀强化，表现为强化程度高低不等。

9. 肠壁明显增强

肠壁明显增强是预后较好的征象，表示肠壁是存活的。

10. 肠壁密度增高

肠壁高密度是由于肠壁内出血，CT 平扫表现为肠壁密度明显增高，但低于钙化 CT 值，以弥漫或局限于黏膜下层为主，局限性者多为肠系膜血肿。肠壁水肿时，也可引起密度增高。

（四）肠管位置、分布、移动度、柔顺度的 CT 表现

1. 肠管向心性集中

小肠系膜伴随肠管扭转，胀气的肠曲常因系膜紧缩、牵引变短和肠系膜绞窄后痉挛缩短，而出现向周围伸展及活动受限，即有向心性集中和对称性排列的倾向。

2. 鸟嘴征

扩张的肠襻在肠梗阻部位逐渐变尖，向某点集中，即为鸟嘴征。

3. 肠管异位

小肠扭转度数为180°的奇数倍时，可见空、回肠异位征，表现为原来空肠的位置为回肠占据，而回肠的位置却为空肠影。

4. 肠管位置固定成角

常见于粘连性肠梗阻。

5. 漩涡征

（五）肠系膜改变的CT表现

（1）肠系膜血管梳征。在增强CT扫描显示为回肠系膜缘呈梳齿样排列的多发管状、扭曲高密度影；

（2）肠系膜血管积气。肠腔内气体穿破脆弱的缺血肠黏膜进入肠壁肌层内或浆膜下形成肠壁积气，经过毛细血管和小血管进入肠系膜血管；

（3）肠系膜血管向梗阻点集中。受累肠系膜的表现：肠系膜血管拉长或增厚，均匀地向梗阻部位集中；

（4）肠系膜水肿、积液、积血。肠系膜密度增高、模糊，呈云雾状，CT值上升，可达40~60Hu；

（5）肠系膜静脉扩张肠梗阻绞窄。可见肠系膜静脉扩张增粗、迂曲；

（6）肠系膜血管栓塞、血栓形成或闭塞。CT平扫可显示为肠系膜血管内高密度影，增强扫描时表现为肠系膜血管内充盈缺损或闭塞不显影，相应肠管及系膜可见缺血或瘀血表现；

（7）肠系膜淋巴结增多、增大；

（8）缆绳征。肠系膜血管充血水肿，表现为扇形缆绳状增粗，边缘毛糙。

（六）肠道周围脏器与腹壁改变的CT表现

腹膜、腹膜腔、腹膜后结构、网膜及肝、脾等肠道周围脏器与腹壁改变的CT表现

1. 网膜聚集

2. 肝继发改变

肝可见继发性增大、水肿、密度降低等改变。此征象无特异性。

3. 腹水

表现为肠间积液和腹腔内游离积液。

4. 腹膜后淋巴结

肿瘤性肠梗阻CT检查时常常是肿瘤的中晚期，除可见区域淋巴结及肠系膜淋巴结外，有时可见腹膜后淋巴结增大，这对引起梗阻的肿瘤手术前分期和预后判断十分重要。

5. 气腹征

肠梗阻肠壁缺血、肠坏死穿孔时，可见肠道内气液进入腹腔，形成气液腹，是肠梗阻严重的并发症。

6. 腹膜增厚、强化明显

肠梗阻晚期，肠道内菌群移位或坏死肠管的炎性渗出物等引起急性腹膜炎时，CT 扫描可见腹膜增厚，强化明显。

7. 肝门静脉积气

CT 平扫和增强时可见肝门静脉内气体密度影，是肠梗阻严重的表现。

（七）绞窄性肠梗阻的 CT 表现

1. 肠壁密度异常增强

肠壁明显增强是预后较好的征象，表示肠壁是存活的。全层不增强是预后不良的征象，表示肠壁坏死。

2. 肠系膜血管不正常走形

CT 表现为肠系膜动、静脉倒置、漩涡征或广泛的肠系膜血管集中。

3. 肠壁、肠系膜血管、肝门静脉系统积气

肠系膜静脉内气体是诊断肠梗死最特异和可靠的征象。

4. 肠腔明显扩张、积液绞窄性闭襻肠段

在 CT 表现为肠腔极度扩张，其内充满液体。

5. 鸟嘴征

6. 肠壁密度改变

CT 平扫缺血肠壁可以呈低密度或高密度。

7. 肠壁环形增厚

急性肠壁缺血最常见的 CT 征象是肠壁增厚，占 26%~96%。

8. 缆绳征

9. 大量腹水

10. 其他

肠系膜正常结构的模糊、不清或消失，肠系膜局限性积气、积液、积血。

（八）麻痹性肠梗阻的 CT 表现

成比例的小肠和结肠弥漫性充气扩张，以结肠较为明显，其内多见气-液平面，胃内也可见大量气体，而没有"移形带"的出现；延迟扫描时结肠扩张、充气、积液或有口服对比剂出现。

（九）血运性肠梗阻的 CT 表现

1. 肠系膜上静脉（SMV）栓塞 CT 表现

（1）增强扫描见平扫时较高密度的 SMV，在增强后密度低于周围的静脉；

（2）出现麻痹性肠梗阻；

（3）SMV 管径增宽，血栓形成区域管径前后不成比例，出现明显变化；

（4）早期 SMV 内见较高密度血栓，随后逐渐变为低密度的充盈缺损；

(5) 肠系膜脂肪密度升高，SMV 血管边界模糊，有时可伴有周围器官。

2. 肠系膜上动脉（SMA）栓塞的 CT 表现

(1) 肠腔扩张伴有积液

(2) 平扫时肠系膜上动脉密度增高，为新鲜血栓形成的高密度，增强后肠系膜上动脉不强化，而腹主动脉及其他分支强化正常

(3) 腹水开始时为少量，聚集在腹膜间隙内，腹水量随病情加重而逐渐增多

(4) 肠壁出现水肿增厚，增强扫描时，病变处肠壁不强化或强化明显减弱

(5) 肠系膜密度增高、模糊

（十）判断梗阻部位

CT 对肠梗阻的定位诊断有较好的优势，一般是薄层重建后利用冠状位、矢状位重建对梗阻点进行追踪，根据小肠、结肠、回盲部扩张情况选择追踪梗阻点。还可以根据移形带的位置、扩张肠襻和凹陷或正常肠襻的数量少，且多位于上腹部，梗阻部位则位于空肠，可见到扩张肠管的空肠环形皱襞追踪梗阻点。

五、MRI 检查

MRI 检查可发现胃肠道较大的肿瘤或肠系膜肿块，但不能显示黏膜病变。部分较为固定的胃肠道，如食管和直肠，尤其是直肠，在盆腔内脂肪信号的衬托下，与周围组织对比清晰，所以 MRI 适合检查直肠疾病。

MRI 检查对小肠梗阻的诊断价值较大，而结肠梗阻较小，肠梗阻诊断上更容易。小肠梗阻的 MRI 形态学诊断依据是：横断面近侧肠腔中度扩张<3cm，远端肠腔没有萎缩者为低度部分性梗阻；近侧肠腔扩张≥3cm，远侧肠腔凹陷者为高度部分性梗阻。

六、肠道血管造影术

血管造影是一种有创的检查方式，是在透视控制下，把导管插入血管内注射造影剂，以 X 射线快速连续摄影将血管内流动的造影剂的状态、分布及血液流动力学情况显示出来，但超声、CT、MRI 等无创影像技术的发展，对有创的血管造影检查方式有较大的影响，但这些无创的检查在一定程度上只能作为一种筛选的方法，而血管造影仍是医学影像中明确诊断和决定治疗方案的较为可靠和直观的方法之一。

血管造影不仅可以发现血管本身的病变，如原发性或继发性的出血、血管狭窄、血栓形成、动脉瘤等，还可以对软组织器官病变与血管病变加以鉴别，了解某些肿瘤手术前的血供情况以及与重要血管的关系，多用于血管病变手术后的复查，以及治疗血管病变。

七、小肠镜检查

小肠镜有管式小肠镜和胶囊内镜两种。

（一）小肠镜

1. 双气囊小肠镜

可直接观察病变，长度与推进式小肠镜一致，头端较普通内镜多一个气孔，内镜视角为 120°，可通过工作钳向肠腔内充气、注水，吸引和取组织活检和染色。

适应症：
（1）消化道出血经胃镜大肠镜检查未能发现病变，怀疑小肠出血者；
（2）原因不明的呕吐、腹痛、腹泻；
（3）不明原因的贫血、消瘦、发热等怀疑有小肠良性或恶性肿瘤者；
（4）诊断和鉴别诊断克罗恩病或肠结核；
（5）小肠吸收不良性疾病；
（6）协助外科手术对小肠病变的定位；
（7）怀疑小肠病变，经相关影像学检查未发现病变位置或不能确定性质的。

2. 单纯推进式小肠镜

单纯推进式小肠镜又称空肠镜，是使用最广泛的小肠镜，长度一般在2m左右，最多可达到屈氏韧带下16cm，可以对近端空肠黏膜病变做出诊断。

（二）胶囊内镜

胶囊内镜可对整个小肠黏膜进行检测，应用广泛。具体适应症如下：
（1）肠营养吸收不良；
（2）无法证实，怀疑为肠源性腹痛、腹泻；
（3）经胃镜、结肠镜等检查而原因仍然不能够明确的消化道出血；
（4）缺铁性贫血；
（5）小肠肿瘤（良性、恶性、类癌）、肠息肉；
（6）炎症性肠病；
（7）肠易激综合征；
（8）血管畸形；
（9）非甾体类抗炎药所致的肠道疾病。

胶囊内镜具有比较高的安全性，对人体不会产生直接的损害，但也存在一定的局限性，如图像质量受影响因素较多，检查的成功率与胃肠道有效蠕动及胃肠道的通畅程度直接相关（因此在检查前应首先做造影证实肠道的通畅性），对病变部位诊断定位困难，不能取活检，不能进行病理诊断，容易漏诊，因为胶囊内镜是借助胃肠道的自然蠕动前进的，所以不能对病变部位进行定位重复检查，无法进行治疗性动作。

八、电子结肠镜检查

结肠镜对结、直肠疾病的检查和治疗具有经济、直观、可靠、痛苦小、可重复性强等特点。在临床上应用广泛。尤其是对结、直肠癌的普查及手术后随访的过程中，起到重要的作用。结肠镜根据导光束的不同分为纤维结肠镜和电子结肠镜，目前临床上普遍使用电子结肠镜。

结肠镜的适应症如下：
（1）结肠肿瘤的监测，腺瘤或肿瘤性息肉切除术后随访，普查性乙状结肠检查，肿瘤高危人群的随访；
（2）手术中肠镜对病变部位的定位；
（3）肠道出血的检查，如粪便隐血试验阳性，不能确定的来源于肛门或直肠的便血，排除上消化道来源的血便，原因不明的缺铁性贫血；

（4）炎症性肠病

（5）不明原因的梗阻性肠病，待梗阻解除后进行检查以确诊

结肠镜可在镜下行一定的手术治疗或组织活检术。如息肉的摘除，出血点的电凝，甚至是便秘的治疗。活检通常只能取到黏膜组织。膜下的病变不能使用常规方法活检。盲肠和右侧结肠的肠壁较薄，在使用活检钳时应小心，避免穿孔。

九、腹腔镜在肠道疾病中的应用

目前认为，肠梗阻患者已不再是腹腔镜手术的绝对禁忌证，对于部分肠梗阻患者可以选择性地利用腹腔镜处理。这部分患者的症状主要是：轻度腹胀，允许有足够的可视空间；近端梗阻；部分梗阻；预期由简单的单一粘连带引起的梗阻；通过胃肠减压已明显改善的梗阻。

第二节 肠梗阻的治疗

肠梗阻的治疗方法取决于梗阻的性质、类型、部位、程度以及患者的全身状况，主要有两大类，即非手术治疗和手术治疗，前者的目的在于纠正肠梗阻引起的生理紊乱，手术治疗的目的是解除梗阻。非手术治疗主要适用于无肠绞窄存在的不完全性粘连性肠梗阻和早期肠套叠、麻痹性或痉挛性肠梗阻，以及蛔虫或粪便等造成的肠堵塞。常用的治疗措施包括禁食、补液、抗炎、纠正水电解质平衡失调及胃肠减压等。非手术治疗无效的患者则需进行手术治疗，此外，由于先天性肠道畸形和肿瘤所致的肠梗阻以及各种类型的绞窄性肠梗阻均需手术治疗。

一、非手术治疗

（一）维持内环境稳定

1. 补液

肠梗阻患者由于呕吐和肠道的积气、积液，可丧失大量的水和电解质。临床补液要根据患者脱水及电解质丢失的情况。凡是临床上已有明显脱水表现的，患者大多已经损失相当其体重的6%左右，需要给予等量的补充，但不能一次补足，当天先给予全量的50%再加上当天生理需要量。

2. 电解质紊乱的纠正

正常细胞外液的钠含量为 135~145mmol/L。需要补充的钠盐可按照下列公式计算：

补钠量（mmol/L）=［血钠的正常值（mmol/L）-血钠的测得值（mmol/L）］×体重（kg）×0.6（男）（女×0.5）

钾离子的正常范围 3.5~5.5mmol/L。针对病因治疗，低钾血症患者，除了满足每日机体对钾的需求之外，还要补充不足部分，常用氯化钾。补充过程中要分次给予，动态监测患者的变化及钾浓度，一定注意尿量的变化，患者无尿或少尿，应先补充血容量，等尿量达到40mL/h 以上，可进行补钾。高钾血症患者，首先立即停一切含钾药物和溶液，立即输注碳

酸氢钠溶液使钾离子稀释，并进入细胞内，可纠正高钾血症带来的酸中毒。

3. 酸碱平衡失调的纠正

一般患者在脱水的同时都存在轻度的酸碱平衡失调，经过输葡萄糖盐水溶液，特别是根据分泌损失的情况补给以后，多能自动恢复正常。但患者酸碱平衡失调严重，同时有条件进行二氧化碳结合力测定时，则可通过计算得出应补给酸碱的量，补给量应等于体液中碳酸氢根差值与体液量的乘积。

（二）输血

绞窄性肠梗阻患者如果受累肠襻很长，其失血量可能会很多，这些血液丧失在肠腔内，也可渗到肠壁组织间以及浆膜外腹腔中。慢性肠梗阻患者因长期营养不良，其血液的总容量有时也减少，都需要输入全血或血浆以补充。

（三）营养支持

肠外与肠内营养支持，是指通过消化道以外或以内的各种途径及方式，为患者提供全面、充足的机体所需要的各种营养物质，以达到预防或纠正营养不足的目的，增强患者对严重创伤的耐受力，促进患者康复。根据其输入途径，分为肠外营养和肠内营养，肠外营养指经静脉为无法经胃肠道摄取营养物、不能满足自身代谢需要的患者提供包括氨基酸、脂肪、糖类、维生素及矿物质在内的营养素，以抑制分解代谢，促进合成代谢并维持结构蛋白的功能。其中所有营养素完全经肠外获得营养支持方案称为肠外营养。肠内营养是经消化道给予较全面的营养素方式。

营养支持的实施方案有肠外营养和肠内营养，一般情况下选择肠内营养，肠内营养具有简单、并发症少，促进肠道功能，释放胃肠激素、改善门静脉循环、防止肠黏膜萎缩和细菌移位等优点。

（四）氧气吸入

吸入氧浓度较高的氧气可明显改善肠道气胀情况，对机械性肠梗阻和麻痹性肠梗阻都有一定疗效。

（五）胃肠减压

吞咽的空气和胃、胆道及肠液分泌，是造成肠梗阻膨胀的主要原因，肠道一旦受阻，肠襻内积滞的内容物就会反流至胃和空腔内，很容易经导管吸出。胃肠减压是肠梗阻非手术治疗的一个主要措施，在胃肠减压后，膨胀减轻，肠道已经无滞留，经由导管吸出的液体将减少，X射线检查时可见结肠中已有气体阴影存在，表示小肠梗阻已经解除，而气体能进入结肠，且减压暂停后患者亦不再复发腹痛，表示治疗成功。

（六）防止感染和中毒

临床上应用的抗肠道细菌（包括抗厌氧菌）抗生素，一般情况下为广谱抗生素。

（七）其他治疗

还可使用镇静、解痉等一般治疗。

（八）中药治疗

可使用针灸、脐疗、局部药敷、中药低位压灌肠等治疗措施。

二、手术治疗

(一) 手术适应症

首先要明确肠梗阻的特点：阵发性或持续性剧痛是机械性肠梗阻和肠道血供障碍最重要的特点，如果合并发热、血象增高、肠鸣音亢进或呕吐，表明病情严重；如伴有咖啡样肛门排泄物更说明有肠管血运障碍，需要急诊手术治疗；慢性腹胀但不伴有绞痛，肠鸣音弱或消失，或者全身情况较好的患者往往不需要急诊手术治疗。对既往有手术史患者，既往手术方式结合本次发病的症状和腹部体征的特点对肠梗阻的诊断和治疗方式选择具有决定性作用，必须在手术前清楚了解。手术后肠梗阻在处理上比较棘手，手术后早期炎性肠梗阻系由肠管壁水肿、增厚、粘连等因素结合在一起所导致，由于肠管致密粘连，充血水肿明显，手术极难将其分开且容易造成肠管广泛破损、手术后并发肠瘘，因此不宜手术。

(二) 手术时机把握

应在机械性肠梗阻发展至绞窄前手术。

腹部手术后容易造成肠管粘连，一般来说，越复杂的手术粘连越重，粘连一般在手术后即开始，2 周左右加重，3 个月粘连开始松解。因此两次腹部手术间隔最好在 3 个月以上，或在 2 周内。

(三) 手术方式选择

1. 单纯解除梗阻的手术

这类手术包括粘连性肠梗阻的粘连分解，去除扭转，切断粘连带，为肠内堵塞切开肠腔，去除粪石、蛔虫等；肠扭转、肠套叠的肠襻复位术。

2. 肠切除吻合术

肠梗阻由肠肿瘤所致，切除肿瘤是解除梗阻的首选方法。其他非肿瘤性病变，因肠梗阻时间较长，或由绞窄引起肠坏死，或是分离肠粘连时造成较大范围的肠损伤，则需考虑将有病变的肠段切除吻合。在绞窄性肠梗阻、腹股沟嵌顿疝、肠扭转、胃大部切除术后绞窄性内疝，绞窄解除后血运有所恢复，应对肠襻的活力进行判断，判断方法如下：

（1）肠管颜色；

（2）应用超声多普勒沿肠管对肠系膜缘探查是否有动脉搏动，而非探查肠系膜的血管弓部，准确性在 80% 以上；

（3）从周围静脉注入荧光素，然后以紫外线照射，疑有循环障碍的肠管部如有荧光出现，表示肠管有血运；

（4）肠管已明显坏死，切除缘必须有活跃的动脉出血。

3. 肠短路吻合

当肠梗阻的部位切除有困难，如肿瘤向周围组织广泛侵犯，或粘连广泛难以剥离，但肠管无坏死现象，为解除梗阻，可分离梗阻部远端肠管做短路吻合，旷置梗阻部，但注意旷置的肠管尤其是梗阻部的肠管近端肠管不宜过长，以免引起盲襻综合征。

4. 肠造口术或肠外置术

肠梗阻部位的病变复杂或患者的情况差，不允许行复杂的手术，可在膨胀的肠管上，即在梗阻部的近端肠管做肠造口术减压，解除因肠管高度膨胀而带来的生理紊乱。小肠可采用插管造口的方式，先在膨胀的肠管上切一个小口，放入吸引管进行减压。结肠则宜做外置造口。

5. 肠粘连肠排列术

粘连性肠梗阻手术后常因粘连再次梗阻，肠排列术是在承认粘连是机体本身的一种抵御外物、愈合创伤机制的基础上，为防止粘连引起肠梗阻的方法。也就是让肠襻相互黏着在一个有顺序不成角的状况，不致产生肠梗阻。

肠排列术是目前治疗广泛、粘连肠梗阻最有效的治疗方法。患者手术后复发率低，手术后恢复快，手术风险小。肠排列术包括肠内排列术和肠外排列术，其中肠外排列术是通过手术治疗，将小肠形成有规律的粘连，预防不规则的粘连导致的肠梗阻。

6. 肠管支架置入

对于消化道梗阻，外科多采用剖腹手术治疗，部分患者失去手术机会，甚至还有手术禁忌证，而管腔支架的治疗具有创伤性低、操作简单、缓解症状快、可安全解决梗阻问题优点。

（四）腹腔镜手术用于肠梗阻治疗的可行性及效果

腹腔镜手术和开腹手术治疗急性肠梗阻的手术中并发症相当，而腹腔镜手术后并发症低于开腹手术，并且肠管恢复快，住院时间短，约50%的肠梗阻患者适合于腹腔镜手术。目前多数学者认为腹腔镜粘连肠梗阻手术适用于腹腔情况单纯、梗阻程度轻、梗阻原因易于解除的病例。在手术过程中，一旦发现脏器穿孔等并发症即果断地中转开腹，以充分发挥腹腔镜手术的优点，避免其缺点。

（五）手术后再梗阻的预防

肠梗阻手术后梗阻较为常见。目前认为粘连是组织愈合不可缺少的一个环节，但在正常情况下，粘连形成后很短时间内，机体即通过纤维溶解过程自行松解粘连。目前认为预防粘连和梗阻最有效的措施是减轻手术操作和腹腔异物对腹膜造成的不良刺激，注意肠管和腹膜的保护，仔细操作，减少出血以及由此导致的结扎和电凝，关腹前充分冲洗腹腔，尽可能去除异物，包括自体失活组织及血块，消灭浆膜粗糙面。肠管浆膜广泛受损时，应采用排列的方法预防再梗阻，不主张放防粘连剂。

（刘　洋）

第五篇 其他外科疾病

第一章 体表肿瘤与肿块

第一节 脂肪瘤

脂肪瘤是由成熟脂肪细胞所构成的一种常见表浅良性肿瘤。较常见，多见于中年人（50～60岁）。可发生于任何部位，表现为单个和多个皮下局限性肿块，还可见于gARDNER综合征的部分表现。细胞遗传学方面研究认为与染色体改变有关。肿物生长缓慢，极少恶变。当体积较大时，需要手术治疗。病因不明，少数病人有家族史或生后即有。

脂肪瘤是一种常见的良性肿瘤，可发生于任何有脂肪的部位。部分病例发生在四肢，主要在皮下，也可见于肢体深部和肌腹之间，患者年龄多较大，儿童较少见。深部脂肪瘤多沿肌肉生长，可深达骨膜，但很少侵犯邻近骨骼。脂肪瘤很少恶变，手术易切除。

【病因】

病因不明，少数病人有家族史或生后即有。各种类型脂肪瘤形成的根本原因——"脂肪瘤致瘤因子"。在患者体细胞内存在一种致瘤因子，在正常情况下，这种致瘤因子处于一种失活状态（无活性状态），在正常情况下，不会发病，但在各种内外环境的诱因影响作用下，如机体抵抗力下降、体内内环境改变、慢性炎症刺激、全身脂肪代谢异常等，这种脂肪瘤致瘤因子处于活跃状态，具有一定的活性，使正常脂肪细胞与周围组织细胞发生一种异常增生现象，导致脂肪组织沉积，并向体表或各个内脏器官突出的肿块，即脂肪瘤。

（1）饮食因素：过度饮酒，经常进食肥肉、动物内脏、无鳞鱼或蛋黄等人群因为进食过多肥腻之品，高胆固醇食物，导致新生脂肪组织过多，使体内过多的脂肪细胞异聚，变硬；

（2）压力因素：工作压力过大，心情烦躁，可造成正常的脂肪组织和淤血交织在一起，长时间可形成结缔组织包裹脂肪细胞，形成脂肪瘤；

（3）不良生活习惯：经常熬夜等不良生活习惯会使人体对脂肪的分解能力下降，原有的脂肪组织和新生的脂肪不能正常排列，形成异常的脂肪组织，即"脂肪瘤"。

【临床表现】

一般发生于躯干、四肢及腹腔等部位。脂肪瘤和周围组织之间的界限很清楚，其质地较软，生长缓慢，大多数体积都较小。这种瘤状物由分化成熟的脂肪细胞组成，并被纤维条索将瘤组织分割成大小不等的脂肪小叶。其中，纤维成分较多的脂肪瘤又叫纤维脂肪瘤，血管丰富的脂肪瘤又叫做血管脂肪瘤。

【辅助检查】

（1）影像学检查。根据脂肪瘤发生的部位可选择超声、CT 或 MRI 检查等；

（2）组织病理检查，为确诊手段。纤维组织一般不多，若较多，则称为纤维脂肪瘤。当较大脂肪瘤蒂扭转时，可因局部血流障碍，引起液化改变而呈囊肿样；

（3）染色体检查。细胞遗传学方面研究示本病与 12Q、6P 和 13Q 染色体异常改变有关。

【诊断和鉴别诊断】

诊断该病主要依据临床表现及相关检查。

鉴别诊断：脂肪瘤应注意与肉瘤相鉴别，后者系脂肪组织的恶性肿瘤，较常见，好发于大腿、臀部、腋窝深部和腹膜后。肿瘤无包膜，呈结节状，生长缓慢。

【治疗】

较小（直径 1cm 内），多发脂肪瘤，一般不需处理。较大者宜行手术切除。较小脂肪瘤，发展缓慢，无临床症状者一般无须处理。如果长得很大、感觉疼痛或影响美观，则可考虑手术切除。激光手术治疗脂肪瘤有多种方法，但对小的脂肪瘤采用微切口激光切除分叶取出。较大脂肪瘤根据部位按外科要求选择切口摘除。

【转诊指导】

（1）巨大脂肪瘤局部麻醉难以耐受者；
（2）脂肪瘤位于腹腔或其他深部组织间隙者。

【健康教育】

饮食建议合理膳食，保证营养全面而均衡，饮食宜清淡，不要吃辛辣刺激性食物。

第二节　纤维瘤

根据发病年龄和部位的不同主要包括幼年性纤维瘤病、颈纤维瘤病、婴幼儿纤维瘤病、婴幼儿肌纤维瘤病、脂肪纤维瘤病等。发病年龄多在 30~50 岁，儿童和青少年也不少见。肿瘤可发生在身体任何部位的大肌肉，以腹壁的腹直肌及其邻近肌肉的腱膜最为常见，好发于妊娠期和妊娠后期。若为腹壁外者，则多见于男性，好发于肩胛部、股部和臀部。

【病因】

病因不明，有些病例可能与创伤或射线照射有关。

【临床表现】

（1）青年性纤维瘤病。发生在儿童和青年人；
（2）颈纤维瘤病。它是指在出生时或出生后不久表现出来的累及胸锁乳突肌下 1/3 的

一种纤维瘤病,有时为双侧性。颈纤维瘤病常伴有各种先天性异常;

(3) 婴幼儿指(趾)纤维瘤病。它是一种通常只限于在儿童期发生的纤维瘤病。其典型的部位是发生在指(趾)末端的外侧面,也可发生在指(趾)以外的部位,如口腔和乳腺。此病常为多发,且多在出生时或在 2 岁以内发病;

(4) 婴幼儿肌纤维瘤病。为发生在皮肤、软组织或骨的单发或多发的结节状病变,既可局限于上述部位,也可伴有内脏的受累。此病绝大部分发生在 2 岁以前,且大约 60% 为先天性的。此病也可见于成人,其单发者多见于男性,而多发者则女性居多。已知具有家族性发病者,并已找到常染色体显性遗传的证据;

(5) 脂肪纤维瘤病。它是婴幼儿纤维瘤病的一个亚型,局部复发常见;

(6) 多发性透明变性的纤维瘤病:是一种形态上特殊的、累及儿童的、家族性多发性纤维瘤病,出生时并无表现,可能是由先天性的代谢异常所致;

(7) 其他。阴茎纤维瘤病、手掌纤维瘤病、足底纤维瘤病、瘢痕性纤维瘤病和照射后纤维瘤病。伴有多发性结肠息肉病,且偶尔还可伴有多发性骨瘤的纤维瘤病称之为 gARDNER 综合征。

【辅助检查】

组织病理学为确诊手段,其形态具有介于成纤维细胞和平滑肌细胞之间的特点。

【诊断和鉴别诊断】

结合临床表现及组织病理学可诊断。

【治疗】

治疗方案:应选择及时而彻底的手术切除,其中包括受累组织周边较宽的区域,有时还需要将受累的整块肌肉切除,只有极少数病例因其局部的侵袭性而被迫截肢。年轻患者和肿瘤体积大的复发率较高。

【转诊指导】

(1) 较大的体表纤维瘤不能耐受局部麻醉手术者;
(2) 生长于深部的或特殊部位(如阴茎等)纤维瘤需行手术治疗者;
(3) 婴幼儿纤维瘤需专科医院行手术者。

第三节 皮脂腺囊肿

皮脂腺囊肿俗称"粉瘤",主要由于皮脂腺排泄管阻塞,皮脂腺囊状上皮被逐渐增多的内容物膨胀所形成的潴留性囊肿。其特点为缓慢增长的良性病变。囊内有白色豆渣样分泌物。可发生于任何年龄,但以青壮年多见,好发于头面、颈项和胸背部。皮脂腺囊肿突出于皮肤表面,一般无自觉症状,如继发感染时可有疼痛、化脓。

【病因】

发病原因为皮脂腺导管阻塞,导致皮脂腺排泄障碍淤积而成。皮脂腺导管阻塞多为灰尘堵塞及细菌感染所致。

【临床表现】

皮脂腺囊肿突出于皮肤表面,好发于皮脂腺丰富部位,如头皮、颜面、胸背等处,多数生长缓慢。在未合并感染时,患者一般无自觉症状。肿物呈球形,单发或多发,大小不等,小者数毫米,大者近10cm。中等硬度,有弹性,高出皮面,与皮肤有粘连,不易推动,表面光滑,无波动感,其中心部位有针头大脐孔凹样开口,呈蓝黑色,形如针头粉刺,挤压可出豆腐渣或面泥样内容物,内容物为皮脂和破碎的皮脂腺细胞,常有腐臭味。皮脂腺囊肿癌变极为罕见,但易继发感染,若并发感染可出现红、肿、热、痛炎性反应。囊肿在外力下可以破裂而暂时消退,但会形成瘢痕,且易于复发。

【辅助检查】

(1)超声检查。在必要时,可行超声检查了解囊肿性质,及其与周围组织的关系;
(2)组织病理学检查。术前一般不需要活检,可术后送病理检查;
(3)实验室检查。全身多发性皮脂腺囊肿者,应进行有关代谢和内分泌功能的检查。

【诊断和鉴别诊断】

根据临床表现及相关检查确诊。
鉴别诊断:
①皮样囊肿,是一种由偏离原位的皮肤细胞原基形成的先天性囊肿,位于皮下,不与皮肤粘连而与基底部组织粘连甚紧,常长在身体中线附近,好发于眼眶周围,鼻根,枕部及口底等处,属错构瘤;
②表皮样囊肿,又称外伤性表皮囊肿。是一种真皮内含有角质的囊肿,多因外伤(尤其刺伤)将表皮植入真皮而成,肿物表面常有角质增生,好发于手及足踝等易受外伤和压迫的部位;
③皮下脂肪瘤。脂肪瘤呈扁平分叶状,位于皮下,用手指沿肿物两侧相向推挤局部皮肤,可出现橘皮样征。

【治疗】

最常用的根治方法是局麻下手术切除。皮脂腺囊肿是体表小肿物,手术简单,在门诊即可进行。应当尽量完整地摘除,不残留囊壁,否则易复发。位于面部手术切除时应考虑到美容效果,可采用小切口切除面颈部皮脂腺囊肿,皮肤在无张力下缝合,可避免切开瘢痕生长,以达到美观效果。

一般不预防性使用抗生素,术前有感染可适当使用抗生素类药物。已合并感染的皮脂腺囊肿应在感染控制后再手术切除病灶。对于局部感染不能控制或已经合并脓肿者应切开引流。

【转诊指导】

皮脂腺囊肿感染经抗生素治疗及脓肿切开引流治疗后仍难以控制,并发全身感染,或囊肿巨大,局麻手术无法切除,应转诊。

【健康教育】

(1) 讲究个人卫生,保持皮肤清洁,使皮脂腺开口通畅,利于分泌物排泄;

(2) 当皮肤瘙痒时,不能任意抓挠,以免引起局部皮肤感染,破坏皮脂腺开口,导致皮脂腺分泌物潴留,促使皮脂腺囊肿形成;

(3) 不要挤压皮肤疖肿。

第四节 腘窝囊肿

腘窝囊肿指腘窝深部滑囊肿大或膝关节滑膜囊向后膨出的统称,引起膝后部疼痛和发胀,并可触及有弹性的软组织肿块。

【病因】

腘窝囊肿可分为先天和后天两种,前者多见于儿童,后者可由滑囊本身的疾病如慢性无菌性炎症等引起。有部分患者是并发于慢性膝关节病变。老年人发病则多与膝关节病变如骨性关节炎、半月板损伤等有关。最常见的腘窝囊肿系膨胀的腓肠肌、半膜肌肌腱滑囊,该滑囊经常与后关节囊相通,临床上多见于中年以上发病率最高,男性多于女性,导致机械性伸膝和屈膝受限,疼痛较轻,紧张膨胀感明显。

【临床表现】

1. 症状

患者可觉腘窝部不适或行走后发胀感,有的无自觉症状。囊肿较大时可妨碍膝关节的伸屈活动。

2. 体征

腘窝部可触及肿物,表面光滑,质地较软,压痛不明显,而且和皮肤或其他组织不粘连。

【辅助检查】

超声检查:可发现滑囊液性暗区,边界清晰,以此可确定诊断。

【诊断和鉴别诊断】

依据病因、临床表现及检查可确诊。

鉴别诊断:应与动脉瘤(有搏动,穿刺液为血液),血管瘤(局部可有颜色改变,膝关节屈伸肿物无改变,穿刺液为血液),腘窝肿瘤(多为较硬的肿物,无囊性感,膝关节屈伸肿物无改变）相鉴别。

【治疗】

儿童与成人的腘窝囊肿有一定差别，儿童常不与关节相通，极少合并关节内病变，一般可自愈。成人常伴有关节内病变，手术切除囊肿的同时要治疗关节内病变，否则易复发。原则上腘窝囊肿均应切除，术前行关节镜检查，大部分可用后内侧切口或后侧切口。术后行直腿抬高及股四头肌练习。无症状的无须治疗。也可穿刺抽液，局部注射，效果较好。

【转诊指导】

腘窝囊肿影响膝关节功能需行手术治疗者。

【健康教育】

尽量减少膝关节的负重和大幅度活动，避免长久站立、跪位和蹲位、爬楼梯等不良姿势可延缓病变进程。

第五节 血管瘤

血管瘤是先天性良性肿瘤或血管畸形，多见于婴儿出生时或出生后不久，瘤内血管自成系统，不与周围血管相连。发生于口腔颌面部的血管瘤占全身血管瘤的60%，其中，大多数发生于颜面皮肤、皮下组织及口腔黏膜，如舌、唇、口底等组织。

【病因】

人体胚胎在发育过程中，特别是在早期血管性组织分化阶段，由于其控制基因段出现小范围错构，而导致其特定部位组织分化异常，并发展成血管瘤。

【临床表现】

（1）毛细血管型血管瘤。肿瘤是由大量交织、扩张的毛细血管组成。表现为鲜红或紫红色斑块。与皮肤表面平齐或稍隆起，边界清楚，形状不规则，大小不等。以手指压迫肿瘤时，颜色退去；压力解除后，颜色恢复；

（2）海绵状血管瘤。肿瘤由扩大的血管腔和衬有内皮细胞的血窦组成。血窦大小不一，有如海绵状结构，窦腔内充满静脉血，彼此交通。表现为无自觉症状、生长缓慢的柔软肿块。当头低位时，肿瘤因充血而扩大，恢复正常体位后，肿块即恢复原状。表浅的肿瘤，表面皮肤或黏膜呈青紫色。深部者，皮色正常。触诊时肿块柔软，边界不清，无压痛。挤压时肿块缩小，压力解除后则恢复原来大小；

（3）蔓状血管瘤：主要由扩张的动脉与静脉吻合而成。肿瘤高起呈念珠状或蚯蚓。扪之有搏动感与震颤感，听诊有吹风样杂音。若将供血的动脉全部压闭，则上述之搏动及杂音消失。

【辅助检查】

一般实验室检查结果无特异发现。如果术前做血管造影，则可了解血管瘤的营养支持；若在血管瘤两端结扎供应血管，则可减少术中出血，有利于血管瘤全部切除。

【诊断和鉴别诊断】

诊断依据以下特征：
（1）瘤体外观特征（葡萄酒斑状或杨梅状等）；
（2）压之褪色或缩小；
（3）体位试验阳性，扪诊及静脉石，穿刺抽出凝全血（海绵型），扪有搏动感，听诊吹风样杂音，压闭供血动脉及杂音消失（蔓状型）；
（4）血管造影示瘤区造影剂浓聚或血管畸形。
病理组织学检查确诊。

【治疗】

血管瘤的治疗方法很多，应根据肿瘤的类型、部位、深浅及病员的年龄等因素而定。常用的方法有：手术切除、放射治疗、冷冻外科、硬化剂注射及激光照射等。

【转诊原则】

（1）颜面部血管瘤患者有美容要求者；
（2）体表血管瘤影响局部组织功能或深部血管瘤需行手术治疗或其他方法治疗者。

第六节 淋巴管瘤

淋巴管瘤是由扩张的及内皮细胞增生的淋巴管和结缔组织所共同构成的先天性良性肿瘤，内含淋巴液、淋巴细胞或混有血液。按照构成组织的淋巴管腔隙有大小不同，可以基本上分为毛细淋巴管瘤、海绵状淋巴管瘤和囊状淋巴管瘤。

【病因】

淋巴管瘤发生原因目前并不明确。多数学者认为是由于淋巴管先天发育畸形或者某些原因，如外伤、炎症、寄生虫等引起发病部位淋巴液排出障碍，造成淋巴液潴留，导致淋巴管扩张、增生而形成的。小儿淋巴管瘤多因为先天发育畸形，外伤等多见于成人。

【临床表现】

1. 症状

多数淋巴管瘤临床表现为无痛性包块，质地软，有波动感，破溃后可流出淡黄色液体。当肿瘤增大对周围组织产生压迫，或者发生出血、感染、扭转、破裂等情况时，可出现相应的伴随症状，如疼痛、发烧、呼吸困难、吞咽困难等。

2. 体征

不同部位的淋巴管瘤临床表现可有不同。临床特征：为一种多房性囊肿，壁薄，腔较大，内含淋巴液，柔软，边界不清，与黏膜、皮肤无牢固性粘连。多发生于颈部后三角区，称张力性包块。呼吸及咳嗽时包块张力加大。发生在腋下、胸腔或腹腔，可引起呼吸障碍。当无感染性损害时，透明试验可透光。当左腋下和左侧胸部巨大包块时，瘤体边界不清，囊性，胸部变形。

【辅助检查】

淋巴管瘤的术前确诊率较低，尤其位于体腔内者。

影像学检查和穿刺活检能够提高其诊断率。彩色多普勒超声检查简单快捷，可以确定肿瘤发生的部位、数量、与周围的关系等，但易受某些因素的影响。典型淋巴管瘤表现为低张力无定型囊性肿物，肿块大小 0.5cm 至几十厘米不等。CT 更容易清晰显示肿瘤与周围脏器之间的关系，淋巴管瘤典型 CT 表现为：薄壁、光滑的囊状物，囊内密度均匀，可见分隔，囊壁和分隔可强化。MRI 能够清晰显示肿瘤部位、大小、形态和范围，是目前最好的检查诊断方法。在超声或 CT 引导下，进行介入穿刺可抽吸出瘤体内囊液。如果为浆液性或乳糜性，含有大量淋巴细胞，则可高度提示淋巴管瘤的诊断。

【诊断和鉴别诊断】

单纯性淋巴管瘤，临床上有一定特征，可以诊断，其他两型则需做病理检查。

【治疗】

淋巴管瘤不同于血管瘤，不会自动消失，因此若确诊为淋巴管瘤，则应尽早治疗。淋巴管瘤的治疗方法较多，除手术外，还有肿瘤囊液抽吸、抽吸后注射硬化剂、热疗、放疗等。一般认为，治疗方法应根据肿瘤的大小、部位、切除的复杂性和操作的危险性决定。

（1）手术治疗。在各种治疗方法中，手术切除为淋巴管瘤的首选治疗。淋巴管瘤有浸润性生长和复发率高的特点，所以根据发生的部位和受累及的范围，应尽量一次完整切除瘤体，在必要时，可部分或全部切除受累脏器，同时结扎周围的淋巴管道，防止淋巴管瘘而导致复发；

（2）囊液抽吸。瘤体内液单纯穿刺抽吸只能暂时解除瘤体对周围组织或器官的压迫，由于瘤腔与淋巴管相通，所以会很快复发，近年已经较少应用；

（3）硬化疗法。瘤体内液穿刺抽吸后注射博来霉素、平阳霉素封闭剂等，能促使瘤壁发生炎症粘连，使淋巴管道闭塞以防止复发，其中以应用纤维封闭剂效果较好，甚至可避免手术；

（4）另外，还有放射、激光、热疗等方法，但效果不甚理想。

【转诊指导】

临床诊断为淋巴瘤，需行手术治疗者。

【健康教育】

（1）由于淋巴管瘤的确切病因不明确，尚无有效的预防手段。但一般认为，妊娠期间，避免感冒和病毒感染，防止服用对胎儿可能有不利影响的药物，不接触射线，可能会降低先天性淋巴管瘤的发生率；

（2）注意个人及环境卫生，避免药物滥用，在有害环境中作业时注意个人防护，适当锻炼，增强体质，提高自身的抗病能力则可降低成人淋巴管瘤的产生。

第七节　恶性黑色素瘤

黑色素瘤系指有恶性变化的色素斑痣，但并非所有的黑色素瘤一定由斑痣恶变而来，亦可自然发生。从色素痣发展为黑色素瘤，总的发生率较低，在所有的癌病中占1%～3%，色素多少常与恶性程度无关。创伤、慢性刺激、烧灼、外伤、感染、放射等都可引起斑痣发生恶性变化。1%～6%有家族遗传史。

【临床表现】

恶性黑色素瘤好发于足跟，头颈及四肢次之。男女性别无特殊区别，但妇女妊娠期中肿瘤发展较快。任何年龄均可发生，但年幼病例的预后较好。发展成黑色素瘤的斑痣，多属于交界痣或混合痣性质，对于此种斑痣应随时注意有无变化发生。一般小痣如出现逐渐增大，血管扩张，血行增加，色素加深，四周有炎性反应，色素向四周正常皮肤侵犯或出现卫星状小黑点等，都表示有变成恶性的可能。此外，当斑痣破溃出血，经常发生感染，发痒疼痛时，亦应予以注意。若黑色素瘤发生溃疡，则多已至晚期，在鉴别诊断上应予以注意。有时可因误诊为脓肿，进行切开引流而导致广泛转移。黑色素瘤大部分病例经淋巴管转移至区域淋巴结，小部分血液循环丰富的瘤可由血液转移到肺、肝、骨、脑等器官。躯干中线部位的病变应特别注意，因它的淋巴结转移部位可能有多个部位方向，不易察觉。

【诊断和鉴别诊断】

诊断恶性黑色素瘤主要依据色素变化及临床症状，但有时仍存在一定困难，往往在临床上诊断为已有恶性变的斑痣，切除后经病理切片证明却无恶性变化。如做活组织检查，应将整个病变做楔形整块切除送检，方为安全，而不应作切取部分组织检查，更不应作穿刺抽吸法。

【治疗】

目前，治疗黑色素瘤的最好方法是外科手术切除，包括大块切除肿瘤及区域淋巴结清扫术。在指端或足趾者应做截肢术。放射治疗不敏感，仅能作为手术后辅助治疗，或晚期病例的姑息治疗。

【转诊指导】

临床高度怀疑本病或经病检检查证实者。

【健康教育】

平时多留意身体皮肤上的色素斑痣，如出现范围扩大、破溃出血或慢性溃疡时需及时就医。

第八节 皮肤癌

皮肤癌即皮肤恶性肿瘤，根据肿瘤细胞的来源不同而有不同的命名，包括表皮、皮肤附属器、皮肤软组织、周围神经、黑素细胞、皮肤淋巴网状组织和造血组织等。还有一部分是发生在其他组织转移到皮肤的转移性肿瘤。

【病因】

本病病因尚不明确，其发生可能与以下因素有关：
（1）日常暴晒与紫外线照射；
（2）化学致癌物质，如沥青、焦油衍化物、苯并芘等长期刺激；
（3）放射线、电离辐射；
（4）慢性刺激与炎症，如慢性溃疡、经久不愈的瘘管、盘状红斑狼疮、射线皮炎等；
（5）其他，如免疫抑制阶段，病毒致癌物质等。

【临床表现】

皮肤恶性肿瘤有相对容易出血的特点，常见的是基底细胞癌和鳞状细胞癌。

1. 鳞状细胞癌

可由角化病、黏膜白斑及其他癌前疾病转化而来。生长较快，早期即形成溃疡。有的呈结节样、乳状或菜花状，向深部侵犯较小，基底可移动，有的呈蝶状，向深部浸润较明显，破坏性大，常累及骨骼。鳞状细胞癌合并感染有黏稠脓液，伴恶臭、疼痛。鳞状细胞癌的恶性度较高，较易转移，多见区域性淋巴结转移。

2. 基底细胞癌

在起病时，常无症状，初期多为基底较硬斑块状丘疹，有的呈疣状隆起，而后破溃为溃疡灶改变，不规则，边缘隆起，底部凹凸不平，生长缓慢，多单个发生，好发于面颊部、鼻梁及鼻两旁，该肿瘤不疼不痒，常无自觉不适，基底细胞癌虽然是恶性的，但转移者极少，先发生边缘半透明结节隆起浅在溃疡，继之渐扩大，可侵袭周边组织及器官，成为侵袭性溃疡。根据其形态和病理变化，可将基底细胞癌分为四型，即结节溃疡型、色素型、硬瘢状或纤维化型和浅表型。

3. 恶性黑色素瘤

它是恶性度很高、转移很快的皮肤癌。中国人皮肤中的色素较多，对紫外线有较好的防护作用。同时，比较注意防晒，因此恶性黑色素瘤在中国比较少见。由于黑色素瘤是黑颜色比较容易发现，所以如果在指甲、甲床、脚心、手心或身体其他部位发现黑色的斑，近期内明显扩大，并容易破溃，或半个指甲发黑，应该及时到医院检查。

4. 湿疹样癌

常发生在女性单侧乳房。症状与湿疹相似，呈红色或暗红色的皮肤改变，表面易有渗液或渗血，初发时多在单侧乳晕部，以后缓慢发展，有的乳头可以有溢液。易误诊为湿疹。中年女性、久治不愈的单侧性乳房湿疹应及时去医院检查。

【辅助检查】

活组织病理检查对皮肤恶性肿瘤的分类以及治疗方法选择极其重要。

【诊断和鉴别诊断】

根据临床特征及病理检查可确诊。皮肤恶性肿瘤的治疗效果与其早期诊断密切相关，应注意高度可疑的早期恶性病变征兆：

（1）经久不愈、时好时犯或有少量出血的皮肤溃疡；

（2）凡日光性角化病出现流血、溃烂或不对称性结节突起等症状；

（3）往日射线照过的皮肤或旧疮疤，窦道处出现溃破或结节突起时；

（4）久不消退的红色皮肤瘢痕，其上显示轻度糜烂时警惕原位癌的可能。

应与慢性肉芽肿、特异性和非特异性溃疡、光照性角化症等相鉴别。

【治疗】

皮肤恶性肿瘤部位浅表，治疗方法较多，如手术切除、放射疗法、冷冻疗法、激光疗法，局部药物物理腐蚀疗法和化学疗法等。化学疗法是适用于和其他治疗合并应用的辅助治疗和晚期姑息疗法。可依据癌瘤的部位、大小、患者全身情况、癌肿的程度等选择应用。治疗原则是去除肿瘤，最大化地保留功能，减少外貌损伤。

（1）手术疗法，适用于各期皮肤癌，可采用外科手术将肿瘤全部切除；

（2）淋巴结清扫。鳞癌手术切除后的选择性区域淋巴结清扫术很难决定。预防性清扫不是最必需的选择，而应依据患者的年龄、癌的发生部位、浸润程度和癌细胞分化程度作出最佳决策；

（3）放射疗法。皮肤恶性肿瘤，特别是基底细胞癌，对放射线十分敏感，对鳞癌中度敏感。本法也适用于已有或可能有淋巴转移的部位，作为手术前后的辅助治疗；

（4）化学疗法，是作为治疗皮肤恶性肿瘤的一种全身性辅助治疗。当禁忌或不可进行外科手术及放疗时，5-氟尿嘧啶等可用于低危险性、表浅型基底细胞癌和低危险性的原位鳞状细胞癌（鲍文病）；

（5）物理疗法，是应用电凝、电灼、冷冻、光动力疗法或激光来烧灼癌瘤，使之坏死脱落或气化；

（6）腐蚀疗法：应用有效浓缩的腐蚀性较强的化学药物作为局部烧灼或涂抹。

【转诊指导】

临床高度怀疑（无活组织病理检查条件）或经病理证实为皮肤恶性肿瘤者。

【健康教育】

（1）尽量避免长期暴晒、紫外线照射或放射线、电离辐射等环境；
（2）尽量避免接触化学性致癌物质，如沥青、焦油衍化物、苯并芘等；
（3）平时留意身体皮肤变化，如有皮炎、慢性溃疡等表现，及早就医。

（陶海学）

第二章 甲状腺及乳腺疾病

第一节 甲状腺腺瘤

甲状腺腺瘤分滤泡状和乳头状囊性腺瘤两种，前者较常见。

【病因】

病因不明，可能与性别、遗传因素、射线照射、TSH 过度刺激有关。

【临床表现】

患者多为女性，年龄常在 40 岁以下。初发症状多为颈前肿块，位置常近甲状腺峡部，生长缓慢，无自觉症状。肿瘤多数为单发，圆形，或卵圆形，亦可有多发。肿瘤表面光滑，质地坚韧，边界清楚，随吞咽上下活动，与皮肤无粘连，直径从数毫米至数厘米，切面多为实性，灰白或橙黄色，可出血或纤维化、钙化，有完整包膜。乳头状囊性腺瘤有时可因囊壁血管破裂而出现囊内出血，此时肿瘤体积可在短时间内迅速增大，局部出现胀痛。这些症状可在 1~2 周内消失。少数肿瘤较大者可发生气管压迫，偶见食管压迫，引起呼吸或吞咽困难，罕见压迫喉返神经引起声音嘶哑。颈部淋巴结一般无肿大。

【辅助检查】

除伴发甲亢者外，甲状腺功能多正常。放射性核素扫描多为凉结节或冷结节。彩超检查为首选，表现为实质性肿物，囊内出血或囊性变者表现为囊性肿物。颈部 X 线摄片偶可见肿瘤内有钙化点。甲状腺 CT 不作为常规检查，腺瘤可表现为单发或多发的边界清楚的低密度结节影。

【鉴别诊断】

1. 结节性甲状腺肿

单结节甲状腺腺瘤与结节性甲状腺肿单结节临床表现类似，较难区别，以下几点可供鉴别：

（1）甲状腺腺瘤较少见于单纯性甲状腺肿流行地区；

（2）甲状腺腺瘤经数年仍保持单发，结节性甲状腺肿经过一段时间后，多演变为多发结节。

2. 甲状腺癌

区别甲状腺良、恶性肿瘤对于及时选择适当的治疗方案是一个重要问题，需要从病史、体检、彩超及穿刺细胞学检查多方面评估。儿童期出现的甲状腺结节 50% 为良性，发生于男性的单发结节，也应警惕为恶性。如果病人突发结节，短期内发展很快，伴有声音嘶哑、吞咽困难等症状，恶性可能性大。体检甲状腺单发结节比多发结节恶性变机会大，触诊时甲状腺腺瘤面光滑，质地较软，吞咽时活动度大。恶性肿瘤表面不平整，质地较硬，吞咽时活动度小。同时伴有淋巴结肿大也对良、恶性的鉴别有帮助。彩超检查实性结节，边界模糊，伴有细小钙化，发现结节血流丰富时，恶性可能性大。穿刺细胞学检查可明确结节性质，正确率可达80%以上。

【治疗】

甲状腺腺瘤有引起甲状腺功能亢进（发病率约20%）和恶变（发病率约10%）的可能，应早期手术治疗。连同腺瘤包膜及周围正常甲状腺组织整块切除，必要可连同切除同侧大部分腺体。切除后行冰冻切片检查，如有癌变，则按甲状腺癌处理。

甲状腺腺瘤为良性肿瘤，经手术治疗能彻底治愈。未经手术治疗时，甲状腺腺瘤可缓慢增大或囊性变，压迫气管引起呼吸困难，压迫喉返神经引起声音嘶哑；退行性变；继发甲亢；发生恶变。

【转诊指导】

（1）甲状腺腺瘤，随访发现逐渐增大，出现呼吸、吞咽困难，声音嘶哑，建议专科治疗；

（2）甲状腺癌不能排除者，建议转上级医院治疗。

【健康教育】

甲状腺腺瘤肿瘤小时无症状，病人行常规体检时无意间发现，故对于有家族史，颈部有放射暴露的高危人群建议定期自检及每2年进行甲状腺彩超检查。

第二节 甲状腺癌

甲状腺癌是最常见的甲状腺恶性肿瘤，占全身恶性肿瘤的0.2%（男性）~1%（女性），近年来呈上升趋势。

甲状腺癌病理分型：

1. 乳头状癌

约占成人甲状腺癌的60%和儿童甲状腺癌的全部。多见于30~45岁女性。此型分化好，恶性程度较低。

2. 滤泡状腺癌

约占20%，常见于50岁左右中年人，肿瘤生长较快属中度恶性，且有侵犯血管倾向，可经血运转移到肺、肝、骨及中枢神经系统。乳头状癌和滤泡状腺癌统称为分化型甲状腺癌。

3. 未分化癌

约占15%，多见于70岁左右老年人。发展迅速，高度恶性，且约50%早期便有颈淋巴结转移，或侵犯气管、喉返神经或食管，常经血运向肺、骨等远处转移。

4. 髓样癌

仅占7%。恶性程度中等，较早出现颈部淋巴结转移，晚期可有血行转移，预后不如乳头状癌，但较未分化癌好。

【病因】

病因不明，可能与性别、遗传因素、射线照射有关。

【临床表现】

甲状腺内发现肿块是最常见的表现。甲状腺肿块质硬、固定，随着病程进展，肿块增大常可压迫气管，使气管移位，并有不同程度的呼吸障碍症状。当肿瘤侵犯气管时，可产生呼吸困难或咯血；当肿瘤压迫或浸润食管，可引起吞咽障碍；当肿瘤侵犯喉返神经可出现声音嘶哑；交感神经受压引起 HORNER 综合征及侵犯颈丛出现耳、枕、肩等处疼痛。未分化癌常以浸润表现为主。

局部淋巴结转移可出现颈淋巴结肿大，有的病人以颈淋巴结肿大为首要表现。

晚期常转移到肺、骨等器官，出现相应临床表现。有少部分病人甲状腺肿块不明显，而转移灶就医时，应想到甲状腺癌的可能。

髓样癌除有颈部肿块外，因其能产生降钙素（CT）、前列腺素（Pg）、5-羟色胺（5-HT）、肠血管活性肽（VIP）等，病人可有腹泻、面部潮红和多汗等类癌综合征或其他内分泌失调的表现。

【辅助检查】

（一）血清生化检查

甲状腺球蛋白（Tg）测定，Tg 值大于 10μg/L 为异常。降钙素测定，正常人血清和甲状腺组织中降钙素含量甚微，放射性免疫测定降钙素的水平为 0.1~0.2μg/L。甲状腺髓样癌患者血清降钙素水平明显高于正常（>0.1μg/L），大多数>50μg/L。

（二）甲状腺癌的核医学诊断

甲状腺有吸收和浓集碘的功能，放射性碘进入人体后大多数分布在甲状腺内，可显示甲状腺形态、大小及甲状腺结节的吸碘功能，并可测定甲状腺的吸碘率。

（三）甲状腺癌影像学诊断

1. B 超和彩色多普勒超声检查

彩色多普勒超声检查时，甲状腺癌结节的包膜不完整或无包膜，可呈蟹足样改变。内部回声减低、不均质，可有砂粒样钙化，多见于乳头状癌，肿瘤周边及内部均可见较丰富的血流信号。淋巴结转移时，可发现肿大淋巴结。

2. X 线诊断

颈部内正、侧位片，正常情况下甲状腺不显像，巨大甲状腺可显示软组织的轮廓和钙化阴影。此外，可通过颈部正侧位片了解气管与甲状腺的关系，甲状腺良性肿瘤或结节性甲状腺肿可使气管受压移位，但一般不引起狭窄；而晚期甲状腺癌浸润气管可引起气管狭窄，但移位程度比较轻微。

3. CT

在CT图像上，甲状腺癌表现为甲状腺内的边界较模糊、不均质的低密度区，有时可以看到钙化点。还可观察邻近器官如器官、食管和颈部血管等受侵犯的情况，以及器官旁、颈部静脉周围、上纵隔有无肿大的淋巴结。

（四）甲状腺癌的细针穿刺细胞学诊断

针吸细胞学检查，方法简单易行，诊断正确率可达80%以上。在B超引导下进行穿刺，可提高准确率。

【诊断与鉴别诊断】

根据临床表现和辅助检查可协助诊断。主要与下列三种甲状腺疾病相鉴别：

1. 亚急性甲状腺炎

病史中多有上呼吸道感染、在数日内发生甲状腺肿胀且伴有疼痛。血清中T_4、T_3浓度增高，但放射性碘摄取量却显著降低，这种分离现象很有诊断价值。试用小剂量泼尼松后，颈部疼痛很快缓解，甲状腺肿胀逐渐消失。

2. 慢性淋巴细胞性甲状腺炎

由于甲状腺肿大，质地稍硬，可以误诊为甲状腺癌。此病多发生在女性，病程较长，甲状腺肿大呈弥漫性、对称，表面光滑。试用甲状腺制剂后腺体常可缩小，伴有Tg、TM尤其是TPO明显升高。

3. 乳头状囊性腺瘤

由于囊内出血，短期内甲状腺腺体迅速增大，伴有呼吸困难，特别是平时忽略了有甲状腺结节，更易引起误诊。询问病史常有重体力劳动或剧烈咳嗽史。B超可见囊性结节有助于诊断鉴别。

【治疗】

以手术为主，而手术的范围和疗效与肿瘤的病理类型有关。

1. 乳头状腺癌

如果颈淋巴结没有转移，癌肿尚局限在一侧的腺体内，应将患侧腺体连同甲状腺峡全部切除、对侧腺体大部切除；如果癌肿已侵及左右两叶，就需将两侧腺体、连同峡部全部切除。切除时要尽量不损伤喉返神经；至少要保留一侧的甲状旁腺。

2. 滤泡状腺癌

即使癌肿尚局限在一侧腺体内，也应行两侧腺体、连同峡部全部切除。但如颈淋巴结已有转移，大都也已有远处血行转移，因此，即使彻底清除颈淋巴结，也多不能提高手术疗效。甲状腺滤泡状癌的转移灶常保留摄碘的功能，可在甲状腺全切除后口服核素碘，通过内照射进行放射治疗。

乳头状癌和滤泡状癌通常合称为分化良好的甲状腺癌（DTC），术后应用促甲状腺激素

(TSH) 抑制疗法可使多数患者获得良好的疗效，并已经广泛应用于有转移的 DTC，以及预防切除的肿瘤复发。

3. 未分化癌

发展甚快，预后极差，发病后 2~3 个月即出现压迫症状或远处转移；强行手术切除不但无益，而且可加速癌细胞的血行扩散。因此，临床上有怀疑时，可先行针吸细胞学检查或做活检以证实；治疗以放射为主。

4. 髓样癌

由于其生物学特性不同于未分化癌，积极采用手术切除两侧腺体连同峡部，同时清除患侧或双侧颈淋巴结，仍有较好疗效。髓样癌不摄取碘，核素碘对其无治疗作用。

【转诊指导】

甲状腺癌术前常诊断困难，如检查彩超发现甲状腺肿块，边界不清，伴有钙化等征象，建议专科检查治疗。

【健康教育】

甲状腺肿瘤小时无症状，病人行常规体检时无意间发现，故对于有家族史，颈部有放射暴露的高危人群建议定期自检及每 2 年行甲状腺彩超检查。如检查甲状腺结节怀疑恶变者，建议行 FNAC 或手术。

第三节 急性乳腺炎

急性乳腺炎最常见于哺乳期妇女，尤以初产妇为多见，大多数发生在产后哺乳期的最初 3~4 周内。因乳房血管丰富，早期就可出现寒战、高热及脉搏快速等脓毒血症表现。

【病因】

急性乳腺炎主要是因各种原因致哺乳期妇女机体抵抗力下降，病原菌的入侵、生长和繁殖所致，致病菌大多为金黄色葡萄球菌，少数为链球菌。金黄色葡萄球菌常引起深部脓肿，而链球菌感染往往引起弥漫性蜂窝织炎。

病原菌感染的途径：

1. 乳汁淤积

这是最为常见的原因，造成乳汁淤积主要有以下几个方面的原因：

（1）乳头异常，最常见者为乳头内陷，婴儿不能有效吸吮，致乳腺乳汁不能完全排出。

（2）乳汁过多，产妇乳汁过多，每次哺乳婴儿饱食后仍有较多的乳汁，而又未能及时排空；

（3）输乳管或乳腺导管因某些原因阻塞，致乳汁积滞在乳腺内。

2. 细菌入侵

乳头破损或皲裂，使细菌沿淋巴管入侵是感染的主要途径。多数发生于初产妇。也可发生于断奶时，6 个月以后的婴儿已长牙，易致乳头损伤。致病菌主要为金黄色葡萄球菌。

【临床表现】

病人感觉乳房疼痛、局部红肿、发热。随着炎症发展，可有寒战、高热、脉搏加快，常有患侧淋巴结肿大、压痛，白细胞计数明显增高。

局部表现可有个体差异。一般起初呈蜂窝织炎样表现，数天后可形成脓肿，脓肿可以是单房或多房性。脓肿可向外溃破，深部脓肿还可穿至乳房与胸肌间的疏松组织中，形成乳房后脓肿，感染严重者，可并发脓毒症。

当局部有波动感时，可行彩超检查证明有脓肿形成时，可于波动明显处行穿刺，抽到脓液表示脓肿已形成，脓液作细菌培养及药物敏感试验。

【治疗】

原则是消除感染、排空乳汁。

1. 早期呈蜂窝织炎表现而未形成脓肿之前，应用抗生素可获得良好的效果

因主要病原菌为金黄色葡萄球菌，可不必等待细菌培养的结果，应用青霉素治疗，或用耐青霉素的苯唑西林钠，或头孢一代抗生素如头孢拉定。对青霉素过敏者，则应用红霉素。抗生素通过乳汁而影响婴儿的健康，因此如四环素、氨基糖苷类、喹诺酮类、磺胺药和甲硝唑等药物应避免使用。

2. 脓肿形成后，主要治疗措施是及时做脓肿切开引流

手术时要有良好的麻醉，为避免损伤乳管而形成乳瘘，应做放射状切开，乳晕下脓肿应沿乳晕边缘做弧形切口。深部脓肿或乳房后脓肿可沿乳房下缘作弧形切口，经乳房后间隙引流。切开后以手指轻轻分离脓肿的多房间隔，以利引流。脓腔较大时，可在脓腔的最低部位另加切口作对口引流。

一般不停止哺乳，因停止哺乳不仅影响婴儿喂养，且增加了乳汁淤积的机会。但患侧乳房应停止哺乳，并以吸乳器吸尽乳汁。若感染严重或脓肿引流后并发乳瘘，应停止哺乳。可口服溴隐亭 1.25mg，每日 2 次，服用 7~14 天，或己烯雌酚 1~2mg，每日 3 次，共 2~3 日，或肌内注射苯甲酸雌二醇，每次 2mg，每日 1 次，至乳汁停止分泌为止。

【转诊指导】

治疗后出现高热不退，局部脓肿形成，或反复发作乳腺炎，建议转上级医院治疗。

【健康教育】

（1）关键在于避免乳汁淤积，防止乳头损伤，并保持其清洁；

（2）加强孕期卫生宣教，指导产妇经常用温水清洗两侧乳头。如有乳头内陷，可经常挤捏、提拉矫正；

（3）要养成定时哺乳、婴儿不含乳头而睡等良好习惯。每次哺乳应将乳汁吸空，如有淤积，可按摩或用吸乳器排尽乳汁。哺乳后应清洗乳头。乳头有破损或皲裂要及时治疗；

（4）注意婴儿口腔卫生。

第四节 乳腺囊性增生症

乳腺囊性增生症亦称乳腺病，常见于中年妇女。由于对本病的不同认识，有多种命名，如乳腺小叶增生症、乳腺结构不良症、纤维囊性病等。由于本病的临床表现有时与乳腺癌混淆，因此正确认识本病十分重要。

【病因】

本病常见于30~50岁的妇女，与卵巢功能失调有关。月经周期内乳腺同样受体内激素的改变而有周期性的变化，当体内激素比例失去平衡，雌激素水平升高与黄体素比例失调，使乳腺增生后复旧不全，引起乳腺组织增生。腺体内很多散在的小囊，内有黄绿色或棕色黏稠液体。有时有黄白色乳酪样的物质自乳管口溢出。

【临床表现】

一侧或双侧乳房胀痛和肿块是本病的主要表现。部分病人具有周期性。乳房胀痛一般于月经前明显。月经后减轻，严重者整个月经周期都有疼痛。

体检发现一侧或双侧乳房内可有大小不一，质韧的单个或为多个的结节，可有触痛，与周围分界不清。亦可表现为弥漫性增厚。少数病人可有乳头溢液，多为浆液性或浆液血性液体。

本病病程较长，发展缓慢，但停经后症状常自动消失或减轻。

【辅助检查】

乳腺彩超多表现为双侧乳腺多发的大小不等的囊肿，囊肿多<1cm。

【诊断与鉴别诊断】

结合患者症状和体征，即可诊断，如肿块明显者，需与乳腺癌相鉴别，乳腺癌常体检肿块明显，如鉴别困难时，可进一步行钼靶和MRI检查。

【治疗】

乳腺囊性增生病绝大部分可以用非手术治疗，中药疏肝理气及祛瘀散结等可缓解疼痛。绝经前期疼痛明显时，可在月经来潮前服用甲睾酮，每日3次，每次5mg，亦可口服孕酮，每日5~10mg，在月经前服7~10天。近年来应用维生素E治疗，亦有缓解疼痛的作用。对病灶局限于乳房一部分，月经后仍有明显肿块等症状者也可应用手术治疗。

对局限性乳腺囊性增生病，应在月经干净后5天内复查，若肿块变软、缩小或消退，则可予以观察并继续中药治疗。若肿块无明显消退者，或在观察过程中，对局部病灶有恶性病变可疑时，应予切除并作快速病理检查，如有不典型上皮增生，同时有对侧乳腺癌或有乳腺癌家族史等高危因素者，以及年龄大，肿块周围乳腺组织增生也较明显者，可作单纯乳房切除术。

【转诊指导】

考虑乳腺肿瘤者,建议专科检查及治疗。

【健康教育】

(1)患者应每隔3个月到医院复查一次,指导患者定期自查乳房,以观察乳房肿块的变化;

(2)合理安排饮食结构,减少脂肪摄入,保持健康的身心状况,均有利于减少或预防本病的发生。

第五节 乳腺纤维腺瘤

乳腺纤维腺瘤是青少年女性中常见的肿瘤,发病年龄以 20~30 岁最多。临床上大多是单发的,但 15%~20% 的患者可以多发。

【病因】

纤维腺瘤的发生与体内雌激素水平增高有关,肿瘤很少发生于月经来潮前及绝经后。小叶内纤维细胞对雌激素的敏感性异常增高,可能与纤维细胞所含雌激素受体的量或质的异常有关。雌激素是本病发生的刺激因子,所以纤维腺瘤发生于卵巢功能期。

【临床表现】

1. 一般表现

多以乳腺内无痛性肿块。其肿块的发现多在洗澡、换衣或乳腺检查时偶然发现。部分患者有轻微疼痛,但不影响生活学习。疼痛一般与月经变化无关,仅少数疼痛在月经前加重,月经后减轻。询问其月经史,部分患者月经有紊乱现象。大多呈卵圆形,有时为分叶状,表面光滑,实质,有弹性,与周围组织分界清楚,不与皮肤或胸肌粘连,容易推动,活动度大。腋淋巴结常无肿大。

2. 生长快

肿块若发现较早者可观察到初时较小,但生长较快,有些半年内由 1cm 以下增长到 3~4cm,而当肿块增长到一定程度后,其生长会突然停止或增长明显减缓。在妊娠或哺乳期的纤维腺瘤可有增大,但哺乳后可逐渐恢复到原先大小。

【辅助检查】

B 超检查呈圆形或椭圆形低回声肿块,边界清楚,后壁完整但回声增强。有侧边声影,肿块内一般为低回声,亦可见中等强度固声,但分布较均匀,少数纤维瘤由于大量的胶原纤维增生或钙化而显示肿块后方声影以及形态不规则的内部不均匀回声,超声容易误诊为乳腺癌,故要结合临床判断。

【治疗】

乳腺纤维腺瘤目前仍无特别有效药物或其他非手术疗法治疗，唯一根治性的手段是手术切除。原则上无论什么时候和年龄发生的乳腺纤维瘤，均应手术切除。一是达到治疗目的，二是更进一步明确诊断。特别是为了防止把早期乳腺癌误诊为纤维腺瘤。

（1）择期手术切除

20岁左右的青年女性，若临床诊断是纤维腺瘤，尚可做一段时间的观察，因年龄越小，乳腺内肿块的良性可能性越大，故可暂时不作手术，但最终均需手术切除方能治愈。而年龄在30岁以上者，发生癌的概率增加，此时发现的乳腺肿块凭临床很难肯定其性质，一旦发现应早做手术切除并做病检。

（2）尽早手术切除

乳腺纤维腺瘤通常在初起时生长较快，以后生长逐渐减慢或不再生长。但如果肿块在停止生长后又突然加速生长（此时又无妊娠现象），则可能为肿瘤黏液性变或者恶变，应尽早手术切除。

（3）对可能恶变纤维腺瘤

乳腺纤维腺瘤恶变的可能性很小。但有报道在第1次手术后原位再复发者，有恶变的可能。故第1次手术切除时，最好将整个肿瘤连同周围的部分组织一同切除，或者作区段切除，以免复发或恶变。对复发者第2次手术最起码也要作区段切除或者作乳腺单纯切除。

【转诊】

乳腺肿块恶性肿瘤不能排除者，建议转院治疗。

【健康教育】

（1）建议女性定期行乳腺自检，可于月经干净后1~2周，镜前站立，观察两侧乳腺是否对称，皮肤是否光滑，乳头有无凹陷，是否可看见局部隆起。再平卧床上，以四指腹侧触摸乳房各部及乳头下方、腋窝，如发现肿块，尽快就诊；

（2）乳腺纤维瘤尚无有效预防方法，但调整饮食结构，避免长期服用雌激素水平比较高的食物，如蜂王浆、丰胸产品等，能减少乳腺疾病的发生。

第六节 乳腺癌

乳腺癌是女性中常见的恶性肿瘤，世界上乳腺癌的发病率及死亡率有明显的地区差异。欧美国家高于亚非拉国家。在我国京、津、沪及沿海一些大城市的发病率较高，上海市的发病率居全国之首。2005年上海市女性乳腺癌发病率为60.1/10万，标准发病率为37.7/10万，为全部恶性肿瘤中的6.3%，占女性恶性肿瘤中的16%，是女性恶性肿瘤中的第一位。

【病因】

乳腺癌大多发生在40~60岁，绝经期前后的妇女。病因尚未完全明了，但与下列因素

有关:

(1) 内分泌因素。已证实雌激素中雌醇与雌二醇对乳腺癌的发病有明显关系;孕酮可刺激肿瘤的生长,但亦可抑制垂体促性腺激素,因而被认为既有致癌又有抑癌的作用。催乳素在乳腺癌的发病过程中有促进作用。临床上月经初潮早于12岁,停经迟于55岁者的发病率较高;第1胎足月生产年龄迟于35岁者发病率明显高于初产在20岁以前者;未婚、未育者的发病率高于已婚、已育者;

(2) 饮食与肥胖影响,组织内脂溶性雌激素的浓度,流行病学研究脂肪的摄取与乳腺癌的发病率之间有明显的正相关,尤其在绝经后的妇女;

(3) 放射线照射以及乳汁因子与乳腺癌的发病率亦有关。此外,直系家属中有绝经前乳腺癌病人,其姐妹及女儿发生乳腺癌的机会较正常人群高3~8倍。有良性乳腺肿瘤史者发病机会亦较正常人群高。

【临床表现】

乳腺癌最常见的第一个症状是乳腺内无痛性肿块,大多是病人自己在无意中发现的。10%~15%的肿块可能伴有疼痛,肿块发生于乳房外上象限较多,肿块质地较硬,边界不清,逐步增大,如肿块侵犯COOPER韧带(连接腺体与皮肤间的纤维束)使之收缩,常引起肿块表面皮肤出现凹陷,即称为酒窝征。肿块侵犯乳管使之收缩可引起乳头凹陷,肿块继续增大,与皮肤广泛粘连,皮肤可因淋巴的潴留而引起水肿,由于皮肤毛囊与皮下组织粘连较紧密,在皮肤水肿时毛囊处即形成很多点状小孔,使皮肤呈橘皮状。癌细胞沿皮下淋巴网广泛扩散到乳房及其周围皮肤,形成小结节,称为卫星结节。晚期时肿瘤可以浸润胸肌及胸壁,而呈固定,乳房亦因肿块的浸润收缩而变形。肿瘤广泛浸润皮肤后融合成暗红色,弥漫成片,甚至可蔓延到背部及对侧胸部皮肤,形成盔甲样,可引起呼吸困难。皮肤破溃,形成溃疡,常有恶臭,容易出血,或向外生长形成菜花样肿瘤。

有5%~10%病人的第一症状是乳头溢液、乳头糜烂或乳头回缩。少数病人在原发灶被发现前已有腋淋巴结转移或其他全身性的血道转移。癌细胞可沿淋巴管自原发灶转移到同侧腋下淋巴结,堵塞主要淋巴管后可使上臂淋巴回流障碍而引起上肢水肿。肿大淋巴结压迫腋静脉可引起上肢青紫色肿胀。臂丛神经受侵或被肿大淋巴结压迫可引起手臂及肩部酸痛。

锁骨上淋巴结转移可继发于腋淋巴结转移之后或直接自原发灶转移造成。一旦锁骨上淋巴结转移,则癌细胞有可能经胸导管或右侧颈部淋巴管进而侵入静脉,引起血道转移。癌细胞亦可以直接侵犯静脉引起远处转移,常见的有骨、肺、肝等处。骨转移中最常见是脊柱、骨盆及股骨,可引起疼痛或行走障碍,肺转移可引起咳嗽、痰血、胸腔积液;肝转移可引起肝大、黄疸等。有10%的病人可出现脑转移。

【辅助检查】

1. 乳腺X线摄片检查

常用的为钼靶X线摄片,适用于观察软组织的结构。恶性肿瘤的图像呈形态不规则、分叶和毛刺状的阴影,其密度较一般腺体的密度为高,肿块周围常有透明晕,肿块的大小常较临床触及的为小。30%的恶性病灶表现为成堆的细砂粒样的小钙化点。此外,位于乳晕下的肿块引起乳头内陷在X线片上可表现为漏斗征。X线片的其他表现有导管阴影增粗增多,血管影增粗、皮肤增厚等。

X线检查也可用作乳腺癌高发人群中的普查，能发现早期病灶。早期病变常表现为成堆细砂粒样钙化点或小结节状，临床一般未能扪及肿块，可在定位下活检以明确诊断。

2. B超检查

可以显示乳腺的各层结构、肿块的形态及其质地。恶性肿瘤的形态不规则，回声不均匀，而良性肿瘤常呈均匀实质改变。复旦大学肿瘤医院应用超声波诊断乳腺恶性肿瘤的正确率达87%。超声检查对判断肿瘤是实质性还是囊性较X线摄片为好，但对肿瘤直径在1cm以下时的鉴别能力较差。

3. 乳腺磁共振及CT检查

较乳腺X线摄片更能明确乳腺内的结构，腋下及纵隔内有无肿大淋巴结。

4. 脱落细胞学检查及空心针活检

如有乳头溢液，可将液体做涂片检查，一般用苏木—伊红或巴氏染色。有乳头糜烂或湿疹样改变时，可作印片细胞学检查。不能明确肿瘤性质时，可用6.5号或7号细针穿刺肿块，抽吸组织液作涂片细胞学检查，其正确率可达85%左右。但对直径小于1cm的肿块，检查成功率较小。然而细胞学检查不能代替组织学类型，对诊断有一定的局限性。应用空芯针活检应用较粗的包括内针芯及外套管的活检针，依靠外套管的锋利边缘，获得肿瘤组织，术前可以明确肿瘤性质及做各种预后指标的检测。

5. 切除活组织病理检查是最可靠的方法，是其他检查方法不能代替的

做活检时应将肿块完整切除，并最好在肋间神经阻滞麻醉或硬脊膜外麻醉下进行，避免局麻下手术，以减少肿瘤的扩散。如果证实为恶性肿瘤，应根据检查情况进行辅助治疗及施行根治性手术。

【诊断与鉴别诊断】

根据病史、临床表现及辅助检查不难作出诊断。

【治疗】

乳腺癌的治疗方法有手术、放疗、化疗、内分泌以及靶向治疗等。

（1）手术治疗

早期乳腺癌主要的治疗方式是以手术为主，术后予以必要的放疗、化疗以及内分泌治疗等的综合措施；对中、晚期的乳腺癌，手术可以作为配合全身性治疗的一个组成部分。

早期乳腺癌指临床Ⅰ、Ⅱ期的能手术治疗的乳腺癌，以手术治疗为主，手术方式可采用改良根治术、根治术或保留乳房的手术方式。病灶位于内侧或中央者必要时需同时处理内侧淋巴结，术后根据病人的年龄、病灶部位、淋巴结有无转移以及激素受体等决定是否需要辅助治疗。

局部晚期乳腺癌指临床ⅢA及部分ⅢB期病例，此类病例以往单纯手术治疗的效果欠佳，目前采用术前新辅助化疗，使肿瘤降期以后再决定手术的方式，如术前化疗后肿瘤退缩不明显，必要时可给予放射治疗，手术后应继续予以必要的辅助治疗。

晚期指临床部分ⅢB及Ⅳ期病例应以化疗及内分泌治疗为主，而手术及放疗可作为综合

治疗的一部分。

乳腺癌的手术方式很多,手术范围可自局部切除及合并应用放射治疗直到扩大根治手术,但是没有一种固定的手术方式适合各种不同情况的乳腺癌。对手术方式的选择应结合具体的医疗条件来全面考虑,如手术医生的习惯,放射治疗和化疗的条件,病人的年龄、病期、肿瘤的部位等具体情况,以及病人对外形的要求。

乳腺癌根治术及扩大根治术:传统的手术方式创伤很大,而乳腺癌改良根治术的特点是保留胸肌,但尽量剥离腋窝及胸肌间淋巴结,方法有:

①保留胸大、小肌的改良根治Ⅰ式;

②仅保留胸大肌的改良根治Ⅱ式。创伤较小,但不适合用于临床已有明显淋巴结转移的病例。

单纯乳房切除适用于非浸润性癌、微小癌、湿疹样癌限于乳头者,亦可用于年老体弱不适合根治手术或因肿瘤较大或有溃破、出血者配合放射治疗。

近年来由于对乳腺癌生物学特性的进一步了解,提出了保留乳房的治疗方法。手术指征主要是肿瘤位于乳腺周围,距乳头2cm以外,病灶为单个性,直径不大于4cm,同时没有其他手术及放射治疗的禁忌证。

(2) 放射治疗

与手术相似,也是局部治疗的方法。放射治疗以往常用于乳腺癌根治手术前、后作为综合治疗的一部分,近年来已成为与早期病例的局部肿瘤切除组合成为一种主要的治疗手段。

术后放疗常用于根治术或改良根治术后有腋淋巴结转移的病人,照射锁骨上及内乳区淋巴结。亦有用于肿瘤位于乳房中央或内侧而无腋淋巴结转移的病例,照射锁骨上及内乳区。如病灶位于乳房外侧而无腋淋巴结转移者,一般不需术后照射。

保留乳房手术后常规需做放射治疗,可以减少局部复发,靶区范围包括整个乳房、腋部乳腺组织。

术前放疗主要用于Ⅲ期病例或病灶较大、有皮肤水肿者。照射使局部肿瘤缩小,水肿消退,可以提高手术切除率。术前放疗可降低癌细胞的活力,减少术后局部复发及血道播散,提高生存率。

炎性乳腺癌可用放射治疗配合化疗。

对手术野内复发结节或锁骨上淋巴结转移,放射治疗常可取得较好的效果。局限性骨转移灶应用放射治疗的效果也较好,可以减轻疼痛,少数病灶可以钙化。脑转移时可用全脑放射减轻症状。

(3) 化学治疗

在实体瘤的化学治疗中乳腺癌应用化学治疗的疗效较好,对晚期或复发病例也有较好的效果。化疗配合术前、术中及术后的综合治疗是近年来发展的方向。常用的化疗药物有环磷酰胺、氟尿嘧啶、甲氨蝶呤、蒽环类及丝裂霉素等,近年来还有一些新的抗癌药物如紫杉醇类(紫杉醇,泰素帝)去甲长春碱(诺维本)等对乳腺癌都有较好的效果。联合应用多种化疗药物治疗晚期乳腺癌的有效率达40%~60%。

术前化疗又称新辅助化疗的目的是使原发灶及区域淋巴结转移灶缩小,使肿瘤降期,以提高手术切除率。同时癌细胞的活力受到抑制,减少远处转移且对循环血液中的癌细胞及亚临床型转移灶也有一定的杀灭作用。通过新辅助化疗也可了解肿瘤对化疗的敏感性。

(4) 内分泌治疗

1894 年 BEATSON 应用卵巢切除治疗晚期乳腺癌取得一定的疗效后,内分泌治疗已作为乳腺癌的一种有效治疗方法。以往根据病人的年龄、月经情况、手术与复发间隔期、转移部位等因素来选用内分泌治疗,其有效率为 30%~35%。

雌激素受体测定阳性的病例应用内分泌治疗的有效率为 50%~60%,如果孕酮受体亦为阳性者,有效率可高达 70%~80%,雌激素受体测定阴性的病例内分泌治疗有效率仅为 5%~8%。

(5) 靶向治疗

对肿瘤有 HER-2 基因高表达者可应用靶向治疗药物赫赛汀治疗。

【转诊指导】

如检查发现乳腺无痛性肿块,特别是 40 岁以上患者,特别警惕乳腺癌可能,一旦发现,建议转上级医院。

【健康教育】

①乳腺癌是常见的浅表肿瘤,早期发现,早期诊断并不困难;

②早期手术治疗的效果较好,预防要选择既符合计划生育要求,又能防止乳腺癌增生的合理生育方案;

③提倡母乳喂养,绝经后减少脂肪摄入;

④在妇女中提倡自我检查,对高危险人群进行定期筛查,有助于乳腺癌的早期发现。

(陶海学)

第三章 胃部疾病

第一节 胃扭转

一、概述

各种原因引起的胃沿其纵轴（贲门与幽门的连线）或横轴（胃大弯和小弯中点的连线）扭转，称胃扭转。胃扭转不常见，其急性型发展迅速，诊断不易，常延误治疗，而其慢性型的症状不典型，也不易及时发现。

（一）病因

新生儿胃扭转是一种先天性畸形，可能与小肠旋转不良有关，使胃脾韧带或胃结肠韧带松弛而致胃固定不良。多数可随婴儿生长发育而自行矫正。

成人胃扭转多数存在解剖学因素，在不同的诱因激发下而致病。胃的正常位置主要依靠食管下端和幽门部的固定，肝胃韧带、胃结肠韧带和胃脾韧带也对胃大、小弯起了一定的固定作用。较大的食管裂孔疝、膈疝、膈膨出以及十二指肠降段外侧腹膜过度松弛，使食管裂孔处的食管下端和幽门部不易固定。此外，胃下垂和胃大、小弯侧的韧带松弛或过长等，均是胃扭转发病的解剖学因素。

急性胃扩张、急性结肠胀气、暴饮暴食、剧烈呕吐和胃的逆蠕动等可以成为胃的位置突然改变的动力，故常是促发急性型胃扭转的诱因。胃周围的炎症和粘连可牵扯胃壁而使其固定于不正常位置而出现扭转，这些病变常是促发慢性型胃扭转的诱因。

（二）分型

1. 按起病的缓慢及其临床表现

可分为急性和慢性两型。急性胃扭转具有急腹症的临床表现，而慢性胃扭转的病程较长，症状反复发作。

2. 根据扭转的范围

可分为全部扭转和部分扭转。前者是指除与横膈相贴的胃底部分外整个胃向前向上的扭转。由于胃贲门部具有相对的固定性，胃全部扭转很少超过180°。部分胃扭转是指胃的一个部分发生扭转，通常是胃幽门部，偶可扭转360°。

3. 按扭转的轴心

胃扭转可分为下列两型：

（1）系膜轴扭转型：是最常见的类型，胃随着胃大、小弯中点连线的轴心（横轴）发生旋转。多数是幽门沿顺时针方向向上向前向左旋转，有时幽门可达贲门水平。胃的前壁自行折起而后壁则被扭向前。幽门管可因此发生阻塞，贲门也可以有梗阻。右侧结肠常被拉起扭转到左上腹，形成一个急性扭曲而发生梗阻。在少数情况下，胃底部沿逆时钟方向向下向右旋转。但较多的胃系膜轴扭转是慢性和部分型的；

（2）器官轴扭转：是少见的类型。胃体沿着贲门幽门连线的轴心（纵轴）发生旋转。多数是向前扭转，即胃大弯向上向前扭转，使胃的后壁由下向上翻转到前面，但偶尔也有相反方向的向后扭转。贲门和胃底部的位置基本上无变化。

二、诊断

（一）临床表现

急性胃扭转起病较突然，发展迅速，其临床表现与溃疡病急性穿孔、急性胰腺炎、急性肠梗阻等急腹症颇为相似，与急性胃扩张有时不易鉴别。起病时均有骤发的上腹部疼痛，程度剧烈，并牵涉至背部。常伴频繁呕吐和嗳气，呕吐物中不含胆汁。如为胃近端梗阻，则为干呕。此时拟放置胃肠减压管，常不能插入胃内。体检见上腹膨胀而下腹平坦，腹壁柔软，肠鸣音正常。如扭转程度完全，梗阻部位在胃近端，则有上述上腹局限性膨胀、干呕和胃管不能插入的典型表现。如扭转程度较轻，临床表现很不典型。腹部 X 线平片常可见扩大的胃泡阴影，内充满气体和液体。由于钡剂不能服下，胃肠 X 线检查在急性期一般帮助不大，急性胃扭转常在手术探查时才能明确诊断。

慢性胃扭转多系部分性质，若无梗阻，可无明显症状，或其症状较为轻微，类似溃疡病或慢性胆囊炎等慢性病变。腹胀、恶心、呕吐，进食后加重，服制酸药物疼痛不能缓解，以间断发作为特征。部分因贲门扭转而狭窄，患者可出现吞咽困难，或因扭转部位黏膜损伤而出现呕血及黑便等。部分患者可无任何症状，偶尔行胃镜、胃肠钡餐检查或腹部手术而发现。

（二）辅助检查

1. 放置胃管受阻

完全性胃扭转时，放置胃管受阻或无法置入胃内。

2. 上消化道内镜检查

纤维或电子胃镜进镜受阻，胃内解剖关系异常，胃体进镜途径扭曲，有时胃镜下充气可使胃扭转复位。

3. 腹部 X 线检查

完全性胃扭转时，腹部透视或平片可见左上腹有充满气体和液体的胃泡影，左侧膈肌抬高。胃肠钡餐检查是重要的诊断方法。系膜轴扭转型的 X 线表现为双峰形胃腔，即胃腔有两个液平面，幽门和贲门处在相近平面。器官轴扭转型的 X 线表现有胃大小弯倒置、胃底液平面不与胃体相连、胃体扭曲变形、大小弯方向倒置、大弯在小弯之上、幽门和十二指肠球部向下、胃黏膜纹理呈扭曲走行等。

（三）诊断

急性胃扭转依据 Brochardt 三联症（早期呕吐，随后干呕；上腹膨隆，下腹平坦；不能置入胃管）和 X 线钡剂造影可确诊。慢性胃扭转可依据临床表现、胃镜和 X 线钡剂造影确诊。

三、治疗

急性胃扭转必须施行手术治疗，否则胃壁血液循环可受到障碍而发生坏死。急性胃扭转患者一般病情重，多伴有休克、电解质紊乱或酸碱平衡失调，应及时进行全身支持治疗，纠正上述病理生理改变，待全身症状改善后，尽早手术；如能成功地插入胃管，吸出胃内气体和液体，待急性症状缓解和进一步检查后再考虑手术治疗。在剖开腹腔时，首先看到的大都是横结肠系膜及后面绷紧的胃后壁。由于解剖关系的紊乱以及膨胀的胃壁，外科医师常不易认清其病变情况。此时宜通过胃壁的穿刺将胃内积气和积液抽尽，缝合穿刺处，再进行探查。在胃体复位以后，根据所发现的病理变化，如膈疝、食管裂孔疝、肿瘤、粘连带等，予以切除或修补等处理。如未能找到有关的病因和病理机制者，可行胃固定术，即将脾下极至胃幽门处的胃结肠韧带和胃脾韧带致密地缝到前腹壁腹膜上，以防扭转再度复发。

部分胃扭转伴有溃疡或葫芦形胃等病变者，可行胃部分切除术，病因处理极为重要。

第二节 胃下垂

一、概述

胃下垂是指直立位时胃的大弯抵达盆腔，而小弯弧线的最低点降至髂嵴连线以下的位置，常为内脏下垂的一部分。

胃下垂可有先天性或后天性。先天性胃下垂常是内脏全部下垂的一个组成部分。腹腔脏器维持其正常位置主要依靠以下三个因素：

（1）横膈的位置以及膈肌的正常活动力。

（2）腹内压的维持，特别是腹肌力量和腹壁脂肪层厚度的作用。

（3）连接脏器有关韧带的固定作用。胃的两端，即贲门和幽门是相对固定的，胃大、小弯侧的胃结肠韧带、胃脾韧带、肝胃韧带对胃体也起一定的固定作用。正常胃体可在一定的范围内向上下、左右或前后方向移动，如膈肌悬吊力不足，支持腹内脏器的韧带松弛，腹内压降低，则胃的移动度增大而发生下垂。

胃壁具有张力和蠕动两种运动性能，胃壁本身的弛缓也是一个重要的因素。按照胃壁的张力情况可将胃分为四个类型，即高张力、正常张力、低张力和无张力型。在正常胃张力型，幽门位于剑突和脐连线的中点，胃张力低下和无张力的极易发生胃下垂。

胃下垂常见于瘦长体型的女性、经产妇、多次腹部手术而伴腹肌张力消失者，尤多见于消耗性疾病和进行性消瘦者，这些都是继发胃下垂的先天性因素。

二、诊断

（一）临床表现

轻度下垂者可无症状。明显下垂者可伴有胃肠动力低下和分泌功能紊乱的表现，如上腹部不适、易饱胀、厌食、恶心、嗳气及便秘等。上腹部不适多于餐后、长期站立和劳累后加重。有时感深部隐痛，可能和肠系膜受牵拉有关。下垂的胃排空常较缓慢，故会出现胃潴留和继发性胃炎的症状。可出现眩晕、心悸、站立性低血压和昏厥等症状。

体检可见肋下角小于90°,多为瘦长体型。站立时上腹部可扪及明显的腹主动脉搏动。胃排空延缓时还可测得振水声。上腹部压痛点可因不同体位而变动。常可同时发现肾、肝和结肠等其他内脏下垂。

(二)诊断

胃下垂的诊断主要依靠X线检查。进钡餐后可见胃呈鱼钩形,张力减退,其上端细长,而下端则显著膨大,胃小弯弧线的最低点在髂嵴连线以下。胃排空缓慢,可伴有钡剂滞留现象。

三、治疗

胃固定术的效果不佳,如折叠缝合以缩短胃的小网膜,或将肝圆韧带穿过胃肌层而悬吊固定在前腹壁上,现多已废弃不用。主要采用内科对症治疗。少食多餐,食后平卧片刻,保证每日摄入足够的热量和营养品。加强腹部肌肉的锻炼,以增强腹肌张力。也可试用气功和太极拳疗法。症状明显者,可放置胃托。

(陶海学)

第四章 泌尿系统疾病

第一节 急性细菌性膀胱炎

急性细菌性膀胱炎是一种常见的尿路感染性疾病，因细菌感染而引起。其致病菌多数为大肠杆菌。通常多发生于女性。多数患者发病突然，排尿时有烧灼感，并在尿道区有疼痛。有时有尿急和严重的尿频，以及耻骨上不适和腰背痛。

【病因】

常见的非特异性膀胱炎系大肠杆菌、副大肠杆菌、变形杆菌、绿脓杆菌、粪链球菌和金黄色葡萄球菌所致。多数是通过经尿道的逆行感染所致。因女性尿道短，并与阴道临近，更易发生膀胱炎。在女性常与经期、性交有关。男性如有慢性前列腺炎，可在性交或饮酒后诱发膀胱炎。急性膀胱炎病程较短，如及时治疗，症状多在1周左右消失。

【临床表现】

排尿时尿道有烧灼痛，尿频，往往伴尿急，严重时类似尿失禁，尿频尿急常特别明显，每小时可达5~6次以上，每次尿量不多，甚至只有几滴，排尿终末可有下腹部疼痛。尿液混浊，有时出现血尿，常在终末期明显，有时为全程血尿，甚至有血块排出。可有急迫性尿失禁。

耻骨上膀胱区有轻度压痛。部分患者可见轻度腰痛。炎症病变局限于膀胱黏膜时，常无发热及血中白细胞增多，全身症状轻微，部分病人有疲乏感。

【辅助检查】

1. 尿常规检查

肉眼观察肾盂肾炎时尿色可清或混浊，极少数患者呈现肉眼血尿。镜下检查见白细胞尿（即脓尿），常呈白细胞满视野，部分患者有镜下血尿、管型等。

2. 尿细菌定量培养

尿细菌定量培养是指导抗生素使用的重要依据，只要条件许可，均应采用中段尿做细菌定量培养。

3. 尿涂片镜检细菌法

分不离心沉淀尿涂片镜检和尿沉渣涂片镜检细菌法。

4. 肾功能检查

急性肾盂肾炎偶有尿浓缩功能障碍，于治疗后多可恢复。

【诊断与鉴别诊断】

急性膀胱炎症状多较典型，一般诊断并不困难。根据尿频、尿急和尿痛的病史，尿液常规检查可见脓细胞、红细胞。为及时治疗，可先将尿涂片行革兰氏染色检查，初步明确细菌的性质，同时行细菌培养、菌落计数和抗生素敏感试验，为以后治疗提供更准确的依据。尿细菌培养每毫升尿细菌计数超过10万即可明确诊断。

需与以下疾病鉴别：

（1）急性肾盂肾炎。除有膀胱刺激症状外，还有寒战、高热和肾区叩痛；

（2）阴道炎。有排尿刺激症状伴阴道刺激症状，常有阴道分泌物排出且恶臭。

【治疗】

（1）一般治疗

包括适当休息，多饮水以增加尿量，注意营养，忌食刺激性食物，膀胱刺激症状明显的病人给予解痉药物缓解症状；

（2）抗菌药物治疗

抗菌药物治疗是尿路感染的主要治疗方法，推荐根据药敏试验选择用药。经验用药可首选抗革兰氏阴性杆菌药物。

【转诊指导】

（1）治疗效果不佳，病情加重；

（2）不能排除其他疾病如急性肾盂肾炎、特异性感染等。

【健康教育】

（1）多喝水，及时排尿，不要憋尿；

（2）注意个人卫生，勤换洗内裤；

（3）女性解小便后用干净的卫生纸由前向后擦拭；

（4）性交前后都要彻底将局部清洗干净，将膀胱的尿液排清。

第二节 急性尿道炎

急性尿道炎是常见的一种生殖感染疾病，而它由于致病菌不同也被分为很多种类的尿道炎。不同种类的尿道炎也有不同的发病原因。

【病因】

（1）尿道梗阻：如尿道狭窄，包茎、后尿道瓣、尿道内异物、肿瘤或结石；

（2）尿道是人体的排尿通道，尿液有较大的刺激性和腐蚀作用；

（3）自外界放入的异物或尿道内结石等，停顿稍久即可导致感染；

（4）致病微生物从阴道等入侵尿道。这些微生物主要是淋球菌、类淋球菌、支原体、衣原体、白念珠菌、毛滴虫以及部分在人体内常驻细菌等；

（5）尿道损伤、异物、梗阻，使尿液冲洗作用减弱，易诱发急性尿道炎；

（6）局部刺激、长时间留置尿管、尿道异物等，使尿道受压、受损伤，导致局部淤血、缺血、缺氧，使尿道黏膜抵抗力下降，容易感染发病。

【临床表现】

急性尿道炎在男病人中的超重症状是有较多尿道分泌物，序幕为黏液性，渐渐变为脓性，在女病人中尿道分泌物独特。无论男女，排尿时尿道均有烧灼痛、尿频和尿急，重者可发生尿道痉挛。迟缓尿道炎尿道分泌物渐渐缩减，或者仅在清晨第一次排尿时，可视在尿道口附有少量浆液性分泌物。排尿刺激症状已不像急性期显著，部分病人可无症状。尿道炎可直接蔓延到膀胱或前列腺而引发膀胱炎或前列腺炎。急性尿道炎若处置不当，可并发尿道旁脓肿，脓肿可穿破皮肤成为尿道瘘。在愈合过程中，尿道黏膜纤维化则可引发尿道狭窄。

【辅助检查】

（1）尿常规检查。镜下检查见白细胞尿（即脓尿），部分患者有镜下血尿；

（2）尿细菌定量培养。尿细菌定量培养可进行细菌鉴定，指导抗生素使用，只要条件许可，均应进行尿细菌定量培养；

（3）尿涂片镜检细菌法。分不离心沉淀尿涂片镜检和尿沉渣涂片镜检细菌法。

【诊断与鉴别诊断】

据症状及尿常规等检查多可明确诊断。

需与以下疾病鉴别：

（1）急性膀胱炎主要表现为尿频、尿急、尿痛等膀胱刺激症状。但膀胱炎患者主要以排尿终末疼痛为主，中段尿培养有细菌生长；

（2）急性肾盂肾炎主要表现为突发性尿频、尿急、尿痛等尿路刺激症状。常伴腰痛及畏寒、发热等症状，体检有肾区叩击痛。尿液常规检查有脓细胞；

（3）急性前列腺炎也表现为尿频、尿急与尿痛。但前列腺炎有会阴部不适、排尿困难及发热等；直肠指检发现前列腺增大伴压痛；

（4）淋菌性尿道炎也表现为尿频、尿急与尿痛，尿道口亦有红肿，有稀薄或脓性分泌物。常有不洁性交史，尿道分泌物涂片检查可见淋球菌，可明确诊断；

（5）膀胱结核也表现为尿频、尿急、尿痛，尿中发现脓细胞。常有泌尿系结核病史，且尿抗酸染色可发现抗酸杆菌；

（6）滴虫性尿道炎也表现为尿频、尿急与尿道烧灼样疼痛并痒感。尿道分泌物中可找到滴虫。

【治疗】

（一）一般治疗

大量饮水，清淡饮食；可使用止痛解痉药物，减轻疼痛；注意休息，急性期短期内避免性生活。

（二）药物治疗

（1）抗生素治疗（喹诺酮类、头孢类等）。根据细菌培养和药敏试验选择有效抗生素；

（2）急性尿道炎采用抗生素与化学药物联合应用，疗效较好；

（3）患者经常规抗菌治疗无效，且除外有复杂因素存在时，应考虑为支原体、衣原体或病毒感染，可首先使用对四环素、红霉素或罗红霉素等治疗。

【预防保健】

（1）注意个人卫生，毛巾及盆要专人专用，女性护理液和卫生巾等要注意产品质量，且不宜久存，要多喝水；

（2）选择棉质内裤，睡眠充足和性生活规律，不吃辛辣食物；

（3）女性月经期减少游泳、骑车等，洗澡宜淋浴，减少盆浴。

【转诊指导】

（1）经系统治疗症状无缓解或加重，不能排除特异性感染；

（2）有尿道狭窄等并发症。

第三节 急性细菌性前列腺炎

急性前列腺炎是一种定位于前列腺的急性感染性疾病，有明显的下尿路感染症状及畏寒、发热和肌痛等全身症状，尿液、前列腺液中白细胞数量升高甚至出现脓细胞。

【病因】

发病多在劳累、着凉、长时间骑车、酗酒、性生活过度、损伤、经尿道器械操作、全身或局部抵抗力减弱时，病原体感染为主要致病因素。由于机体抵抗力低下，毒力较强的细菌或其他病原体感染前列腺并迅速大量生长繁殖而引起，多为血行感染、经尿道逆行感染。病原体主要为大肠埃希菌，其次为金黄色葡萄球菌、肺炎克雷伯菌、变形杆菌、假单胞菌属等，绝大多数为单一病原菌感染。

【临床表现】

常突然发病，表现为寒战、发热、疲乏无力等全身症状，伴有会阴部和耻骨上疼痛，尿频、尿急、尿痛、尿道痛等尿路刺激症状和排尿困难，甚至急性尿潴留。

【辅助检查】

（1）尿常规分析及尿沉渣检查：是排除尿路感染、诊断前列腺炎的辅助方法；

（2）细菌学检查：应进行中段尿的染色镜检、细菌培养与药敏试验，以及血培养与药敏试验；

（3）血常规检查：多见白细胞计数升高，粒细胞绝对值及比例升高。

（4）B超及CT、磁共振等检查：合并脓肿时影像学检查有助于诊断，为脓肿切开引流等治疗提供依据。

【诊断与鉴别诊断】

对有上述症状病人,需作直肠指诊,可触到前列腺肿大,表面光滑、张力大且有明显压痛。急性前列腺炎仅可做指诊检查,切勿行前列腺按摩,以防炎症扩散。结合辅助检查有助于诊断。

急性前列腺炎需与急性膀胱尿道炎等鉴别,一般据发热症状及肛门指诊检查、血常规、B超等辅助检查可鉴别。

【治疗】

(1)病人应卧床休息、多饮水以及通便等一般处理,对症治疗和支持治疗;

(2)抗生素治疗:主要是广谱抗生素。伴尿潴留者可采用细管导尿或耻骨上膀胱穿刺造瘘引流尿液,伴前列腺脓肿者可采取外科引流。膀胱刺激症状严重者可给镇痛解痉药物和热水坐浴以缓解症状。

急性前列腺炎经一般对症处理及抗感染治疗后,症状常于1~2周内消退。如症状不见好转或反而加重,直肠指诊前列腺更为肿胀且有波动,B超检查可见脓肿形成,经会阴穿刺抽出脓液者,应经会阴部行脓肿切开引流。

【转诊指导】

(1)经抗感染治疗症状加重,持续发热;
(2)有尿潴留、前列腺脓肿形成等。

【健康教育】

(1)注意休息及饮食,睡眠充足和性生活规律,不吃辛辣食品、戒酒;
(2)不能久坐及骑车等,避免受凉、过度劳累。

第四节 慢性前列腺炎

慢性前列腺炎是指在病原体或(和)某些非感染因素作用下,患者出现以骨盆区域疼痛或不适、排尿异常等症状为特征的一组疾病。

传统上慢性前列腺炎分为:慢性细菌性前列腺炎(CBP)、慢性非细菌性前列腺炎(CNP)、前列腺痛(PD)。1995年美国国立卫生研究院根据当时对前列腺炎的基础和临床研究情况,制定了一种新的分类方法:

Ⅰ型:相当于传统分类方法中的急性前列腺炎。起病急,可表现为突发的发热性疾病,伴有持续和明显的下尿路感染症状,尿液中白细胞数量升高,血液或(和)尿液中的细菌培养阳性。

Ⅱ型:相当于传统分类方法中的CBP,占慢性前列腺炎的5%~8%。有反复发作的下尿路感染症状,持续时间超过3个月,EPS/精液/VB3中白细胞数量升高,细菌培养结果阳性。

Ⅲ型:慢性前列腺炎/慢性骨盆疼痛综合征(CP/CPPS),相当于传统分类方法中的

CNP 和 PD，是前列腺炎中最常见的类型，约占慢性前列腺炎的 90% 以上。主要表现为长期、反复的骨盆区域疼痛或不适，持续时间超过 3 个月，可伴有不同程度的排尿症状和性功能障碍，严重影响患者的生活质量；EPS/精液/VB3 细菌培养结果阴性。

Ⅳ型：无症状性前列腺炎（AIP）。无主观症状，仅在有关前列腺方面的检查（EPS、精液、前列腺组织活检及前列腺切除标本的病理检查等）时发现炎症证据。

【病因】

Ⅱ型前列腺炎致病因素亦主要为病原体感染，但机体抵抗力较强或/和病原体毒力较弱，以逆行感染为主，病原体主要为葡萄球菌属，其次为大肠埃希菌、棒状杆菌属及肠球菌属等。前列腺结石和尿液反流可能是病原体持续存在和感染复发的重要原因。

Ⅲ型前列腺炎发病机制未明，病因学十分复杂，存在广泛争议。大多数学者认为其主要病因可能是病原体感染、炎症和异常的盆底神经肌肉活动和免疫异常等共同作用结果，列腺炎发病的重要诱因包括：吸烟、饮酒、嗜辛辣食品、不适当性活动、久坐引起前列腺长期充血和盆底肌肉长期慢性挤压、受凉、疲劳等导致机体抵抗力下降或特异体质等。

（一）病原体感染

本型患者虽然常规细菌检查未能分离出病原体，但可能仍然与某些特殊病原体：如厌氧菌、L 型变形菌、纳米细菌、沙眼衣原体、支原体等感染有关。临床某些以慢性炎症为主、反复发作或加重的"无菌性"前列腺炎，可能与这些病原体有关。其他病原体如寄生虫、真菌、病毒、滴虫、结核分枝杆菌等也可能是该型的重要致病因素，但缺乏可靠证据。

（二）排尿功能障碍

某些因素引起尿道括约肌过度收缩，导致膀胱出口梗阻与残余尿形成，造成尿液反流入前列腺，不仅可将病原体带入前列腺，也可直接刺激前列腺，诱发无菌的"化学性前列腺炎"，引起排尿异常和骨盆区域疼痛等。

（三）精神心理因素

经久不愈的前列腺炎患者中一半以上存在明显的精神心理因素和人格特征改变，如焦虑、压抑、疑病症、癔症，甚至自杀倾向。目前还不清楚精神心理改变是其直接原因，还是继发表现。

（四）神经内分泌因素

前列腺痛患者往往容易发生心率和血压的波动，表明可能与自主神经反应有关。

（五）免疫反应异常

【临床表现】

不同病人的症状表现相差很大，实验室检查结果与病人自觉症状可不完全一致，一些病人的症状显著，但前列腺触诊、前列腺液检查可无特殊发现或改变轻微，而另一些病人前列腺液有大量脓细胞，前列腺质地变硬，却可全无症状。因此，症状的轻重可能还和病人的精神因素有一定关系。常见的症状有：

（1）疼痛

后尿道可有烧灼感、蚁行感，会阴部、肛门部疼痛可放射至腰骶部、腹股沟、耻骨上区、阴茎、睾丸等，偶可向腹部放射。

（2）泌尿系症状

炎症累及尿道，病人可有轻度尿频、尿急、尿痛，个别病人尚可出现终末血尿，清晨排尿之前或大便时尿道口可有黏液或白色分泌物排出。

（3）神经衰弱症状

由于病人对本病缺乏正确理解或久治不愈，可有心情忧郁、乏力、失眠等。

【诊断和鉴别诊断】

对有上述症状其中一项或几项者，作直肠指诊触及前列腺较饱满、质软，仅有轻度压痛或无压痛，或因前列腺纤维化而变小、质韧及硬度不匀。前列腺液检查是目前诊断慢性前列腺炎简单，也是最有用的方法。前列腺按摩后取前列腺液涂片行显微镜观察，如每高倍视野有 10 个以上的白细胞或脓细胞，卵磷脂小体数量减少，同时有上述症状即可诊断为慢性前列腺炎。

尿液和前列腺液分段定位培养用于慢性前列腺炎的诊断，也有一定价值。慢性前列腺炎时前列腺液 PH 增高、锌含量降低，对诊断也有一定帮助。

【治疗】

慢性前列腺炎的临床进展性不明确，不足以威胁患者的生命和重要器官功能，并非所有患者均需治疗。慢性前列腺炎的治疗目标主要是缓解疼痛、改善排尿症状和提高生活质量，疗效评价应以症状改善为主。

（一）一般治疗

健康教育、心理和行为辅导有积极作用。患者应戒酒，忌辛辣刺激食物；避免憋尿、久坐，注意保暖，加强体育锻炼。

（二）药物治疗

最常用的药物是抗生素、α-受体阻滞剂、植物制剂和非甾体抗炎镇痛药，其他药物对缓解症状也有不同程度的疗效。

①抗生素：目前，在治疗前列腺炎的临床实践中，最常用的一线药物是抗生素，但是只有约 5%的慢性前列腺炎患者有明确的细菌感染。

②α-受体阻滞剂：α-受体阻滞剂能松弛前列腺和膀胱等部位的平滑肌而改善下尿路症状和疼痛，因而成为治疗Ⅱ型/Ⅲ型前列腺炎的基本药物。常用的α-受体阻滞剂主要有：多沙唑嗪、萘哌地尔、坦索罗辛和特拉唑嗪等。治疗中应注意该类药物导致的眩晕和直立性低血压等不良反应；

③植物制剂：植物制剂在Ⅱ型和Ⅲ型前列腺炎中的治疗作用日益受到重视，为推荐的治疗药物。植物制剂主要指花粉类制剂与植物提取物，其药理作用较为广泛，如非特异性抗炎、抗水肿、促进膀胱逼尿肌收缩与尿道平滑肌松弛等作用。推荐使用的植物制剂有：普适泰、沙巴棕及其浸膏等；

④非甾体抗炎镇痛药：非甾体抗炎镇痛药是治疗Ⅲ型前列腺炎相关症状的经验性用药。

其主要目的是缓解疼痛和不适。

⑤M-受体阻滞剂：对伴有膀胱过度活动症（OAB）表现如尿急、尿频和夜尿但无尿路梗阻的前列腺炎患者，可以使用 M-受体阻滞剂（如托特罗定等）治疗；

⑥抗抑郁药及抗焦虑药：对合并抑郁、焦虑等心境障碍的慢性前列腺炎患者，在治疗前列腺炎的同时，可选择使用抗抑郁药及抗焦虑药治疗。

3. 其他治疗

（1）前列腺按摩。前列腺按摩是传统的治疗方法之一，适当的前列腺按摩可促进前列腺腺管排空并增加局部的药物浓度，进而缓解慢性前列腺炎患者的症状。急性细菌性前列腺炎患者禁用；

（2）生物反馈治疗。生物反馈合并电刺激治疗可使盆底肌松弛，并使之趋于协调，同时松弛外括约肌，从而缓解慢性前列腺炎的会阴部不适及排尿症状。生物反馈治疗要求患者通过生物反馈治疗仪主动参与治疗。该疗法无创伤，为可选择性治疗方法；

（3）热疗。主要利用多种物理手段所产生的热效应，增加前列腺组织血液循环，加速新陈代谢，有利于消炎和消除组织水肿，缓解盆底肌肉痉挛等。有经尿道、经直肠及会阴途径，应用微波、射频、激光等物理手段进行热疗的报道。短期内虽有一定的缓解症状作用，但尚缺乏长期的随访资料。对于未婚及未生育者不推荐使用；

（4）前列腺注射治疗/经尿道前列腺灌注治疗。尚缺乏循证医学证据证实其疗效与安全性；

（5）手术治疗。经尿道膀胱颈切开术、经尿道前列腺切除术等手术对于慢性前列腺炎很难起到治疗作用，仅在合并前列腺相关疾病有手术适应症时选择上述手术。

【转诊指导】

（1）症状持续无好转；
（2）合并有较明显的神经衰弱及焦虑等；
（3）合并其他疾病如泌尿系结石、附睾炎等病情较复杂者。

【健康教育】

（1）患者应注意休息及饮食，睡眠充足和性生活规律；
（2）自我进行心理疏导，保持开朗乐观的生活态度；
（3）应戒酒，忌辛辣刺激食物；
（4）避免憋尿、久坐及长时间骑车、骑马；
（5）注意保暖，避免受凉、过度劳累，加强体育锻炼。

第五节 急性附睾炎

急性附睾炎为附睾的非特异性感染，是阴囊内最常见的感染性疾病。多由于后尿道炎、前列腺炎及精囊炎沿输精管逆行感染所致，血行感染少见。致病菌以大肠埃希杆菌和葡萄球菌为多见，常见于中青年，尿道狭窄、尿道内器械使用不当、膀胱及前列腺术后留置导管等，常会引起附睾炎的发生。其次为淋巴途径，血行感染最为少见。

【病因】

急性附睾炎常为血源性感染或经淋巴途经感染而成，可以与多种急性传染病伴发。如患流行性腮腺炎时，病毒可随小便排出而引起急性附睾炎。常见的急性附睾炎有非特异性和腮腺炎性两种。任何化脓性败血症均可并发急性化脓性急性附睾炎，甚至引起睾丸脓肿。

急性附睾炎致病菌多为大肠杆菌、链球菌、葡萄球菌及绿脓杆菌。

腮腺炎性附睾炎为病毒感染引起。由于我国实行了计划免疫，在儿童时期即注射"麻疹""风疹""腮腺炎"疫苗，本病的发病率近年来有明显减少的趋势。该病在青春期前较少见，睾丸炎常于腮腺炎出现4~6天后发生，但也可无腮腺炎症状。约70%为单侧，50%受累的睾丸发生萎缩。

【临床表现】

发病突然，高热、白细胞升高，患侧阴囊胀痛，沉坠感，下腹部及腹股沟部有牵扯痛，站立或行走时加剧。患侧附睾肿大，有明显压痛，附睾炎蔓延而引发化脓性急性附睾炎时，患者常出现睾丸疼痛，并向腹股沟放射，有明显的下坠感觉，并伴有高热、恶心、呕吐、白细胞计数升高等，同时睾丸肿大、压痛非常明显，阴囊皮肤红肿。称为附睾睾丸炎。患侧的精索增粗，亦有压痛。一般情况下，急性症状可于一周后逐渐消退。

【辅助检查】

（1）血常规：血白细胞计数增多，核左移。高热时可行血细菌培养；
（2）尿常规：可见尿白细胞，尿培养可有致病菌生长。
（3）B超声检查：可见附睾弥漫均匀性增大，也可局限性增大，其内部回声不均匀，光点增粗，可将附睾与睾丸肿胀及炎症范围显示出来。并可与睾丸扭转等鉴别。

【诊断及鉴别诊断】

本病根据病史、体征诊断多不困难，但须注意与睾丸扭转相鉴别。睾丸扭转发病急骤，睾丸肿大、固定，不能在阴囊内活动，抬高阴囊不能减轻局部疼痛。有时附睾结核、睾丸肿瘤可出现类似急性附睾炎的表现，亦应注意鉴别。

【治疗】

急性附睾炎应适当休息，并给予抗生素及一般镇痛剂。局部可行热敷、理疗、使用阴囊托带托起阴囊。如有脓肿形成，则需切开引流。此外，积极处理原发病因。

【转诊指导】

（1）症状持续无好转；
（2）引起阴囊脓肿形成的患者。

【健康教育】

（1）患者发现本病后进行及时系统、有效的治疗；

（2）注意生殖健康和卫生，预防急性附睾炎的发生。

第六节 良性前列腺增生症

良性前列腺增生（BPH）是引起中老年男性排尿障碍原因中最为常见的一种良性疾病。主要表现为组织学上的前列腺间质和腺体成分的增生、解剖学上的前列腺增大（BPE）、下尿路症状（LUTS）为主的临床症状以及尿动力学上的膀胱出口梗阻（BOO）。

【病因】

BPH 的发生必须具备年龄的增长及有功能的睾丸两个重要条件。相关因素有：雄激素及其与雌激素的相互作用、前列腺间质-腺上皮细胞的相互作用、生长因子、炎症细胞、神经递质及遗传因素等。

【临床表现】

（一）症状

前列腺增生症的症状是随着病理改变而逐渐出现。早期因膀胱代偿而症状不明显，因而患者常不能准确地回忆起病程的长短，随着病情加重而出现各种症状。

1. 尿频、尿急

早期最常见的症状是尿频，且逐渐加重，尤其是夜尿次数增多。引起尿频的原因早期是由于膀胱颈部充血导致膀胱逼尿肌反射亢进，后期是由于增生前列腺引起尿道梗阻，使膀胱内残余尿增多而膀胱的有效容量减少所致。

2. 进行性排尿困难

主要表现为起尿缓慢、排尿费力、射尿无力、尿线细小、尿流滴沥、分段排尿及排尿不尽等。

3. 尿失禁

晚期前列腺增生症常致膀胱代偿功能衰竭而扩大，膀胱残余尿量不断增加。当膀胱内积存大量残余尿时，由于膀胱过度膨胀，膀胱内压力增高至超过尿道阻力后尿液可随时自行溢出，称充盈性尿失禁、夜间熟睡时，盆底肌肉松弛，更易使尿液自行流出而发生遗尿。

4. 急性尿潴留

在排尿困难的基础上，如有受凉、饮酒、劳累等诱因而引起腺体及膀胱颈部充血水肿时，即可发生急性尿潴留。患者膀胱极度膨胀，疼痛，尿意频繁，辗转不安、难以入眠。

5. 血尿

前列腺增生组织表面常有静脉血管扩张充血，破裂后可引起血尿。出血量不等多为间歇性，偶有大量出血，血块充满膀胱，须紧急处理。血尿发生时，应与膀胱内炎症、结石及肿瘤等鉴别。

6. 肾功能不全症状

晚期由于长期尿路梗阻而导致两肾功能减退而出现氮质血症，表现为食欲不振、恶心、呕吐及贫血等。

7. 其他症状

由于长期排尿困难而依赖增加腹压排尿，可引起或加重痔，脱肛及疝等。

（二）体征

前列腺增生最常见体征是前列腺体积增大，合并尿潴留可触及膀胱区隆起，叩诊呈浊音，与下腹部正常的叩诊鼓音有明显界限。直肠指诊是诊断前列腺增生症的重要步骤，可摸到前列腺肿大，表面光滑及中等硬度。

按照腺体增生的程度可把前列腺增生症分为三度：第一度增生为腺体增大、中央沟变浅，第二度增生为腺体明显增大，中央沟消失或略凸出，第三度增生为腺体显著增大，中央沟明显凸出，甚至手指不能触及腺体上缘。直肠指诊前列腺不大时，不能否定其增生的存在。

【辅助检查】

1. 尿常规

尿常规可以确定下尿路症状患者是否有血尿、蛋白尿、脓尿及尿糖等。

2. 血清 PSA

前列腺癌、BPH、前列腺炎都可能使血清 PSA 升高。一般 40 岁以后血清 PSA 会升高，不同种族的人群 PSA 水平也不相同。血清 PSA 值和前列腺体积相关，但血清 PSA 与 BPH 的相关性为 0.30Ng/mL，与前列腺癌为 3.5Ng/mL。血清 PSA 作为一项危险因素可以预测 BPH 的临床进展，从而指导治疗方法的选择。

3. 超声检查

超声检查可以了解前列腺形态、大小、有无异常回声、突入膀胱的程度，以及残余尿量。经直肠超声（TRUS）还可以精确测定前列腺体积（计算公式为 0.52×前后径×左右径×上下径）。另外，经腹部超声检查可以了解泌尿系统（肾、输尿管）有无积水、扩张，结石或占位性病变。

4. 尿流率检查

尿流率有两项主要指标（参数）：最大尿流率（QMAX）和平均尿流率（QAVE），其中最大尿流率更为重要。但是最大尿流率减低不能区分梗阻和逼尿肌收缩力减低，必要时行尿动力学等检查。最大尿流率存在个体差异和容量依赖性。因此，尿量在 150~200mL 时进行检查较为准确，必要时可重复检查。

【诊断和鉴别诊断】

以下尿路症状为主诉就诊的 50 岁以上男性患者，首先应该考虑 BPH 的可能。为明确诊断，需做以下临床评估。

（一）初始评估

1. 病史询问

包括：

（1）下尿路症状的特点、持续时间及其伴随症状；

（2）手术史、外伤史，尤其是盆腔手术或外伤史；

（3）既往史和性传播疾病、糖尿病、神经系统疾病；

（4）药物史，可了解患者目前或近期是否服用了影响膀胱出口功能的药物；

（5）患者的一般状况。

2. 国际前列腺症状评分（I-PSS）

I-PSS 评分标准是目前国际公认的判断 BPH 患者症状严重程度的最佳手段。I-PSS 评分（总分 0~35 分）患者分类如下：轻度症状 0~7 分；中度症状 8~19 分；重度症状 20~35 分。I-PSS 评分是 BPH 患者下尿路症状严重程度的主观反应，它与最大尿流率、残余尿量以及前列腺体积无明显相关性。

3. 生活质量评分（QOL）

QOL 评分（0~6 分）是了解患者对其目前下尿路症状水平伴随其一生的主观感受，其主要关心的是 BPH 患者受下尿路症状困扰的程度及是否能够忍受。因此，又称困扰评分。

以上两种评分尽管不能完全概括下尿路症状对 BPH 患者生活质量的影响，但是它们提供了医生与患者之间交流的平台，能够使医生很好地了解患者的疾病状态。

症状评分结合肛门指诊及实验室检查，前列腺增生诊断并不困难。临床常需要与以下疾病鉴别：

1. 尿道狭窄

可有类似于前列腺增生症状，排尿困难症状昼夜相差较小，多有尿道外伤、感染等疾病史，行尿道造影等检查可明确。

2. 尿道结石

肉眼血尿或镜下血尿较常见，尿常规、超声及 X 线片检查有助于诊断。

【治疗】

下尿路症状是 BPH 患者的切身感受，最为患者本人所重视。由于患者的耐受程度不同，下尿路症状及其所致生活质量的下降是患者寻求治疗的主要原因。因此，下尿路症状以及生活质量的下降程度是治疗措施选择的重要依据。应充分了解患者的意愿，向患者交代包括观察等待、药物治疗、外科治疗在内的各种治疗方法的疗效与副作用。

（一）观察等待

这是一种非药物、非手术的治疗措施，包括患者教育、生活方式指导、随访等。因为 BPH 是前列腺组织学一种进行性的良性增生过程，其发展过程较难预测，经过长时间的随访，BPH 患者中只有少数可能出现尿潴留、肾功能不全、膀胱结石等并发症。因此，对于大多数 BPH 患者来说，观察等待可以是一种合适的处理方式，特别是患者生活质量尚未受到下尿路症状明显影响的时候。

轻度下尿路症状（I-PSS 评分≤7）的患者，以及中度以上症状（I-PSS 评分≥8）同时生活质量尚未受到明显影响的患者可以采用观察等待。接受观察等待之前，患者应进行全面检查（初始评估的各项内容）以除外各种 BPH 相关合并症。

（二）药物治疗

药物治疗的短期目标是缓解患者的下尿路症状，长期目标是延缓疾病的临床进展，预防合并症的发生。在减少药物治疗副作用的同时保持患者较高的生活质量是 BPH 药物治疗的总体目标。

1. α-受体阻滞剂

根据尿路选择性可将 α-受体阻滞剂分为非选择性 α-受体阻滞剂（酚苄明）、选择性 α1-受体阻滞剂（多沙唑嗪、阿夫唑嗪、特拉唑嗪）和高选择性 α1-受体阻滞剂（坦索罗辛，萘哌地尔）等。α-受体阻滞剂适用于有下尿路症状的 BPH 患者。目前较常用坦索罗辛、多沙唑嗪、阿夫唑嗪和特拉唑嗪等。

2. 5-α 还原酶抑制剂

可以达到缩小前列腺体积、改善排尿困难的治疗目的。目前在我国国内应用的 5-α 还原酶抑制剂包括非那雄胺、度他雄胺等。

3. 联合治疗

联合应用 α-受体阻滞剂和 5-α 还原酶抑制剂治疗 BPH，适用于前列腺体积增大、有下尿路症状的 BPH 患者。BPH 临床进展危险较大的患者更适合联合治疗。

4. 植物制剂

目前应用于 BPH 临床治疗的中药种类很多。植物制剂如普适泰等适用于 BPH 及相关下尿路症状的治疗。

（三）外科治疗

重度 BPH 的下尿路症状已明显影响患者生活质量时可选择外科治疗，尤其是药物治疗效果不佳或拒绝接受药物治疗的患者，可以考虑外科治疗。当 BPH 导致以下并发症时，建议采用外科治疗：

（1）反复尿潴留（至少在一次拔管后不能排尿或两次尿潴留）；
（2）反复血尿，5-α 还原酶抑制剂治疗无效；
（3）反复泌尿系感染；
（4）膀胱结石；
（5）继发性上尿路积水（伴或不伴肾功能损害）。BPH 患者合并膀胱大憩室，腹股沟疝、严重的痔疮或脱肛，临床判断不解除下尿路梗阻难以达到治疗效果者，应当考虑外科治疗。残余尿明显增多以致充溢性尿失禁的 BPH 患者应当考虑外科治疗。

BPH 的外科治疗包括一般手术治疗如经尿道前列腺电切术（TURP）、经尿道前列腺切开术（TUIP）以及开放性前列腺摘除术，以及激光治疗等其他治疗方式。

（四）尿潴留的处理

1. 急性尿潴留

首选置入导尿管，置入失败者可行耻骨上膀胱造瘘。一般留置导尿管 3~7 日，如同时服用α-受体阻滞剂,可提高拔管成功率。拔管成功者,可继续接受BPH药物治疗。拔管后再次发生尿潴留者,应择期进行外科治疗。

2. 慢性尿潴留

BPH长期膀胱出口梗阻、慢性尿潴留可导致输尿管扩张、肾积水及肾功能损害。如肾功能正常,可行手术治疗;如出现肾功能不全,应先行引流膀胱尿液,待肾功能恢复到正常或接近正常,病情平稳,全身状况明显改善后再择期手术。

【转诊指导】

(1) 反复出现尿潴留患者;
(2) 药物治疗后症状持续加重,排尿困难无缓解等;
(3) 合并慢性尿潴留、膀胱结石甚至肾功能不全等。

【健康指导】

(1) 适当限制饮水可以缓解尿频症状,但每日水的摄入不应少于1500mL,保持大便通畅;
(2) 酒精和咖啡具有利尿和刺激作用,可以引起尿量增多、尿频、尿急等症状。因此,应适当限制酒精类和含咖啡因类饮料的摄入;
(3) 注意排空膀胱的技巧,如重复排尿等。精神放松训练,把注意力从排尿的欲望中转移开。膀胱训练,鼓励患者适当憋尿,以增加膀胱容量和排尿间歇时间;
(4) 注意休息,适当锻炼,避免过度劳累、受凉、久坐等,戒烟、戒酒,忌食辛辣刺激食物;
(5) 慎用胆碱能受体拮抗剂如阿托品等药物。

第七节 急性尿潴留

尿潴留是指膀胱内充满尿液而不能正常排出。急性尿潴留起病急骤,膀胱内突然充满尿液不能排出,病人十分痛苦。常需急诊处理。

【病因】

常见原因是各种器质性病变造成尿道或膀胱出口的机械性梗阻,如尿道病变有炎症、异物、结石、肿瘤、损伤、狭窄以及先天性尿道畸形等;膀胱颈梗阻性病变有膀胱颈挛缩、纤维化、肿瘤、急性前列腺炎或脓肿、前列腺增生、前列腺肿瘤等;此外,盆腔肿瘤、妊娠的子宫等也可引起尿潴留。还有由于排尿动力障碍所致的动力性梗阻,常见原因为中枢和周围神经系统病变,如脊髓或马尾损伤、肿瘤,盆腔手术损伤支配膀胱的神经以及糖尿病等,造成神经性膀胱功能障碍。还有药物如阿托品、溴丙胺太林、东莨菪碱等松弛平滑肌的药物偶尔可引起尿潴留。

【临床表现】

急性尿潴留发病突然,膀胱内充满尿液不能排出,胀痛难忍,辗转不安,有时从尿道溢出部分尿液，但不能减轻下腹部疼痛。

体格检查可见膀胱区膨隆，压痛明显，叩诊呈浊实音。

【辅助检查】

B超或CT检查均可发现膀胱内大量残余尿，可明确诊断。

【诊断和鉴别诊断】

据病史、体格检查及超声检查诊断并不困难。

【治疗】

治疗原则是解除病因，恢复排尿。如病因不明或梗阻一时难以解除，应先导尿或耻骨上膀胱造瘘引流膀胱尿液解除病痛，然后做进一步检查明确病因。若经耻骨上膀胱热敷或针刺等治疗仍不能排尿，可行导尿术，尿潴留短时间不能恢复者，应留置导尿管持续导尿，视情况拔除。如同时服用α-受体阻滞剂，可提高拔管成功率。拔管成功者，可继续接受BPH药物治疗。拔管后再次发生尿潴留者，应择期进行外科治疗。

急性尿潴留病人在不能插入导尿管时，行耻骨上膀胱穿刺造瘘，若无膀胱穿刺针，可手术行耻骨上膀胱造口术。如果梗阻病因无法解除，可永久引流尿液，定期更换造瘘管。

【转诊指导】

（1）急性尿潴留病因不明；

（2）留置导尿失败者；

（3）合并膀胱结石、尿道狭窄需要进一步治疗的患者。

【健康指导】

（1）前列腺增生患者注意休息，适当锻炼，避免过度劳累、受凉、久坐等；

（2）戒烟、戒酒，忌食辛辣刺激食物；

（3）适量多饮水，保持大便通畅。

第八节 肾积水

由于泌尿系统的梗阻导致肾盂与肾盏扩张，其中潴留尿液，统称为肾积水。因为肾内尿液积聚，压力升高，使肾盂与肾盏扩大和肾实质萎缩。如潴留的尿液发生感染，则称为感染性肾积水；当肾组织因感染而坏死失去功能，肾盂充满脓液，称为肾积脓或脓肾。造成肾积水的最主要的病因是输尿管梗阻。肾积水的原因分先天性与后天性两种，以及泌尿系外与下尿路病因造成的肾积水。

【病因】

（一）先天性的梗阻病因

（1）节段性的无功能。由于肾盂输尿管交界处或上段输尿管有节段性的肌肉缺如、发育不全或解剖结构紊乱，影响了此段输尿管的正常蠕动，造成动力性的梗阻。此种病变如发生在输尿管膀胱入口处，则形成先天性巨输尿管，后果为肾、输尿管扩张与积水；

（2）内在性输尿管狭窄。大多发生在肾盂输尿管交界处，狭窄段通常为 1~2mm，也可长达 1~3cm，产生不完全的梗阻和继发性扭曲。在电子显微镜下可见在梗阻段的肌细胞周围及细胞中间有过多的胶原纤维，久之肌肉细胞被损害，形成以胶原纤维为主的无弹性的狭窄段阻碍了尿液的传送而形成肾积水。

（3）输尿管扭曲、粘连、束带或瓣膜樱结构。此可为先天性也可能为后天获得，常发生在肾盂输尿管交界处、输尿管腰段，儿童与婴儿几乎占 2/3；

（4）异位血管压迫。位于肾盂输尿管交界处的前方，其他有马蹄形肾和胚胎发育时肾脏旋转受阻等；

（5）输尿管高位开口。可以是先天性的，也可因肾盂周围纤维化或膀胱输尿管回流等引起无症状肾盂扩张，导致肾盂输尿管交界部位相对向上迁移，在术中不能发现狭窄；

（6）其他。先天性输尿管异位、囊肿、双输尿管等。

（二）后天获得性梗阻

（1）炎症后或缺血性的瘢痕导致局部固定；

（2）膀胱输尿管反流造成输尿管扭曲，加之输尿管周围纤维化后，最终形成肾盂输尿管交界处或输尿管的梗阻；

（3）肾盂与输尿管的肿瘤、息肉等新生物，可为原发也可能为转移性；

（4）异位肾脏；

（5）结石和外伤及外伤后的瘢痕狭窄。

（三）外来病因造成的梗阻

主要包括动脉、静脉的病灶；女性生殖系统病变；盆腔的肿瘤、炎症；胃肠道病变；腹膜后病变（包括腹膜后纤维化、脓肿、出血、肿瘤等）。

（四）下尿路的各种疾病造成的梗阻

如前列腺增生、膀胱颈部挛缩、尿道狭窄、肿瘤、结石甚至于包茎等，也都会造成上尿路排空困难而形成肾积水。

【临床表现】

患者往往长时期无症状，直至出现腹部包块和腰部胀感时才被注意。包块多在无意中发现，一般有囊性感。疼痛一般较轻，甚至完全无痛。但在间歇性肾积水病例（由于异位血管压迫或肾下垂引起）可出现肾绞痛，疼痛剧烈，沿肋缘、输尿管走行放射。多伴有恶心、呕吐、腹胀、尿少。一般在短时间或数小时内缓解，随之排出大量尿液。检查时可触到增大的肾。如为巨大肾积水，其张力可不很大。

肾积水并发感染，则有脓尿和全身中毒症状，如寒战、发热、头痛以及胃肠功能紊乱。有的患者以尿路感染为最初症状，凡对尿路感染治疗效果不好的患者，一定要注意梗阻因素的存在。梗阻严重时，炎性渗出物不能经尿排出，尿内无白细胞，但此种情况下局部疼痛和压痛都更明显。

胀大的肾积水较易受到外伤的影响，轻微损伤即可能引起破裂和出血。尿液流入腹膜后间隙或腹膜腔即引起严重反应,包括疼痛、压痛和全身症状。

【实验室检查】

(一) B 超检查

方法简单,无损伤,有助于诊断明确。还可以显示积水肾剩余肾脏组织的形态,也对了解尿路情况(肾盂、肾盏及梗阻近端输尿管)有帮助。

(二) 利尿性肾图

对明确早期病变(有无肾积水),判定肾积水是否需要手术治疗及肾功能损害状态均有帮助。特别是单肾积水比较轻,或双肾积水一侧严重,一侧较轻,较轻肾积水是否需手术治疗则更有价值。利尿性肾图并可作手术(肾盂成形术)后功能恢复的监测手段。

(三) 肾盂流动压力测定

其意义与利尿性肾图相似。

(四) 尿路造影及其他检查

对积水肾功能状况估计是极为重要的。对于手术是否需要进行,手术方式以及术后肾脏功能恢复的机会等,均有极重要的意义。

(五) 影像学检查

积水肾剩余肾实质厚度超过 0.5cm 者,肾有保留价值。

【诊断和鉴别诊断】

根据临床表现与梗阻部位、时间、发生快慢、有无继发感染及原发病变的性质及检查可做出诊断。

【治疗】

肾积水的手术治疗应早期进行。主要原则是去除病因,解除梗阻。合理的应用整形手术,纠正肾盂输尿管连接部异常,争取肾功能的较大恢复。情况太差或病因复杂可先经皮穿刺肾造瘘引流肾脏,严重肾积水或脓肾,对侧肾功能好则行肾切除。不能手术切除者,放双造瘘管或支架管引流。

双肾积水治疗上要更慎重,要尽可能保留肾脏。对于双侧上尿路结石引起的肾积水,常见以下几种情况:

(1) 双侧输尿管结石,如果总肾功能正常或处于肾功能不全代偿期,先处理梗阻严重一侧的结石;如果总肾功能较差,处于氮质血症或尿毒症期,先治疗肾功能较好一侧的结石,条件允许,可同时行对侧经皮肾穿刺造口,或同时处理双侧结石。

(2) 双侧输尿管结石的客观情况相似,先处理主观症状较重或技术上容易处理的一侧结石。

(3) 一侧肾结石,一侧输尿管结石,尽量先处理输尿管结石。

(4) 双侧肾结石,一般先治疗容易处理且安全的一侧,如果肾功能处于氮质血症或尿毒症期,梗阻严重,可先行经皮肾穿刺造口,待肾功能与患者一般情况改善后再处理结石。

【转诊指导】

确诊肾积水患者均可转诊治疗。

【健康指导】

应定期检查，避免肾功能损害。

第九节 肾结石

肾结石指发生于肾盏、肾盂及肾盂与输尿管连接部的结石。肾是泌尿系形成结石的主要部位，其他任何部位的结石都可以原发于肾脏，输尿管结石大多来自肾脏，而且肾结石比其他任何部位结石更易直接损伤肾脏，因此早期诊断和治疗非常重要。肾结石为泌尿系常见病，多发病，男性发病多于女性，多发生在青壮年，左右侧的发病率无明显差异。有40%~75%的肾结石患者有不同程度的腰痛。结石较大，移动度很小，表现为腰部酸胀不适，或在身体活动增加时有隐痛或钝痛。

【病因】

影响结石形成的因素很多，年龄、性别、种族、遗传、环境因素、饮食习惯和职业与结石的形成相关。机体的代谢异常、尿路的梗阻、感染、异物和药物的使用是结石形成的常见病因。已经知道泌尿结石有32种成分，最常见的成分为草酸钙。其他成分的结石如磷酸铵镁、尿酸、磷酸钙以及胱胺酸等，也可以是以上各种成分的混合物。

【临床表现】

肾结石的患者大多没有症状，除非肾结石从肾脏掉落到输尿管造成输尿管的尿液阻塞。常见的症状有腰腹部绞痛、恶心、呕吐、烦躁不安、腹胀、血尿等。如果合并尿路感染，也可能出现畏寒发热等现象。急性肾绞痛常使患者疼痛难忍。有时候患者无疼痛感，只有血尿或者血量极微，肉眼看不出来。体格检查可有肾区叩击痛。

【辅助检查】

（一）尿常规检查

可以检查有无尿蛋白、红细胞、白细胞、结晶物、细菌等。

（二）血液检查

血常规若发现白细胞数过高表示可能有感染，肾功能电解质检查可了解血尿酸、钙浓度及肾功能损害情况。

（三）X线检查

X线检查是诊断尿路结石最重要的方法。包括尿路平片、排泄性尿路造影、逆行肾盂造影等。

（四）B 超检查

可对肾内有无结石及有无其他合并病变作出诊断，确定肾脏有无积水。尤其能发现 X 线透光的结石，还能对结石造成的肾损害和某些结石的病因提供一定的证据。简便易行，是临床诊断肾结石的最常用手段。

（五）CT 检查

CT 检查是肾结石诊断最准确的检查。CT 检查可显示肾脏大小、轮廓、肾结石、肾积水、肾实质病变及肾实质剩余情况，还能鉴别肾囊肿或肾积水；可以辨认尿路以外引起的尿路梗阻病变的原因，如腹膜后肿瘤、盆腔肿瘤等；增强造影可了解肾脏的功能；对因结石引起的急性肾功能衰竭，CT 能有助于诊断的确立。

【诊断和鉴别诊断】

结合病史及 B 超、CT 检查可明确诊断。

【治疗】

（一）一般治疗

大量饮水较小结石有可能受大量尿液的推送、冲洗而排出，尿液增多还有助于感染的控制。

（二）药物治疗

解痉止痛 M 型胆碱受体阻断剂，可以松弛输尿管平滑肌，缓解痉挛。肌肉注射黄体酮可以抑制平滑肌的收缩而缓解痉挛，对止痛和排石有一定的疗效；钙离子阻滞剂硝苯地平，对缓解肾绞痛有一定的作用；中草药排石经临床证明具有确切效果。

（三）对合并感染或感染引起的结石

控制感染结石引起的尿路梗阻时容易发生感染，感染尿内常形成磷酸镁铵结石，这种恶性循环使病情加重。除积极取出结石解除梗阻外，应使用抗生素控制或预防尿路感染。

（四）体外冲击波碎石术（ESWL）

ESWL 已应用于临床 20 余年，目前，ESWL 治疗的禁忌证包括孕妇、不能纠正的出血性疾病、结石以下尿路有梗阻、严重肥胖或骨骼畸形、高危病人如心力衰竭，严重心律失常和泌尿系活动性结核等。ESWL 的疗效除了与结石的大小有关外，还与结石的位置、化学成分以及解剖异常有关。直径小于 20mm 的肾结石应首选 ESWL 治疗；直径大于 20mm 的结石和鹿角形结石可采用经皮肾镜取石术（PNL）或联合应用 ESWL。ESWL 治疗次数不超过 3~5 次（具体情况依据所使用的碎石机而定），否则，应该选择经皮肾镜取石术。治疗的间隔时间目前无确定的标准，但多数学者通过研究肾损伤后修复的时间，认为间隔的时间以 10~14 天为宜。

（五）手术治疗

目前输尿管软镜手术、经皮肾镜手术的开展可以治疗几乎所有肾结石，肾结石并有严重肾积水或肾积脓，需行经皮肾造瘘或肾盂（肾实质）切开取石术，已使肾功能严重受损或丧失功能，而对侧肾功能良好者，可行切除患肾。

【转诊指导】

（1）结石直径大于 5mm，自行排出较困难者；

（2）合并输尿管狭窄、肾功能不全、肾内感染等患者。

【健康指导】

（1）肾结石患者应注意多饮水、多运动，这对结石的排出有很大帮助；

（2）应限制肉类的摄入量，特别是动物内脏，肾结石在治疗期间应该注意少吃牛肉、羊肉；

（3）少吃富含维生素 C 类的食品，维生素 C 在体内的代谢过程中会生成草酸，从而促进结石的形成。少吃食盐和含有草酸盐的蔬菜如菠菜等，草酸盐会与体内的钙结合，形成草酸钙而沉积为结石。

第十节　输尿管结石

肾脏是大多数泌尿系统结石的原发部位，结石位于肾盏或肾盂中，输尿管结石多由肾脏移行而来，肾和输尿管结石单侧为多，双侧同时发生者约占 10%。

【病因】

输尿管结石多数继发于肾结石。肾内结石排至输尿管停留，引起输尿管结石症状。输尿管狭窄、迂曲的患者更易形成输尿管结石。

【临床表现】

主要症状是疼痛和血尿，极少数病人可长期无自觉症状，待出现肾积水或感染时才被发现。

（一）疼痛

大部分患者出现腰痛或腹部疼痛。较大的结石，在肾盂或肾盏内压迫、摩擦或引起积水，多为患侧腰部钝痛或隐痛，常在活动后加重；较小的结石，在肾盂或输尿管内移动和刺激，引起平滑肌痉挛而出现绞痛，这种绞痛常突然发生，疼痛剧烈，如刀割样，沿患侧输尿管向下腹部、外阴部和大腿内侧放射。有时患者伴有面色苍白、出冷汗、恶心、呕吐，严重者出现脉弱而快、血压下降等症状。疼痛常阵发性发作，或可因某个动作疼痛突然终止或缓解，遗有腰、腹部隐痛。如输尿管末端结石，尚可引起尿路刺激症状。疼痛以后，有的患者可从尿内排出小的结石，对诊断有重要意义。

（二）血尿

由于结石直接损伤肾和输尿管的黏膜，常在剧痛后出现镜下血尿或肉眼血尿，血尿的严重程度与损伤程度有关。

（三）脓尿

肾和输尿管结石并发感染时尿中出现脓细胞，临床可出现高热、腰痛，部分患者被诊断为肾盂肾炎，做尿路 X 线检查时才发现结石。

(四) 其他

结石梗阻可引起肾积水，结石同时堵塞两侧上尿路或孤立肾时，常发生肾功能不全，甚至无尿，有的病人尚可出现胃肠道症状、贫血等。

【辅助检查】

(一) 化验检查

尿液常规检查可见红细胞、白细胞或结晶，尿 PH 在草酸盐及尿酸盐结石患者常为酸性；磷酸盐结石常为碱性。合并感染时尿中出现较多的脓细胞，尿细菌学培养常为阳性，计数大于 10 万/mL 以上，并发急性感染及感染较重时，血常规检查可见白细胞总数及嗜中性粒细胞升高。多发性和复发性结石的病人，应测定血、尿的钙磷值、尿酸值等，以进一步明确结石的病因。

(二) X 线检查

X 线检查是诊断肾及输尿管结石的重要方法，约 95% 以上的尿路结石可在 X 线平片上显影。辅以排泄性或逆行性肾盂输尿管造影，可确定结石的部位、有无梗阻及梗阻程度、对侧肾功能是否良好、区别来自尿路以外的钙化阴影、排除上尿路的其他病变、确定治疗方案以及治疗后结石部位、大小及数目的对比等都有重要价值。密度低或透光结石，加以输尿管、肾盂充气造影，结石则显示更为清晰。

(三) 其他检查

B 超在结石部位可探及密集光点或光团，合并肾积水时可探到液平段。同位素肾图检查可见患侧尿路呈梗阻型图形。CT 扫描及成像诊断尿路结石明确，不易漏诊，但费用较昂贵。

【诊断和鉴别诊断】

输尿管结石的诊断主要靠病史、症状及超声检查明确。

有时右侧肾及输尿管上段结石须与胆石症、胆囊炎、胃及十二指肠溃疡病等鉴别；右侧输尿管结石易与阑尾炎相混淆，都应根据临床表现的特点加以区别。

【治疗】

肾及输尿管结石的治疗要根据结石大小、部位、数目、形状、一侧或两侧，有无尿流梗阻、伴发感染、肾功能受损程度、全身情况以及治疗条件等进行具体分析，全面考虑。但当绞痛发作时，首先应该使症状缓解，而后再选择治疗方案。

(一) 疼痛的处理

止痛：常用药物为哌替啶、布桂嗪及消旋山莨菪碱 (654-2)、维生素 K、黄体酮等。消旋山莨菪碱可能引起尿潴留，老年男性患者、青光眼患者慎用。双氯芬酸钠栓疗效确切，有上消化道溃疡患者慎用。

(二) 非手术疗法

术疗法一般适合于结石直径小于 1 厘米、周边光滑、无明显尿流梗阻及感染者，对某些临床上不引起症状的肾内较大鹿角形结石，亦可暂行非手术处理。

（1）大量饮水：大量饮用开水或磁化水，不仅增加尿量起到冲洗尿路、促进结石向下移动的作用，而且还可稀释尿液减少晶体沉淀；

（2）中草药治疗：常用药物有金钱草、海金沙、瞿麦、扁蓄、车前子、木通、滑石、鸡内金、石苇等可随症加减；

（3）经常做跳跃活动，或对肾下盏内结石行倒立体位及拍击活动，也有利于结石的排出；

（4）中医针灸治疗排石等；

（5）其他：对尿培养有细菌感染者，选用敏感药物积极抗感染，对体内存在代谢紊乱者，应积极治疗原发疾病以及调理尿的酸碱度，等等。

（三）体外冲击波碎石

这一方法发展迅速，在上尿路结石中的治疗作用已得到普遍承认。对具体病人的治疗，应根据患者年龄、结石大小、部位等，采用相应的碎石参数及辅助措施，以获得满意效果。

（四）手术疗法

引起尿流梗阻已影响肾功能，或经非手术疗法无效，无体外冲击波碎石条件者，应考虑手术治疗。原则上对双侧肾结石先取手术简便安全的一侧；一侧肾结石，另一侧输尿管结石，先取输尿管结石；双侧输尿管结石先取肾积水严重的一侧。对有严重梗阻、全身虚弱不宜行较复杂的取石手术者，可先行肾造瘘。

手术方式：根据结石大小、形状和部位不同，常用的有以下几种手术方式：

（1）经输尿管镜碎石取石术。目前随着输尿管硬镜及软镜的不断发展，大部分输尿管结石可以经输尿管镜手术治愈；

（2）经皮肾镜碎石取石术。输尿管上段结石较大者可考虑经皮肾镜碎石取石术；

（3）输尿管切开取石术。输尿管结石较大或结石嵌顿引起尿流梗阻或感染，可行输尿管切开取石术。

【转诊指导】

（1）结石保守治疗无效；

（2）结石合并肾内感染；

（3）结石合并肾功能不全等。

【健康指导】

（1）多喝水，适量运动有助于结石预防及排出；

（2）定期复查，预防结石复发，早治疗，避免肾功能损害；

（3）结石成分分析可指导健康饮食，预防结石复发。

第十一节 尿道结石

尿道结石绝大多数来自膀胱和肾脏的结石，少数原发于尿道内的结石则常继发于尿道狭窄或尿道憩室。

【临床表现】

主要症状有尿痛和排尿困难。排尿时出现疼痛，前尿道结石疼痛局限在结石停留处，后尿道结石疼痛可放散至阴茎头或会阴部。尿道结石常阻塞尿道引起排尿困难，尿线变细、滴沥甚至急性尿潴留。有时出现血尿，合并感染时可出现膀胱刺激症状及脓尿。前尿道结石体格检查多可触及尿道硬结。

【辅助检查】

(一) 影像学检查

X线阳性结石可明确结石部位、大小及数目。CT检查更准确，不易漏诊，但费用较高。

(二) 尿常规检查

多有镜下血尿，可见红细胞、白细胞及细菌等。

【诊断和鉴别诊断】

后尿道结石可经直肠指检触及，前尿道结石可直接沿尿道体表处扪及，用尿道探条经尿道探查时可有摩擦音及碰击感。X线平片或尿道造影更能明确结石大小、与尿道的关系，尤其对尿道憩室内的结石诊断更有帮助。尿道镜检查可鉴别尿道异物、新生物等。

【治疗】

舟状窝内结石小的可用镊子取出，大的不能通过尿道外口者可将结石钳碎或经麻醉后切开尿道外口后取出。

前尿道结石可在麻醉下于结石近侧压紧尿道，从尿道外口注入液体石蜡，用钩针钩取，如不能取出，用金属探条将结石推回到尿道球部，行尿道切开取石，但应避免在阴茎部切开尿道取石，以免发生尿道狭窄或尿道瘘。

后尿道结石需在麻醉下用金属探条将结石推回膀胱，再按膀胱结石处理。

尿道憩室合并结石时，应将结石取出的同时切除憩室。

尿道结石合并尿道及尿道周围感染时，应先行膀胱造瘘，尿流改道，待感染控制后再行尿道内取石术。

【转诊指导】

尿道结石无法直接取出的患者。

【健康指导】

(1) 多饮水，预防泌尿系结石，积极治疗尿道梗阻性疾病等；
(2) 尿道结石应及时治疗，防止引起感染、尿道损伤等导致尿道狭窄等并发症。

第十二节 精索静脉曲张

精索蔓状静脉丛扩张、弯曲、延长称为精索静脉曲张。多见于青年人，多发生于16~25岁，发病率在15%左右，99%发生于左侧，双侧约占1%。

【病因】

(一) 解剖因素

睾丸和附睾的血液经精索静脉回流，精索静脉可分为三组，它们在外环处有侧支循环互相交通。回流障碍导致曲张。精索静脉曲张多见于左侧。

(二) 生理因素

青壮年性机能较旺盛，阴囊内容物血液供应旺盛。所以有些精索静脉曲张可随年龄增长而逐渐消失。另外，长久站立，增加腹压也是发病因素。

(三) 其他因素

腹膜后肿瘤、肾肿瘤、肾积水等压迫精索内静脉可引起症状性或继发性精索静脉曲张。原发者平卧时很快消失，继发者常不消失或消失很慢。

【临床表现】

(一) 症状

可完全无症状，仅在查体时发现。患侧阴囊或睾丸有坠胀感或坠痛，阴囊肿大，站立时患侧阴囊及睾丸低于健侧，阴囊表面可见扩张、迂曲之静脉。摸之有蚯蚓团状软性包块，平卧可使症状减轻或消失。病人可有神经衰弱症状，如头痛、乏力、神经过敏等。有的病人有性功能障碍。精索静脉曲张有时可影响生育。精索静脉曲张者9%有不育，男性不育者有39%是精索静脉曲张引起的。严重者可引起睾丸萎缩。其原因是患侧阴囊内温度升高并反射至对侧、使精原细胞退化、萎缩、精子数量减少；或是由于左肾上腺分泌的五羟色胺或类固醇经左精索内静脉反流入睾丸，引起精子数量减少。

(二) 体征

对继发性精索静脉曲张应注意检查腹部、应做静脉肾盂造影排除肾脏肿瘤。临床上可将精索静脉曲张分为三度：

1度（轻度）：站立时看不到阴囊皮肤有曲张静脉突出，但可摸到阴囊内曲张之静脉，平卧时曲张之静脉很快消失。

2度（中度）：站立时可看到阴囊上有扩张的静脉突出，可摸到阴囊内有较明显的曲张之静脉，平卧时包块逐渐消失。

3度（重度）：阴囊表面有明显的粗大血管，阴囊内有明显的蚯蚓状扩张的静脉，静脉壁肥厚变硬；平卧时消失缓慢。

【辅助检查】

（1）B超：可明确静脉扩张直径，鉴别静脉团与疝囊内容物等。腹膜后探查可排除腹膜后占位性病变引起的继发性精索静脉曲张；

（2）精液常规：精索静脉曲张是男性不育的主要原因，精液常规检查可了解精子质量。

【诊断和鉴别诊断】

据患者体征可诊断，B超是重要的诊断依据。需要与腹股沟疝、精索炎症性疾病等鉴别。

（1）腹股沟疝：曲张的静脉团块有时可误为腹股沟疝，体检平卧位不能消失，超声检查多可明确；

（2）丝虫性精索炎：可有阴囊部坠胀的感觉，精索增粗，压痛明显，局部有反复发作的剧痛或钝痛。精索下端可出现小硬结；

（3）输精管附睾结核：也有阴囊部坠胀感，但其特征为输精管有串珠样改变。附睾尾部可出现不规则的结节，也可出现与阴囊粘连的窦道。

【治疗】

首先应排除肾肿瘤、肾积水、腹膜后肿瘤、异位血管等继发性因素。无症状的轻度精索静脉曲张不需治疗。

非手术治疗：轻度精索静脉曲张或伴有神经衰弱者可托阴囊、冷敷等。

手术治疗：较重的精索静脉曲张、精子数连续三次在2000万以下或有睾丸萎缩者；平卧时曲张之静脉可消失者，可行精索内静脉高位结扎术。据报告腹腔镜下精索静脉高位结扎术创伤小，对双侧精索静脉曲张患者尤为适用。

【转诊指导】

有手术指征者。

【健康指导】

轻度精索静脉曲张不需手术者应避免久坐、长时间站立及剧烈运动，穿紧身内裤或应用阴囊托，定期复查。

（陶海学）

第五章 外周血管疾病

第一节 血栓闭塞性脉管炎

血栓闭塞性脉管炎（TAO）是一种以周围血管炎症和闭塞为特点的疾病，主要累及四肢中、小动静脉，尤以下肢为甚。绝大多数患者为青壮年男性吸烟者。

此病曾称为 Buerger 病。尽管有学者曾提出血栓闭塞性脉管炎是动脉硬化性闭塞症的早期表现，但大多数学者仍认为血栓闭塞性脉管炎是不同于动脉硬化性闭塞症的一种独立的疾病。

血栓闭塞性脉管炎的病因至今尚不清楚，一般认为与吸烟、寒冷、潮湿、外伤、感染、营养不良、激素紊乱、遗传、血管神经调节障碍及自身免疫功能紊乱有关。血栓闭塞性脉管炎主要累及肢体的中、小动静脉。以下肢胫前动脉、胫后动脉、腓动脉、足背动脉和趾动脉最为多见，也可累及上肢桡动脉、尺动脉和指动脉，较少累及较大的动脉如股动脉和肱动脉。伴行静脉和浅表静脉也可累及，但程度较轻。累及心、脑、肠、肾等内脏的血管较罕见。

病理改变的特点是血管全层非化脓性炎症，管壁结构仍然完整。病变呈节段性，节段之间有内膜正常的管壁。病变血管有广泛内皮细胞增生和全层成纤维细胞增生及淋巴细胞浸润。早期即有血栓形成，血栓内含有许多内皮细胞和成纤维细胞。后期血栓机化并伴细小的再管化。病变后期，动脉周围广泛纤维化，常包绕静脉和神经形成纤维条索。受累静脉的病理变化与动脉相似。血管壁的交感神经可发生神经周围炎、神经退行性变和纤维化。血管闭塞的同时，虽可逐渐建立侧支循环，但常不足以代偿。

血栓闭塞性脉管炎的病理生理变化可归纳为中、小血管炎症所产生的局部影响和动脉闭塞所引起的肢体供血不足两个方面。

一、临床表现

（一）疼痛

疼痛是本病最突出的症状。病变早期，由于血管痉挛，血管壁和周围组织神经末梢受到刺激而使患肢（趾、指）出现疼痛、针刺、烧灼、麻木等异常感觉。随着病变进一步发展，肢体动脉狭窄逐渐加重，即出现缺血性疼痛。轻者行走一段路程以后，患肢足部或小腿胀痛，休息片刻疼痛即能缓解，再次行走后疼痛又会出现，这种现象称为间歇性跛行。产生间歇性跛行的机制一般认为是血液循环障碍时，肌肉运动后乳酸等酸性代谢产物积聚，刺激局部神经末梢引起疼痛。也有学者认为，动脉狭窄或闭塞后，动脉压降低，肢体运动时，肌肉收缩所产生的压力超过肌肉内动脉的压力，使局部血流显著减少，从而引起患肢疼痛。重者即使肢体处于休息状态，疼痛仍不能缓解，称为静息痛。此时疼痛剧烈、持续，尤以夜间为甚。患肢抬高疼痛加重，下垂后则略有缓解。患者常屈膝抱足而坐，或将患肢下垂于床旁，以减轻患肢疼痛，形成血栓闭塞性脉管炎的典型体位。一旦患肢发生溃疡、坏疽、继发感染，疼痛更为剧烈。

（二）发凉、皮温降低

患肢发凉、怕冷，对外界寒冷敏感也是血栓闭塞性脉管炎常见的早期症状。随着病情的发展，发凉的程度加重，并可出现动脉闭塞远端的肢体皮肤温度降低。

（三）皮肤色泽改变

患肢缺血常使皮肤呈苍白色，肢体抬高后更为明显。下述试验有助于了解肢体循环情况：

1. 指压试验

指压趾（指）端后观察局部皮肤或甲床毛细血管充盈情况，如果松开后 5 秒皮肤或甲床仍呈苍白色或淤紫色，表示动脉供血不足。

2. 肢体抬高试验

抬高肢体（下肢抬高 70°～80°，上肢直举过头），持续 60 秒，如存在肢体动脉供血不足，皮肤呈苍白或蜡白色。下垂肢体后，皮肤颜色恢复时间由正常的 10 秒延长到 45 秒以上，且颜色不均呈斑片状。肢体持续处于下垂位时，皮肤颜色呈潮红或淤紫色。

3. 静脉充盈时间

抬高患肢，使静脉排空、瘪陷，然后迅速下垂肢体，观察足背浅表静脉充盈情况，如果静脉充盈时间大于 15 秒，表示肢体动脉供血不足。此外，部分患者受寒冷刺激或情绪波动，可出现雷诺综合征，表现为指（趾）皮肤苍白、青紫、潮红的间歇性改变。

（四）游走性血栓性浅静脉炎

40%～50% 的血栓闭塞性脉管炎患者发病前或发病过程中可反复出现游走性血栓性浅静脉炎。急性发作时，肢体浅表静脉呈红色条索、结节状，伴有轻度疼痛和压痛。2～3 周后，红肿疼痛消退，但往往留有色素沉着。经过一段时间，相同部位或其他部位又可重新出现。因此，游走性血栓性浅静脉炎常是血栓闭塞性脉管炎的前驱表现。

（五）肢体营养障碍

患肢缺血可引起肢体营养障碍，常表现为皮肤干燥、脱屑、皱裂、汗毛脱落、出汗减少，趾（指）甲增厚、变形、生长缓慢、肌肉萎缩、肢体变细。严重时可出现溃疡、坏疽。溃疡、坏疽常先出现在趾端、甲旁或趾间，可因局部加温、药物刺激、拔甲、损伤等因素诱发。开始多为干性坏疽，继发感染后形成湿性坏疽。根据溃疡、坏疽的范围可分为三级。Ⅰ级：溃疡、坏疽局限于趾（指）部；Ⅱ级：溃疡、坏疽超过跖趾（掌指）关节；Ⅲ级：溃疡、坏疽超过踝（腕）关节。

（六）肢体动脉搏动减弱或消失

根据病变累及的动脉不同，可出现足背动脉、胫后动脉、腘动脉或尺动脉、桡动脉、肱动脉等动脉搏动减弱或消失。但需注意，约有 5% 的正常人足背动脉先天性阙如而不能扪及搏动。尺动脉通畅试验（Allen 试验）可鉴别尺动脉搏动未扪及者动脉体表位置解剖变异和动脉闭塞。方法是抬高上肢，指压阻断桡动脉后，重复握拳数次，促使静脉回流。然后将手放至心脏水平，如果尺动脉通畅，手指和手掌皮肤迅速转为粉红色（40秒内）。反之，只有解除桡动脉指压后，皮色才能恢复正常。尺动脉通畅试验还可了解尺动脉搏动存在者，尺动脉远端通畅情况。方法同上，如持续指压阻断桡动脉后，手指保持苍白色，提示尺动脉远端闭塞。应用同样原理，可以了解桡动脉有无闭塞性病变以及桡动脉远端通畅情况。

二、诊断

诊断血栓闭塞性脉管炎不难，但应进一步明确动脉闭塞的部位、范围、性质、程度以及侧支循环建立情况。

（一）皮肤温度测定

在一定室温（15~25℃）条件下，肢体温度较对侧相应部位下降2℃以上，表示该侧肢体血供不足。

（二）红外线热像图

红外线热像仪能探测到肢体表面辐射的红外线，并转换成热像图。同时，可用数字表示各采样点的温度。血栓闭塞性脉管炎的肢体红外线热像图可显示患肢缺血部位辉度较暗，出现异常的"冷区"。

（三）节段性测压和应激试验

节段性测压可了解肢体各节段的动脉收缩压。血栓闭塞性脉管炎常表现为患肢腘动脉或肱动脉以下血压降低。如病变仅限于下肢，踝/肱指数（正常值≥1）可反映患肢缺血的严重程度。节段性测压正常者，可采用应激试验，如运动试验、反应性充血试验，早期血栓闭塞性脉管炎患者应激试验后踝压明显下降，踝压恢复时间延长。

（四）脉波描记

采用多普勒血流流速仪和各种容积描记仪均可描记肢体各节段的动脉波形。血栓闭塞性脉管炎的患肢远端动脉波形常表现为单向波，波幅低平，波峰低钝。病变严重时动脉波形呈一直线。

（五）动脉造影

动脉造影可明确动脉闭塞的部位、范围、性质和程度，并可了解患肢侧支循环建立情况。血栓闭塞性脉管炎动脉造影的典型表现为中小动脉节段性闭塞，而在病变的动脉之间，可见管壁光滑的正常动脉。此外，常可显示许多细小的侧支血管。由于动脉造影为创伤性检查方法，可引起动脉痉挛和血管内皮损伤，加重肢体缺血，一般不作为本病的常规检查方法。

根据本病的病程演变，临床可分为三期。

1. 第一期（局部缺血期）

主要表现为患肢麻木、发凉、酸胀和间歇性跛行。足背动脉和（或）胫后动脉搏动减弱或消失。可伴有游走性血栓性浅静脉炎。

2. 第二期（营养障碍期）

除第一期的临床表现外，患肢缺血性疼痛由间歇性跛行转为持续性静息痛。并出现患肢营养障碍表现，如皮肤干燥、无汗、皮色苍白、瘀紫或潮红、趾甲增厚、变形、汗毛脱落，小腿肌肉萎缩等。

3. 第三期（组织坏死期）

除第一、第二期的临床表现外，患肢出现缺血性溃疡、坏疽。开始为干性坏疽，继发感染后转变为湿性坏疽。

三、鉴别诊断

（一）动脉硬化性闭塞症

本病也是常见的慢性肢体动脉闭塞性疾病。多见于中老年，男女均可发病。病变主要累及大、中动脉，尤以腹主动脉下段和髂股动脉最为多见。常可扪及浅表动脉变硬、扭曲。有时可闻及血管杂音。常合并高血压、高血脂、糖尿病和内脏动脉硬化缺血。多无游走性血栓性浅静脉炎。胸腹部平片可显示主动脉弓突出和动脉钙化影，动脉造影显示动脉腔不规则充盈缺损，呈虫蚀样改变，闭塞远端的动脉可经侧支血管显影。病理检查可见动脉中层和内膜均有变性，静脉则不受累。

（二）多发性大动脉炎

多发性大动脉炎多见于青年女性。病变常同时累及多处大动脉，主要侵犯主动脉弓的分支和（或）主动脉及其内脏分支。病变部位常可闻及血管杂音，并可扪及震颤。常有肢体慢性缺血的临床表现，但一般不出现肢体缺血性溃疡、坏疽。动脉造影显示主动脉主要分支开口处狭窄或闭塞。

（三）特发性动脉血栓形成

特发性动脉血栓形成少见。多见于结缔组织疾病、血液系统疾病和转移性癌肿患者。起病较急，主要表现为髂股动脉突然闭塞，可引起肢体广泛性坏死。可伴有髂股静脉血栓形成。

（四）结节性动脉周围炎

本病主要累及中、小动脉，可出现与血栓闭塞性脉管炎类似的肢体缺血症状，但多伴有发热、乏力、关节酸痛等全身症状。病变广泛，常累及肾、心、肝、肠等内脏动脉，出现相应内脏缺血的临床表现。常出现沿动脉行经排列的皮下结节。实验室检查显示高球蛋白血症和血沉增快。活组织检查可以明确诊断。

（五）糖尿病性坏疽

肢体出现坏疽，应考虑到糖尿病性坏疽的可能。以下特点有助于鉴别诊断：三多一少的临床表现，即多饮、多尿、多食和体重减轻；实验室检查显示血糖升高或尿糖阳性。

四、治疗

血栓闭塞性脉管炎的治疗原则是防止病变发展，改善患肢血供，减轻患肢疼痛，促进溃疡愈合。具体方法如下：

（一）一般治疗

坚持戒烟：是血栓闭塞性脉管炎的治疗关键。本病的预后很大程度上取决于患者是否坚持戒烟。其他治疗措施能否取得疗效也与是否坚持戒烟密切相关。避免寒冷、潮湿、外伤和注意患肢适当保暖，有助于防止病变进一步加重和出现并发症。但也不宜采用患肢局部热敷，以免增加组织氧耗量，造成患肢缺血坏疽。促进患肢侧支循环建立，增加患肢血供。方法是：平卧位，患肢抬高45°，维持1~2分钟。然后坐起，患肢下垂床旁2~5分钟，并做足部旋转、伸屈运动10次。最后将患肢放平休息2分钟。每次重复练习5回，每日练习数次。

(二) 药物治疗

1. 复方丹参针剂（丹参和降香，每毫升含生药各1g）

具有改善微循环，增加患肢血供的作用。常用剂量2~4mL，肌内注射，每日1~2次。或将复方丹参注射液20mL加入5%葡萄糖溶液500mL中，静脉滴注，每日1~2次。2~4周为一疗程。

2. 血管扩张药

具有解除动脉痉挛，扩张血管的作用。适用于第一、二期患者。对于动脉完全闭塞的患者，有学者认为血管扩张药不但不能扩张病变的血管，反而由于正常血管的"窃血"作用加重患肢缺血。常用药物有妥拉苏林25mg，口服，每日3次，或25mg，肌内注射，每日2次；烟酸50mg，口服，每日3次；盐酸罂粟碱30mg，口服或皮下注射，每日3次。采用动脉内注射妥拉苏林、山莨菪碱、普鲁卡因等药物能提高疗效，但需反复穿刺动脉，可造成动脉损伤或痉挛，临床应用受到限制。

3. 前列腺素

具有扩张血管和抑制血小板作用。治疗血栓闭塞性脉管炎取得良好效果。常用给药途径为动脉注射和静脉滴注。国内报道采用前列腺素E1（PgE1）100~200mg，静脉滴注，每日1次，有效率为80.8%。前列环素（PgI2）具有更强的扩张血管和抑制血小板作用，但因其半衰期短，性能不稳定，临床应用疗效不肯定。

4. 己酮可可碱

能降低血液黏滞度。增加红细胞变形性，使其能够通过狭窄的血管，从而提高组织灌注量。常用剂量为400mg，口服，每日3~4次。连续服药1~3个月，或长期服用。国外报道服药后能减轻静息痛和间歇性跛行，促进溃疡愈合。治疗肢体动脉闭塞性疾病有效率达95%。

5. 低分子右旋糖酐

（平均分子量2万~4万）具有减少血液黏滞度、抑制血小板聚集、改善微循环的作用。用法：低分子右旋糖酐500mL，静脉滴注，每日1~2次，10~15日为一疗程，间隔7~10日，可重复使用。

6. 蝮蛇

蝮蛇抗栓酶是从蝮蛇蛇毒中提取的具有降低纤维蛋白原和血液黏滞度的物质。近年来，我国先后用从东北蛇岛和长白山蝮蛇蛇毒中提纯的蝮蛇抗栓酶和清栓酶治疗血栓闭塞性脉管炎，显效率分别达到64%和75.4%。无明显不良反应。

7. 激素治疗

意见尚不统一。有学者认为激素能控制病情发展，缓解患肢疼痛。国外有报道采用泼尼松龙20mg，动脉注射，治疗血栓闭塞性脉管炎，3日和7日内疼痛明显减轻或消失者，分别占43.5%和26.1%。不能施行动脉注射者，采用溃疡、坏疽以上部位的健康组织皮下注射，止痛效果优良者也占37%。

8. 二氧化碳

能使血管平滑肌电活动减弱或消失，使血管壁处于松弛状态使血管扩张。动脉内注射二氧化碳能扩张血管、促进侧支循环建立。一般采用95% CO_2 mL/kg股动脉注射，或0.3mL/kg股动脉注射。每周1次，4~8次为1疗程，一般治疗1~2疗程。国内报道疗效优良率75.7%。

（三）手术治疗

1. 交感神经节切除术和肾上腺部分切除术

交感神经节切除术能解除血管痉挛，促进侧支循环建立，改善患肢血供。适用于第一、二期患者。根据病变累及上肢或下肢腘动脉，采用同侧胸或腰第2、3、4交感神经节及其神经链切除术。对于男性患者，应避免切除双侧第1腰交感神经节，以免引起性功能障碍。术前应常规进行交感神经阻滞试验，如阻滞后患肢症状缓解，皮肤温度上升1~2℃以上，提示患肢存在血管痉挛，切除交感神经节后常能取得良好疗效；反之，则说明患肢动脉闭塞，不宜选用交感神经节切除术。由于交感神经切除术主要改善皮肤血供，因此常能使皮肤温度升高，皮肤溃疡愈合，但不能缓解间跛症状。对于第二、三期患者，有学者认为采用交感神经节切除合并肾上腺部分切除术，能提高近、远期疗效。

2. 动脉血栓内膜剥除术

是将病变动脉的血栓内膜剥除，从而重建患肢动脉血流的手术方法。适用于股腘动脉闭塞，而腘动脉的分支（胫前动脉、胫后动脉和腓动脉）中至少有一支通畅的第二、三期患者。常用方法有：开放法：切开整个闭塞的动脉段，直视下剥离并取出血栓内膜，适用于短段动脉闭塞；半开放法：多处短段切开闭塞的动脉，用剥离器分离血栓内膜后，将其取出，适用于长段动脉闭塞。此外，还有二氧化碳气体剥离法和带囊导管剥离法。由于动脉血栓内膜剥除术治疗血栓闭塞性脉管炎临床适应者较少，远期疗效不佳，现已较少采用。

3. 动脉旁路移植术

在闭塞动脉的近、远端行旁路移植，是另一种重建患肢动脉血流的方法。适应症同动脉血栓内膜剥除术。动脉移植材料多采用自体大隐静脉，膝关节以上也可采用人造血管。由于血栓闭塞性脉管炎病变主要累及中、小动脉，输出道条件往往较差，很少有条件采用动脉旁路移植术。

4. 大网膜移植术

游离血管蒂大网膜移植术能使大网膜组织与患肢建立良好的侧支循环，改善患肢血供，具有明显缓解静息痛和促进溃疡愈合的作用。适用于腘动脉以下三支动脉均闭塞的第二、三期患者。方法是游离大网膜，将胃网膜右动、静脉与股动脉、大隐静脉或腘动、静脉吻合，然后把经剪裁或未经剪裁的大网膜移植于患肢内侧。近期疗效满意，远期疗效尚不肯定。

5. 静脉动脉化

将闭塞近端的动脉与静脉吻合，使闭塞近端的动脉血转流到患肢的静脉系统，从而改善患肢血供。适应症同大网膜移植术。早年采用动、静脉直接吻合，因动脉血流不能冲开正常静脉瓣膜的阻挡，结果多告失败。近10年来，国内外学者在动物实验的基础上，采用分期或一期动静脉转流重建患肢血液循环获得成功。方法是根据患肢动脉闭塞平面不同，采用股、腘动脉与股浅静脉、胫腓干静脉或大隐静脉吻合形成动静脉瘘，使动脉血既能不断向瘘口远端的静脉瓣冲击，又能从瘘口近端的静脉向心回流。经过一段时间（2~6个月）后，瘘口远端的静脉中的瓣膜由于长期承受逆向动脉血流冲击和静脉段扩张而发生关闭不全。这时再将瘘口近端的静脉结扎，就能使动脉血循静脉单向灌注到患肢的远端。国内文献报道疗效满意。

（四）高压氧治疗

高压氧治疗能提高血氧含量，增加肢体供氧量，从而减轻患肢疼痛，促进溃疡愈合。方法是每天在高压氧舱内行高压氧治疗1次，持续2~3小时。10次为1个疗程，休息1周后再进行第二疗程。一般可进行2~3个疗程。

（五）其他治疗

1. 镇痛

（1）止痛药：吗啡、哌替啶等止痛药能有效地缓解患肢疼痛，但易成瘾，应尽量少用。解热镇痛药如索米痛、安乃近、吲哚美辛等也可试用，但疗效不肯定；

（2）连续硬膜外阻滞：能缓解患肢疼痛，扩张下肢血管，促进侧支循环建立。适用于严重静息痛的下肢血栓闭塞性脉管炎患者。一般选择第2、3腰椎间隙留置硬膜外导管。间断注入1%利多卡因或0.1%丁卡因3~5mL。操作时应严格掌握无菌技术，导管留置时间以2~3日为宜，留置时间过长容易并发硬膜外间隙感染；

（3）药物麻醉：主要药物为东莨菪碱和洋金花总碱，能使患者安睡，疼痛缓解。此中东莨菪碱尚有扩张周围血管、增加心肌收缩力和改善微循环的作用，能增加患肢血流量。用法：东莨菪碱1~3mg，洋金花总碱2.5~5mg，静脉推注、静脉滴注或肌内注射。每次辅以氯丙嗪12.5~50mg。连续应用3~5日，改为隔日或隔两日一次。一般用药后3~4小时患者清醒。必要时可于用药后5小时注射毒扁豆碱0.5mg催醒；

（4）小腿神经压榨术（Smithwich手术）：根据患肢疼痛部位施行小腿下段感觉神经压榨术，能起到良好的止痛效果，70%的患者可得到长期止痛。主要缺点是足部感觉迟钝，常需几个月才能恢复。

2. 创面处理

（1）干性坏疽：保持创面干燥，避免继发感染。可用乙醇消毒创面并覆盖无菌纱布保护；

（2）湿性坏疽：去除坏死组织，积极控制感染。可采用敏感的抗生素溶液湿敷或东方1号、金蝎膏、玉红膏外敷。坏疽边界清楚，可行清创术或截趾（指）术。

3. 截肢术

足部坏疽继发感染并出现全身中毒症状、肢体剧痛难忍影响工作生活，经各种治疗难以控制，或足部坏疽达足跟、踝关节以上，且界限清楚，可行截肢术。施行截肢术应注意以下两点：

（1）在保证残端愈合的前提下，尽量选择有利义肢安装的较低截肢平面；

（2）截肢术操作过程中应注意保护截肢残端血供，尽可能避免加重患肢缺血的因素。具体措施包括：皮肤、皮下组织和筋膜一层切开，不宜过多游离皮瓣；切断骨膜时应贴近截骨平面，避免向近端过多分离骨膜；肌肉切断平面与截骨平面相同，尽量切断可能坏死的肌肉组织。此外，术中应避免使用止血带。

第二节　原发性下肢深静脉瓣膜功能不全

一、病因

原发性下肢深静脉瓣膜功能不全的发病原因至今尚未完全明确，可能的发病因素如下所述。

（1）瓣膜结构薄弱，在持久的逆向血流及血柱重力作用下使瓣膜游离缘松弛、伸长、下垂而对合不全，最终失去单向开放功能，导致血液倒流；

（2）由于持久的超负荷回心血量，导致静脉管腔扩张，以致瓣膜相对短小而关闭不全，故又称"相对性下肢深静脉瓣膜关闭不全"；

（3）深静脉瓣膜发育异常，仅有单叶，或虽有三叶但不在同一平面，或瓣膜阙如，必然失去正常的瓣膜关闭功能；

（4）由于小腿肌关节泵软弱，泵血无力，引起静脉血液淤滞。静脉高压，垂直血柱重力作用，首先破坏股浅静脉第1对瓣膜，并按照"多米诺骨牌"效应，顺序损坏其远侧股浅静脉中的诸瓣膜。

二、病理生理

病变初期，由于人体的代偿功能，特别是腓肠肌有效的泵作用，静脉血液仍然能快速向心回流，不发生任何症状。当瓣膜破坏一旦越过腘静脉平面，一方面小腿静脉壁和瓣膜因离心较远而承受更高的压力；另一方面，在小腿深静脉瓣膜破坏后，深静脉血液向远侧倒流，由于腓肠肌泵的收缩作用，可使远侧深静脉瓣膜和交通静脉瓣膜遭到破坏，出现所谓"破风箱"样的作用，即腓肠肌收缩时，深静脉中的部分血液经交通静脉倒流入踝上静脉网，使局部静脉系统处于瘀血和高压状态，从而引起足靴区一系列皮肤营养障碍性病理变化。此外，长期的小腿深静脉高压和静脉缺氧，使腓肠肌出现病理改变，即收缩力下降和泵样功能减退，又进一步加重小腿深静脉瘀血和高压。来自近侧髂股静脉的血柱重力，还同时作用于大隐静脉和股深静脉的瓣膜。大隐静脉瓣膜比较薄弱，位置较浅而缺乏肌保护，所以当股浅静脉瓣膜破坏时，大隐静脉瓣膜多已失去功能，因而两者往往同时存在。股深静脉的开口斜向外方，受血柱重力的影响较小，受累及的时间可能较迟。

三、临床表现

本病出现与原发性浅静脉曲张类似的症状和体征，但是远较大隐静脉曲张明显和严重。

（一）浅静脉曲张

浅静脉曲张是最早出现的病理改变。多发生沿大隐静脉和（或）小隐静脉解剖分布位置的浅静脉扩张、伸长，而行程蜿蜒迂曲，部分可出现球状扩张。曲张静脉可因血流缓慢而合并感染，导致血栓性浅静脉炎。

（二）肿胀、胀痛

肿胀、胀痛是深静脉功能不全、静脉高压的特征性表现。下肢出现明显的乏力、酸胀、不适或胀痛，有时可有小腿肌肉抽搐。小腿均匀性肿胀，胫前可有指压性水肿。症状在午后或行走时加重，晨起、休息、抬高患肢可缓解。夏天高温季节症状发作更为频繁。

（三）皮肤营养性改变

皮肤营养性改变包括皮肤萎缩、脱屑、瘙痒、色素沉着、皮肤和皮下组织硬结、湿疹和溃疡形成。如果合并踝部交通静脉功能不全，则可加速这些变化的出现。高度扩张的浅静脉易因轻度外伤或自行穿破而并发出血，且难以自行停止。

四、辅助检查及诊断

（一）静脉造影

造影剂的浓度大多为60%，为避免刺激静脉内膜，常用生理盐水稀释到30%~40%后再经静脉注入体内。成人每次造影剂的总剂量一般为100mL左右。目前常用的下肢静脉造影术包括顺行造影、逆行造影、腘静脉插管造影（深静脉瓣膜定位检测）和经浅静脉造影术等。

1. 顺行造影

（1）深静脉全程通畅，明显扩张，瓣膜影模糊或消失，失去正常的竹节状形态而呈直筒状；

（2）Valsalva屏气试验时，可见含有造影剂的静脉血自瓣膜近端向远心端逆流。

2. 逆行造影

根据造影剂向远端逆流的范围，分为如下五级：0级，无造影剂向远端泄流；1级，造影剂逆流不超过大腿近端；2级，造影剂逆流不超过膝关节平面；3级，造影剂逆流超过膝关节平面；4级，造影剂向远侧逆流至小腿深静脉，甚至达踝部。0级表示瓣膜关闭功能正常；1级、2级造影剂逆流，应结合临床加以判断；3级、4级表示瓣膜功能明显受损害。

（二）肢体应变容积描记（SPg）检测

肢体应变容积描记可检查深静脉通畅的程度，根据静脉容量增加值（VC）和静脉排出容量值（VO），可以探明深静脉回流是否正常、回流受阻还是可疑回流受阻。一般认为，其诊断下肢深静脉主干是否通畅的准确率达100%，但在少数髂股静脉闭塞，而侧支十分丰富的患者中，由于侧支的分流量较大，可以得到"深静脉通畅"的结果。

（三）肢体光电容积描记（PPg）检测

肢体光电容积描记可对静脉瓣膜功能进行测定。主要根据静脉再充盈时间（VRT）来判断瓣膜功能不全的静脉段：VRT0大于20秒，提示静脉瓣膜功能正常；VRT0小于20秒、VRT1（在膝下置止血带）小于20秒，提示大隐静脉瓣膜功能不全；VRT0小于20秒、VRT1小于20秒、VRT2（在小腿置止血带）大于20秒，提示交通静脉瓣膜功能不全；VRT0小于20秒、VRT1小于20秒、VRT2小于20秒，提示深静脉瓣膜功能不全。

(四) 动态静脉压测定

在确诊患者颈深静脉倒流或回流障碍病变后,动态静脉压测定可了解静脉高压病情的严重程度。正常人下肢静息时,穿刺足背浅静脉所测得的静脉压(RVP)为 16kPa(120mmHg)左右;做踮足运动(每秒钟 1 次,共 15 次)后,静脉压下降的幅度大于 60%,运动后静脉压(AVP)一般不超过 5.33kPa(40mmHg);运动停止后,静脉压上升并回复至原来水平,恢复所需的时间(RT)应大于 20 秒。深静脉瓣膜功能不全时,AVP 往往大于 8kPa(60mmHg),VRT 一般在 10 秒左右,严重者可降为约 5 秒;深静脉回流障碍时,也有同样的表现。

(五) 双功彩超检查

双功彩超能观察静脉瓣膜的活动,判别倒流的部位,并利用血流频谱,测定静脉血倒流的量,这是迄今为止最先进的无损伤检查方法,在一定程度上可替代静脉造影检查。

五、治疗

(一) 股浅静脉瓣膜腔内修复术

1. 手术切口

在患肢大腿根部股动脉搏动内侧做纵切口,长约 10cm。

2. 手术显露

切开筋膜找到股动脉后,从其后内方游离出股总静脉和股浅静脉,并在股浅静脉外侧显露出股深静脉及与股浅静脉汇合处。在此内侧 2~3cm,可找到股浅静脉第 1 对瓣膜。该处静脉略微膨出,于管壁上可见瓣膜的两个杯状外形。在此瓣膜远侧 3~5cm 处阻断血流,用手指将瓣膜远侧的血液迫挤到其近侧,使瓣膜和阻断处之间股浅静脉内的血液排空,放开手指,若血液即越过此瓣膜向远侧倒流,或者嘱患者咳嗽、屏气或压迫腹部后发生倒流者,即证实此瓣膜关闭不全。

3. 手术步骤

经静脉一次注入肝素 6250U,使全身肝素化。阻断股总、股浅和股深静脉血流。按 Kinster 的手术方法,在管壁上清楚地识别两个瓣叶的会合部位,选择其中 1 个外形轮廓清晰而位置合适者,在其正中的管壁上用 6~0 号无损伤缝计线缝 1 针作为标记,然后于以标记的远侧 3cm 处,正对此标记纵向切开管壁,以细小剪刀再向近侧切开 3cm,绝对不能切破瓣叶本身。将切缘向两侧牵开,以含肝素的生理盐水向瓣窝冲洗,使瓣叶游离缘漂浮在溶液中,观察其病变的情况和程度,可清楚地见到两个瓣叶的游离缘均有不同程度的松弛、伸长的状态,呈荷叶边形。先分别修复切缘两侧的瓣叶游离缘,具体方法是:以 6~0 号无损伤缝针线,分别在两侧瓣叶会合处的平面,从管壁外向内进针,穿过距交会点 2mm 的游离缘,然后于进针的平面向管外出针,最后在管壁外将缝线收紧打结;另一个未被切开的瓣叶会合处,可将两个游离缘按上述方法同时做一次性修复,这样每缝合 1 次,即可使松弛的游离缘缩短 2mm 左右。如果缝合修复后,游离缘仍有松弛、下垂的情况,可再于瓣叶会合处做追加缝合,直到两个瓣叶游离缘恢复正常的半挺直状态为止。

修复完毕后,以无损伤针线缝合关闭管壁切口,再以手指迫挤方法测试已修复的瓣膜,主要测试以下 4 个方面：

（1）阻断瓣膜远侧静脉，用手指将血液向近侧推挤；

（2）将血液挤入瓣膜近侧；

（3）近侧加压，如瓣膜功能不全，血液倒流入远侧段；

（4）瓣膜功能完好时，无血液倒流。如股浅静脉第 1 对瓣膜阙如，或者修复不满意时，可在其远侧 3~5cm 处找出第 2 对瓣膜，做修复术。瓣膜修复满意的标准是再度测试时血液不再倒流，即用手指在股总静脉上向远侧轻加迫挤时，血液受阻于修复的瓣膜处，管壁膨出、扩大而无倒流。

（二）股浅静脉瓣膜管壁外修复术

管壁外修复术是于瓣膜所在部位的静脉管壁上，做一系列间断缝合，使管腔缩窄，以恢复静脉瓣膜的单向开放功能。手术方法简便，手术创伤小、并发症少，而且具有满意的术后疗效。

通过动物实验发现：将犬股静脉缩小 1/3 时，血流量减少 10%；缩小 1/2 时，减少 49%；缩小 2/3 时，减少 65% 以上，发生血液回流障碍。因此，将股浅静脉包窄的限度定为缩小其管径的 1/3。临床实践发现，在解剖血管和寻找瓣膜的过程中，股浅静脉常发生不同程度的痉挛，此时可用温盐水（或加局部麻醉剂）纱布湿敷数分钟，等到静脉放松后再测量其周长。另一种方法是在静脉痉挛状态下，以手指迫挤法测试瓣膜功能，如已不再倒流，即可按照此时的静脉周长予以包窄。

第三节　下肢动脉硬化闭塞症

下肢动脉硬化闭塞症（ASO）是动脉粥样硬化所致的慢性动脉闭塞性疾病，好发于腹主动脉下端、髂动脉、股动脉、腘动脉等大、中型动脉，患肢表现为发冷、麻木、疼痛、间歇性跛行、动脉搏动消失、营养障碍、趾端、足部甚至小腿发生溃疡或者坏疽。患者生活质量严重下降，甚至失去肢体，对社会也是很大的负担。随着生活水平的提高、饮食结构的改变以及人均寿命的延长，ASO 的发病率显示出明显上升趋势，已经成为血管外科的常见病和多发病。

一、病因

（一）损伤及平滑肌细胞增生学说

各种原因造成的动脉内膜损伤是发生动脉硬化的始动因素。这些损伤因素主要包括：高血压、血流动力学改变、血栓形成、激素及化学物质刺激、免疫复合物、细菌病毒、糖尿病及低氧血症等。动脉内膜损伤后刺激平滑肌细胞向内膜移行，随后发生增生。这些增生的细胞形成了大量细胞外基质以及脂质聚积，最终形成动脉硬化斑块。硬化斑块使管腔增厚影响氧弥散作用可导致局部动脉壁的低氧血症，在动脉硬化斑块中细胞代谢的低氧状态可致病变部位发生坏死及炎症。

（二）脂质浸润学说

多种原因导致低密度脂蛋白积聚在动脉内膜，动脉壁内的酶活性减退也有利于胆固醇的沉积，各种脂蛋白在内膜下滞留聚积，最终就会形成动脉硬化斑块。家族性高胆固醇血症患者是患动脉硬化的高危人群。

（三）血流动力学学说

在动脉硬化的发病过程中，血流动力学改变及特殊的血管解剖部位是两种互相关联的致病因素。导致硬化斑块形成的血流动力学有关因素包括：切力血流分离瘀滞切力向量的摆动湍流及高血压。硬化斑块往往好发于血管床的分叉处，如肾下腹主动脉及髂、股动脉。这与其解剖学特点有一定的关系。

（四）遗传学说

遗传学调查显示本病有家族史者比一般人群高2~6倍，可能是由于遗传缺陷致细胞合成胆固醇的反馈控制失常以致胆固醇过多积聚。

二、临床表现与鉴别诊断

（一）临床表现

下肢动脉硬化闭塞症一般见于中老年人，常伴有吸烟、糖尿病、高血压、高脂血症等危险因素。下肢动脉硬化闭塞症症状的有无和严重程度，受病变进展的速度、侧支循环的多寡、个体的耐受力等多种因素影响。症状一般由轻至重逐渐发展，但在动脉硬化闭塞症基础上继发急性血栓形成时，可导致症状突然加重。

早期可无明显症状，或仅有轻微不适，如畏寒、发凉等。之后逐渐出现间歇性跛行症状，这是下肢动脉硬化闭塞症的特征性症状。表现为行走一段距离后，出现患肢疲劳、酸痛，被迫休息一段时间；休息后症状可完全缓解，再次行走后症状复现，每次行走的距离、休息的时间一般较为固定；另外，酸痛的部位与血管病变的位置存在相关性。病变进一步发展，则出现静息痛，即在患者休息时就存在肢端疼痛，平卧及夜间休息时容易发生。最终肢体可出现溃疡、坏疽，多由轻微的肢端损伤诱发。

（二）辅助检查

1. 踝肱指数（ABI）

应用多普勒血流仪与压力计，测算下肢踝部动脉收缩压与上肢肱动脉收缩压之比。静息状态下ABI一般为0.91~1.30，高于1.30提示动脉管壁僵硬不易压瘪；ABI为0.90~0.41提示存在轻-中度缺血；ABI<0.40，提示存在严重缺血。另外还有趾臂指数（TBI）可以了解末端动脉病变情况。

2. 经皮氧分压测定

通过测定局部组织的氧分压可间接了解局部组织的血流灌注情况，评价缺血程度；并可用来判断肢端溃疡、伤口的愈合趋势，经皮氧分压过低，提示伤口不易愈合。

3. 彩色多普勒

超声为常用筛查手段，可见动脉硬化斑块，管腔狭窄、闭塞等。该方法无创、方便且花费较低，但对于治疗的指导意义不大。

4. CT 血管成像（CTA）

已成为下肢动脉硬化闭塞症的首选检查方法，可清楚地显示动脉病变的部位、范围、程度；明确诊断，并为治疗方案的确定提供帮助。不足之处是需使用含碘造影剂，对肾功能可能造成影响，肾功能不全者慎用。

5. 磁共振血管成像（MRA）

同 CTA，也可为下肢动脉硬化闭塞症提供明确的影像学诊断，优点是无须使用含碘造影剂，但对钙化的分辨能力差，并可能会高估病变的严重程度。

6. 数字减影血管造影（DSA）

为诊断下肢动脉硬化闭塞症的金标准，能确切显示病变部位、范围、程度、侧支循环情况，延迟现象可评价远端流出道情况。DSA 对于病变的评估及手术方式的选择均具有重要意义，同时在有条件的医院，可在造影的同时行血管腔内治疗，同期解决动脉病变。

（三）诊断与鉴别

大多数动脉硬化闭塞性患者根据病史和体格检查可做出诊断，详细的询问病史和仔细的体格检查例如肢体的脉搏触诊及腹部和股-腘动脉的听诊都是很有必要的。根据脉搏的强弱或消失和杂音的出现可以初步判断血管病变的程度和位置。此外，还可根据静息痛、感觉异常或麻木、肢体组织溃疡或坏疽等可初步判断出缺血的严重程度。结合影像学检查所见，多可进行诊断。

本病应与腰椎间盘突出、下肢动脉栓塞、血栓闭塞性脉管炎等相鉴别。

三、分期和分级

ASO 临床表现的严重程度，可用 Fontaine 分期或 Rutherford 分级进行划分，以增加临床评价的客观程度，并使各类临床治疗结果之间具有更强的可比性。

（一）Rutherford 分期

由轻至重分为 0~6 共 7 个等级。

1. Rutherford0 级

无临床症状，踏车试验或反应性充血试验正常，无动脉阻塞的血流动力学表现。

2. Rutherford1 级

轻度间歇性跛行，完成踏车试验，运动后踝动脉压>50mmHg，但休息时踝动脉压低于约 20mmHg。

3. Rutherford2 级

中度间歇性跛行，介于 1 和 3 之间。

4. Rutherford3 级

重度间歇性跛行，不能完成踏车试验，运动后踝动脉压<50mmHg。

5. Rutherford4 级

缺血性静息痛，休息时踝动脉压<40mmHg，足背和胫后动脉几乎不能触及，足趾动脉压<30mmHg。

6. Rutherford 5 级

小块组织缺损、非愈合性溃疡，局灶性坏疽伴足底弥散性缺血改变。休息时踝动脉压<60mmHg，足背和胫后动脉几乎不能触及，足趾动脉压<40mmHg。

7. Rutherford 6 级

大块组织缺损，超过跖骨平面，足部功能无法保留，其余标准同 Rutherford 5 级。（标准踏车试验在15°斜面上，速度为每小时约3km，时间5分钟）。

(二) Fontaine 分期

1. 第1期轻微主诉期

患者仅感觉患肢皮温降低怕冷或轻度麻木活动后易疲劳肢端易发生足癣感染而不易控制。

2. 第2期间歇性跛行期

当患者在行走时，由于缺血和缺氧。较常见的部位是小腿的肌肉产生痉挛疼痛及疲乏无力必须停止行走休息片刻后症状有所缓解。才能继续活动，再行走一段距离后症状又重复出现。小腿间歇性跛行是下肢缺血性病变最常见的症状。

3. 第3期静息痛期

当病变进一步发展而侧支循环建立严重不足使患肢处于相当严重的缺血状态时，即使在休息时也感到疼痛麻木和感觉异常疼痛，一般以肢端为主。

4. 第4期组织坏死期

主要指病变继续发展至闭塞期侧支循环十分有限，出现营养障碍症状。在发生溃疡或坏疽以前皮肤温度降低色泽为暗紫色，早期坏疽和溃疡往往发生在足趾部，随着病变的进展，感染坏疽可逐渐向上发展至足部踝部或者小腿严重者可出现全身中毒症状。

四、治疗

(一) 内科治疗

动脉硬化是一种全身性疾病，应整体看待和治疗，包括控制血压、血糖、血脂，严格戒烟等，并积极诊治可能伴发的心脑血管疾病。在医生指导下加强锻炼，促进侧支循环形成；并注意足部护理，避免皮肤破损、烫伤等。针对下肢动脉硬化闭塞症的内科药物治疗，主要用于早、中期患者，或作为手术及介入治疗的辅助。常用药物包括：抗血小板药，如阿司匹林、氯吡格雷等；血管扩张及促进侧支循环形成的药物，如西洛他唑、安步乐克及前列腺素类药物等。

(二) 外科治疗

由于轻度的间歇性跛行通过药物治疗、积极的身体锻炼得到一定的缓解，而目前临床上需要外科干预的下肢慢性缺血的适应症，主要包括严重的间歇性跛行（正常步速下行走距离<200m）、静息痛和组织缺损（溃疡和坏疽）。治疗的方式主要为下肢动脉血流的重建，只有在血流重建成功的基础上，足部的创面才能得到愈合，肢体才能得以保存。因此，下肢动脉血流的重建在治疗下肢慢性缺血性病变中，是最重要和关键的措施。

1. 下肢动脉腔内治疗

包括经皮穿刺动脉内单纯球囊扩张术和动脉腔内支架成形术。作为一种微创手段，尤其是当患者年老体弱或伴有其他疾病无法耐受动脉搭桥手术创伤打击者，可以作为首选。如果介入治疗成功，一般症状可以缓解或改善，创面也可较快愈合。目前的评估指标包括主观指标和客观指标。前者包括主观症状的改善，如疼痛缓解或减轻程度，肢体发冷感觉改善情况等；后者包括踝肱指数（ABI），溃疡面愈合情况，截肢平面的降低等。

2. 下肢动脉旁路移植

作为治疗下肢缺血的传统方法，主要有两种方法，股动脉膝上或膝下腘动脉旁路移植和下肢远端小动脉旁路移植，后者由于下肢动脉移植最远端的吻合口是吻合在小腿动脉或足部动脉上，所以手术有较大的难度。由于手术创伤较大，对于同时伴有严重的心脑血管疾病或其他疾病的老年患者选择旁路手术要慎重，可以选择下肢动脉腔内介入治疗或其他微创措施。

3. 血管新生疗法

尽管外科手术和腔内微创治疗可以使大部分下肢缺血患者症状得到改善，但仍有30%~40%的患者不能耐受或不适合上述治疗方法。血管新生技术作为一种微创甚至无创的新技术应运而生。在临床上应用主要在最近十几年发展起来。目前临床上主要包括两种：血管生长因子和干细胞技术。

五、围术期并发症的处理要点

下肢动脉硬化闭塞症围术期并发症的发生与操作人员的技术水平，患者全身情况和病变血管条件、范围、程度，腔内治疗的方式、选择的材料、设备条件，围术期处理等有关。

（一）重视对基础疾病的围术期控制

老年患者常合并冠心病、高血压、糖尿病等基础疾病，术前的疼痛及有创操作均易诱发心律失常和血压改变；合并糖尿病的心脏可存在冠状动脉硬化、心肌细胞代谢和心脏自主神经等多种病理改变，从而多重增加对心功能的不利影响。所以对该类患者围术期积极控制血糖及血压水平非常重要，主要措施有：

（1）保证围术期血流动力学的稳定，对高危患者，如合并心力衰竭、心肌梗死史、极高危高血压者，应做好围术期的管理，尽量降低心脑血管不良事件的发生率；

（2）积极给予他汀类降脂和抗血小板药物，围术期行正规抗凝治疗，既要防治急性血栓形成，又要防止血性并发症；

（3）腔内操作尽可能缩短操作时间以减少对全身的不良刺激，避免血糖及血压的波动过大，对复杂多节段性病变最好分次进行，做到适可而止，不必过分追求完美的影像学表现。

（二）手术操作可能引起的并发症预防及处理

老年患者动脉硬化，血管弹性差，血管的腔内操作极易出现斑块脱落、血管破裂、夹层形成、血管穿刺点不易闭合等可能；围术期抗凝药物的使用，会增加局部出血、假性动脉瘤（pseud0aneurySm，PA）的发生等风险。预防和处理并发症需注意以下几点。

（1）围术期要充分抗凝，尤其术中肝素化，术中操作轻柔，尽量选用长球囊。避免多次扩张以减少对血管壁的损伤、斑块翘起与脱落，以及急性动脉血栓形成。血栓形成者可先试行置管溶栓，对大动脉血栓形成或栓塞应立即切开取栓，以减少需行截肢的风险；

（2）老年患者动脉壁穿刺点不易收缩闭合，应避免反复穿刺，术后适当延长加压包扎及肢体制动的时间，以减少局部血肿和假性动脉瘤的发生。如出血明显，需暂停抗凝、活血等药物的应用，血肿多可自行吸收；而对假性动脉瘤者，行彩超下加压或凝血酶注射多能够成功治愈。采用小切口股动脉切开可明显降低局部血肿和PA的发生率；

（3）操作过程中应尽量选用较细、柔软的导管和超滑导丝，选用合适的球囊进行扩张，操作小心、轻柔，切忌粗暴，避免导丝成袢或进入夹层。夹层发生时应将导管或导丝退回至真腔后置入相应规格的支架；

（4）微小粥样硬化斑块或血栓脱落栓塞于趾间小动脉，导致趾端急性缺血，即蓝趾综合征。予抗凝、扩血管、活血等治疗多可缓解。如缺血症状严重，可导致趾端坏疽，需行截趾。

第四节 单纯性下肢浅静脉曲张

一、解剖及病理生理

（一）下肢静脉解剖

下肢静脉循环系统分为深静脉与浅静脉两组，共同将下肢静脉血回送至心脏和肺。深静脉位于下肢肌肉筋膜以下的深层肌肉腔隙内，通过下肢静脉瓣膜和肌肉的作用，负责大部分下肢静脉血的回流。浅静脉位于肌筋膜外，没有筋膜的支撑，管壁稍薄的浅静脉壁有高度可扩张性，能够显著扩张容纳大量的血液。下肢浅层组织和皮肤的血液汇入浅静脉，然后汇入深静脉系统。

两支最主要的下肢浅静脉为大隐静脉与小隐静脉。大隐静脉是人体内最长的静脉，起源于足背静脉弓内侧，经内踝前方、下肢内侧上行，穿过卵圆窝汇入股静脉。大隐静脉进入股静脉的汇入点被称为股隐交界点。大隐静脉含多组静脉瓣膜，其中最主要的两处瓣膜分别位于股隐交界点水平及其下方1~2cm。大隐静脉在近股隐交接点的位置有3~7个属支，解剖变异较大，而以5支最为多见，其分别为腹壁浅静脉，旋髂浅静脉、阴部外静脉、股外侧静脉和股内侧静脉。

小隐静脉起自足背静脉弓外侧，于外踝后下方沿小腿后侧上行至腓肠肌内、外侧头之间进入腘窝，穿过深筋膜多汇入腘静脉，汇入点称为隐腘静脉交界点。少数小隐静脉汇入其他静脉如大隐静脉，或多个终末分支汇入大腿浅静脉分支。小隐静脉主要收集来自小腿内外侧缘的血流。在腓肠肌区域存在3支交通血管将小隐静脉与大隐静脉交通，称为隐间静脉，分别位于腓肠肌下1/3处、腓肠肌中段和膝下缘，以膝下那支最为粗大。

深静脉在肌肉之间与同名动脉伴行。小腿部有胫前、胫后和腓静脉，于腘窝处汇入腘静脉，进入内收肌管后移行为股静脉，其伴随股动脉上行，初在其外侧，后转至其内侧，与股深静脉汇入股总静脉，至腹股沟韧带深面移行为髂外静脉。

在深、浅静脉之间有许多穿通静脉存在。有些穿通静脉直接连接浅静脉和深静脉，多有相对固定的解剖位置；有些则通过肌间静脉与深静脉相连接，解剖位置变异较大。下肢主要穿通静脉早期以研究者人名命名，后经修订后改为以其解剖位置命名。如内踝和小腿内侧的穿通静脉，现在命名为胫后穿通静脉。这些穿通静脉进一步分为下、中、上三组，连接后弓状静脉和胫后静脉。另外一支重要的穿通静脉为胫周穿通静脉，位于小腿前内侧。股管穿通静脉）分为低位、高位两组，低位股管穿通静脉位于大腿远段连接大隐静脉和静脉，高位股管穿通静脉位于大腿中段连接大隐静脉和股静脉。小隐静脉发出的主要穿通静脉包括小腿中段穿通静脉（旧称 May 穿通静脉）和跟腱周围穿通静脉（旧称 Bassi 穿通静脉），前者连接小隐静脉和比目鱼肌静脉，后者连接小隐静脉和腓静脉。正常穿通静脉通过单向瓣膜仅允许血流自浅静脉向深静脉单向流动。当穿通静脉瓣膜功能不全时，血液逆流可发生病理性改变。

网状静脉为位于皮肤和肌筋膜之间的小静脉，管壁薄，外观呈蓝紫色，直径 1~3mm。网状静脉连接大、小隐静脉的分支并形成小静脉的网状结构系统，被称为外侧皮下静脉系统。该系统主要位于小腿外侧并向上延伸至腘窝以上水平。静脉高压下网状静脉可出现功能不全，可导致相应部位的毛细血管扩张。

（二）下肢浅静脉曲张的病理生理

单纯性下肢浅静脉曲张的发病原因，包括静脉瓣膜功能不全、静脉壁薄弱和静脉内压力持久增高。静脉壁薄弱、弹性降低和静脉瓣膜缺陷或结构不良，与遗传因素有关，属"原发性"下肢浅静脉瓣膜关闭不全。血液的重量作用以及任何后天因素使重力作用增加造成静脉瓣膜正常的关闭功能受到损害而形成的静脉曲张属"继发性"。继发性瓣膜关闭不全的诱发因素包括重体力劳动、长时间站立或坐立工作、肥胖、妊娠、长期便秘、慢性咳嗽等；静脉炎史、静脉系统梗阻以及循环血量超过回流负荷均可造成静脉内压力增高而形成静脉曲张。当隐股静脉连接点处的大隐静脉瓣膜遭到破坏而致关闭不全以后，就可影响其远心端的静脉瓣膜和交通支瓣膜，也可通过其属支静脉影响到小隐静脉。由于瓣膜关闭不全可导致血液反流，因浅静脉管壁肌层薄且周围缺少结缔组织，血液反流可引起静脉增长增粗，出现静脉曲张。血液反流导致下肢静脉压增高，静脉血流瘀滞，静脉壁发生营养障碍和退行性变，尤其是血管中层的肌纤维和弹性纤维萎缩变性，被结缔组织替代。部分静脉壁呈囊性扩张而变薄，有些部位因结缔组织增生而增厚，因而血管可呈结节状。静脉瓣膜萎缩、机化、功能丧失。因血流瘀滞、静脉压增高和毛细血管壁的通透性增加，血管内液体、蛋白质、红细胞和代谢产物渗出至皮下组织，引起纤维增生和色素沉着。局部组织缺氧而发生营养不良，抵抗力降低，易并发皮炎、湿疹、溃疡和感染。

二、临床表现

单纯性下肢浅静脉曲张是最常见的周围血管病。其发生常与遗传因素和职业因素有关，多见于经常从事站立工作者。临床上以大隐静脉瓣膜反流导致的静脉曲张最为常见，单纯小隐静脉反流导致的静脉曲张相对少见。

静脉曲张患者出现进行性加重的下肢浅表静脉扩张、隆起和迂曲。发病早期下肢浅静脉轻度纡曲隆起，可无明显症状。随静脉曲张程度进展，逐渐出现足踝区水肿，下肢酸胀、麻木、困乏、沉重感，久站后症状加重，而平卧或肢体抬高后症状明显减轻。若并发血栓性浅静脉炎，局部红肿疼痛明显，曲张静脉呈硬条索状。血栓机化及钙化后，可形成静脉结石。

病程较长、曲张静脉较重者，在足靴区或小腿出现皮肤营养性改变，包括皮肤萎缩、脱屑、皮肤色素沉着、湿疹和静脉性溃疡，患者有皮肤瘙痒感。如曲张静脉处有外伤则可造成该处破裂出血，静脉曲张也易并发血栓性浅静脉炎，表现为局部红、肿、热、痛，可触及红肿条索和血栓硬结。曲张静脉团因溃疡侵蚀或外伤致破裂，可发生急性出血。

（一）毛细血管扩张或网状静脉扩张

毛细血管扩张指持久性扩张的真皮内小静脉，内径<1mm，红色或蓝色，呈线状或丝状；网状静脉为蓝色持久性扩张的真皮内小静脉，内径>1mm 但<3mm，通常呈扭曲状不同于正常皮内小静脉。

（二）皮下浅静脉扩张

在直立位时腿部可见弯曲增粗的表浅静脉血管，内径>3mm，高出皮肤，在腿部抬高或平卧后可消失，常有小腿酸胀、易疲劳等不适感觉，并呈扭曲状，可受累大隐静脉、小隐静脉或非隐静脉系统。

（三）静脉性水肿

通常发生于足踝区和小腿，以站立过久或劳累后较明显，晨起时水肿可消退，患肢常比对侧肢体增粗。

（四）皮肤和皮下组织改变

包括皮肤色素沉着、湿疹、皮肤脂肪硬化症或白色萎缩症等。皮肤色素沉着为早期的皮肤改变，常发生于踝周，可向小腿或足部扩展。湿疹表现为红斑、水疱、渗出或鳞屑状皮疹，多发生于曲张静脉周围，或广泛受累整个下肢，又称瘀血性皮炎。皮肤脂肪硬化症表现为小腿下段皮肤和皮下组织的局限性慢性炎症和硬化，有时伴有跟腱的瘢痕和挛缩。白色萎缩症多为圆形的局限性皮肤白色萎缩斑，周围有扩张的毛细血管，有时伴有明显色素沉着。

（五）静脉性溃疡

好发部位在踝周及小腿下 1/3，尤以内踝和足靴区内侧最多见，为全层性的皮肤缺损。C5 和 C6 以静脉性溃疡已愈合（C5）或活动期（C6）为区别，同时可伴有 C4 期各种皮肤及皮下组织改变。

三、检查及诊断

（一）检查

1. 下肢静脉功能检查

（1）浅静脉瓣膜功能试验（Trendelenburg 试验）：患者仰卧，抬高下肢使静脉排空，于腹股沟下方束止血带压迫大隐静脉。嘱患者站立，释放止血带后 10 秒内如出现自上而下的静脉曲，张则提示大隐静脉瓣膜功能不全。同样原理，在腘窝处束止血带，可检测小隐静脉瓣膜功能；

（2）深静脉通畅试验（Perthes 试验）：患者站立位，于腹股沟下方束止血带压迫大隐静脉，待静脉充盈后，嘱患者用力踢腿或下蹲 10 余次，如充盈的曲张静脉明显减轻或消失，则提示深静脉通畅；反之，则可能有深静脉阻塞；

（3）穿通静脉瓣膜功能试验（Pratt 试验）：患者仰卧，抬高下肢，于腹股沟下方束止血带压迫大隐静脉，先从足趾向上至腘窝缠第一根绷带，再从止血带处向下缠第二根绷带。让患者站立，一边向下解开第一根绷带，一边继续向下缠第二根绷带，如果在两根绷带之间的间隙出现静脉曲张，则提示该处有功能不全的穿通静脉。

2. 多普勒血管超声检查

简便，无创，可重复性强。可动态、直观地显示静脉解剖结构的切面图像及彩色血流成像，评估深、浅静脉及穿通静脉瓣膜功能，以及各静脉血管壁、管腔、血流方向、速度、侧支循环、是否合并血栓形成等情况。常常作为单纯性下肢静脉曲张的诊断、术前检查、术后随访的首选方法。

3. 下肢静脉造影

有顺行性与逆行性两种造影方法，一般单纯性下肢静脉曲张无必要做此检查，当怀疑合并深静脉病变时，对疾病的鉴别诊断具有重要价值。可了解深静脉系统通畅情况、判断交通支瓣膜功能及解剖部位，为手术结扎交通支提供切口部位，评估深静脉功能。单纯性下肢静脉曲张顺行造影时可见浅静脉明显扩张，穿通静脉可有扩张及逆流，深静脉正常；逆行造影，可见造影剂逆流通过隐股静脉瓣，并显示大隐静脉近端呈囊状扩张，而股静脉瓣膜无逆流。

(二) 鉴别诊断

根据患者的病史、体征诊断下肢浅静脉曲张并不困难。但单纯性下肢静脉曲张应与各种原因导致的可继发下肢浅静脉曲张的疾病相鉴别。

1. 原发性下肢深静脉瓣膜功能不全

原发性下肢深静脉瓣膜功能不全可继发有下肢浅静脉曲张，但下肢静脉功能不全表现更严重，患者久站时出现明显胀痛和下肢明显肿胀。多普勒血管超声检查和下肢静脉造影检查可明确下肢深静脉瓣膜反流性质及严重程度。

2. 下肢深静脉血栓形成后综合征

下肢深静脉血栓形成后血栓阻塞深静脉，血液回流障碍，浅静脉失代偿可引起继发性静脉曲张；病程早期下肢深静脉回流障碍，病程后期血栓机化再通后，静脉瓣膜遭破坏，演变成倒流性病变，代偿性出现浅静脉曲张，下肢水肿，肢体沉重或酸痛感及皮肤营养性变化，可继发患肢淋巴水肿。血栓形成的闭塞期，深静脉通畅试验阳性，血栓再通后，深静脉通畅试验也可阴性。可根据患者既往深静脉血栓病史、多普勒血管超声检查和下肢静脉造影鉴别。

3. 慢性髂腔静脉梗阻性疾病

慢性髂腔静脉梗阻性疾病，如髂静脉压迫综合征、布加综合征、血栓后髂静脉闭塞等，因下肢静脉回流受阻可继发下肢浅静脉曲张及下肢静脉功能不全表现。

4. 下肢动静脉瘘

先天性动静脉瘘，患肢常较健肢明显增长、粗大；后天性动静脉瘘多有外伤史。动静脉瘘处局部可以扪及持续性震颤，听诊时可闻及连续性杂音；皮温升高，常继发浅静脉曲张。

5. 先天性静脉畸形骨肥大综合征

为一种先天性静脉畸形病变，以葡萄酒色斑痣、肢体浅静脉曲张伴有或不伴有深静脉畸形及骨与软组织增生肥大三联征为主要表现。浅静脉曲张多见于下肢的外侧面，也有患者受累整个肢体。

四、治疗

（一）非手术治疗

非手术治疗法仅能改善症状，适用于：

（1）病变局限，症状较轻；
（2）妊娠期间发病，鉴于分娩后症状有可能消失，可暂行非手术疗法；
（3）症状虽然明显，但手术耐受力极差者。

1. 循序减压

弹力袜或弹力绷带循序减压弹力袜或弹力绷带使曲张静脉处于萎瘪状态，减少静脉管径，降低毛细血管滤过性，加强瓣膜功能。远侧高而近侧低的压力差利下肢静脉回流。此外，还应避免久站、久坐，间歇抬高患肢。

2. 药物治疗常用药物

包括马栗种子提取物、地奥司明、七叶皂苷钠、曲克芦丁等。通过增强静脉血管弹性和张力、降低毛细血管通透性、抑制炎症反应、促进静脉血液回流、改善微循环等改善临床症状。

3. 硬化剂治疗

硬化剂治疗的基本原理是通过硬化剂的注入，使药物刺激静脉壁，使静脉痉挛、内膜变性、炎症反应发生和内膜硬化。其理想结果是曲张静脉经注射硬化剂治疗后形成纤维条索，最终被吸收。注射硬化剂后的局部反应与硬化剂的浓度和作用时间相关，治疗不足可能没有效果，治疗过度可以引起血管周围组织破坏及炎症反应强烈。

硬化剂治疗发展初期主要应用液体硬化剂，常用的硬化剂包括5%鱼肝油酸钠、酚甘油液（2%酚溶于25%~30%甘油液中）等。近年来，泡沫硬化剂已广泛应用于临床，逐渐取代液体硬化剂。泡沫硬化剂的优势在于：它不会与血液混合而导致硬化剂浓度被稀释；由于泡沫制剂进入血管内后可迅速占据血管腔而驱走血液，使得药物与静脉壁广泛接触会增加作用时间和接触面积以提高疗效。泡沫制剂的这些特性使得治疗时可以用低浓度和少量硬化剂就达到满意疗效；此外，泡沫制剂在超声下很容易直视到，可以在整个治疗过程中监测治疗状况。在超声引导下注射硬化剂可以准确地穿刺到靶血管，监测到制剂在血管腔内弥散情况，监测到与静脉壁的接触状况，减少了穿刺到静脉外或误穿动脉而造成的并发症。

（二）手术治疗

手术是单纯性下肢静脉曲张根本的治疗方法。手术方法包括三个方面：

（1）大隐静脉反流的处理；
（2）曲张静脉团的处理；
（3）功能不全的交通支静脉的处理。目前还没有一种方法能十全十美地治疗静脉曲张，最佳的方法是取各种方法的优点，结合患者具体情况制定治疗方案。

1. 传统手术治疗

传统手术包括高位结扎及大隐静脉的剥脱、交通支的处理以及静脉团的手术切除。根据剥脱器的改进分为普通剥脱和内翻剥脱器，内翻剥脱对周围组织损伤较普通剥脱器小。

（1）术前准备：术前用记号笔标记曲张静脉，均行下肢静脉超声检查，以了解深静脉通畅情况及瓣膜功能是否正常并标记出交通支血管的位置；

（2）手术方法：在腹股沟韧带下约 1.5cm 的卵圆窝处做 2cm 的切口，切开浅筋膜，于卵圆窝内下缘找到大隐静脉，游离，切断并结扎所有属支，在距股深静脉约 0.5cm 处切断大隐静脉，结扎大隐静脉近端，经切断大隐静脉断端向下逆行送入剥脱器，在膝下或踝部大隐静脉主干处做 0.5cm 小切口，引出静脉剥脱器。沿大隐静脉走行注射 TLA 液（0.9%生理盐水 500mL、2%利多卡因 20mL，肾上腺素 1mL），以减少出血及减轻术后疼痛，将剥脱器由远端拉出，逆行、内翻拖出大隐静脉，向大隐静脉血管床再注入 TLA 液 50~100mL，压迫止血。然后按术前标记在有交通支处做 0.3~1cm 的切口，切断，结扎交通支。对于表浅曲张静脉，根据其病变程度、范围选择手术切除或用粗丝线行"8"字缝合，将其闭塞，用弹力绷带加压包扎，术毕；

（3）术后处理：建议术后早期活动，术后持续使用弹力绷带或弹力袜至少 8~10 天。推荐穿弹力袜 1~3 个月；

（4）手术结果：传统手术长期随访结果差异性很大，复发率为 6%~60%，2006 年 Fisher 报道一项多中心的近 7 年的随访结果，复发率在 19.2%。目前国际上比较认可的结果在 20%左右。复发的原因为：手术不彻底（包括大隐静脉剥脱不完全和交通支未处理），解剖异常，疾病继续发展，肥胖和血管新生等。

2. 腔内激光治疗（EVLT）

激光的特性是可以通过光纤能够传递热能量使管腔收缩、内膜损伤继而迅速机化并形成纤维条索，最终使静脉闭合，以达到消除反流的目的。

（1）术前准备：同传统手术；

（2）手术方法：在下肢消毒前，先用 18g 套管针做患肢踝静脉穿刺，肝素帽封管备用。常规消毒铺巾，将患肢垫高 30°；由套管针处置入 0.035mm 超滑导丝，引导 5F 可透光造影导管至股隐静脉交界点以远 1~2cm 处（可通过术中超声定位），肝素盐水封管留置。如套管针穿刺踝静脉失败或经套管针导入超滑导丝、导管失败，可在术前标记明显曲张且有交通支处切开皮肤，切断交通支并找到大隐静脉主干，在此处沿主干导入造影导管。打开激光引导光源，沿造影导管置入激光光纤，引导光源可透过皮肤，准确将激光光纤送至股隐静脉交界点以远 1~2cm 处，激光发射仪设定参数，准备发射激光治疗。有 2 种治疗方法：

（1）间断治疗法，设定参数功率 12W，作用时间 1 秒，间隔时间 1 秒，此种设定后，激光间断发射，激光发射时激光纤维停留，间隔时回撤光纤，速度以 0.5cm/s 为宜，此种方法疗效取决于静脉的直径，其缺点是治疗不均匀。

（2）连续治疗法，激光以连续方式发射，光纤也连续回撤，此时作用能量取决于设定发射量和回撤速度；是否作用均匀取决于术者回撤光纤的状况。除参数设定正确外，大隐静脉直径也是治疗效果的重要因素，对于直径粗大且静脉壁较厚的患者可适当减缓退行速度，

而对主干细且壁较薄的患者可适当加快激光退行速度;助手用手沿大隐静脉行程压迫,闭合大隐静脉全程;

(3) 手术禁忌证:如果患者有静脉炎史、血小板减少症、大隐静脉迂曲严重或脉囊性扩张以及大隐静脉十分表浅时,不适合采用激光治疗;

(4) 术后处理:同前;

(5) 手术结果:目前仅有中短期手术结果发表,报告只提到大隐静脉闭合率,而静脉曲张复发率很少提及。在1~3年随访时,大隐静脉闭塞率在95%左右,3年的复发率有报道是6%。

3. 射频腔内闭合术

射频腔内闭合术是通过射频治疗系统将射频能量传递到静脉壁,足够的热量作用于静脉壁,使胶原质收缩、内皮细胞裸露,从而导致静脉壁增厚、管腔闭合。目前最先进的射频腔内闭合系统为 ClosureFAST 系统(美国 VNUS 医疗技术公司),以节段性消融为特点,治疗大静脉及小隐静脉的反流。ClosureFAST 导管远端附有1个7cm长的双极电极,其机制为该电极直接作用于静脉壁释放射频能量,与静脉壁的直接接触导致血管内皮损伤、静脉壁胶原纤维收缩至血管闭合及血管内血栓形成,最终导致静脉内纤维化,新的胶原基质形成致使静脉管腔收缩最终血管闭合。

(1) 手术方法:取仰卧位,将患肢垫高约30°,根据静脉的直径大小选择治疗合适直径的电极导管;采用静脉穿刺或静脉切开方法,将血管鞘导入静脉内备用,将治疗电极导管与主机相连并连接好肝素盐水。沿大隐静脉走行皮下注入 TLA 液,经血管鞘将治疗电极导管置入大隐静脉主干,电极头端送至股隐静脉交界处以远1~2cm。治疗开始时,打开射频发生器,备好射频装置,应用 ClosureFAST 系统节段性消融技术时,每20秒治疗时间针对性治疗每7cm静脉节段。按下导管手柄的按钮即可释放射频能量,每20秒治疗周期完成,能量释放自动停止。治疗起始部位时需要2个20秒治疗周期已达到有效地静脉闭合。此外,针对静脉瘤或局部扩张明显的静脉段,由操作者决定必要时也应用进行两个20秒治疗周期。在每1个20秒治疗周期中,能量开始释放后5秒内温度即达到120℃,如果5秒内未达到这个温度值,该节段静脉应再进行1个20秒治疗周期。射频发生器监控整个治疗周期内的所有参数,如果参数未达到有效值会报警提醒操作者。同一节段静脉不能接受3个以上的治疗周期。完成每个7cm节段静脉的治疗后,在导管轴上应用1个6.5cm长的分段标志物将导管回撤至下1个节段。6.5cm的空间使相邻两节段存在0.5cm的重叠,以避免两节段间存在未治疗区域。重复进行这一过程直至靶静脉全段完成治疗,全过程一般需要1~5分钟,时间取决于病变静脉的长度和治疗节段的数量;

(2) 手术结果:目前报道3~5年射频治疗后的大隐静脉闭合率在85%左右。

4. 透光直视旋切术

透光直视旋切术(TIPP)方法适合于曲张静脉团的治疗,尤其适合大面积广泛而严重静脉曲张团。透光旋切仪器由电动组织旋切器及内镜照明装置组成。

治疗方法在完成对大隐静脉主干反流处理后,根据静脉曲张的范围设计切口(2~6个,长0.3~0.5cm),以照明光棒和电动组织旋切器均能到达为标准。一切口置入照明光棒,以此透射皮下曲张的静脉团并注入 TLA 液,该液体通过一个直接连于照明光棒的加压灌输装置进行灌注,灌注压力200~400mmHg。关闭手术室灯光,将照明光棒自切口送入静脉深处,暗色条状的曲张静脉就会被映照在皮肤上。从另一切口导入电动组织旋切器。该装置含有一个旋转的管状刀头,于曲张静脉平面内沿着曲张静脉的行走慢慢推进,将组织旋切器刀头窗口对准曲张静脉,启动开关,该处的曲张静脉会被吸入并在直视下被碎解,同时立刻被连接在旋切器手柄后方的吸引器吸出。吸引器选择400~700mmHg的压力,可确保所有的曲张静脉均被切除。照明光棒和旋切器可在任一切口进行交换操作,使其能在切口最少的情况下进行最大面积的切除。透光直视旋切术对静脉团的处理十分理想,治疗彻底,但创伤较大,TLA液充分冲洗有助于抑制出血及血肿形成,有助于术后镇痛。

5. 局部麻醉下选择性静脉曲张切除术(SAVLA)

腔内血管技术(激光、射频)的开展,对传统的腹股沟处大隐静脉切断结扎做法的必要性质疑,有学者发现在行血管腔内闭合大隐静脉后,隐-股连接点处的反流有恢复的现象,也有学者发现在切除完大隐静脉的属支后,大隐静脉主干内的反流消失,还有报道大隐静脉反流处理后,深静脉反流消失,以及大隐静脉远端属支处理后,近段大隐静脉直径缩小。以上种种现象促使人们提出了下肢静脉曲张的新的病理生理概念,即静脉曲张开始于最薄壁,最浅表的静脉网水平。根据超声波的检查,数目众多的文章发表已经对传统认为的大隐静脉反流从上至下发展的共识提出异议,同时他们提出了曲张静脉起源于远端或多点自下而上发展的假说。有相当多的下肢静脉曲张患者在超声检查时并未发现有隐-股连接点处的反流现象也支持这样的假设。在一项有关静脉反流的程度与年龄的研究中,研究者对2275例研究对象进行下肢静脉超声检查时也发现静脉反流有从下至上顺行发展的趋势,即反流先从浅表的大隐静脉属支开始,扩展到大隐静脉,最后止于隐-股连接点处。根据这样的假设,我们认为如果患者大隐静脉未发现有反流现象而发生静脉曲张,则切除静脉曲张可以避免反流向大隐静脉发展。另外,如果患者的大隐静脉有反流但程度不重,切除属支曲张静脉则有可能使大隐静脉的反流恢复,从而减小手术创伤,保留大隐静脉。局麻下选择性静脉曲张切除术由此产生,此手术是真正意义上的微创手术方法,且保留了大隐静脉,最大程度地减少因处理大隐静脉而造成的隐神经损伤的并发症。据部分文献报道该手术术后2~3年的随访结果,大隐静脉血流动力学改善率达90%,临床症状缓解率达80%~90%,外观改善率达90%,静脉曲张复发率15.7%,与传统手术结果相近。但该方法远期结果有待研究,另外该理论还需得到绝大多数专家的认可。

6. 其他治疗静脉曲张的方法

(1)超声引导下/透视下大隐静脉主干硬化剂注射治疗通过硬化剂对静脉壁的作用使静脉闭合;

(2)电凝法:将电凝导管送入大隐静脉主干内,另一端与手术电刀连接,将大隐静脉通过热损伤将其闭合;

(3)微波法:将微波腔内辐射器置入大隐静脉主干内,采用2450MHz微波将大隐静脉热凝固封闭。

综上所述,静脉曲张的手术治疗由对大隐静脉反流的处理,对交通支的处理及曲张静脉的处理三部分组成。每一部分的处理方法多种多样,在临床中应结合各种方法治疗。随着对静脉曲张疾病的深入认识,新技术的不断出现,血管外科医生在治疗大隐静脉曲张的手术方法上有了更多的选择,由于目前还没有哪一种方法是治疗静脉曲张最为有效和完美的方法,因此,根据患者不同病情,患者意愿,并结合各自医院的仪器设备给予个性化治疗是今后的方向。

(三) 并发症及其处理

单纯性下肢静脉曲张病变较重且长期未经治疗者,可发生血栓性静脉炎、瘀积性皮炎、静脉性溃疡、曲张静脉管破溃出血等并发症。处理方法如下。

1. 血栓性静脉炎

血栓性静脉炎为下肢静脉曲张常见的并发症。表现为局部疼痛,静脉表面皮肤潮红、肿胀,皮温升高,静脉呈索条状或团块状,伴压痛。治疗应抬高患肢,局部热敷或理疗,穿弹力袜,多不需应用抗生素,当合并全身感染或局部皮肤细菌感染可适当应用抗生素治疗。待炎症控制后行手术切除受累静脉,而且解决静脉曲张的根本问题。若发现血栓扩展,有向深静脉蔓延趋向者,应早期施行高位结扎术。

2. 瘀积性皮炎

多位于足靴区,严重者可广泛受累整个小腿。早期表现为皮肤红斑,有轻度鳞屑,伴皮肤瘙痒,逐渐出现皮肤粗糙、脱屑、渗液、皮肤增厚、皲裂,呈苔藓化样损害。反复发作或加重,以冬季为甚。皮肤易继发葡萄球菌或链球菌感染。治疗包括休息时抬高患肢,应用弹力袜或弹力绷带改善静脉回流,避免长久站立或重体力劳动。合并感染者选择敏感抗生素控制,保持局部清洁和干燥,分泌物多时,可先用0.1%~0.5%依沙吖啶湿敷,待分泌物减少后再外用药物。其治疗的根本方法是针对静脉曲张手术治疗,减少下肢静脉高压及静脉瘀血,通过改善下肢内环境缓解症状。

3. 静脉性溃疡

为下肢静脉曲张病情进展后期常见的并发症。多发生于足靴区和小腿下端前内侧。溃疡肉芽苍白水肿,表面稀薄分泌物,周围皮肤色素沉着,有皮炎和湿疹样变化,有时呈急性炎症发作。局部治疗以控制感染和保持创面清洁为主。加压疗法为静脉性溃疡非手术治疗的主要措施,包括应用弹力袜、弹力绷带、间歇性气囊加压疗法等,改善静脉汇率,促进溃疡愈合。而手术治疗是静脉性溃疡的首选方法,包括对浅静脉主干反流的手术治疗、溃疡周围曲张静脉团缝扎及穿通支结扎手术。对面积较大的溃疡可同期或二期行溃疡清创、皮肤移植术或游离皮瓣移植术。

4. 曲张静脉破裂出血

曲张静脉管因静脉压力较高,静脉壁缺乏弹性,在轻微外伤下即可出血甚至自发出血,出血特点为出血量多且多无痛觉,很难自行停止。出血发生后应紧急处理:立刻抬高患肢,加压止血,有明显破裂的静脉可予缝扎止血。手术治疗下肢静脉反流及切除曲张静脉团是根本的治疗方法。

第五节 多发性大动脉炎

多发性大动脉炎(TA)是一种慢性非特异性炎性动脉疾病,主要受累主动脉及其主要分支如头臂干、颈动脉、锁骨下动脉、椎动脉和肾动脉,以及冠状动脉、肺动脉等。以前报道好发于东南亚青年女性,但现在研究表明,此病男女均可发病,并且呈全球性分布,女性患者与男性患者的比率从东南亚到西方逐渐降低。其主要症状是由于病变动脉阻塞引起的眩晕、昏厥、视力减退、头痛、无脉、偏瘫、失语等。此病名称较多,除了多发性大动脉炎外,以前又称无脉症、主动脉弓综合征、突发性大动脉炎或不典型性主动脉缩窄症等。

一、病因

多发性大动脉炎的病因及发病机制目前尚不清楚,各种文献报道均认为多发性大动脉炎发病多与自身免疫因素、内分泌失常及遗传因素有关。多数学者认为本病是一种自身免疫性疾病,可能由结核菌或链球菌、立克次体等在体内的感染,诱发主动脉壁和(或)其主要分支动脉壁的抗原性,产生抗主动脉壁的自身抗体,发生抗原抗体反应引起主动脉和(或)主要分支管壁的炎症反应。其理论依据:

(1) 动物实验发现长期给兔补含高效价抗主动脉壁抗原的患者血清、可产生类似动物炎症改变;

(2) 临床发现多发性大动脉炎患者可有血沉、黏蛋白增高,α、γ球蛋白及Igg、IgM 的不同程度增高,服用肾上腺皮质激素有效;

(3) 本病患者血中有抗主动脉壁抗体,同时发现主动脉壁抗原主要存在于动脉中层组织。

二、病理

多发性大动脉炎可在主动脉全长任何部位发生,并可受累所有主要大分支、肺动脉和其叶段分支,大多数可受累 2 支以上的动脉分支,但以头臂干动脉、胸主动脉、腹主动脉及肾动脉最常发生。病变血管大体标本呈灰白色,管壁僵硬、钙化、萎缩,与周围组织有粘连,管腔狭窄或闭塞。上述病变的发展均较为缓慢,在逐渐引起动脉狭窄、闭塞的同时,常在周围产生侧支血管。病变早期或活动期以肉芽肿型炎症为主。动脉的外膜、中层、内膜全层均有淋巴细胞、巨噬细胞、单核细胞等炎性细胞浸润,然后纤维组织增生,外膜滋养血管改变明显。外膜可与周围组织形成粘连,纤维增生。中层基质增多,弹性纤维肿胀断裂破坏。平滑肌坏死,肉芽组织形成,淋巴细胞、浆细胞浸润,中层还常有上皮样细胞和朗格汉斯细胞形成结节样改变,增生纤维化使管壁变厚,纤维收缩及内膜增厚使整段动脉变细狭窄,壁内也可有钙化。壁内中层坏死、变薄,可有局部扩张或动脉瘤形成。此外冠状动脉也可受累,典型表现为局限在开口处及其他端的狭窄性病变。左、右冠状动脉可同时受累,但弥散性冠状动脉炎较为常见。

三、临床表现及分型

多发性大动脉炎的临床表现一般分为早期和晚期 2 个阶段。早期表现为一些非特异性症状如低热、身体不适、体重减轻、易疲劳等,由于缺乏特异性的表现,所以早期诊断较为困难。随着病情发展,到了疾病晚期,将出现眩晕、昏厥、视力减退、头痛、无脉、偏瘫、失语、血管杂音、主动脉反流、心肌炎、心包炎、心肌缺血、扩张型心肌病以及肾小球病变等临床表现。按受累血管部位不同分型如下。

(一) 头臂型

病变位于左锁骨下动脉、左颈总动脉或无名动脉起始部，可受累一或多根动脉，以左锁骨下动脉最为常见。此型病变可致脑、眼及上肢缺血，表现为耳鸣、视物模糊。少数患者诉眼有闪光点或自觉眼前有一层白幕，逐渐出现记忆力减退、嗜睡或失眠、多梦、头晕、眩晕、一过性黑蒙等。当颈动脉狭窄使局部脑血流降至正常的60%以下时，可产生意识障碍，出现发生性错厥，甚至偏瘫、昏迷、突发性失明、失语、失写等。体检可发现颈动脉搏动减弱或消失，颈动脉行径可闻及粗糙响亮的Ⅲ~Ⅳ级收缩的期血管杂音，眼部出现眼球震颤、角膜白斑、虹膜萎缩、白内障和视网膜萎缩。在无名动脉或锁骨下动脉近端受累时，还可出现患侧肢体发凉、麻木、无力、无脉、血压测不到，锁骨上区可闻及Ⅲ~Ⅳ级血管收缩期杂音。由于患侧椎动脉压力下降，可致血液从椎动脉倒流，脑供反流入左锁骨下动脉使脑遭受缺血损害，出现"锁骨下动脉窃血症"，表现为患肢运动后脑部缺血症状加重甚至产生昏厥。在颈动脉阻塞的多发性大动脉炎病例，眼底检查可显示视网膜病变，共分四期。Ⅰ期：小动脉扩张；Ⅱ期：小血管瘤形成；Ⅲ期：动-静脉吻合；Ⅳ期：眼部并发症。Ⅰ、Ⅱ期属于轻、中度，Ⅲ、Ⅳ期为重度。

(二) 胸腹主动脉型

病变受累左锁骨下动脉以远的降主动脉和（或）腹主动脉。主要病理生理改变为受累主动脉近侧高血压、远侧供血不足，因而加重心脏负担和增高脑血管意外发生率。临床表现为上半身高血压并伴有头痛、头晕、心悸以及下肢供血不足症状，如酸麻、乏力、发凉，可有间歇性跛行，严重者可有心功能减退表现。有时腹腔干、肠系膜上动脉等腹主动脉分支可受累，但因病变时间长，常有丰富的侧支循环，较少引起胃肠道症状。当病变在肾动脉以上时，继发肾缺血性高血压。体检可见上肢脉搏宏大有力，血压高达 18.7~32/12~18.7kPa（140~240/90~140mmHg）甚至更高，而下肢股、腘、足背动脉搏动减弱甚至消失。于胸骨左缘、背部肩胛间区、剑突下或脐上等处可闻及Ⅱ~Ⅲ级血管收缩期杂音。

(三) 肾动脉型

多为双侧肾动脉受累。单纯肾动脉病变仅占16%，主要受累肾动脉起始部，合并腹主动脉狭窄者达80%。动脉炎性狭窄使肾脏缺血，激活肾素-血管紧张素-醛固酮系统，引起顽固性高血压。临床表现以持续性高血压为特征，幅度高而且舒张压也非常高，用一般降压药物效果不佳，严重时可产生高血压危象，表现为头痛、头晕、血压骤然升高、视物不清、眼底出血、恶心及呕吐，腹部可闻及血管杂音。

(四) 混合型

混合型的患者其血管受累的范围较广，在临床表现上可同时出现上述头臂型、胸腹主动脉型及肾动脉型的症状和体征。其中肾动脉同时受累者最为常见。

(五) 肺动脉型

病变主要受累肺动脉。目前国外报道45%~50%的多发性大动脉炎合并有肺动脉病变，可见于单侧或双侧肺叶动脉或肺段动脉。前者多见，并呈多发性改变。单纯肺动脉型临床上一般无明显症状，肺动脉缺血可由支气管动脉侧支循环代偿，只有体检时于肺动脉瓣区听到收缩期杂音。

四、辅助检查

(一) 血液检查

多发性大动脉炎病因未明,早期无特异性检测标准。红细胞沉降率(ESR)在提示本病活动性方面有一定意义,尤其是年轻患者,在活动期83%ESR加速(>20mm/h)。然而,随着年龄增长,ESR有下降趋势。ESR的高低与急性发作并不成正比,故ESR不能提示本病活动程度。此外本病在活动期抗O抗体上升,C-反应蛋白可呈阳性,白细胞轻度增高,组织因子、vWF因子、血栓烷、组织型纤溶酶原激活因子、ICAM-1、VCAM-1、PECAM-1、α1、α2、γ球蛋白增高,IgM、Igg可先后呈不同程度增高,但与正常人对照无显著性差异,类风湿因子、抗主动脉抗体可阳性。1982年Hideo在研究本病的血液凝固改变病原学方面指出,在初期,患者血液均显示高纤维蛋白原而纤维蛋白活性下降;晚期血中纤维蛋白原恢复至正常范围而纤维蛋白活性增高,Hideo指出,高凝状态在本病的发生中起着一定作用。因此血液流变学检查可有异常。

(二) 超声血管检查

多普勒超声血管检查,对多发性大动脉炎患者可用于测定病变动脉的近远端血流及波形,尤其是对颈动脉的检查诊断的正确率高达96%,对临床诊断有十分重要的意义。经颅多普勒超声可评价Wills环的血流量和血流方向。这些检查项目简单实用,为无创伤检查,患者无痛苦。患者可重复进行,因此在临床上应用较广泛。但彩色多普勒超声及频谱分析在精确性及符合率上不及常规造影。

(三) 节段性肢体血压测定和脉波描记

采用应变容积描记仪(SPg)、光电容积描记仪(PPg)测定动脉收缩压并可以在指、趾描记动脉波形,了解肢体各个平面的动脉血供情况。多发性大动脉炎患者若同侧肢体相邻段血压或两侧肢体对称部位血压差>2.67kPa(20mmHg)提示压力降低的近端动脉狭窄或阻塞。由于此法简单、方便、无痛苦,乐于被患者接受,可作为本病客观指标之一广泛应用于临床,并可用于随访病变进展。

(四) 脑血流图

头臂型大动脉炎,颈动脉严重受累者,脑供血不足,脑血流图可显示脑血流量明显减少。

(五) 眼底检查

眼底检查有常规眼底检查、荧光素血管检查、电子视网膜照相检查。颈动脉重度狭窄或闭塞者可致眼底缺血,眼底检查可发现视网膜缺血性变性或萎缩等病变。荧光素血管检查可见视网膜静脉扩张、动静脉短路、新生血管及缺血管区。

(六) 肾素活性测定

肾动脉型患者肾素-血管紧张素体系的升压作用已被公认,肾素活性测定也已被广泛应用。测定两侧肾静脉肾素活性比值(患侧肾素/对侧肾素)以及周围循环肾素的水平或对侧肾静脉肾素与周围血肾素的比值,不仅有助于证实血管病变对肾功能的影响程度借以明确手术指征,对术后预后有较明确的估价周围血肾素活性高,两侧肾静脉肾素活性差>2倍,外科疗效良好；周围血肾素活性差>2倍，外科疗效良好；周围血肾素活性正常或对侧肾静脉肾素与周围血肾素比值低于1.3，两侧肾静脉肾素活性差>1.4倍，术后血压也都恢复正常或明显下降；两侧静脉肾素活性比值<1.4，手术效果不佳。2肾静脉肾素活性比值对于鉴别肾血管性高血压与原发性高血压也有价值，在后者比值基本<1.4或相等。静脉注射对肾素分泌有立即刺激作用的药物如呋塞米0.33~0.36mg/kg，在肾动脉狭窄可使原血液肾素活性差更为显著。有别于肾实质性病变的肾素活性增高。

（七）磁共振检查（MRI）

MRI和MRA是较先进的无创影像学检查方法，使机体组织显像发展到解剖学、组织生物化学和物理学特性变化相结合的高度，使许多早期病变的检测成为可能。多发性大动脉炎引起血管狭窄或阻塞，相应脏器缺血所致的代谢障碍，可通过MRI诊断。由于本病为动脉全层的非化脓性炎症及纤维化，MRI可观察到动脉壁异常增厚，受累的胸腹主动脉狭窄。MRA与常规血管造影相比，避免了动脉腔内操作，减轻了痛苦，是无损伤血管检测技术的一大发展，尤其是对于动脉内膜和管壁的早期病变参考价值较大。但1986年Miller在分析10例多发性大动脉炎用MRA和动脉造影进行诊断的前瞻性双盲对照研究时指出：MRA仅对主动脉、无名动脉和双侧髂总动脉或经细心选择的病例动脉显影清晰正确，MRA诊断多发性大动脉炎的敏感性仅为38%。因此目前此法尚不能完全取代动脉造影。

（八）动脉造影

动脉造影（DSA）仍是主要的检查手段。可以详细了解病变的部位、范围及程度，以及侧支循环形成情况。动脉造影可为手术或介入治疗提供最有价值的影像学资料。早期患者可见主动脉管壁有多发局限性不规则改变；晚期可见管腔狭窄或闭塞，少数呈动脉扩张，主动脉分支病变常见于开口处，呈节段性。胸降主动脉狭窄多始于中段，逐渐变细表现为特征性"鼠尾巴"形状，侧支循环丰富。锁骨下动脉近端闭塞可见锁骨下动脉窃血现象。在肠系膜动脉闭塞或肠系膜上、下动脉间的腹主动脉缩窄，可见肠系膜血管弯曲等特异性动脉造影像。由于大动脉炎有多发的特点，造影时应注意了解降主动脉、腹主动脉、肾动脉等大动脉有无病变，必要时可用局部注射造影剂或分段造影来验证。头臂型大动脉炎造影时，锁骨下、无名、颈动脉造影的延期像有特别重要的诊断意义。在延期片上，仔细寻找通过侧支血管再通的颈总动脉或颈内动脉的影像，是争取动脉重建的最可靠的证据。

五、诊断

美国风湿病学会制定的多发性大动脉炎诊断标准如下：

(1) 发病年龄<40岁；
(2) 患肢间歇性运动乏力；
(3) 一侧或双侧肱动脉搏动减弱；
(4) 双上肢收缩压差>10mmHg；
(5) 锁骨下动脉或主动脉杂音；
(6) 主动脉及一级分支或上下肢近端的大动脉狭窄或闭塞，病变常为局灶或节段性，且不是由动脉粥样硬化、纤维肌性发育不良或其他原因引起。

符合上述6项中的3项可诊断为多发性大动脉炎。

六、治疗

(一) 非手术治疗

活动期或早期患者，原则上不应该手术治疗，应该应用激素类药物治疗直至病情稳定。特别是血沉增快的患者，应尽量使用药物使其达到正常后方可考虑进一步的手术治疗。

1. 激素类药物

可抑制炎症、改善症状，使病情趋于稳定。目前主张长期口服小剂量激素，不良反应小，症状控制理想。当血沉正常后，激素可逐渐减量，直至完全停用激素，病情经治疗后不见缓解或伴有恶性高血压者不得长期使用。在使用皮质激素基础上，加用丙种球蛋白对缓解症状有时有显著作用。文献报道显示，术前和术后的激素治疗有利于改善预后。

2. 免疫抑制药

免疫抑制药如硫唑嘌呤、环磷酰胺等可与激素合用。但应注意药物反应。甲氨蝶呤对小孩也能较有效地控制病情。

3. 血管扩张药物

在控制炎症发展基础上，还可辅以血管扩张药物，每次 25mg 每日 3 次，甲巯咪唑，每次 100mL 每日 3 次，以改善缺血症状。此外己酮可可碱可提高红细胞的可变性，从而增加组织灌流功效，常用剂量为 400mg，分 3~4 次，其临床疗效有待进一步观察。

4. 祛聚类药物

如低分子右旋糖酐、复方丹参和川芎嗪注射液有祛聚作用，肠溶阿司匹林、双嘧达莫等药物能有效抑制血小板聚集，可作为辅助药物，有助于改善症状。

5. 降压药

患者常有肾素-血管紧张素活性增高，特别是肾动脉型患者，因此血管紧张素转化酶抑制药卡托普利和受体拮抗药类药物降压效果较为理想。

(二) 介入治疗

近年来，随着介入技术及材料的不断进步，介入治疗已被广泛地应用于多发性大动脉炎的治疗，包括经皮腔内血管成形术 (PTA) 及支架置入术。自 1978 年 gnmtzig 首次报道用 PTA 扩张肾动脉获得成功后，给本病的治疗开辟了新途径。其治疗机制是病变动脉经带囊导管扩张后，动脉内膜断裂与血管深层分离，弹性纤维拉长、平滑肌细胞核呈螺旋形畸形，进一步导致内膜及中层破裂使动脉扩张。此后新内膜及瘢痕形成使动脉愈合，产生类似动脉内膜剥脱术的效果。PTA 具有微创、简单、住院时间短、易行及可重复应用等优点，不成功也不妨碍手术治疗。一般采用经皮穿刺途径，但对于双侧股动脉搏动减弱者，如果穿刺困难，可切开暴露股动脉，在直视下穿刺插管，既安全又简便。支架置入常运用于扩张失败或反复狭窄患者。当然 PTA 作为一种有创治疗也存在一定并发症，如穿刺部位血肿、假性动脉瘤、远端继发血栓形成、血管破裂等，术中应予重视。介入治疗近年来得到了广泛的应用，其远期疗效与手术相比目前虽无大宗病例的比较，但越来越受到学者的重视，并被不少学者作为多发性大动脉炎治疗的首选。

（三）手术治疗

由于本病病变广泛，后期病变血管全层破坏、僵硬，与周围广泛粘连，切除病变血管直接做血管移植术渗血多，游离困难，组织不牢靠，血管缝合不可靠，术后容易形成吻合口瘘，假性动脉瘤，疗效欠佳，目前已较少应用。采用血管重建、旁路移植术无须广泛分离粘连，手术操作较简单，可保留已建立的侧支循环，疗效尚满意，是首选方法。其原则是重建动脉，改善远端血液供应。因手术为解剖外途径转流，手术方案的确定主要根据病变部位、范围、受累长度以及患者一般情况来设计。有以下术式可供选择。

1. 升主动脉-无名动脉（或颈动脉）-锁骨下动脉旁路术

当主动脉弓的分支发生多发性病变，特别是无名动脉或颈总动脉、锁骨下动脉所累时，为改善脑或上肢的血供，可应用此术式。此手术需全身麻醉开胸，手术创伤较大。

2. 锁骨下动脉-锁骨下动脉-颈动脉旁路术

主要适用于左锁骨下动脉和左颈总动脉起始处狭窄和闭塞、无名动脉通畅者，以及无名动脉分叉处狭窄、闭塞使右锁骨下动脉和右颈总动脉血流发生严重障碍、左锁骨下动脉通畅者。

3. 锁骨下动脉-颈总动脉旁路术

适用于颈总动脉或锁骨下动脉起始部狭窄或闭塞者。对伴"锁骨下动脉窃血现象"而同侧颈动脉或无名动脉通畅者，为使术中脑血流能充分氧合，一般采用低温气管插管全身麻醉，降低脑细胞代谢率，增长脑血流阻断时脑细胞耐受缺血、缺氧的安全时限。

4. 锁骨下动脉-颈总动脉-颈总动脉旁路术

适用于无名动脉和左颈总动脉起始处狭窄闭塞，而左锁骨下动脉通畅者。

5. 颈总动脉-颈总动脉旁路术

适用于无名动脉或左颈总动脉狭窄闭塞者。

6. 腋动脉-腋动脉旁路术

适用于锁骨下动脉狭窄闭塞，患者高龄、高危，不适合更复杂的术式，可有效改善患侧上肢缺血及椎动脉窃血。

7. 胸降主动脉-腹主动脉旁路术

适用于胸腹主动脉狭窄或闭塞，有明显上肢高血压及下肢缺血患者。

8. 升主动脉-腹主动脉旁路术

适用于胸腹主动脉长段狭窄闭塞，无法行胸-腹主动脉旁路术的患者。

9. 腋动脉-双侧股动脉旁路术

对全身情况较差而又有胸腹主动脉狭窄闭塞导致下肢缺血者，为改善下肢动脉供血，可应用此术式。

10. 腹主-肾动脉旁路术或自体肾移植术

肾动脉型可导致严重高血压，应积极恢复肾脏血供，腹主-肾动脉应为首选。对肾动脉条件不佳，行动脉旁路术有困难时，可考虑行自体肾移植术。

（陶海学）

第六章 常见创伤性疾病

第一节 头皮血肿

头皮血肿多由钝器伤所致，按血肿出现于头皮的层次分为皮下血肿、帽状腱膜下血肿和骨膜下血肿。

【病因】

皮下血肿常见于产伤或碰伤，血肿位于皮肤表层与帽状腱膜之间。帽状腱膜下血肿是由于头部受到斜向暴力，头皮发生剧烈滑动，撕裂该层间的血管所导致。骨膜下血肿常由于颅骨骨折引起或产伤所致。

【临床表现】

1. 皮下血肿

血肿体积小、张力高、压痛明显，有时周围组织肿胀隆起，中央反而凹陷，稍软，易误为凹陷性颅骨骨折。

2. 帽状腱膜下血肿

因该处组织疏松，出血较易扩散，严重者血肿边界可与帽状腱膜附着缘一致，覆盖整个穹隆部，似戴一顶有波动的帽子；小儿及体弱者，可因此致休克或贫血。

3. 骨膜下血肿

血肿多局限于某一颅骨范围内，以骨缝为界。

【辅助检查】

头颅 X 线摄片，可了解有无合并存在的颅骨骨折。

【治疗】

较小的头皮血肿一般在 1~2 周内可自行吸收，无须特殊处理；若血肿较大，则应在严格皮肤准备和消毒下，分次穿刺抽吸后加压包扎。

【转诊指导】

（1）血肿过大及经对症处理，血肿仍进行性增大者；
（2）疑伴有颅脑损伤者。

【健康教育】

（1）减轻疼痛早期冷敷以减少出血和疼痛，24~48H后改用热敷，以促进血肿吸收；

（2）预防并发症。嘱病人勿用力揉搓，以免增加出血；

（3）注意观察病人的体温是否正常，意识状况、生命体征和瞳孔等有无变化，警惕合并颅骨损伤及脑损伤的可能。

第二节　脑震荡

脑震荡是最常见的轻度原发性脑损伤。为一过性脑功能障碍，无肉眼可见的神经病理改变，但在显微镜下可见神经组织结构紊乱。

【临床表现】

病人在伤后立即出现短暂的意识障碍，持续数秒或数分钟，一般不超过30MIN。同时可出现皮肤苍白、出汗、血压下降、心动过缓、呼吸微弱、肌张力减低、各生理反射迟钝或消失。清醒后大多不能回忆受伤前及当时的情况，称为逆行性遗忘。常有头痛、头昏、恶心、呕吐等症状。

神经系统检查无阳性体征。

【辅助检查】

脑脊液中无红细胞，CT检查亦无阳性发现。

【治疗】

脑震荡病人伤后应卧床休息，减少脑力和体力劳动，短期留院观察2~3天，定时观察意识、瞳孔和生命体征的变化，以便及时发现可能并发的颅内血肿。

对症支持治疗。头痛和失眠者可分别给予镇痛剂和安眠剂处理；伤后早期呕吐明显而影响进食，应静脉补充液体。

【转诊指导】

（1）症状严重，不能排除严重颅脑损伤者；

（2）症状进行性加重，或出现神经系统阳性体征者。

【健康教育】

（1）缓解病人焦虑情绪并讲解疾病的相关知识，缓解其紧张情绪。对少数症状迁延者，应加强心理护理，帮助其正确认识疾病；

（2）镇痛、镇静。嘱其休息。头痛病人，遵医嘱适当给予止痛药物；

（3）注意观察。少数病人可能发生颅内继发病变或其他并发症，故应密切观察其意识状态、生命体征及神经系统病症。

第三节 脑挫裂伤

脑挫裂伤主要发生于暴力打击部位和对冲部位，脑损伤因脑组织变形和剪应力损伤引起。对冲性原因脑挫裂伤形成是因为前颅底和蝶骨嵴表面粗糙不平，在外力作用使对侧额底、额极、颞底和颞极的撞击于其，产生相对摩擦而造成损伤所致。

【临床表现】

意识障碍。大多伤后立即昏迷，昏迷时间超过 30MIN，长期昏迷者多有广泛的脑皮质损害或脑干损伤。

局灶症状。伤及额、颞叶前端等"哑区"可无明显症状，伤及脑皮层可有相应的瘫痪、失语、视野缺损、感觉障碍和局灶性癫痫等征象。

颅内高压，是脑挫裂伤的最常见表现，如伤后持续剧烈头痛、频繁呕吐，或一度好转后再次加重，应明确有无血肿、水肿等继发性损害。

生命体征改变。早期表现为血压下降、脉搏细弱和呼吸浅快，如持续性低血压应除外复合伤，如血压升高、脉压加大、脉搏洪大有力、脉率变缓、呼吸加深变慢，应警惕颅内血肿、脑水肿和脑肿胀的发生；持续性高热多伴有下丘脑损伤。

脑膜刺激征。与蛛网膜下腔出血有关，表现为闭目畏光、蜷曲而卧，可有伤后早期低热、恶心、呕吐，1 周后症状消失。

【辅助检查】

1. 头颅 X 线平片

可了解有无骨折，有助于判断致伤机制和伤情。

2. CT 检查

可了解：

（1）明确挫裂伤的部位、损伤程度和是否有继发性出血和水肿等表现，根据脑室和脑池的大小和形态间接评估颅内压的高低。

（2）脑挫伤的 CT 表现为低密度脑水肿中出现多发散在的斑点状高密度出血灶，脑室受压移位等。

（3）常伴随蛛网膜下腔出血，表现为广泛的蛛网膜下腔和脑池，甚至脑室出现高密度影，以大脑纵裂出血的条索状窄高密度影最常见，尤其在儿童患者更为明显。

（4）弥漫性脑损伤常表现为脑水肿和脑肿胀，CT 表现为普遍性密度减低。

3. MRI

对脑干、胼胝体、脑神经的显示，对微小挫伤灶、轴索损伤和早期脑梗死的显示，对处于 CT 等密度阶段的血肿的诊断和鉴别诊断有重要意义。

【诊断与鉴别诊断】

伤者多有明确外伤史，有阳性体征者可根据定位征象和昏迷情况大致判断受损的部位和程度，意识障碍严重者常需依靠 CT 扫描和其他检查明确诊断。

主要需与硬膜下血肿、硬膜外血肿和自发性脑内血肿相鉴别。前两者常与脑挫裂伤并存，根据 CT 表现可予以鉴别。自发性脑内血肿患者常见于中老年人，多有高血压、糖尿病等病史，出血部位以基底节区（中年人，高血压性脑出血）或枕叶（高龄患者，脑动脉淀粉样变性）常见，可资鉴别。

【治疗】

1. 非手术治疗

（1）密切观察病情变化，动态复查 CT。保持呼吸道通畅，将床头抬高 15°~30°，保持呼吸道通畅并吸氧，短期内（3~5 天）不能清醒者宜及早行气管切开；

（2）特殊处理。伤后早期即出现中枢性高热、频繁去脑强直或持续性癫痫者，应及早开始亚低温治疗。弥漫性脑肿胀好发于青少年，一旦发生可采取过度换气、激素和强力脱水，同时冬眠降温、降压；

（3）降低颅内高压。早期予以过度换气、大剂量激素，进行脱水治疗，伤情严重者予以亚低温冬眠疗法；

（4）脑功能恢复治疗。当病情较稳定时，即应给予神经功能恢复的药物，同时开始功能锻炼，如高压氧、理疗、按摩、针灸和被动的或主动的功能训练。

2. 手术治疗

（1）手术指征伴有颅内血肿 30mL 以上，CT 示有占位效应、非手术治疗效果欠佳脑疝形成应及时开颅清除血肿；

（2）脑损伤的治疗。脑挫裂伤严重，因挫碎脑组织和脑水肿而致进行性颅内压增高达 5.33KPA（40MMHg），经降颅压处理无效者，应开颅清除碎烂脑组织，进行内、外减压和/或脑池、脑室引流；

（3）治疗并发症。当脑挫裂伤后期并发脑积水时，应先行脑室外引流，待查明病因后再予以相应处理。

【转诊指导】

疑似脑挫裂伤应立即转诊。

【健康教育】

1. 心理指导

轻型脑损伤病人应尽早自理生活。对恢复过程中出现的头痛、耳鸣、记忆力减退的病人应给予适当解释和宽慰，使其树立信心。

2. 坚持康复训练

脑损伤后遗留的语言、运动或智力障碍在伤后 1~2 年内有部分恢复的可能，应提高病人自信心；协助病人制订康复计划，进行废损功能训练，如语言、记忆力等方面的训练，以提高生活自理能力以及社会适应能力。

第四节 颅内血肿

由于创伤或血管病变等原因，当脑内的或者脑组织和颅骨之间的血管破裂之后，血液积聚于脑内或者脑与颅骨之间，形成颅内血肿。

按部位可分为硬脑膜外血肿、硬脑膜下血肿及脑内血肿。

按血肿引起颅内压增高将其分为三型：3天以内者为急性型，3天~3周以内为亚急性型，超过3周为慢性型。

【临床表现】

意识障碍。意识障碍分三种类型：

（1）当原发性脑损伤很轻，最初的昏迷时间很短，而血肿的形成又不是太迅速时，则在最初的昏迷与脑疝的昏迷之间有一段意识清醒的时间，大多为数小时，称为"中间清醒期"。

（2）如果原发性脑损伤较重或血肿形成较迅速，则见不到中间清醒期，可有"意识好转期"，未及清醒却又加重，也可表现为持续进行性加重的意识障碍。

（3）少数血肿是在无原发性脑损伤或脑挫裂伤甚为局限的情况下发生，早期无意识障碍，只在血肿引起脑疝时才出现意识障碍。

瞳孔改变。小脑幕切迹疝早期，患侧动眼神经因牵扯受到刺激，患侧瞳孔可先缩小，对光反应迟钝；随着动眼神经和中脑受压，该侧瞳孔旋即表现进行性扩大、对光反应消失、睑下垂以及对侧瞳孔亦随之扩大。

锥体束征。早期出现的一侧肢体肌力减退，可能是脑挫裂伤的局灶体征；如果是稍晚出现或早期出现而有进行性加重，则应考虑为血肿引起脑疝或血肿压迫运动区所致。

生命体征。常为进行性的血压升高、心率减慢和体温升高。

【辅助检查】

脑膜外血肿。CT检查为颅骨内板与脑表面之间有双凸镜形或弓形密度增高影。

硬脑膜下血肿。CT检查为颅骨内板与脑表面之间出现高密度、低密度或混合密度的新月形或半月形影。

颅内血肿。CT检查可见脑挫裂伤灶附近或脑深部白质内见到圆形或不规则高密度血肿影，同时亦可见血肿周围的低密度水肿区。

【治疗】

对于颅内血肿，如果血肿量少，症状轻微，则可行保守治疗，予以脱水、护胃、营养神经等支持对症处理。

对于慢性硬膜下或硬膜外血肿，如果表现为头痛，精神智力异常以及一侧肢体运动障碍，则宜手术治疗，首选局麻下钻孔引流术。

对于急性硬膜下、硬膜外或脑内血肿，幕上血肿量大于30mL，颅后窝血肿量大于10mL，中线移位超过5MM，瞳孔一侧散大脑疝形成需开颅血肿清除，如果脑组织挫伤重，则还需要去骨瓣减压治疗。如果脑内血肿破入脑室，则应侧脑室钻孔引流术。

【转诊指导】

疑似颅内血肿应立即转诊。

第五节 肋骨骨折

肋骨呈对称性排列，连接于胸骨与胸椎之间，构成骨性胸廓的一部分。第1~3肋骨较短，有锁骨、肩胛骨和肌肉的保护，较少发生骨折，若有骨折，则为严重的胸部外伤，同时伴有锁骨或肩胛骨骨折。第11、12肋前端游离，活动度大，骨折更为少见；第8~10肋骨虽较长，其前端以肋软骨形成肋弓与胸骨连接，富有弹性，亦不易折断；而第4~7肋骨长且固定，是骨折的好发部位。

【病因】

胸部外伤，胸部的直接暴力（撞击伤）和间接暴力（挤压伤）是导致肋骨骨折的主要原因。肋骨肿瘤，老年人骨质疏松、脆弱，偶尔因咳嗽、喷嚏，胸部肌肉突然剧烈收缩亦可引起骨折。

【临床表现】

肋骨骨折断端可刺激肋间神经产生局部疼痛，在深呼吸、咳嗽或转动体位时，会加剧。胸痛使呼吸变浅、咳嗽无力、呼吸道分泌物增多、潴留，易致肺不张和肺部感染。

胸壁可见畸形，局部明显压痛，间接挤压胸痛加重，甚至产生骨摩擦音，即可与软组织挫伤鉴别。

骨折断端向内移位可刺破胸膜、肋间血管和肺组织产生血胸、气胸、皮下气肿或咯血。伤后晚期骨折断端移位发生的损伤可能造成迟发性血胸或血气胸。多根多处的肋骨骨折可出现连枷胸，出现反常呼吸运动可使伤侧肺受到塌陷胸壁的压迫，呼吸时两侧胸腔压力的不均衡造成纵隔扑动，影响肺通气，导致缺氧和二氧化碳潴留，在严重时，可发生呼吸和循环衰竭。

【辅助检查】

肋骨X线摄片能明确骨折部位，肋骨移位情况，胸部正位片、胸部CT检查能评估骨折后并发症，观察胸腔出血，气胸，肺挫伤情况。

【治疗】

肋骨骨折处理原则为有效控制疼痛、肺部物理治疗和早期活动。

骨折后胸痛症状较重者，需镇痛治疗，以恢复正常的呼吸、咳嗽、排痰，防止肺部感染。镇痛方法较多，可酌情使用肠内或肠外给药的镇痛药和镇静药、肋间神经阻滞或硬膜外置管镇痛。

闭合性单处肋骨。骨折两断端因有上、下完整的肋骨和肋间肌支撑，较少有肋骨断端错位、活动和重叠。固定胸廓能减少肋骨断端活动、减轻疼痛,可采用多头胸带或弹性胸带固定胸廓。这种方法也适用于胸背部、胸侧壁多根多处肋骨骨折,胸壁软化范围小而反常呼吸运动不严重的病人。

闭合性多根多处肋骨。骨折有效镇痛和呼吸管理是主要治疗原则。咳嗽无力、呼吸道分泌物潴留者应施行纤维支气管镜吸痰和肺部物理治疗,呼吸功能障碍者需气管插管机械通气,正压通气对浮动胸壁有"内固定"作用。如有连枷胸可进行手术治疗行肋骨骨折固定。

开放性肋骨。骨折胸壁伤口需彻底清创,固定肋骨断端。

如肋骨骨折后出现血气胸,大部分量不多,如胸腔积液、积气增多,可行胸穿抽气,胸腔闭式引流术,若怀疑有活动性出血,持续性漏气,则应立即进行剖胸探查术,行止血及肺修补术。

【转诊指导】

(1) 出现胸闷、呼吸急促、发绀等缺氧表现者;

(2) 如出现张力性气胸,纵隔扑动,立即行简易胸腔闭式引流后尽快转诊;

(3) 当出现失血表现时,脉搏细速,血压低,意识障碍;在补充血容量的同时,立即转诊;

(4) 出现反常呼吸运动,立即局部加压包扎后尽快转诊;

(5) 伤情严重,不排除有多发伤,当脑外伤,腹腔脏器损伤时,尽快转诊。

【健康教育】

肋骨骨折后因局部疼痛,影响呼吸深度,对咳嗽的恐惧,影响气道分泌物的排出,加大肺部感染可能,肋骨骨折后应注意咳痰,保持呼吸道通畅,减少呼吸道感染并发症。

(陶海学)

第七章 骨与关节损伤

第一节 肘部创伤

一、肘部脱位及韧带损伤

（一）肘关节脱位

肘关节脱位很常见，多发生于青少年，成人和儿童也有时发生，约占全身四大关节脱位总数的一半。由于肘关节脱位类型较复杂，并以后脱位最常见，早期正确诊断及处理，后遗症少见，早期若未能及时处理或合并肘部及其他结构损伤时，常留有不同程度的肘关节功能障碍或畸形。

1. 损伤机制及类型

肘关节脱位主要系由于间接暴力所致。肘部系前臂和上臂的连接结构，暴力的传导和杠杆作用是引起肘关节脱位的基本外力形式。

（1）肘关节后脱位：是肘关节脱位中最多见的一种类型，以青少年为主要发生对象。如摔倒后，手掌着地，肘关节完全伸展，前臂旋后位，由于人体重力和地面反作用力引起肘关节过伸，尺骨鹰嘴的顶端猛烈冲击肱骨下端大鹰嘴窝，即形成力的支点。外力继续加强引起附着于喙突的肱前肌和肘关节囊的前侧部分撕裂，则造成尺骨鹰嘴向后移位，而肱骨下端向前移位的肘关节后脱位。

由于构成肘关节的肱骨下端内外髁部宽而厚，前后又扁薄，侧方有副韧带加强其稳定，但如发生侧后方脱位，很容易发生内外髁撕脱骨折；

（2）肘关节前脱位：单纯肘关节前脱位较少见，又常合并尺骨鹰嘴骨折。其损伤原因多系直接暴力，如肘后直接遭受外力打击或肘部在屈曲位撞击地面等，导致尺骨鹰嘴骨折和尺骨近端向前脱位。这种类型肘部软组织损伤较严重；

（3）肘关节侧方脱位：多见于青少年。分为内侧脱位和外侧脱位2种，通常是肘关节处于内翻或外翻应力所致，伴有肘关节的侧副韧带和关节囊撕裂，肱骨的下端可向桡侧或尺侧破裂的关节囊侧移位。因强烈内外翻作用下，由于前臂伸或屈肌群猛烈收缩引起肱骨内、外髁撕脱骨折，尤其是肱骨内上髁更容易发生骨折。有时骨折片可嵌在关节间隙内；

（4）肘关节分裂脱位：这种类型脱位极少见。由于上下传导暴力集中于肘关节时，前臂呈过度旋前位，环状韧带和尺桡骨近侧骨间膜被劈裂，引起桡骨头向前方脱位，而尺骨近端向后脱位，肱骨下端便嵌插在二骨端之间。

2. 临床表现

外伤后，肘关节肿痛，关节置于半屈曲状，伸屈活动受限。如肘后脱位，则肘后方空虚，鹰嘴部向后明显突出；侧方脱位，肘部呈现肘内翻或外翻畸形。肘窝部充盈饱满，肱骨内、外髁及尺骨鹰嘴构成的倒等腰三角形关系改变。

X片检查可确定诊断,是判断关节脱位类型和合并骨折及移位状况的重要依据。

3. 治疗

(1) 手法复位:新鲜肘关节后脱位:手法复位,多用牵引复位法。局部或臂丛神经阻滞麻醉,如损伤在半小时内亦可不使用麻醉。术者一手握住伤肢前臂、旋后,使肱二肌松弛后进行牵引,助手双手紧握患肢上臂作反牵引,先纠正侧方移位,再在继续牵引下屈曲肘关节,同时将肱骨稍向后推,复位时可感到响声,如已复位,关节活动和骨性标志即恢复正常,如果一人操作,可用膝肘复位法或椅背复位法。

注意事项:复位前应检查有无尺神经损伤,复位时应先纠正侧方移位,有时要先将肘稍过伸牵引,以便使嵌在肱骨鹰嘴窝内的尺骨冠状突脱出,再屈肘牵引复位。若合并肱骨内上髁骨折,复位方法基本同单纯肘关节脱位,肘关节复位之时,肱骨内上髁多可随之复位;但有时骨折片嵌入肱尺关节间隙,此时将肘关节外展或外翻,使肘关节内侧间隙增大,内上髁撕脱骨折借助于前臂屈肌的牵拉作用而脱出关节得以复位。若骨折片虽脱出关节,但仍有移位时,加用手法复位,及石膏固定时加压塑型。如果嵌顿无法复位者,需要考虑手术切开。

对于某些肘关节陈旧性脱位(早期)的手法复位,需在臂丛麻醉下,做肘部轻柔的伸屈活动,使其粘连逐渐松解。将肘部缓慢伸展,在牵引力作用下逐渐屈肘,术者用双手拇指按压鹰嘴,并将肱骨下端向后推按,即可使之复位。如不能复位时,切不可强力复位,应采取手术复位。如合并有尺神经损伤,手术时应先探查神经,在保护神经下进行手术复位,复位后宜将尺神经移至肘前,如关节软骨已破坏,应考虑做肘关节成形术或人工关节置换术。复位后的处理:复位后,用石膏或夹板将肘固定于屈曲90°位,3~4周后去除固定,逐渐练习关节自动活动,要防止被动牵拉,以免引起骨化肌炎;

(2) 手术治疗

①手术适应症:新鲜脱位闭合复位失败者;肘关节脱位合并肱骨内上髁撕脱骨折,骨碎片复位差;陈旧性肘关节脱位,不宜闭合复位者;一些习惯性肘关节脱位患者。

②开放复位:需在臂丛麻醉下。取肘后纵形切口,肱骨内上髁后侧暴露并保护尺神经。肱三头肌肌腱做舌状切开。暴露肘关节后,将周围软组织和瘢痕组织剥离,清除关节腔内的血肿、肉芽及瘢痕。辨别关节骨端关系并加以复位。缝合关节周围组织。为防止脱位可采用一枚克氏针自鹰嘴至肱骨下端固定,1~2周后拔出。

4. 并发症

僵直和创伤后关节炎是肘关节脱位后的常见并发症。早期解剖复位对防止关节炎改变是必要的,但可能会有一定程度的关节伸直受限。

异位骨化很常见,包括侧副韧带和关节囊的钙沉积,但它很少需要治疗。严重的异位骨化几乎可以造成肘关节的完全融合。异位骨化在脱位后很常见,最早可于伤后3~4周在X线摄片上看到,它的严重程度似乎与损伤的大小及固定时间的长短有关,也与肘关节早期被动牵拉有关。坚强的内固定、骨折修复后彻底冲洗软组织、早期活动也许可减少异位骨化。

(二) 桡骨头脱位

1. 解剖与分型

桡骨头参与2个关节的组成:其环状关节面与尺骨桡切迹环状韧带和方形韧带的束缚构

成上桡尺关节；桡骨头凹与肱骨小头构成肘关节的肱桡部分。在临床上诊断桡骨头脱位一般都以肱桡关系的改变进行判断。正常情况下，在肘关节正位X线片上，桡骨干上段轴线向近侧的延长线应通过肱骨小头关节面的中点，向内侧或向外侧的偏移均视为桡骨头脱位。在侧位片上，肱骨小头与桡骨头凹在肘关节任何的屈伸位置上都是一个相应的杵臼关系。在肘关节屈曲90°的侧位X线片上，桡骨干轴线向近侧的延长线应通过肱骨小头中心，向前或向后的移位分别诊断为前脱位或后脱位。

桡骨头脱位一般分为前脱位和后脱位2种类型。

前脱位：桡骨头脱位于肱骨小头前方，为前臂旋前暴力所致。当前臂处于旋前位，桡侧突然遭受暴力冲击时，也可造成桡骨头前脱位。暴力大者，将桡骨头推向尺侧嵌入肱肌肌腱中，闭合复位难以成功。

后脱位：桡骨头脱位于肱骨小头后方，为前臂轴向暴力所致。其发生机制为当肘关节过度屈曲时，桡骨头与肱骨小头上位的桡骨窝相抵，前脱位已无空间。当前臂于旋前位，桡骨干即斜向交叉在尺骨干上，其纵轴方向为自内下斜向外上，桡骨头已具向外后脱位之势。此刻若前臂遭受轴向暴力，自腕部沿桡骨干向上传达，即迫使桡骨头冲破环状韧带向后外方脱出，由于与肱骨小头撞击，常合并桡骨头前侧边缘骨折。若暴力仍未中止，进而发生了桡尺关节分离，形成前臂两极性脱位或同时发生尺骨骨折。

根据桡骨头脱位的程度分为2度：

Ⅰ度：肱桡关节的杵臼关系移位，但未完全分离，即桡骨头半脱位。

Ⅱ度：肱桡关节的杵臼关系完全移位，桡骨头脱出在肱骨小头的前方或后方，即桡骨头完全脱位。

陈旧性孤立性桡骨头脱位在X线片上的特点是桡骨头凹发育呈凸状，桡骨干发育较长，这是由于桡骨头长期失去肱骨小头的生理挤压所造成的。陈旧性孟氏损伤应伴有尺骨弯曲畸形，必要时拍健侧前臂X线片对比。先天性桡骨头脱位是双侧性的，一般无临床症状。

2. 鉴别诊断

桡骨头脱位的诊断一般不会发生困难，关键在于与陈旧性桡骨头脱位、陈旧性孟氏骨折和先天性桡骨头脱位相鉴别，以便选择正确的治疗方法，可从以下几个方面考虑：外伤史、临床体征、X线相片显示的桡骨头形状、尺骨是否异常弯曲、对侧前臂X线片对比，给予正确诊断，杜绝医源性伤害。

3. 治疗

新鲜性桡骨头脱位的复位一般比较容易。复位后，前脱位肘关节屈曲90°，前臂旋后位固定；后脱位肘关节半伸位，前臂中立位固定，固定时间为3周，固定器材为长臂石膏托。前脱位复位后不稳定的病例，肘关节固定在过屈位，以不影响前臂血运为度。复位失败的病例，应及时切开复位，修补环状韧带，不稳定者用1根克氏针固定，肘关节屈90°位，针自肘后穿入桡骨头，3周后拔除。

二、肘关节骨折

（一）肱骨髁上骨折

肱骨髁上骨折常发生于5~12岁儿童，占儿童肘部骨折中的50%~60%。骨折后预后较好，但容易合并血管神经损伤及肘内翻畸形，诊治时应注意。

1. 致伤机制和骨折类型

（1）伸展型：占肱骨髁上骨折的95%。跌倒时肘关节呈半屈状手掌着地，间接暴力作用于肘关节，引起肱骨髁上部骨折，骨折近侧端向前下移位，远折端向后上移位，骨折线由后上方至前下方，严重时可压迫或损伤正中神经和肱动脉。按骨折的侧方移位情况，又可分为伸展尺偏型和伸展桡偏型骨折；其中伸展尺偏型骨折易引起肘内翻畸形，可高达74%；

（2）屈曲型：约占肱骨髁上骨折的5%。由于跌倒时肘关节屈曲，肘后着地所致，骨折远侧段向前移位，近侧段向后移位，骨折线从前上方斜向后下方。

2. 临床表现及诊断

肘关节肿胀、压痛、功能障碍，有向后突出及半屈位畸形，与肘关节后脱位相似，但可从骨擦音、反常活动、触及骨折端及正常的肘后三角等体征与脱位鉴别。检查患者应注意有无合并神经血管损伤。约15%的患者合并神经损伤，其中以正中神经最常见。应特别注意有无血运障碍，血管损伤大多是损伤或压迫后发生血管痉挛。血管损伤的早期症状为剧痛、桡动脉搏动消失、皮肤苍白、麻木及感觉异常等5"P"征，若处理不及时，可发生前臂肌肉缺血性坏死，致晚期缺血性肌挛缩，造成严重残疾。

3. 治疗

（1）手法复位外固定：绝大部分肱骨髁上骨折手法复位均可成功，据统计达90%以上。手法复位应有良好麻醉，力争伤后4~6小时进行早期手法复位，以免肿胀严重，甚至发生水泡。复位时对桡侧移位可不必完全复位，对尺侧方向的移位要矫枉过正，以避免发生肘内翻畸形。二次手法复位不成功者则改行开放复位，因反复多次手法复位可加重损伤和出血，诱发骨化性肌炎。伸直型骨折复位后用小夹板或石膏固定患肢于90°屈肘功能位4~6周；屈曲型则固定于肘关节伸直位；

（2）骨牵引复位：适用于骨折时间较久、软组织肿胀严重，或有水泡形成，不能进行手法复位或不稳定性骨折患者。采用上肢悬吊牵引，牵引重量1~3kg，牵引5~7天后再手法复位，必要时可牵引2周；

（3）手术治疗：①血管损伤探查：合并血管损伤必须早期探查。探查的指征是骨折复位解除压迫因素后仍有5"P"征。探查血管的同时可行骨折复位及内固定。②经皮穿针固定：用于儿童不稳定型骨折，可从内外上髁分别穿入克氏针或肘外侧钻入2枚克氏针固定。③开放复位内固定：适用于手法复位失败者。儿童用克氏针固定，成人用钢板螺钉内固定；

（4）肱骨髁上骨折并发症：①神经损伤：以桡神经最为多见，其次为正中神经和尺神经，掌侧骨间神经损伤症状易被忽视。②肱动脉损伤：由骨折断端刺伤所致，严重者可致完全断裂。典型的有5"P"征。可发生前臂肌肉缺血性坏死，至晚期缺血性肌挛缩，最严重的会发生坏疽而截肢。确诊有血管损伤，必须立即行血管探查术。血管连续性存在但表现为痉挛者，可行星状神经节阻滞，也可局部应用罂粟碱或局麻药解除痉挛；若上述处理无效或血管断裂，切除损伤节段行静脉移植术，恢复肢体远端血供。若存在前臂骨筋膜间室综合征，必须行前臂筋膜间室切开减压术。③前臂骨筋膜间室综合征：发生于儿童肱骨髁上者多因肱动脉损伤、血管痉挛或破裂，也有部分为前臂严重肿胀时不适当的外固定引起前臂骨筋膜间室压力升高所致。临床上必须予以高度重视，处理不当可形成VOLKMANN缺血性挛缩。除 5 "P" 征外，前臂骨筋膜间室压力测压大于 30mmHg（1mmHg=0.133kPa）可作为诊断依据。一旦确诊，必须行前臂筋膜间室切开减压术，同时探查修复肱动脉，部分病例需掌侧和背侧两处减压。对筋膜间室切开减压术，须牢记"宁可操之过早，不可失之过晚"。对于肿胀重、移位明显的肱骨髁上骨折，上肢过头悬吊牵引是最好的预防方法。④肘关节畸形：可出现肘内翻及肘外翻，并以内翻常见。畸形原因为复位不良导致骨折远端成角和旋转，并非骨骺因素。可行肱骨髁上截骨矫正。⑤骨化性肌炎：多为粗暴复位和手术所致。

（二）肱骨髁间骨折

肱骨髁间骨折是青壮年严重的肘部损伤，常呈粉碎状，复位较困难，固定后容易发生再移位及关节粘连，影响肘关节功能。该骨折较少见。

1. 致伤机制及分类

肱骨髁间骨折是尺骨滑车切迹撞击肱骨髁所致，也可分为屈曲型和伸直型两类；按骨折线可分为"T"形和"Y"形；有时肱骨髁部可分裂成 3 块以上，即属粉碎性骨折。

Riseborough 根据骨折的移位程度，将其分为 4 度。

（1）Ⅰ度：骨折无移位或轻度移位，关节面平整；
（2）Ⅱ度：骨折块有移位，但两髁无分离及旋转；
（3）Ⅲ度：骨折块有分离，内外髁有旋转，关节面破坏；
（4）Ⅳ度：肱骨髁部粉碎成 3 块以上，关节面严重破坏。

2. 临床表现及诊断

外伤后肘关节明显肿胀，疼痛剧烈，肘关节位于半屈位，各方向活动受限。检查时注意有无血管神经损伤。

X 线片不仅可明确诊断，而且对骨折类型及移位程度的判断有重要意义。

3. 治疗

治疗的原则是良好的骨折复位和早期功能锻炼，促进功能恢复。目前尚无统一的治疗方法。

（1）手法复位外固定：麻醉后先行牵引，再于内外两侧加压，整复分离及旋转移位，用石膏屈肘 90°位固定 5 周；

（2）尺骨鹰嘴牵引：适用于骨折端明显重叠，骨折分离、旋转移位，关节面不平，开放性或严重粉碎性骨折，手法复位失败或骨折不稳定者；牵引重量 1.5~2.5kg，时间为 3 周，再改用石膏或小夹板外固定 2~3 周；

（3）钢针经皮撬拨复位和克氏针经皮内固定：在 X 线片透视下进行，对组织的损伤小；

（4）开放复位固定

（1）手术适应症：适用于以下几种情况。

A. 青壮年不稳定型骨折，手法复位失败者。
B. 髁间粉碎性骨折，不宜手法复位及骨牵引者。
C. 开放性骨折患者。

（2）手术入路：采用肘后侧切口手术，以鹰嘴截骨入路最为常用，采用标准肘关节后侧入路，绕尺骨鹰嘴桡侧使其稍有弯曲，掀起皮瓣，游离及妥善保护尺神经。为显露滑车和肱骨小头，行尺骨鹰嘴截骨。将肱三头肌向上方翻起，从而显露整个肱骨远端。术后鹰嘴截骨块复位,以张力带和(或)6.5mm松质骨螺钉固定。该入路显露良好,但有截骨端内固定失效及骨不愈合的风险。其他尚有肱三头肌腱舌形瓣法和肱三头肌腱剥离法显露肱骨远端,有导致肱三头肌腱撕脱的危险,已较少使用。

(3)内固定种类:用克氏针张力带、重建钢板和"Y"形解剖钢板等内固定。最近开始应用AO设计的分别固定内外侧柱的锁定加压钢板,双侧接骨板设计使骨折固定更为牢固;后外侧接骨板在肘关节屈曲时起张力带作用,内侧接骨板对肱骨远端内侧提供良好的支撑。强调术后早期能锻炼,防止关节僵硬。

第二节 前臂损伤

一、尺桡骨上端骨折

尺桡骨上端除自身的尺桡上关节外,通过尺骨鹰嘴与肱骨远端滑车相咬合和肱骨小头与桡骨小头之间的咬合构成了可以使上肢屈伸的肘关节,从而可以使手部功能得以发挥。因此在处理此段骨折时,应以维持肘部正常的屈伸功能为着眼点。尺骨鹰嘴骨折、尺骨喙突骨折、桡骨头骨折、桡骨颈骨折和Monteggia骨折占全身骨折的2%~3%,占肘部骨折的20%~25%。

(一)桡骨颈骨折

桡骨颈骨折并不多见,常与桡骨头骨折伴发,也可单发,二者的致伤机制及诊治要求均相似。

1. 致伤机制

提携角、肘关节多呈自然外翻状,在跌倒手部撑地时暴力由远及近沿桡骨向肘部传导,当抵达桡骨上端时,桡骨头与肱骨小头撞击,引起桡骨头、桡骨颈或两者并存的骨折。如暴力再继续下去,则还可出现尺骨鹰嘴或肱骨外髁骨折及脱位等。

2. 临床症状

主要表现为:

(1)疼痛:桡骨头处有明显疼痛感、压痛及前臂旋转痛;

(2)肿胀:较一般骨折轻,且多局限于桡骨头处;

(3)旋转活动受限:除肘关节屈伸受影响外,主要表现为前臂的旋转活动明显障碍;

(4)其他:应注意有无桡神经深支损伤。

3. 诊断及分型

除外伤史及临床症状外,主要依据X线片确诊及分型。分析影像学所见,一般分为以下4型。

(1)无移位型:指桡骨颈部的裂缝及青枝骨折,此型稳定,一般无需复位。多见于儿童;

(2)嵌顿型:多由桡骨颈骨折时远侧断端嵌入其中,此型也较稳定;

(3)歪戴帽型:即桡骨颈骨折后,桡骨头部骨折块偏斜向一侧,类似人戴法兰西帽姿势;

(4) 粉碎型：指桡骨、颈和（或）头部骨折呈 3 块以上碎裂。

4. 治疗

(1) 无移位及嵌入型：仅将肘关节用上肢石膏托或石膏功能位固定 3~4 周；

(2) 有移位者：先施以手法复位，在局麻下由术者一手拇指置于桡骨头处，另一手持住患者腕部在略施牵引情况下快速向内、外 2 个方向旋转运动数次，一般多可复位。复位不佳的，可行桡骨头开放复位，必要时同时行螺丝钉内固定术或微型钢板内固定术。不稳定及粉碎型者，则需行桡骨头切除术或人工桡骨头置换术，但骨骺损伤者切勿将骨骺块切除。

5. 预后

一般均良好，个别病例如后期有创伤性肱桡关节炎症状时，可行桡骨头切除术。此外还有少数病例可引起骨骺早闭、骺坏死及上尺桡关节融合等。前两者对肘部功能影响不大，后者因手术操作不当所致，应加以预防。

(二) 孟氏骨折

1. 影像学表现

移位的尺骨骨折及任何上肢损伤一定要包括肘部真实正位和侧位的 X 片。肘部真实正位只有肱骨和前臂平放在 X 线片夹上时才可获得；肱骨和前臂横置于 X 线片夹上屈曲近 90°，无论前臂是否旋前、旋后或中立位，都可获得真实肘的侧位 X 片。

桡骨头脱位和尺骨骨折在 X 线片上极易判断，但孟氏骨折的漏诊率却出乎意料的高。其原因首先是 X 线片未包括肘关节；其二是 X 线机球管未以肘关节为中心，以至于桡骨头脱位变得不明显；其三是体检时忽略了桡骨头脱位的发生，以致读片时亦未注意此种情况；其四是患者伤后曾做过牵拉制动，使脱位的桡骨头复了位，以致来院检查时未发现脱位，但固定中可复发脱位。

2. 分类

BADO 将其归纳为 4 型：

Ⅰ 型：约占 60%，为尺骨任何水平的骨折，向前侧成角，并合并桡骨头前脱位。

Ⅱ 型：约占 15%，为尺骨干骨折，向后侧（背侧）成角，并合并桡骨头后脱位。

Ⅲ 型：约占 20%，为尺骨近侧干骺端骨折，合并桡骨头的外侧或前侧脱位，仅见于儿童。

Ⅳ 型：约占 5%，为桡骨头前脱位，桡骨近 1/3 骨折，尺骨任何水平的骨折。

3. 临床症状

症状和体位与骨折类型有关，第 Ⅰ 型可于肘前窝触到桡骨头，前臂短缩，尺骨向前成角。第 Ⅱ 型可于肘后触及桡骨头，尺骨向后成角。第 Ⅲ 型可于肘外侧触及桡骨头和尺骨近端向外侧成角。第 Ⅳ 型桡骨头处于肘前，尺桡骨骨折处有畸形及异常活动。所有 4 型骨折，肘关节及前臂均有明显肿胀、疼痛、压痛。患者不能活动肘关节和旋转前臂。桡神经深支损伤为最常见的并发症，应检查相应的神经功能。

4. 治疗

(1) 手法复位：应用手法治疗新鲜闭合性孟氏骨折是一种有效而简便的治疗措施。尤其小儿肌肉组织较纤弱，韧带和关节囊弹性较大，容易牵引分开，桡骨头也易还纳。尺骨近

端无移位者,复位更加容易;

（2）手术治疗的适应症:

（1）某些经手法复位失败者,多系青壮年;

（2）陈旧性损伤,肘关节伸屈功能受限及前臂旋转障碍。

手术治疗的目的在于矫正尺骨畸形及维持桡骨头稳定性并恢复功能。

开放复位和骨折内固定：手法复位失败者宜早施行开放复位,某些陈旧性损伤,但时间尚短,桡骨小头尚可复位者（3~6周内）。

尺骨畸形矫正,桡骨头复位及环状韧带重建术,适用于陈旧性损伤,尺骨骨折愈合畸形严重及桡骨头脱位者。以成人多见;

（3）治疗结果：ANDERSON 等对前臂骨折的治疗评估标准如下:

优秀：骨愈合伴有肘和腕屈曲/伸展小于10°的损失。

良好：骨愈合伴有肘和腕屈曲/伸展小于20°的损失;和前臂旋转小于50%的损失。

不满意：骨愈合伴有肘和腕屈曲/伸展大于30°的损失;和前臂旋转大于50%的损失。

失败：畸形愈合,不愈合或无法解决的慢性骨髓炎。

应用这些标准,ANDERSON 等和 CHAPMAN 等报告超过90%的被调查者获得满意结果。不满意的结果归因于冠状突畸形愈合、近端桡尺骨骨性连接、尺骨畸形愈合和疼痛性近侧桡尺关节病。对 MONTEggIA 损伤治疗的最具挑战性的问题是有关冠状突和桡骨头的处理;

（4）手术后的处理：术后应用长臂石膏托固定4~6周,Ⅰ、Ⅲ、Ⅳ型骨折固定于前臂中立位,曲肘110°位,Ⅱ型骨折固定于屈肘70°位。石膏去除后行功能锻炼。ROBIN 认为包扎和石膏在5~7天去除并以长臂支具代替较好。根据在手术时稳定性的评估,如果患者合作且手术中骨折经完整范围的运动仍稳定,则7~10天后可允许患者去除后侧支具,并在医师指导下做增加肘关节主动活动度训练。

如手术时骨折处稳定性或桡骨头稳定性有问题,当患者仍处于麻醉时,应确定稳定范围。术后应用长石膏,在7~10天后使用支具,在先前确定的稳定范围内允许运动。在最初3周内每周拍 X 线片,然后每月拍摄直到尺骨骨折愈合。

5. 预后

如果早期正确诊断,正确处理,其预后是良好的,近年来文献报道使用手术治疗坚固内固定者优良率甚高。如为严重开放损伤,或合并感染,则预后较差。

二、尺桡骨骨干骨折

尺桡骨骨干骨折在临床上十分多见,占全身骨折的6%~8%,多见于工伤及交通事故,以青壮年居多。现按桡骨骨干骨折、尺骨骨干骨折及尺桡骨骨干双骨折等进行分述。其中合并桡骨头脱位的尺骨上1/3骨折及合并尺桡下关节脱位的桡骨中下1/3骨折,在尺桡骨上端及尺桡骨下端骨折两节中分述,不再赘述。

（一）尺桡骨干骨折

1. 损伤机制

直接暴力,传导暴力均可引起桡骨干骨折,骨折多为横形、短斜形。因有尺骨的支撑,桡骨骨折的短缩、重叠移位甚少,但常有桡骨骨折端之间的旋转畸形存在。

由于桡骨各部附着的肌肉不同,因此,不同部位的桡骨骨折将出现不同的旋转畸形。成人桡骨干上1/3骨折时,骨折线于肱二头肌,旋后肌以远、旋前圆肌近端、附着于桡骨结节的肱二头肌及附着于桡骨上1/3的旋后肌,牵拉骨折近段向后旋转移位,使之位于旋后位;而附着于桡骨中部及下端的旋前圆肌和旋前方肌,牵拉骨折远段向前旋转移位,使之位于旋前位。桡骨干中段或中下1/3段骨折时,骨折线位于旋前圆肌抵止点以下,由于肱二头肌与旋后肌的旋后倾向被旋前圆肌的旋前力量相抵消,骨折近段处于中立位,而远段受附着于桡骨下端旋前方肌的影响,位于旋前位。

2. 临床症状

临床检查时,局部肿胀,骨折端压痛,旋转功能障碍。可闻及骨擦音。摄X线片时,应包括腕关节,注意有无下尺桡关节脱位。

3. 治疗

(1) 桡骨单骨折:多可闭合复位,夹板或石膏固定。桡骨干中段或中下1/3段骨折,因其周围软组织相对较薄,多可通过闭合复位治疗。若移位较多,不能复位者可考虑切开整复内固定。而桡骨近1/3骨折,由于周围软组织丰富,闭合复位如有困难,应考虑行切开复位钢板固定。如钢板固定可靠,术后不用外固定,早期进行功能锻炼。

桡骨中下1/3处掌面较平坦,此部位的桡骨骨折行切开复位内固定术时,切口可选择掌侧或背侧切口。桡骨近侧骨折时掌侧切口对桡神经损伤的概率要小于背侧切口,所以选择掌侧切口可能更为妥当;

(2) 尺骨干骨折:无桡骨头脱位的尺骨单骨折是常见损伤。它们通常是对前臂直接打击的结果并且时常是无移位的或仅有少量移位。

DYMOND将在任何平面成角超过10°或者移位超过骨干直径50%的尺骨骨干骨折称为移位骨折。这些移位骨折比无移位骨折更不可预知,而且应该注意下述情况:

(1) 移位的尺骨骨折可能伴有桡骨头不稳定。
(2) 移位的尺骨骨折有成角倾向,或许因为骨间膜支撑稳定性的损失所引起。
(3) 远端尺骨骨折可能出现短缩畸形并引起下尺桡关节的症状。

尺骨全长处于皮下,浅在,闭合复位多能成功。不稳定性骨折,经皮穿入克氏针是个简便有效的办法,但仍需应用石膏外固定。使用加压钢板可免去外固定,且有利于愈合和功能恢复。多节段骨折应用1个长钢板在尺骨表面固定或髓内钉固定。对所有开放移位的尺骨干骨折在伤口冲洗和清创之后使用钢板固定。尺骨下1/4移位骨折,因旋前方肌的牵拉,可造成远骨折段的旋后畸形,整复时将前臂旋前,放松旋前方肌,可以纠正远折段的旋后畸形,以利复位。

(二) 尺桡骨干双骨折

尺桡骨干双骨折为日常生活及劳动中常见的损伤。青壮年居多。

1. 受伤机制

前臂受到不同性质的暴力,会造成不同特点的骨折。可分为以下几类。

(1) 直接暴力:打击、碰撞等直接暴力作用在前臂上,能引起尺桡骨双骨折,其骨折线常在同一水平,骨折多为横行、蝶形或粉碎性;

(2) 间接暴力:暴力间接作用在前臂上,多系跌倒,手着地,暴力传导至桡骨,并经骨间膜传导至尺骨，造成尺桡骨骨折。骨折线常为斜形、短斜形。短缩重叠移位严重，骨间膜损伤较重。骨折水平常为桡骨高于尺骨；

（3）绞压扭转：多为工作中不慎将前臂卷入旋转的机器中致伤，此种损伤常造成尺桡骨的多段骨折，并易于合并肘关节及肱骨的损伤。软组织损伤常很严重，常有皮肤挫裂、撕脱，因此开放骨折多见。肌肉、肌腱常有断裂，也易于合并神经血管损伤。

2. 症状和体征

外伤后前臂肿胀，疼痛，活动受限，可出现成角畸形。前臂局部有压痛，骨折有移位时，可触及骨折端，并可感知骨擦音和骨折处的异常活动。骨擦音和异常活动并无必要特意检查，因其有可能造成附加损伤。

尺桡骨骨折的诊断多可依靠以上的临床体征而确定。但骨折的详细特点必须依靠 X 线片来了解。所拍 X 线片必须包括腕关节及肘关节，并须拍摄正侧两个位置的 X 线片。X 线片包括腕及肘关节，既可避免遗漏上下尺桡关节的合并损伤，又可判断桡骨骨折近段的旋转位置，以利整复。

临床检查中容易遗漏对上下尺桡关节的检查和对手部血运、神经功能的检查。

3. 分型

按有无与外界交通的伤口分为闭合性和开放性骨折；按骨折的部位分为近段、中段和远段骨折等，通常混合使用。

骨折的分型与治疗的选择及其预后有关，例如开放骨折预后较闭合骨折要差；粉碎型及多段骨折治疗要复杂；尺桡骨近段骨折，闭合复位成功机会较少。

4. 治疗

前臂主司旋转功能，其对手部功能的发挥至关重要。因为对前臂骨折的治疗，不应作为一般骨干骨折来处理，而应像对待关节内骨折一样来加以处理，这样才能最大限度地恢复前臂的功能。

5. 预后

成人尺桡骨干双骨折的预后与许多因素有关；如骨折是否开放性，损伤程度如何，骨折移位多少，是否为粉碎性，治疗是否及时、适当及有无发生并发症。

成人有移位的尺桡骨干双骨折以闭合复位方法治疗，通常结果并不理想，功能不满意率甚高；而以切开复位，治疗效果肯定。

开放骨折，合并严重软组织伤，情况更复杂，如果发生感染则预后不好。有时严重感染可导致截肢后果。

（姚树智）

第六篇　外科麻醉

第一章　麻醉前评估与准备

一、麻醉前病情估计与准备

所有麻醉药和麻醉方法都可影响患者生理状态的稳定性，手术创伤和失血可使患者生理功能处于应激状态，外科疾病与并存的内科疾病又有各自不同的病理生理改变，这些因素都将造成机体生理潜能承受巨大负担。为减轻这种负担和提高手术麻醉的安全性，在手术麻醉前对全身情况和重要器官生理功能做出充分估计，并尽可能加以维护和纠正，这是外科手术治疗学中的一个重要环节，也是麻醉医师临床业务工作的主要方面。

全面的麻醉前估计和准备工作应包括以下几个方面：

（1）全面了解患者的身体健康状况和特殊病情；
（2）明确全身状况和器官功能存在哪些不足，麻醉前需要哪些准备；
（3）明确器官疾病和特殊病情的危险所在，术中可能发生哪些并发症，需采取哪些防治措施；
（4）估计和评定患者接受麻醉和手术的耐受力；
（5）选定麻醉药、麻醉方法和麻醉前用药，拟订具体麻醉实施方案。

二、麻醉前访视与检查

（一）复习病史

1. 现病史

通过查阅病历及与患者本人谈话，充分了解目前存在的外科问题及本次手术的部位、方式、目的、时间及出血程度。同时掌握患者当前的健康状况，是否妊娠，以及当前并存内科疾患，如糖尿病、高血压、心脏疾患、哮喘、慢性支气管炎、阻塞型睡眠呼吸暂停综合征、甲状腺功能以及神经精神系统疾患，明确是否已接受治疗以及接受何种治疗，疗效如何。最后对器官功能状态做出评估。

2. 既往麻醉手术史

以往使用的麻醉药物、麻醉方法、麻醉效果及是否出现麻醉相关并发症，后遗症及麻醉药物过敏史。同时应了解既往麻醉期间是否出现过危险情况如困难通气或困难气道、恶性高热等。此外，询问以往手术方案，评估其可能对本次麻醉造成的影响。

3. 家族史

家族遗传病及治疗情况。

4. 个人史

运动耐力、吸烟饮酒史和过敏史。

(二) 调整术前治疗用药

注意术前使用的治疗用药持续时间及用药剂量、不良反应及药物过敏史。关注术前用药对麻醉的影响，是否需要调整用药剂量或停止用药。包括术前使用违禁药物及饮酒情况。重点了解：

1. 心血管用药

了解患者使用抗高血压药的种类、剂量及疗效，一般应使用至手术当天早晨，但用β受体阻滞药及钙拮抗药的患者麻醉诱导及维持过程易发生低血压。地高辛应依据心率和心脏功能调整剂量。

2. 激素

三个月内用过糖皮质激素患者，术前应加用激素，可在术前一天肌内注射甲泼尼龙40mg，术中也静脉注射甲泼尼龙40~80mg或静滴氢化可的松100mg。

3. 利尿药与降糖药

术前停用利尿药，并注意有否低钾血症。手术当天停用降糖药。

4. 抗凝药和抗血栓类药物

（1）抗凝药与手术治疗：抗凝治疗的患者在接受外科手术时，围术期应对策略可分为：

（1）保守策略：指术前停用华法林3~5天，术后尽快恢复华法林治疗；

（2）积极策略：指在围术期停用华法林期间，使用肝素替代。采取何种策略应该根据患者和外科手术的具体情况而定；

（2）抗凝药与椎管内麻醉

（1）皮下注射预防性使用标准肝素，在给药4h后方可进行椎管内穿刺或置管，皮下注射肝素后2h达到峰浓度，如有置管困难应适当推迟下一次给药；在穿刺或置管后1h方可再次给予皮下预防性小剂量标准肝素；

（2）静脉注射标准肝素，应在椎管内穿刺或置管4h前停用；穿刺或置管1h后方可再次静脉使用标准肝素；

（3）如果术中需要继续使用肝素，应该在硬膜外置管1h后使用；

（4）皮下注射预防剂量肝素或静脉使用标准肝素，若要拔出硬膜外置管应在上次使用肝素4h后进行；

（5）对于使用低分子量肝素（LMWH）的患者，椎管内穿刺或置管应在上次应用LMWH 10~12h后进行，术中若需要恢复使用至少应在穿刺置管或拔管2~4h后；

（6）操作时曾反复穿刺或出血，LMWH恢复使用应推迟24h；

（7）拔除硬膜外导管应在上次使用LMWH 12h后进行，恢复其使用至少应在拔管2h后；

（8）对口服抗凝药（如华法林）患者，在进行硬膜外穿刺前应停用3~5天，INR恢复正常后方可穿刺，硬膜外导管拔出后可以恢复使用抗凝药；

（9）术前36h内开始华法林治疗者，不影响患者的凝血状态；

（10）术前是否应停用阿司匹林尚有争议，根据我国的实际情况建议术前7天停服阿司匹林。

（三）体格检查

包括生命体征，体温，呼吸音、呼吸频率及幅度，心脏听诊情况，神经及精神状态。营养发育，全身有无水肿、贫血、发绀及瘀斑。全麻患者应重点关注张口度，头面颈胸腹有无发育不全或畸形，颈椎及下颌关节活动度等。椎管内麻醉患者应注意脊柱有无畸形及压痛，穿刺部位有无感染等。

（四）实验室常规检查

1. 血、尿常规

重点了解患者白细胞计数，血红蛋白及血小板计数。了解患者是否存在感染，贫血及凝血功能异常。

2. 生化检查

了解肝肾功能，根据肝肾功能决定麻醉药物的选择及使用。明确血钾、血钠、血钙及血糖浓度，防止因电解质紊乱导致的恶性心律失常，合理选择平衡盐液体进行术中补液。

3. 凝血功能检查

PT延长超过3秒和（或）APTT延长超过10秒，则禁忌椎管内麻醉。

4. 胸片、心电图

了解患者心肺情况，对有无气管狭窄或移位，肺部通、换气功能，心电生理活动及心肌缺血可能做出初步判断。

（五）特殊检查

如若患者当前并存内科疾患或存在体格及实验室常规检查的异常，则应进行相关特殊检查。

1. 心血管系统

24h动态心电图，超声心动图，冠脉造影，心肌酶谱及肌钙蛋白，心房利尿钠肽等。

2. 呼吸系统

肺活量计检查，动脉血气分析，胸部CT，肺活量计检查等。

3. 内分泌系统

甲状腺功能，血尿儿茶酚胺水平等。

三、麻醉危险性评估

（一）ASA体格情况分级

根据麻醉前访视结果，对患者麻醉前全身状态及麻醉手术耐受力进行全面评估。通常使用ASA分级法确定，ASA分级对非心脏死亡的预测是一个良好指标，但对于预测与麻醉相关死亡率缺乏敏感性。

一般而言，Ⅰ、Ⅱ级患者对麻醉的耐受力一般均良好，麻醉经过平稳；Ⅲ级患者对接受麻醉存在一定危险，麻醉前需尽可能做好充分准备，对麻醉中和麻醉后可能发生的并发症要采取有效措施，积极预防；Ⅳ、Ⅳ级患者的麻醉危险性极大，更需要充分细致的麻醉前准备，术前必须向手术医生及家属详细交代麻醉风险。

(二) 麻醉危险因素

与麻醉有关的死亡率，目前发达国家仍有 1∶10000。威胁生命的严重并发症（如心衰、心肌梗死、肺水肿、昏迷、瘫痪等）发生率为 0.7%~22%。造成麻醉死亡的关键在于麻醉处理，即指外科医师和麻醉科医师在术前是否能将患者的全身情况进行充分评估，尽可能纠正或稳定器官功能状态，使患者术前达到最佳状态。但围术期常常存在某些不能被纠正的因素，特别需要在围术期麻醉处理中切实加以重视。

(三) 病理性危险因素

1. 心血管系统疾患

(1) 心脏功能分级及对麻醉耐受力的评估；

(2) 心脏病患者危险因素计分；

(3) 先天性心脏病：房缺、室缺如分流量较小的患者对麻醉的耐受力较好；如分流量大可致心衰或严重肺动脉高压，则麻醉和手术的危险性增加。法洛四联症存在红细胞增多和右心流出道狭窄，麻醉后易致心排血量骤减和严重低氧血症，麻醉危险性大；

(4) 瓣膜性心脏病：麻醉危险性取决于病变的性质及心功能受损程度，应了解有无心力衰竭以及肺血管受累情况，心功能Ⅰ~Ⅱ级瓣膜性心脏病患者麻醉耐受好，Ⅲ~Ⅳ级的患者手术麻醉危险性大。为预防细菌性心内膜炎，瓣膜患者术前应常规使用抗生素；

(5) 缺血性心脏病：应明确是否存在心绞痛，是否发生过心肌梗死以及目前心功能情况，有心肌梗死史的患者手术后发生心肌梗死的危险性是无心肌梗死史患者的 50 倍，心肌梗死患者 6 个月内不宜进行选择性手术；

(6) 心律失常：心律失常患者应请内科治疗，室性期前收缩应少于 5 次/min，对快速房颤的患者应控制心率慢于 100 次/min。完全性房室传导阻滞或双束支传导阻滞伴心动过缓（<50 次/min），对药物无反应，以及病态窦房结综合征的患者，术前应安装起搏器。已安装起搏器的患者，应请心脏内科医师会诊和调整设置，对术中使用电刀等电子设备的危险性应充分重视，可能情况下以双极电刀替代单极电刀；

(7) 高血压病：麻醉危险性取决于是否存在继发性重要脏器（脑、心、肾）的损害及其损害程度，如合并肥胖及糖尿病，麻醉手术危险性增加。高血压患者术前应使用降压药，使血压控制在 160/100mmHg 以下，降压药应一直用至手术日晨（肾上腺素能神经阻断性抗高血压药，如利血平等需要术前停药 1 周）。这类患者的术前准备还应包括改善重要脏器功能、维持水电解质平衡。

对于高血压、冠心病（近期有无心肌梗死，有无接受治疗及接受何种治疗。心肌梗死患者 6 个月内不宜进行择期手术）、先天性心脏病、心脏瓣膜疾病、心力衰竭、心律失常的类型及控制情况、糖尿病微血管及大血管病变及慢性主动脉夹层等患者，术中应维持血压稳定于基础血压波动不超过 20% 左右范围内，通过调整前后负荷及控制心率，减少心肌氧耗。询问患者目前有无服用抗凝药，术前是否需要调整用药。

2. 呼吸系统

慢性支气管炎、慢性阻塞性肺病、支气管哮喘、肺大疱、创伤性湿肺、近期有无上呼吸道感染及多发肋骨骨折等患者，应充分了解其术前动脉血氧分压及肺功能，注意其近期有无呼吸道感染，谨防麻醉及术中因气道高反应性出现的喉及支气管痉挛术，以及术后肺部感染加重、肺不张及肺大疱破裂导致气胸的可能。

3. 内分泌系统

糖尿病、垂体功能减退、甲状腺功能亢进或减退等患者应注意围术期由于手术及应激反应等导致的原有疾病急剧恶化，出现垂体危象或甲状腺危象。

（1）甲亢患者应纠正：

（1）甲亢症状基本控制；

（2）心率慢于 90 次/min；

（3）血压和基础代谢正常；

（4）蛋白结合碘 4h<25%，24h<60% 后进行手术麻醉。

（5）甲状腺激素水平在正常范围（TSH0～10mU/L，$T_3$1.8～2.9nmol/L，$T_4$65～156nmol/L，$FT_3$9nmol/L，$FT_4$9～25nmol/L）；

（2）糖尿病患者要求术前空腹血糖控制到 8.0mmol/L 以下，尿糖阴性或弱阳性。对合并肥胖冠心病的患者应注意预防并发症。术中静脉滴注胰岛素和葡萄糖的比例是 1U：4～5g；

（3）嗜铬细胞瘤患者术前用 α 受体阻滞药（如酚苄明）和 β 受体阻滞药（普萘洛尔）控制血压和心率，并使血细胞比容低于 0.4；

（4）皮质醇增多症患者（库欣病）和长期使用皮质激素患者术前及术中应加大激素剂量，一般在术前晚和手术日晨各肌内注射甲泼尼龙 40mg，术中静脉滴注氢化可的松或甲泼尼龙。

4. 血液疾病

（1）贫血患者术前用铁剂、叶酸和维生素 B_{12}，使血红蛋白达到 90g/L 以上。急症手术术前应输入红细胞浓缩液；

（2）血小板减少症患者血小板数要求在 $6×10^9$/L 以上，实施椎管内麻醉者至少在 $7.5×10^9$/L。血小板过低，术前应输注血小板浓缩液。每输 1 单元浓缩血小板可提高血小板（4～20）$×10^9$/L。血小板减少患者不宜选用连续硬膜外阻滞；

（3）白血病、血友病患者手术应与血液科医师一起做特殊手术术前准备。

5. 神经及精神系统

脑梗死，脑血管畸形患者麻醉中应注意维持血压的稳定，防止脑血管意外的发生。重症肌无力及吉兰-巴雷综合征患者应了解神经肌肉累及的部位及严重程度，全麻后拔管应待肌力完全恢复，各项反射灵敏后方可谨慎拔管。具有精神系统疾病患者应注意其平时专科治疗药物的用量及疗效。关于脑梗死的危险因素和术前应考虑的问题：

（1）脑血管意外或短暂性脑缺血发作有关的病史。

（2）只要无禁忌时尽量继续抗血小板和抗凝治疗。

（3）术前超声心动图检查：帮助对房颤患者进行危险性分层（心衰伴房颤增加脑血管

意外的风险)。

(4) 尽可能使用部位麻醉。

(5) 术中控制平均动脉压接近术前基础血压水平,特别在患者有发生脑血管意外的高危因素时。

(6) 术中尽可能控制血糖在110mg/dL左右,至少低于180mg/dL。

(7) 术后:维持电解质和血容量平衡。

6. 感染性疾病

(1) 手术患者因创伤性操作和疾病、手术、麻醉导致免疫功能下降,易于发生感染。择期急性上呼吸道感染患者应延期1~2周再手术;

(2) 患有感染性疾病(结核病、乙型肝炎、艾滋病)的手术患者,麻醉医师在进行麻醉操作时要预防这些感染性疾病在患者之间和患者与麻醉医师间的交叉感染;

(3) 麻醉医师经常接触血液和针头、刀片等锐利物品,肝炎病毒抗原除存在于血液中外,在唾液、尿液中也有存在,故麻醉医师是乙型肝炎病毒感染的高危人群。据统计麻醉科住院医师乙肝表面抗体(抗HBs)阳性率达17%~23%;

(4) 疑有乙型肝炎患者,应和血液乙型肝炎标志物检查。当血液检测出HbsAg、HBeAg、抗HBc同时呈阳性,临床上称"大三阳",说明乙肝病毒在人体内复制活跃,这时患者的血液、唾液、精液、乳汁、尿液、宫颈分泌物都可能带有传染性,手术应待治疗后进行,但急诊及癌症患者除外。如手术必须进行应注意隔离。当HBsAg、抗HBe、抗HBc呈阳性,称"小三阳",表明乙肝病毒复制减少,传染性减小,是病程相对稳定阶段。如果血液中只有抗HBc阳性,提示患者处于乙肝窗口期,即人体感染了乙肝病毒,但是免疫系统并没有发现乙肝病毒而未引起重视,针对病毒的抗体还没有产生或不稳定,导致乙肝五项检查中乙肝抗体为阴性,而且表面抗原也是阴性,只有核心抗体是阳性。可反映乙肝病毒急性感染。乙肝感染窗口期为1~6个月。大部分的乙肝感染窗口期一般为2周~3个月,少数人可到4~5个月,很少超过6个月。在临床上,具体了解乙肝传染性大小,要通过HBV-DNA检测来加以判断。如果HBV-DNA阳性,说明乙肝病毒复制活跃,传染性强,并且检测值越大,传染性就越大;如果HBV-DNA阴性,那么就说明了乙肝病毒复制不活跃,传染性不强。为了保护自己,麻醉医师操作时应戴手套,注射针头应加针套,以避免被穿刺针损伤,必要时可注射乙肝疫苗预防;

(5) 艾滋病(AIDS)由人类免疫缺陷病毒(HIV)感染导致的疾病。故手术患者也有可能携带艾滋病病毒,术前应对患者进行HIV感染初筛试验,试验呈阳性的患者再做蛋白印迹法确诊。HIV可在血液、精液,阴道分泌物,尿液、泪液、脑脊液、胸腔内液、心包液和乳汁中检测到,流行病学资料表明血液是医护人员最重要的感染媒介,而麻醉医师最可能的HIV感染途径是针刺损伤直接接种或与血污染的黏膜和分泌物的接触。资料表明,被污染的针头刺伤后,HIV感染率约为20%。麻醉医师应注意预防被感染,在进行动静脉穿刺,气管插管和拔管、放置胃管、口腔及鼻咽部吸引时要戴手套,完成操作后,在接触其他未污染物件前要脱去手套,并立即洗手,应穿手术服,戴口罩及保护眼镜,如发现被血液或其他体液污染,应更换衣服及手套,麻醉过程尽量使用一次性物品,用过后集中消毒或销毁。

7. 水、电解质和酸碱平衡失调

（1）较长时间不能进食以及应用脱水药和利尿药的患者，术前应补充液体［晶体液和（或）胶体液］，必要时测定中心静脉压，根据中心静脉压补充液体。下午手术的患者，应在上午适当输液；

（2）低钠血症（血钠低于135mmol/L）时体液容量可以不足，也可增加或正常。术前应根据不同病因进行纠正。对低血容量性低钠血症，应补充含钠较多的液体，并应补充血容量。对正常血容量性低钠血症，宜给含钠等渗液，对高血容量性低钠血症，可应用5%氯化钠溶液及呋塞米利尿；

（3）低钾血症（血钾低于3.5mmol/L）较常见，应在尿量正常后，静脉缓慢补钾，速度不应超过20mmol/h，补钾应同时纠正病因及代谢性碱中毒，并应监测心电图；

（4）轻度代谢性酸中毒常随脱水的纠正而好转，重度代谢性酸中毒除补充碳酸氢钠纠正外，保持呼吸循环功能正常尤为重要。代谢性碱中毒时应注意补充钾及氯离子。重度代谢性碱中毒应补充氯化铵；

（5）呼吸性酸中毒术前应改善通气功能，必要时行间歇正压通气。呼吸性碱中毒应注意原发病治疗，适当增加CO_2重吸入，合并低氧血症时必须给氧治疗。

四、麻醉前一般准备

对麻醉耐受力良好的Ⅰ类1级患者，麻醉前准备的目的在于保证手术安全性，使手术经过更顺利，术后恢复更迅速。对Ⅰ类2级患者，还应调整和维护全身情况及重要生命器官功能，在最大限度上增强患者对麻醉的耐受力。对Ⅱ类患者，除需做好一般性准备外，还必须根据个别情况做好特殊准备。麻醉前一般准备工作包括以下几方面。

（一）精神状态准备

手术患者不免存在种种思想顾虑，或恐惧、紧张和焦急心理。情绪激动或彻夜失眠均可致中枢神经或交感神经系统过度活动，由此足以削弱对麻醉和手术的耐受力。因此，术前必须设法解除思想顾虑和焦急情绪，应从关怀、安慰、解释和鼓励着手，例如酌情将手术目的、麻醉方式、手术体位，以及麻醉或手术中可能出现的不适等情况，用恰当的语言向患者作具体解释，针对存在的顾虑和疑问进行交谈，取得患者信任，争取充分合作。对过度紧张而不能自控的患者，术前数日即开始服用适量安定类药，晚间给睡眠药。

（二）营养状况改善

营养不良致蛋白质和某些维生素不足，可明显降低麻醉和手术耐受力。蛋白质不足常伴低血容量或贫血，耐受失血和休克的能力降低；还可伴组织水肿而降低术后抗感染能力和影响创口愈合。维生素缺乏可致营养代谢异常，术中易出现循环功能或凝血功能异常，术后抗感染能力低下，易出现肺部或创口感染。对营养不良患者，手术前如果时间允许，应尽可能经口补充营养；如果时间不充裕，或患者不能或不愿经口饮食，可通过少量多次输血及注射水解蛋白和维生素等进行纠正，白蛋白低下者，最好给浓缩白蛋白注射液。

（三）适应手术后需要的训练

有关术后饮食、体位、大小便、切口疼痛或其他不适，以及可能需要较长时间输液、吸氧、胃肠减压、胸腔引流、导尿及各种引流等情况，术前可酌情将其临床意义向患者讲明，以争取配合。多数患者不习惯在床上大小便，术前需进行锻炼。术后深呼吸、咳嗽、咳痰的重要性必须向患者讲清楚，并训练正确执行的方法。

（四）胃肠道准备

择期手术中，除用局麻做小手术外，不论采用何种麻醉方式，均需常规排空胃，目的在防止术中或术后反流、呕吐、避免误吸、肺部感染或窒息等意外。胃排空时间正常人为4~6h，情绪激动、恐惧、焦虑或疼痛不适等可致胃排空显著减慢。为此，成人一般应在麻醉前至少8h，最好12h开始禁饮、禁食，以保证胃彻底排空；在小儿术前也应至少禁饮、禁食8h，但哺乳婴儿术前4h可喂一次葡萄糖水。有关禁饮、禁食的重要意义，必须向病儿家属交代清楚，以争取合作。

（五）膀胱的准备

患者送入手术室前应嘱其排空膀胱，以防止术中尿床和术后尿潴留，对盆腔或疝手术则有利于手术野显露和预防膀胱损伤。危重患者或复杂大手术，均需于麻醉诱导后留置导尿管，以利观察尿量。

（六）口腔卫生准备

麻醉后，上呼吸道一般性细菌易被带入下呼吸道，在手术后抵抗力低下的条件下，可能引起肺部感染并发症。为此，患者住院后即应嘱患者早晚刷牙、饭后漱口，有松动龋齿或牙周炎症者需经口腔科诊治。进手术室前应将活动义齿摘下，以防麻醉时脱落，甚或被误吸入气管或嵌顿于食管。

（七）输液输血准备

施行中等以上的手术前，应检查患者的血型，准备一定数量的全血，做好交叉配合试验。凡有水、电解质或酸碱失衡者，术前均应常规输液，尽可能做补充和纠正。

（八）治疗药物的检查

病情复杂的患者，术前常已接受一系列药物治疗，麻醉前除要全面检查药物的治疗效果外，还应重点考虑某些药物与麻醉药物之间存在相互作用的问题，有些容易在麻醉中引起不良反应。为此，对某些药物要确定是否继续使用或调整剂量。例如洋地黄、胰岛素、皮质激素和抗癫痫药，一般都需要继续用至术前，但应对剂量重做调整。对一个月以前曾服用较长时间皮质激素，而术前已经停服者，手术中仍有可能发生急性肾上腺皮质功能不全危象，故术前必须恢复使用外源性皮质激素，直至术后数天。正在施行抗凝治疗的患者，手术前应停止使用，并需设法拮抗其残余抗凝作用。患者长期服用某些中枢神经抑制药，如巴比妥、阿片类、单胺氧化酶抑制药、三环抗抑郁药等，均可影响对麻醉药的耐受性，或在麻醉中易诱发呼吸和循环意外，故均应于术前停止使用。安定类药（如吩噻嗪类药——氯丙嗪）、抗高血压（如萝芙木类药——利血平）、抗心绞痛药（如β受体阻滞药）等，均可能导致麻醉中出现低血压、心动过缓，甚至心缩无力，故术前均应考虑是继续使用、调整剂量使用或暂停使用。

（九）手术前晚复查

手术前应对全部准备工作进行复查，如临时发现患者感冒、发热、妇女月经来潮等情况时，除非急症，手术应推迟施行，手术前晚睡前宜给患者服用安定镇静药，以保证有充足的睡眠。

五、麻醉诱导前即刻期的准备

麻醉诱导前即刻期是指诱导前 10~15min 的期间，是麻醉全过程中极重要的环节。于此期间要做好全面的准备工作，包括复习麻醉方案、手术方案及麻醉器械等的准备情况，对急症或门诊手术患者尤其重要。

（一）患者方面

麻醉诱导前即刻期对患者应考虑两方面的中心问题：
（1）此刻患者还存在哪些特殊问题；
（2）需要做好哪些安全措施。

麻醉医师于诱导前接触患者时，首先需问候致意，表现关心体贴，听取主诉和具体要求，务必使患者感到安全、有依靠，对手术麻醉充满信心。诱导前患者的焦虑程度各异，对接受手术的心情也不同，应分别针对处理。对紧张不能自控的患者，可经静脉注少量镇静药。对患者的义齿、助听器、人造眼球、隐性镜片、首饰、手表、戒指等均应摘下保管，并记录在麻醉记录单。明确有无缺牙或松动牙，做好记录。复习最近一次病程记录（或麻醉科门诊记录），包括：
（1）体温、脉率；
（2）术前用药的种类、剂量、用药时间及效果；
（3）最后一次进食、进饮的时间、内容和数量；
（4）已静脉输入的液体种类、数量；
（5）最近一次实验室检查结果；
（6）手术及麻醉协议书的签署意见；
（7）患者专门嘱咐的具体要求（如拒用库存血、要求术后刀口不痛等）；
（8）如为门诊手术，落实苏醒后离院的计划。

为保证术中静脉输注通畅及其有效性：
（1）备妥口径合适的静脉穿刺针，或外套管穿刺针；
（2）按手术部位选定穿刺径路，如腹腔、盆腔手术应取上肢径路输注；
（3）估计手术出血量，决定是否同时开放上肢及下肢静脉，或选定中央静脉置管并测定中心静脉压。

（二）器械方面

麻醉诱导前应对已经备妥的器械、用具和药品等，再做一次全面检查与核对，重点项目包括如下。

1. 氧源及 N_2O 源

检查氧、N_2O 筒与麻醉机氧、N_2O 进气口的连接，是否正确无误；气源压是否达到使用要求。

（1）如为中心供氧，氧压表必须始终恒定在 $3.5kg/cm^2$；开启氧源阀后，氧浓度分析仪应显示 100%。符合上述标准，方可采用。如压力不足，或压力不稳定，或气流不畅者，不宜使用，应改用压缩氧筒源；

(2) 压缩氧筒压满筒时应为 150kg/cm²，含氧量约为 625L。如按每分钟输出氧 2L 计，1h 的输出氧量约为 120L，相当于氧压 29kg/cm²。因此，满筒氧一般可使用 5.2h 左右（氧流量为 2L/min 时）；

(3) 如为中心供 N_2O，气压表必须始终恒定在 52kg/cm²，不足此值时，表示供气即将中断，不能再用，应换用压缩 N_2O 筒源；

(4) 压缩 N_2O 筒压满筒时应为 52kg/cm²，含 N_2O 量约为 215L，在使用中其筒压应保持不变；如果开始下降，表示筒内 N_2O 实际含量已接近耗竭，因此必须及时更换新筒。

2. 流量表及流量控制钮

开启控制钮，浮子应升降灵活，且稳定，提示流量表及控制钮工作基本正常。控制钮为易损部件，若出现浮子升降过度灵敏，且呈飘忽不能稳定，提示流量表的输出口已磨损，或针栓阀损坏，出现关闭不全现象，应更换后再使用。

3. 快速充气阀

在堵住呼吸管三叉接口下，按动快速充气阀，贮气囊应能迅速膨胀，说明能快速输出高流量氧，其功能良好，否则应更换。

4. 麻醉机的密闭程度与漏气

(1) 压缩气筒与流量表之间的漏气检验：先关闭流量控制钮，再开启氧气筒阀，随即关闭，观察气筒压力表指针，针保持原位不动，表示无漏气；如果指针于几分钟内即降到零位，提示气筒与流量表之间存在显著的漏气，应检修好后再用。同法检验 N_2O 筒与 N_2O 流量表之间的漏气情况；

(2) 麻醉机本身的漏气检验：接上述步骤，再启流量表使浮子上升，待贮气囊胀大后，挤压时保持不瘪，同时流量表浮子呈轻度压低，提示机器本身无漏气；如挤压时贮气囊随即被压瘪，同时流量表浮子位保持无变化，说明机器本身存在明显漏气，需检修再用。检验麻醉机漏气的另一种方法是：先关闭逸气活瓣，并堵住呼吸管三叉接口，按快速充气阀直至气道压力表值升到 2.9~3.9kPa（30~40cmH₂O）后停止充气，观察压力表指针，如保持原位不动，提示机器无漏气；反之，如果指针逐渐下移，提示机器有漏气，此时再开启流量控制钮使指针保持在上述压力值不变，这时的流量表所示的氧流量读数，即为机器每分钟的漏气量数。

5. 吸气及呼气导向活瓣

接上述（3）步，间断轻压贮气囊，同时观察两个活瓣的活动，正常时应为一闭一启相反的动作。

6. 氧浓度分析仪

在麻醉机不通入氧的情况下，分析仪应显示 21%（大气氧浓度）；通入氧后显示 100%（纯氧浓度）。如果不符上述数值，提示探头失效或干电池耗竭，需更换。

7. 呼吸器的检查与参数预置

开启电源，预置潮气量在 10~15mL/kg、呼吸频率 10~14 次/min、呼吸比 1∶1.5，然后开启氧源，观察折叠囊的运行状况，同时选定报警限值，证实运行无误后方可使用。

8. 麻醉机、呼吸器及监测仪的电源

检查线路、电压及接地装置。

9. 其他器械用具

包括喉镜、气管导管、吸引装置、湿化装置、通气道、神经刺激器、快速输液装置、血液加温装置等的检查。

10. 监测仪

包括血压计（或自动测血压装置）、心电图示波仪、脉搏血氧饱和度仪、呼气末 CO_2 分析仪、测温仪、通气量计等的检查。其他还有有创压力监测仪及其压力传感器、脑功能监测仪、麻醉气体分析监测仪等。上述各种监测仪应在平时做好全面检查和校验，于麻醉诱导前再快速检查一次，确定其功能完好后再使用。

（三）手术方面

麻醉医师与手术医师之间要始终保持相互默契、意见统一，做到患者安全、麻醉满意和工作高效率。在麻醉诱导前即刻期，必须重点明确手术部位、切口、体位；手术者对麻醉的临时特殊要求，对术中意外并发症的急救处理意见，以及对术后止痛的要求。特别在手术体位的问题上，要与术者取得一致的意见。

六、麻醉前对手术体位的考虑

为适应手术需要，常需将患者安置在各种手术体位。改变体位可引起地心引力（重力）对血液和脏器的影响，由此可导致呼吸和循环等生理功能的相应改变。又因改变体位后身体的负重点和支点均发生变化，软组织承受压力和拉力的部位和强度亦随之改变，由此可能导致神经、血管、韧带和肌肉等软组织损伤。对正常人，这些变化的程度均轻微，通过机体自身调节，均能自动纠正或适应。对麻醉患者，由于全部或部分知觉已丧失，肌肉也趋松弛无力，保护性反射作用已大部分消失或减弱，患者已基本失去自我调节能力。因此，改变体位所产生的各种生理功能变化明显，若不加注意和及时处理，最终可出现缺氧、CO_2 蓄积、低血压、心动过速以及神经损伤或麻痹等并发症，轻者增加患者痛苦，康复延迟；重者可造成呼吸循环衰竭，或残废，甚至死亡。因此，手术体位是麻醉的重要问题，麻醉医师对其潜在危害性要有充分认识，具备鉴别能力，做到正确安置手术体位，以防发生各种并发症或后遗症。对手术拟采用的特殊体位，应做到尽力配合，但又应以不引起呼吸、循环等功能过分干扰，以及不造成神经、血管、关节、眼球等牵拉和压迫损伤为前提。

（一）手术体位对生理的影响

1. 对呼吸的影响

手术体位对呼吸的影响主要来自地心引力和机械性干涉两方面因素。血管系统中的血液和胸腹腔内的脏器（或巨大肿块、妊娠末期子宫）均可随体位的改变而产生相应的引力作用。对胸腹腔和膈肌施加外来压力，例如垫物安置不当；肾垫或胆囊垫升起；过屈截石位或俯卧位时患者自身的体重压迫胸腹壁；腹腔深部牵开器压迫肝区或脾区；胸腹腔内垫塞纱布；手术助手的前臂倚靠于患者胸部等，均为机械性干扰的常见原因。由此可引起：

（1）胸廓和膈肌的活动度受限制；

(2) 膈肌上升，胸廓容积缩小；
(3) 辅助呼吸肌的有效性减退；
(4) 肺泡受压萎陷；
(5) 呼吸道无效腔、阻力和肺顺应性改变；
(6) 肺血管系瘀血或肺内血容量改变；
(7) 肺通气和灌流比例变化。

这样，麻醉手术过程中的呼吸功能将出现变化，如果同时还有全麻过深、椎管内阻滞范围过广、自主呼吸受抑制、辅助或控制呼吸操作不当，或呼吸道轻微梗阻等因素，或同时还有患者过度肥胖、大量腹水、肠管膨胀或心肺功能不全等病情时，则缺氧和 CO_2 蓄积可趋严重，且将继发循环功能骤变而危及患者生命，即使幸免，术后肺部并发症的发生率将增高。

所幸，体位对呼吸功能的不利影响，一般均可在麻醉过程中通过辅助呼吸或控制呼吸而获纠正，但对其潜在的危害性仍应引起重视。

2. 对循环的影响

循环的维持除需要有足够的血容量以维持满意的静脉回心血量外，还必须依靠下列因素的调节：心肌收缩力；毛细血管和小动静脉舒缩功能；吸气时的胸腔内负压（对腔静脉系血液起"泵吸"功能），以及骨骼肌的舒缩（对周围静脉系血液起向心性推动功能）等。改变体位所致的血液引力作用，可使体内静脉系血液出现重新分布，由此可增减静脉回心血量。一般讲，心脏平面以下的静脉系血容量比心脏平面以上者为大，其中尤以下肢具有较大的潜在贮血功能。正常人由头高位改为头低位时，下肢的血容量可有 600mL 的差异。因此，改变体位所引起的循环系变化，主要与心脏平面以下静脉系内血容量的变化有较大的关系。

正常人由平卧位突然改为直立位时，经 X 线和血流动力学观察证实有如下改变：心率增快；心脏容积缩小，其程度与心率增快成正比；心排血量变化则轻微或无。

此时，在正常人群中有 8%～10% 可出现一过性眩晕和眼前发黑等症状，伴收缩压下降、舒张压上升，每搏量减少 50%，大量血液于一瞬间移向下肢，此即所谓直立性低血压。对正常人，这种低血压可立即引起主动脉弓和颈总动脉窦压力感受器反射，当出现呼吸增快、血管收缩和心率增快后即可获得迅速代偿；但对于衰弱、消瘦或心脏循环功能低下的患者，这种直立性低血压的发生则明显增多，且较严重，可出现昏厥或摔倒等脑缺血意外，往往不能取得自身代偿，必须立即再改为平卧位，方能解除症状。

正常人当取 45°头低斜坡位时，心脏循环亦可出现显著变化。心率减慢主要系主动脉弓压力感受器反射所致，静脉压增高显然与静脉远心血量增加有关。经 X 线连续摄影记录证实，当头低 45°或更低时，心脏容量增大，上腔静脉容量可增大两倍，这种变化对原先已有心肌病或肺瘀血的患者，足以诱发致命性急性心脏扩大或急性肺水肿意外。因此，在麻醉中或术后，禁止任意将这类患者置于头低体位。

麻醉后由于呼吸动作、骨骼肌张力、心肌收缩力及血管舒缩等代偿机能被抑制，因此，改变体位所致的心脏循环变化可更明显。随着麻醉加深，代偿调节机能呈进行性削弱，循环系内的血液几乎完全可被体位的改变所支配。例如取头高 30°体位，可立即出现低血压，随即改为头低 30°体位，血压又可有效回升；又如突然搬动患者，甚至可诱发急性循环虚脱而猝死。这类意外尤易发生于术毕血容量仍嫌不足或血管舒缩机能尚未完全恢复的患者，以及心肌明显劳损或贫血虚弱患者。

3. 对脑血流的影响

改变体位对脑血流的影响较少，且为间接影响。正常脑血流的维持主要取决于平均动脉压和脑血管阻力两项因素。正常人在直立位时，如果平均动脉压无改变，脑血流仍可维持正常；相反，如果出现直立性低血压，提示脑血流减少，脑细胞缺氧，可出现眩晕、眼前发黑，甚至昏厥等脑急性缺血征象。麻醉后，不论采取何种体位（如头高位或直立位），只要保持收缩压不低于 9.3kPa（70mmHg），或平均动脉压不低于 7.3kPa（55mmHg），脑血流仍能维持正常；低于此水平时，脑血流方始明显减少，如果仍然采取头高位或直坐位，则可致脑干缺血性损伤而死亡。对原先已有脑血管硬化的患者，收缩压则需保持在 13.3kPa（100mmHg）以上为妥。

脑血管阻力在直立位时最小，水平仰卧时稍增，头低位时则显著增高，不利于脑血流灌注，对原先已有脑水肿的患者则影响更明显，应予避用。

4. 对胃内压的影响

正常人的胃食管连接部有特殊关闭功能，即使胃内充满液体，从平卧位改为深度头低位，也不至出现胃内容物反流入咽喉。麻醉后，胃食管连接部的特殊功能被削弱，胃内容物易受体位改变而反流：侧卧位较仰卧位易反流；头低位时最易反流，但可积聚于咽喉，并经口腔流出，故误吸入气管系的机会可较平卧位者为少。Snow 认为，麻醉后只要保持腹肌松弛和胃内压维持在 1.8kPa（18cmH$_2$O）以下，也不至于发生胃内容物反流。利用头高 40°斜坡体位，保持食管上口至胃食管连接部之间的垂直距离为 19cm 时，可获得胃内压不致超过 1.8kPa（18cmH$_2$O）的要求，但一旦腹肌紧张，胃内压超过 1.8kPa（18cmH$_2$O）的危险则依然存在。

5. 手术体位与控制性低血压

控制性低血压的实施与体位的调节有密切关系。在水平卧位下，应用血管扩张药降低血压，心排血量常无改变，甚至因后负荷减轻反而有所增加，这样并不能获得减少手术区出血的效果；此时，必须进一步利用体位，设法将手术部位置于最高位置，使手术区局部的动脉压更降低，血供来源更减少，这样才能减少手术区出血。调节体位的标准是：距心脏水平线的垂直高度每降低 2.5cm，血压可相应升高 0.27kPa（2mmHg）。

6. 手术体位与椎管内麻醉

体位对于药液在硬膜外腔内的分布，影响甚微；取头高位时，药液照旧向头端扩散；取头低位时，药液向头端扩散稍多；取坐位时，药液向骶端扩散稍多，但均不显著；取侧卧位时，药液在上下侧的分布未见有明显差别。体位对药液在蛛网膜下隙内的分布则起重要影响，应用不同比重的药液，在调节体位的基础上，可较主动地控制药液向头端、骶端或左右侧分布。因椎管内阻滞范围过广而致严重低血压时，同时也将出现肋间肌和膈肌张力减退、呼吸通气量降低和低氧血症。此时，利用头低斜坡位以促进静脉回心血量，对于提升血压颇为有利，但对呼吸功能则不仅无改善功效，相反因腹腔内脏压迫膈肌及促使肺内瘀血而反见减退。为兼顾血压和呼吸的有效处理，此时以取水平卧位，并稍抬高下肢为妥，在充分吸氧的基础上再利用输液和缩血管药升压。

7. 手术体位与休克

体位对休克的治疗、诊断或预后有密切关系。利用头低体位常可使轻度休克患者的血压轻度回升、脉率减慢、出汗停止和体表温度回升。血压低于 9.3kPa（70mmHg）时，如果仍保持头高斜坡位，则可继发脑干缺血性损害而引起死亡。健康人出血时，如果仍保持仰卧水平位，且不予搬动，往往可耐受 1200mL 失血量而不出现明显休克；相反，如果仍然采取头高斜坡位或直坐位，或予以搬动体位，则往往远不到上述失血量时，即出现明显休克。

在急性失血时，利用体位施行倾斜试验，可粗略了解当时的失血量：将患者缓慢地从水平位改为头高位，测定 3min 内的心率变化值，如果心率增快 25 次/min 或更多，提示失血量为 9~14mL/kg，需输血补液约 1000mL；如果出现晕厥和脉率显著增快，提示出血量为 14~20mL/kg，需输血补液约 1500mL；如果在水平卧位下已经出现明显休克，提示失血量超过 20mL/kg，需输血补液至少 2000mL。

（二）手术体位的安置

1. 水平仰卧位

（1）头部垫高 3~5cm 以保持前屈，利于放松颈部肌肉和静脉回流，对头面部或颅前窝手术尤为重要；

（2）双臂伸直贴向体侧，用事先放于胸背部的横被单卷裹做固定；

（3）腘窝部用软垫垫高 20°，使膝和髋部适当屈曲，利于放松腹壁肌肉和减轻腹壁肌对下胸廓呼吸动作的限制；

（4）足部不应覆盖重被褥，勿将器械小桌压及足和趾。

2. 头高斜坡位

头高斜坡位为手术床呈水平位而头侧高 10°~15°的斜坡位，足底贴于支撑架。此体位利于呼吸，不利于循环，故仅于有确切指征时方予采用。

3. 甲状腺手术位

在轻度头高斜坡位的基础上，垫高肩部，使头保持后仰位，颈部即可伸直，并处于最高位置，有利于减少手术野失血。长时间头部过度后仰，易导致颈部肌肉牵拉过甚而引起术后枕部疼痛并发症。

4. 头低斜坡位

头低斜坡位为手术床呈水平位而头侧低 10°~15°的斜坡位，有利于下肢静脉回流和维持循环。过度的头低斜坡位应予避免，因可引起呼吸功能不全、颜面部水肿、结合膜水肿和眼球突出，甚至因脑静脉瘀血而致脑水肿。

5. 屈氏体位（Trendelenberg 体位）

将患者的腘窝部安置在手术床的中末 1/3 交界处的可折部，先使手术床变成 10°~15°头低斜坡位，再将手术床的末片摇低 30°，使膝以下的小腿也处于较低位，此即屈氏体位，可减少下肢静脉回流，避免单纯头低斜坡位的缺点。

6. 胆囊垫升起位

事先将患者的胆囊部位安置在手术床的胆囊垫上方，当手术需要时予以升起。胆囊垫的升起有限制下胸廓呼吸动作，妨碍下腔静脉回流和引起血压剧降的缺点，尤其以长时间升起的影响为重。因此，只宜在手术确有需要时方予采用，已无需要时应即予降下。

7. 侧卧位

（1）手术侧在上位，置患者背部稍靠近手术台边缘，以利手术操作；
（2）头部与躯干保持正常关系，不扭转、前屈或后伸；
（3）下位下肢取髋膝屈曲接近90°位，有利于固定侧卧姿势和放松腹壁；
（4）上位下肢保持伸直位，两膝之间垫软垫；
（5）下位胸侧壁的下方，在挨近腋窝端垫以软垫，可避免臂丛神经和血管受肩头的压迫，同时有利于手术野的显露；
（6）双上肢可取肘屈曲伸向头侧位，或取伸直位置于双层上肢固定架；
（7）骨盆为固定侧卧姿势的重点部位，可在其前和后放置大沙袋，再用宽布质束带作约束固定；
（8）如不妨碍手术野无菌，用宽胶布粘贴于上位肩胛冈部位行牵拉固定，以防止患者的上半身前倾。安置侧卧位时，在胸腹壁的前后侧必须严禁挤塞沙袋，否则将会严重干扰呼吸动作。

8. 肾垫升起位

（1）取侧卧、手术侧在上位，将患者的腰肋部（末肋与髂嵴之间）对准肾垫；
（2）其余要求与侧卧位的安置相同，应强调肾垫的位置恰好在末肋的下方，这样可不致过分妨碍下胸廓的呼吸动作，同时也应尽可能缩短肾垫升起的时间。

9. 截石位

（1）双上肢用被单卷裹后固定于体侧；
（2）将臀部的下缘与手术床的中、末1/3交界处的可折部对齐；
（3）将双下肢搁于支腿架，并妥加固定；
（4）将手术床的末片折下。

安置截石位时需强调：

（1）不宜取头低斜坡位；
（2）抬高或放平下肢的动作必须缓慢，尤其对心肺功能不全的患者更要慎重；
（3）支腿架需衬以软垫，以防腓总神经损伤或腘窝动静脉栓塞等严重并发症；
（4）过屈截石位可加重腹腔内容物压迫膈肌，故除非必要，一般不宜采用。

10. 坐直位

（1）调整手术床呈两头高、中间凹的形状，以防止患者因下滑而变位；
（2）双肩部需重点用弹力绷带妥加固定；
（3）双上下肢均宜缠弹力绷带以减轻周围静脉瘀血；
（4）保持头部与颈胸椎在同一平面，需利用前托架固定患者的前额部，但要谨防托架挤压眼部。坐位姿势仅适用于某些颈椎椎板手术或后颅窝手术，确能使手术野显露清楚、静脉充血减轻，有利于手术操作，但对循环的影响较大，脑血栓并发症仍易发生，且保持体位持久固定不移也非易事，故近年来已较少采用，多以侧卧位替代。

1. 俯卧位

仅适用于某些脊柱椎板手术和颅后窝手术。

(1) 先将双上肢紧贴于体侧，缓缓将患者转为俯卧位，注意要始终保持头与颈、胸椎在同一水平上旋转，同时要防止气管内导管脱出；

(2) 双臂伸向头部，肘微屈曲；

(3) 垫物之一安放在双肩及胸骨柄部位，另一垫物安放在骨盆，以双侧髂前上棘及耻骨结节部位为负重点，务必做到胸腹壁稍稍离开手术床面而呈悬挂状态，以保持膈肌呼吸动作不受任何限制。

保证肩部垫物和骨盆垫物不滑动变位是本体位的关键，否则因患者自身体重的压迫，不仅可引起持续性呼吸困难而导致难以纠正的缺氧和 CO_2 蓄积，更将压迫下腔静脉回流而导致顽固性低血压，其后果极为严重。不仅如此，在俯卧位下，即使腹部受垫物仅只轻度压迫，远侧静脉压即可迅速上升 $0.29\sim0.39$ kPa（$3\sim4$ cmH$_2$O）；如果压迫严重，远侧静脉压可升高超过 2.9 kPa（30 cmH$_2$O），甚至使下腔静脉完全闭塞。此时，下半身的静脉血将通过椎旁静脉网，经奇静脉回流入心。这样，椎板手术的手术野将出现严重的静脉瘀血，渗血倍增，手术操作十分困难。为此，在安置俯卧位时，必须重视垫物的正确位置。同理，在取俯卧屈髋位或折刀式体位时，要同样按上述要求认真处理。

手术体位固定妥当后，麻醉医师应认真检查是否符合要求；对呼吸和循环仍可能产生干扰，事先要做出估计，预防在先，并采取相应的麻醉技术和麻醉深度的调节予以弥补。例如估计呼吸通气量有可能受影响者，应采用气管内插管，以便随时施行呼吸管理。遇俯卧位下出现心率加速、呼吸浅快、出汗、发绀、血压逐渐下降、脉压缩小等征象时，提示已存在明显的通气不足，如果不能用呼吸管理予以改善，必须加快手术操作，尽早改取仰卧位以纠正通气不足，征象才有可能被解除。此外，于麻醉和手术期间，还必须随时检查体位有无改变，支撑物有无滑动或失效，尤其当发现已有呼吸循环早期危象时，更需详细检查和及时纠正。如果忽视这些简单的基本处理原则，单纯片面地依靠多种药物治疗，往往不仅效果不佳，且存在潜在危险。

(三) 手术体位不当所致的并发症

因体位不当可引起生理性和解剖性两类并发症。生理性并发症一般都由于重力因素和（或）反射因素而引起，主要表现在呼吸和（或）循环功能改变。解剖性并发症一般均由压迫、牵拉和限制等因素而产生，主要表现在周围神经、血管或软组织的损伤。因体位所引起的各种并发症，其开始往往很缓慢，没有明显的临床征象或不易被察觉。因此，要切实重视体位的合理安置，从预防着手。

1. 呼吸系统并发症

体位对呼吸功能的影响，可由单纯的机械性因素（如压迫、限制）引起，亦可由生理因素（如肺内血流量、呼吸反射性扰乱）而产生，且常同时继发循环系统并发症。

(1) 肺通气不足：任何压迫或限制胸廓活动或膈肌收缩，导致胸廓-肺顺应性降低的机械性因素，均足以引起肺通气不足。早期，临床上可无明显表现，随着手术时间的延长可出现缺氧和 CO_2 蓄积征象。有些体位较易引起肺通气不足，按其严重程度由重至轻，可做如下顺序排列：

(1) 深度屈氏体位；
(2) 头低过屈截石位；
(3) 俯卧位；
(4) 侧卧位；
(5) 胆囊垫或肾垫升高位。

肾垫升起时，潮气量可减少14%；胆囊垫升起时，潮气量可减少24%，PaO_2可降至7.3kPa（55mmHg）。如果患者并存过度肥胖、大量腹水、腹胀、腹内巨大肿瘤、肺功能低下或心脏病时，明显缺氧征象可更迅速出现。如果同时又有全麻过深、自主呼吸抑制、辅助或控制呼吸操作欠妥，以及呼吸道轻微梗阻等因素时，缺氧和CO_2蓄积可更趋严重，且不易被辅助或控制呼吸所纠正，并可继发循环系统改变，表现心率增快、血压下降、脉压缩小、发绀等征象，严重时可致生命危险；

(2) 呼气性呼吸停止：也称迷走性呼吸停止，偶尔可发生于麻醉患者由仰卧位改为坐位或头高斜坡位的过程中，为膈肌下沉、肺泡持续扩张、肺泡牵张感受器持续兴奋，通过赫-布氏反射机制所产生的呼吸停止。在具兴奋迷走神经张力的硫喷妥钠等全麻下容易发生；在具拟交感活动的乙醚全麻下则不致发生。一旦发生，通过压迫上腹部以升高膈肌或注射大量阿托品可获解除；

(3) 上呼吸道阻塞：在侧卧、俯卧或坐位姿势中，如果头颈前屈过甚，易致上呼吸道梗阻，即使已插气管导管，也有导管折屈梗阻的可能；

(4) 肺部病变播散或窒息：痰多、咯血或支气管胸膜瘘患者，当取病侧在上方的侧卧位后，患肺的脓、痰、血容易侵入健肺而引起病变播散；如果突然大量涌出，则更易导致急性窒息。为此，该类患者除应常规采用清醒支气管内插管麻醉外，必须强调在未完成插管之前，绝不勉强患者处于难以忍受的强迫体位，即使仅仅是施行简单的胸腔引流术，也必须遵循上述原则；

(5) 肺不张、昏迷、心律失常，甚至心搏骤停：剖胸手术多取患侧在上方的侧卧体位，待剖胸后患侧肺萎陷，通过健侧肺通气量的增加，一般均可取得代偿，但如果体位安置不合理，例如使用肾垫，或将固定沙袋错误地安置在胸腹部，这样，下位侧的膈肌和胸廓的活动将遭受严重限制、下侧肺脏受压，其结果是术中严重干扰呼吸功能，术后肺不张发生率高。如果手术时间长，在手术过程中即会出现肺不张而发生缺氧和CO_2蓄积。当$PaCO_2$升高超过8.1~9.3kPa（60~70mmHg）时，患者即可出现昏迷不醒、高热惊厥、低血压、心律失常，甚至心搏骤停；

(6) 误吸、窒息：术前禁食不严、饱食或上消化道出血病例，如果存在体位安置不当而出现呼吸费力而致腹压增高时，则更容易促使胃内容物反流而被误吸，严重时可致窒息，甚至猝死。

2. 循环系统并发症

(1) 循环有效血量减少：麻醉后因血管扩张、血管运动中枢功能减弱，血液容易淤积在身体的低垂部位，由此可显著减少循环有效血量。下肢的潜在贮血容量可达600mL，在取坐位或头高位时，最易出现严重低血压。为防止这类并发症，下肢宜用弹力绷带包扎，麻醉需尽量避免过深。一旦收缩压下降到9.3~10.6kPa（70~80mmHg）时，可首先加快输液和减浅麻醉；如仍无效，给小量缩血管药（如甲氧明）；如果并存心动过缓，可用阿托品；最有效的措施是立即改取仰卧水平位；

　　(2) 急性循环功能不全：有 8%～10% 正常人从仰卧位突然坐起时，可出现头晕、收缩压降低和心率增快。如果在 30min 前曾用过吗啡，则低血压和头晕发生率可增至 44%。麻醉后由于循环代偿功能进一步削弱，如果突然改变体位，或搬动患者（如从手术台移至推车），则往往可诱发急性循环功能不全和血压骤降，甚至导致猝死，尤易见于血容量不足、血管紧张度减退、心肌明显劳损或贫血虚弱等病例；

　　(3) 急性肺水肿：顽固性低血压截石位时，如果将双腿抬高，回心血量可显著增加，对心肺功能低下的患者，就可能超出心脏负荷而诱发急性肺水肿。另一方面，如果将抬高的下肢放平时，循环有效血量可骤减，44% 患者可出现程度不等的血压下降。对血容量不足、全麻过深、下肢抬高时间过久致组织缺氧而使局部血管张力减退的患者，放平双腿后，可出现顽固性低血压；

　　(4) 产妇仰卧低血压综合征：妊娠 9 个月后的产妇，当取仰卧位时，因巨大子宫压迫下腔静脉而迫使静脉回心血流受阻时，可引起血压下降，收缩压下降 10% 者占 47%，下降 30% 以上者可占 6%，同时伴眩晕、心动过缓、脉搏细弱、恶心呕吐、冷汗和烦躁不安，严重者甚至循环虚脱，此即"产妇仰卧低血压综合征"。一般于清醒的孕妇，只要心排血量减少未超过 20%，尚不致出现这种综合征；但于麻醉后，特别在蛛网膜下隙阻滞或硬膜外腔阻滞后，或于出血、脱水而致低血容量时，因心排血量进一步减少，则很容易出现这种综合征。此时，立即改取左侧卧位，或将巨大子宫往左侧推移，或用双手托起子宫，血压往往可立即回升，症状被解除；

　　(5) 血压急剧升高：巨大腹腔肿瘤患者，于仰卧位时，有可能因肿物压迫腹主动脉而引起血压急剧升高，严重者可继发左心衰竭；

　　(6) 血压下降、脉压缩小：心率增快和呼吸困难俯卧位时，当支撑物滑动而移至中下腹部时，可引起下腔静脉受压而回心血量骤减，出现血压下降和脉压缩小。当支撑物滑至上腹部时，则可因下腔静脉、肝脏、心脏、肺脏同时受压，瘀血可更严重，心脏舒张期充盈障碍，心排血量更减少，不仅出现血压下降和脉压缩小，同时有呼吸困难。如果判断错误，延误处理，原因未能解除，或盲目使用升压药，则极易导致患者死亡；

　　(7) 肺动脉空气栓塞：这是坐位或头高斜坡位时最危险的并发症之一，常于颈静脉或颅骨静脉窦或颅内静脉丛被撕破小口而未能及时察觉时，因空气被不断吸入静脉后发生。此时如果同时伴有深呼吸或咳嗽等动作，或在肌松药作用下施行控制呼吸，危险性更增加。早期征象为出现原因不明的血压下降、脉率增快和呼吸深粗，进一步可显著减少心排血量和严重缺氧而致迅速死亡。利用食管听诊器、心电图、右房压和呼气终末 CO_2 分压监测有助于诊断；利用多普勒超声仪可迅速测出存在于肺动脉内的气体容积。立即将体位改成左侧卧位，并通过右心导管抽出肺动脉内气体是最理想的处理措施，同时需采取有效的心血管功能支持疗法；

　　(8) 其他并发症：截石位时，膝部约束带过紧，可造成下肢静脉血栓形成。截石位时，支腿架对腘动脉的压迫，对老年人有可能导致腘动脉栓塞而引起小腿坏死。上肢过度外展、外旋时，83% 患者可出现桡动脉搏动减弱或消失，时间过久有可能引起手指坏死。不恰当地将手术野置于最低位置时，可致手术野静脉瘀血，渗血增多和手术操作困难。长时间深度头低位，可致面、颈和眼部充血水肿，甚至出现脑水肿。

3. 周围神经损伤

（1）颈丛神经损伤：颈丛神经由颈2、3、4脊神经的前支组成，从椎间孔逸出后在横突处被纤维束膜和椎前筋膜所紧密固定，然后分成上行支和下行支组成颈深浅丛。取头低斜坡位或屈氏体位时，在腕部被约束固定的情况下，当身体因重力而下滑时，颈丛神经即可受到牵拉。术后患者可出现范围局限在颈肩部的顽固性钝性疼痛，一般可持续3周之久；

（2）臂丛神经损伤：臂丛神经由颈5~8及胸1脊神经的前支组成，自椎间孔逸出后在横突上被纤维束膜和椎前筋膜所紧密固定，在腋窝处又被腋窝筋膜所紧密固定。在这两处固定点之间有锁骨、第一肋骨、胸小肌喙突端腱部及肱骨头突出部4个解剖结构，在一定的体位条件下，均可构成对臂丛神经过度压迫和（或）牵拉的有害因素，由此可引起损伤。例如屈氏体位下肩托支架的位置不当，或上肢取外展位时，锁骨被推向后而接近第一肋骨时，臂丛神经极有可能受到挤压。上肢过度外展超过90°，甚或越过头水平时（常由于手术助手推挤上肢所造成），臂丛神经将受到锁骨、第一肋骨和胸小肌腱部的挤压，并处于过度牵拉状态，此时肱动脉搏动可消失。如果上肢过度外展，再做外旋时，臂丛神经又可受到肱骨头突出部的压迫和牵拉。如果过度外展和外旋的上肢，又被悬挂于手术床平面以下时，或再升起胆囊垫时，则压迫和牵拉可更加重。长时间使上肢处于上述不恰当的位置，极易构成臂丛神经损伤。如果患者同时还并存颈肋、腋鞘管狭窄、第一肋骨变形或削肩等先天性因素时，臂丛神经损伤的机会倍增。另一个致伤情况是侧卧位下头部和上胸部未予垫枕时，头部和身体的重量将压迫臂丛神经，时间长久即可引起臂丛神经损伤。臂丛神经损伤的征象可从上肢发麻、针刺感、位置感丧失，发展为运动功能部分或完全丧失。通过对症处理和理疗，一般均可于3~4周后获得恢复，但偶尔也会发生永久性麻痹。保持上肢外展50°，至多不超过90°，取前臂稍屈曲并内旋位，可避免臂丛神经受牵拉或压迫；

（3）桡神经损伤：桡神经于肱骨中部，紧挨肱骨的内侧面走行。当取仰卧位，腕部被约束固定而肘部呈屈曲位的情况下，桡神经即可在手术床边角与肱骨内侧面之间受到挤压；如果还有手术者身体对上臂的压迫，桡神经极易出现损伤，表现为腕下垂及手功能丧失。安置侧卧位时，将下位侧上肢强行牵离体侧时，有时也可引起桡神经损伤；

（4）尺神经损伤：尺神经走行于肱骨内髁的尺神经沟中，其位置表浅，表面覆盖的软组织很薄。在仰卧位时，当肘部稍屈曲而被搁置于手术台金属面时，尺神经就易被挤压而引起损伤，表现为无名指、小指发麻，甚至伸展功能丧失；

（5）面神经损伤：正常情况下，面神经颊支从主干分出后穿入腮腺组织中，并从腮腺的前缘逸出，分布于口轮匝肌的外侧部，主管唇部运动。偶尔可因解剖异常，颊支分出过早而走行于腮腺的表面，这样就易因受压而损伤，过紧的四头带或持续的托下颌操作均为诱因，临床表现为歪嘴和流涎；

（6）腓总神经损伤：腓总神经走行于腓骨小头的表层，其覆盖的软组织很薄。在截石位或侧卧位时，当膝外侧面被支腿架或其他硬物挤压时，较易引起腓总神经损伤，表现为足麻木、针刺感、位置感丧失，典型者可出现足下垂和急促步态。

根据解剖关系和诱因，重视体位的正确安置，周围神经损伤可得到防止。神经受压或受牵越重，损伤相应也越重。所幸，多数周围神经损伤的预后均较好，一旦发生后，需用夹板固定肢体以防止变形，并施行主动和被动肌肉活动锻炼，恢复过程虽较缓慢，但多数可在6个月内获得痊愈，一般规律是大肌肉张力和活动能力恢复最早，精细动作的恢复最慢。

4. 颈椎损伤性截瘫

在全麻或肌松药的作用下,颈部肌肉张力消失,在此基础上,强力拧扭头部;或于搬动患者时强力牵拉头部,或仅于托住患者肩背部而让头部任意下垂或摆动等错误操作时,均有可能导致颈椎脱位、椎间盘破裂和凸出,以颈5、6椎处最好发,由此可造成颈髓损伤,甚至高位截瘫,死亡率极高,尸解可见到颈髓鞘撕裂伤。

5. 眼部损伤

取坐位姿势施行后颅窝手术过程中,当前额支撑架变位或患者头部移动时,均有可能导致支撑架压迫眼球而引起损伤。俯卧位下的头部垫圈也可对眼部造成压迫或角膜擦伤,尤以突眼患者更易被损伤。眼球受压后一般可致眼内压增高、球结膜充血水肿,偶尔还会构成严重并发症:

(1) 原先有眼底动脉病者,在眼内压增高和收缩压下降(如取坐位,或因休克,或施行控制性低血压)的情况下,有可能引起视网膜中央动脉栓塞而失明;

(2) 诱发眼心反射而引起心搏骤停;

(3) 诱发急性青光眼;

(4) 引起动眼神经和外展神经损伤而出现眼痛、眼肌无力、视物模糊和复视。

6. 皮肤等浅层组织损伤

于骨质突起部位如髋、髂、骶、足跟或头枕部等处受到长时间压迫后,易出现皮肤和皮下组织红肿损伤。年老瘦弱、手术时间过长,束腿带或骨盆固定带缚扎过紧,或手术床垫子过硬时更易发生。

7. 局限性脱发

局限性脱发易发生于应用吩噻类药物、东莨菪碱静脉复合麻醉或控制性低血压麻醉后。多发生于头部长时间固定和受压的部位,表现直径3~6cm的圆形肿块,压痛、起水泡或有渗出,可溃破,5~7天结痂,头发脱落。如果合并感染,则病期延长。病理报告为真皮深层闭塞性脉管炎。头部垫以软枕,定时变动头位,并在受压处定时做按摩可预防发生。

8. 腰背痛

腰背痛多发生于椎管内麻醉术后。由于腰背部肌肉松弛,腰椎生理前凸暂时消失,引起棘间肌和韧带长时间受牵拉所致。如果于腰背部垫以合适的软枕,可防止这种并发症。

(孙小惠)

第二章 麻醉期间监测技术

第一节 呼吸功能监测

呼吸功能监测对麻醉安全和围术期重危患者处理至关重要,应充分理解各呼吸监测指标的临床意义,指导气道管理、呼吸治疗和机械通气。

(一)通气量监测

通气量监测包括潮气量、通气量、补吸气量、补呼气量、余气量、肺活量、功能余气量、肺总量等。临床上在用仪器测定同时应观察患者胸、腹式呼吸运动,包括呼吸频率、呼吸幅度及有否呼吸困难等,结合监测指标进行判断。

1. 潮气量(VT)与分钟通气量(VE)

潮气量为平静呼吸时,一次吸入或呼出的气量。正常成年人为 6~8mL/kg。潮气量与呼吸频率的乘积为分钟通气量,正常成年人为 5~7L/min。

临床意义:酸中毒可通过兴奋呼吸中枢而使潮气量增加,呼吸肌无力、CO_2 气腹、支气管痉挛、胸腰段硬膜外阻滞(麻醉平面超过 T8)等情况可使潮气量降低。机械通气时通过调整 VT 与呼吸频率,维持正常 VE。监测吸入和呼出气的 VT,如两者相差 25% 以上,提示回路漏气。

2. 无效腔与潮气量之比

(1)解剖无效腔:上呼吸道至呼吸性细支气管以上的呼吸道内不参与气体交换的气体量,也称为解剖无效腔。正常成人约 150mL,占潮气量的 1/3。随着年龄的增长,解剖无效腔也有所增加。支气管扩张也使解剖无效腔增加;

(2)肺泡无效腔:由于肺泡内血流分布不均,进入肺泡内的部分气体不能与血液进行气体交换,这一部分肺泡容量称为肺泡无效腔。肺泡内肺内通气/血流(V/Q)比率增大使肺泡无效腔增加;

(3)生理无效腔:解剖无效腔和肺泡无效腔合称为生理无效腔。健康人平卧时生理无效腔等于或接近于解剖无效腔;

(4)机械无效腔:面罩、气管导管、麻醉机、呼吸机的接头和回路等均可使机械无效腔增加。小儿通气量小,机械无效腔对其影响较大。机械通气时的 VT 过大,气道压力过高也影响肺内血流灌注。

临床意义:无效腔气量/潮气量比率(VD/VT)反映通气功能。其正常值为 0.3,比率增大说明无效腔通气增加,实际通气功能下降。计算公式如下:

生理无效腔率:$(PaCO_2-PECO_2)/PaCO_2$。

解剖无效腔率:$(PETCO_2-PECO_2)/PETCO_2$。

其中 $PaCO_2$ 为动脉血 CO_2 分压,$PECO_2P$ 为呼出气体平均 CO_2 分压,$PETCO_2$ 为呼气末

CO_2 分压。

3. 肺活量

约占肺总量的 3/4，和年龄成反比，男性>女性，反映呼吸肌的收缩强度和储备力量。可用小型便携式的肺量计床边测定。临床上通常以实际值/预期值的比例表示肺活量的变化，≥80%则表示正常。肺活量与体重的关系是 30~70mL/kg，若减少至 30mL/kg 以下，清除呼吸道分泌物的功能将会受到损害，当减少至 10mL/kg 时，必然导致 $PaCO_2$ 持续升高。神经肌肉疾病可引起呼吸功能减退，当肺活量减少至 50% 以下时，可出现 CO_2 潴留。

(二) 呼吸力学监测

呼吸力学监测以物理力学的观点和方法对呼吸运动进行研究，是一种以压力、容积和流速的相互关系解释呼吸运动现象的方法。

1. 气道阻力

呼吸道阻力由气体在呼吸道内流动时的摩擦和组织黏性形成，反映压力与通气流速的关系。其主要来源是大气道的阻力，小部分为组织黏滞性。正常值为每秒 1~3cm H_2O/L，麻醉状态可上升至每秒 9cm H_2O/L。气道内压力出现吸气平台时，可以根据气道压力和平台压力之差计算呼吸道阻力。

临床意义：机械通气中出现气道阻力突然降低或无阻力最常见的原因是呼吸回路漏气或接头脱落。气道阻力升高常见于：

(1) 机械原因引起的梗阻，包括气管导管或螺纹管扭曲打折，呼吸活瓣粘连等；

(2) 呼吸道梗阻：气管导管位置异常、气管导管梗阻；

(3) 气道顺应性下降：胸顺应性下降（如先天性漏斗胸、脊柱侧弯，后天性药物作用或恶性高热）或肺顺应性下降（包括肺水肿、支气管痉挛和气胸）。

2. 肺顺应性

肺顺应性由胸廓和肺组织弹性形成，是表示胸廓和肺扩张程度的一个指标，反映潮气量和吸气压力的关系（$\Delta V/\Delta P$）。常用单位为 mL/cmH_2O。实时监测吸气压力-时间曲线可估计胸部顺应性。

(1) 动态顺应性 (Cdyn)：潮气量除以气道峰压与呼气末正压之差，即 VT/ (PIP-PEEP)，正常值是 40~80mL/cmH_2O；

(2) 肺静态顺应性 (Cst)：潮气量除以平台压与呼气末正压之差，即 VT/ (Pplat-PEEP)，正常值是 50~100mL/cmH_2O。

在肺浸润性病变、肺水肿、肺不张、气胸、支气管内插管或任何引起肺静态顺应性减少的患者中，静态顺应性均会下降。

Cdyn/Cst 又称为频率依赖性肺顺应，是以不同呼吸频率的动态肺顺应性与静态肺顺应性的比值表示。正常情况下，即使呼吸频率增加，也不出现明显改变，正常值应大于 0.75。其明显降低见于小气道疾患，是检测小气道疾患的敏感指标之一。

(三) 血氧饱和度 (SpO_2) 监测

1. 原理

血氧饱和度是血液中与氧结合的血红蛋白的容量占全部可结合的血红蛋白容量的百分

比。脉搏血氧饱和度（SpO_2）是根据血红蛋白的光吸收特性而设计的，氧合血红蛋白和去氧合血红蛋白对这两种光的吸收性截然不同。氧合血红蛋白吸收更多 940nm 红外光，让 660nm 红光透过；去氧合血红蛋白吸收更多 660nm 红光，让 940nm 红外光透过。在探头一侧安装上述两波长光线的发射装置，探头另一侧安装感光装置，通过感知透过的光量，计算后得到连续的血氧饱和度分析测定。血氧饱和度与血氧分压密切相关，临床上有助于早期发现低氧血症。正常情况下 SpO_2>95%，如 91%~95% 则提示有缺氧存在，如低于 91% 为明显缺氧。

2. 临床意义

（1）监测氧合功能：可评估 PaO_2，避免创伤性监测。新生儿处于相对低氧状态，其 PaO_2 在氧离曲线的陡坡段，因此 SpO_2 可以作为新生儿氧合功能监测的有效指标，指导新生儿气道处理和评价呼吸复苏效果。给予氧疗时，可根据 SpO_2 调节 FiO_2，避免高氧血症的有害作用；

（2）防治低氧血症：连续监测 SpO_2，一旦其数值下降至 95% 以下，即有报警显示，可以及时发现各种原因引起的低氧血症；

（3）判断急性哮喘患者的严重程度：哮喘患者的 SpO_2 和 PaO_2 的相关性较正常值小（$r=0.51$），甚至可呈负相关（$r=-0.88$）。另一方面，有研究发现 SpO_2 和呼气最高流速相关良好（$r=0.584$）。因而，对判断急性哮喘患者的危险性，SpO_2 仅提供一个简单的无创指标。同时根据观察重度哮喘患者发生呼衰时，PaO_2<60mmHg，$PaCO_2$>45mmHg 的 SpO_2 变化，提出若急性重度哮喘患者的 SpO_2>92% 时，则发生呼衰的可能性小。

3. 影响因素

（1）氧离曲线：氧离曲线为 S 形，在 SpO_2 处于高水平时（即相当氧离曲线的平坦段），SpO_2 不能反映 PaO_2 的同等变化。此时虽然 PaO_2 已经明显升高，而 SpO_2 的变化却非常小。即当 PaO_2 从 60mmHg 上升至 100mmHg 时，SpO_2 从 90% 升至 100%，仅增加了 10%。当 SpO_2 处于低水平时，PaO_2 的微小变化即可引起 SpO_2 较大幅度的改变。此外，氧离曲线在体内存在很大的个体差异。研究表明 SpO_2 的 95% 可信限为 4% 左右，所以当 SpO_2=95% 时，其所反映的 PaO_2 值可以从 60mmHg（SpO_2=91%）至 160mmHg（SpO_2=99%）。其区间可变的幅度很大，因此 SpO_2 值有时并不能反映真实的 PaO_2；

（2）血红蛋白：脉搏-血氧饱和度监测仪是利用血液中血红蛋白对光的吸收来测定 SpO_2，如果血红蛋白发生变化，就可能会影响 SpO_2 的准确性。

（1）贫血：临床报告贫血患者没有低氧血症时，SpO_2 仍能准确反映 PaO_2。若同时并存低氧血症，SpO_2 的准确性就受到影响；

（2）其他类型的血红蛋白：碳氧血红蛋白（COHb）光吸收系数和氧合血红蛋白相同。SpO_2 监测仪是依据其他类型血红蛋白含量甚少，可以忽略不计而进行设计的。当 COHb 增多时，可导致 SpO_2 假性升高。高铁血红蛋白（MetHb）对 660nm 和 940nm 两个波段的光吸收能力基本相同，因此，当血液中存在大量的 MetHb 时，会导致两个波段光吸收比例相等，即相当于氧合血红蛋白和还原性血红蛋白的比例为 1:1，所测得 SpO_2 值将接近或等于 85%。高铁血红蛋白血症的患者随着 PaO_2 的变化，其 SpO_2 值将在 80%~85% 之间波动；

（3）血流动力学变化：SpO_2 的测定基于充分的皮肤动脉灌注。在重危患者，若其心排出量减少，周围血管收缩以及低温时，监测仪将难以获得正确信号；

（4）其他：有些情况下 SpO_2 会出现误差：严重低氧，氧饱和度低于70%；某些色素会影响测定，皮肤发黑、黄疸、涂蓝或绿色指甲油等，胆红素>342μnol/L（20mg/dL），SpO_2 读数降低；红外线及亚甲蓝等染料均使 SpO_2 降低；贫血（Hb<5g/dL）及末梢灌注差时可出现误差，SpO_2 读数降低；日光灯、长弧氙灯的光线和日光等也可使 SpO_2 小于 SaO_2。

（四）呼气末二氧化碳监测

1. 二氧化碳的测定

动脉血二氧化碳分压（$PaCO_2$）是分钟通气量（VE）是否有效的评价标准，其正常的 VE 为 8~10L/min，但这些进入气道的气体又分成两个部分：能通过肺泡毛细血管膜的气体即肺泡通气（VA）和不能为肺所交换的无效腔通气（VD）。$PaCO_2$ 和 VE 的关系显示：有2倍 VE 时 $PaCO_2$ 降低一半，而 1/2VE 时 $PaCO_2$ 可升2倍。CO_2 分钟生成量（VCO_2）在全麻期间可降到基础水平的80%，但在以下情况时可以上升：发热、寒战、脓毒血症、甲亢危象、儿茶酚胺分泌增加、癫痫发作、营养过剩和恶性高热等。如果没有肺泡通气增加的相应补偿，$PaCO_2$ 就会增大。

（1）定义：指呼气终末期呼出的混合肺泡气含有的二氧化碳分压（$PETCO_2$）或二氧化碳浓度（$CETCO_2$）值；

（2）正常值：$PETCO_2$ 为 35~45mmHg（4.67~6.0kPa），$CETCO_2$ 为 5%（4.6%~6.0%）；

（3）临床意义：$PETCO_2$ 监测可用来评价肺泡通气、整个气道及呼吸回路的通畅情况，通气功能、循环功能、肺血流及细微的重复吸入情况。

监测通气功能：无明显心肺疾病的患者 V/Q 比值正常，一定程度上 $PETCO_2$ 可以反映 $PaCO_2$，若通气功能有改变时，Pa-$ETCO_2$ 即可发生变化。

维持正常通气：全麻期间或呼吸功能不全使用呼吸机时，可根据 $PETCO_2$ 来调节通气量，避免发生通气不足或过度，造成高或低碳酸血症。

确定气管的位置：目前公认要证明气管导管在气管内的正确的方法有三：

（1）肯定看到导管在声门内；

（2）看到 $PETCO_2$ 的图形；

（3）看到正常的顺应性环（PV 环）。可以避免发生气管导管误入食管内的错误判断，因为单靠听呼吸音、手控呼吸时呼吸囊涨缩以及胸廓的活动来证明气管导管在气管内往往不太完全可靠。

及时发现呼吸机的机械故障：如接头脱落、回路漏气、导管扭曲、气道阻塞、活瓣失灵及其他机械故障等。$PETCO_2$ 图形在临床上可以发生变化，须综合分析。

调节呼吸机参数和指导呼吸机的撤除：

（1）调节通气量；

（2）选择最佳 PEEP 值，一般来说最小 Pa-$ETCO_2$ 值时的 PEEP 为最佳 PEEP 值；

（3）因 $PETCO_2$ 为连续无创监测，可用以指导呼吸机的停用，当自主呼吸时 $PETCO_2$ 保持正常，可以将呼吸机撤除。但应注意异常的 $PETCO_2$ 存在，必要时应做血气对照。

监测体内 CO_2 产量的变化：体温升高，静脉注入大量 $NaHCO_3$，突然放松止血带以及恶性高热，CO_2 产量增多，$PETCO_2$ 增加。

了解肺泡无效腔量及肺血流量的变化：$PaCO_2$ 为有血液灌注的肺泡的 $PACO_2$，$PETCO_2$ 为有通气的 $PACO_2$，若 $PETCO_2$ 低于 $PaCO_2$，$Pa-ETCO_2$ 增加，或 CO_2 波形上升呈斜形，说明肺泡无效腔量增加及肺血流量减少。

监测循环功能：休克、心搏骤停及肺梗死，血流减少或停止时，CO_2 浓度迅速至零，CO_2 波形则消失。$PETCO_2$ 还有助于判断胸外心脏按压是否有效，复苏成功。当 $PETCO_2 > 1.3 \sim 2.0 kPa$（$10 \sim 15 mmHg$），表示肺已有较好的血流，但还应排除过度通气引起的 $PETCO_2$ 降低。

2. 监测仪原理

CO_2 的产量、肺泡通气量和肺血流灌注量三者共同影响肺泡 CO_2 浓度或分压，CO_2 的弥散能力很强，极易从肺毛细血管进入肺泡内，肺泡和动脉血 CO_2 很快完全平衡，最后呼出的气体应为肺泡气，正常人 $PETCO_2 \approx PACO_2 \approx PaCO_2$，但在病理状态下，肺泡通气与肺血流（V/Q）及分流（QS/QT）发生变化，$PETCO_2$ 就不能代表 $PaCO_2$。

（1）气体采样方法的类型。

旁流型：采样器包括气道连接管、采样管（内径 1~2mm）和贮水瓶，由具有流量调节的抽气泵，把气体样本送至红外线测量室，气体流速为 50~500mL/min，需气量小，则灵敏度高和反应较快（<85ms），因此也可将采样管放在鼻孔内，监测清醒患者自主呼吸时 CO_2 浓度。

主流型：红外线传感器直接放在气管导管接头上，并加热至 40℃ 左右，防止水汽沉积在窗室内，红外线测量室内设有参考零点。主流型的优点是反应速度快而且准确性高，波形失真少。缺点是有一定重量，容易损坏，所以应固定好以免气管导管扭曲；

（2）测定方法。

红外线法：最常用测定方法，CO_2 能吸收波长 4.3μm 的红外线，如将气体送入测试室，一侧用红外线照射，另一侧用一传感器测出所接收红外线的衰减程度，其衰减程度与 CO_2 浓度成正比。气体的采样有两种方法，一种是以一细采样管在气管上或气道上将气体抽到分析仪测试室中，测定其红外线的光量，此方法为旁气流法，可以连续监测。另一种是将红外线传感器直接连接于气管导管接口上，使呼吸气体直接与传感器接触，为主气流法，不需抽气，但需预先加热，反应较快，可连续监测，如加一抽气泵将气体抽入测试室，可成为旁流式，但管道不宜过长。

质谱仪法：将呼出及吸入气以 60mL/min 输入质谱仪，气体分子在阴极电子束轰击下离解转换为离子，一些正离子经加速和静电聚焦成电子束，进入测试室，在离子束出口的垂直方向施加强磁场，使其分散成弧形轨道，沉积在一盘上。每种气体离子的轨道半径与各自的质量-电荷比值成正比，质量大的半径大，质量小的半径小，于是在空间分散，形成"质谱"。其特点是可同时监测患者呼出气中各种成分和含量，包括 O_2、CO_2 及其他挥发性麻醉药浓度，而且反应快，能连续反映呼出气中各种气体的浓度变化，所需气体样本量也较少，但仪器价格昂贵。

比色法：以探测器的色泽变化来确定 $CETCO_2$ 和判断导管是否在气管内。当有胃液或其他酸性物质接触后探测器上色泽不能复原，是一种简便有用的方法；但其精确性还需接受考验。

3. CO_2 波形

(1) 正常的 CO_2 波形一般分 4 段。

Ⅰ相：吸气基线，应处于零位，是呼气的开始部分，即 AB 段。

Ⅱ相：呼气上升支，较陡直，为肺泡和无效腔的混合气，相当于 BC 段。

Ⅲ相：呼气平台，呈水平形，是混合肺泡气，为 CD 段。

Ⅳ相：呼气下降支，迅速而陡直下降至基线，新鲜气体进入气道，相当于 DE 段；

(2) 呼气末 CO_2 的波形应观察以下五个方面。

基线：代表 CO_2 浓度，一般应等于零；

高度：代表 $CETO_2$ 浓度；

形态：正常 CO_2 波形与不正常波形；

频率：反映呼吸频率；

节律：反映呼吸中枢或呼吸机的功能。

(3) CO_2 波形图监测的临床意义：评价肺泡通气、整个气道与呼吸回路的情况，通气功能、心肺功能及细微的重复吸入。由于对许多问题可做出预报，故判断不准确可能引起误诊或事故。若 CO_2 波形没有正常波形的 4 个部分，则意味着患者心肺系统、通气系统或供气系统有问题；

(4) 异常的呼气末 CO_2 波形。

(1) $PETCO_2$ 降低。

突然降到零附近：$PETCO_2$ 降为零或接近零常常预示情况危急，如气管导管误入食管、导管连接脱落，完全的通气故障或导管阻塞，其中任何一种原因都可使 CO_2 在气道突然消失，而从波形上不能辨别出差异；另外若要考虑监测仪失灵，则需胸部听诊证实肺通气情况后才能确定。因为有时通气停止相当一段时间，患者黏膜颜色和 SpO_2 仍可维持正常。机器失调常见于抽样系统阻塞。

突然降低至非零浓度：$PETCO_2$ 下降未到零，说明气道内呼出气不完整，可能从面罩下漏出；如果是气管插管在适当的位置，应考虑气囊注气是否足够，主流式监测仪传感器位置不当时可产生类似图形。气道压的测定有助于确诊。

指数降低：$PETCO_2$ 指数降低在短时间内发生，预示心搏骤停，其原因可能是生理性无效腔通气增加或从组织中扩散到肺内的 CO_2 减少，其致病因素包括失血、静脉塌陷性低血压、循环、肺栓塞（血栓、气栓）。

持续低浓度：没有正常的平台，平台的缺失说明吸气前肺换气不彻底或呼出气被新鲜气流所稀释，后者可在低潮气量和高气体抽样率时发生。一些特别的呼吸音（如喘鸣音、啰音）可说明肺排气不彻底，支气管痉挛或分泌物增多造成小气管阻塞；气道吸引纠正部分阻塞，有利于恢复完全的通气及正常的 CO_2 波形。

(2) 平台正常。

平台偏低：在某些通气正常的情况下，波形可显示一个低 $PETCO_2$ 和正常肺泡气平台。$PETCO_2$ 与 $PaCO_2$ 之间存在较大差异，说明波形不正常或机器自检失灵，但最有可能是与生理无效腔增大有关。临床医师可通过吹入标准气体品来检测波形的精确性，并确保数据在 34~46mmHg 之间。许多情况下，大动脉 PCO_2 与 $PETCO_2$ 呈梯度关系。实际上，麻醉可平均提高这种梯度为 4mmHg（0.53kPa）；肺部疾病、肺炎、小儿支气管肺组织发育异常可提

高动脉与肺泡气 CO_2 的梯度，由血容量减少引起的肺动脉灌注不良和高气道压（如肺外科手术期间的脱水、血管扩张和过度通气）常造成 Pa-ETCO$_2$ 差值增加。

平台逐渐降低：当波形获得正常，但 PETCO$_2$ 在几分钟或几小时内缓慢降低，其原因可能与低体温、过度通气、全麻和（或）肺血容量不足、肺灌注降低有关。

体温下降时代谢和 CO_2 产生减少，如通气没有变化，肺泡气 CO_2 和动脉血 CO_2 将降低，PETCO$_2$ 逐渐下降。因低心排血量造成组织内返回的 CO_2 减少，生理无效腔量增加，其次是心脏衰竭或低血容量。

如果通气是由于呼吸机或新鲜气流的调整而增加，PETCO$_2$ 将逐渐达到一个新的平衡值；当 VE 变化趋势与 PETCO$_2$ 变化趋势相关时，这种现象就很明显。

（3）PETCO$_2$ 升高。

PETCO$_2$ 逐渐增加：在波形未变时，PETCO$_2$ 升高可能是与 VE 降低，VCO$_2$ 增加或腹腔镜检查行 CO_2 气腹时 CO_2 吸收有关。

VE 降低可能的原因有：气道阻塞、通气机小量漏气、通气或新鲜气流设置改变。VCO$_2$ 可随任何导致体温升高的原因而增加，包括过度加温、脓毒血症、恶性高热。在通气状态稳定而 PETCO$_2$ 迅速升高，应立即考虑恶性高热。CO_2 因外源性吸收增多（胸腔或腹腔镜检时 CO_2 气胸或气腹）与类似的 VCO$_2$ 增加一样可造成 CO_2 波形缓慢升高。

（4）PETCO$_2$ 突然升高：任何能使肺循环的 CO_2 总量急剧升高的原因均可使 PETCO$_2$ 突然短暂上升，其原因包括静脉注射碳酸氢钠、松解外科止血带，主动脉钳夹后的释放。CO_2 波形基线随 PETCO$_2$ 升高而突然升高，则说明在抽样瓶内有杂物（如水、黏液、污物），清洁抽样瓶常可恢复正常。若 CO_2 波形和值逐渐升高，则说明开始呼出的 CO_2 在环路中被重新吸入。

在这种情况下，CO_2 波形呼气部分不能回到基线零点处，在通气吸入相早期 CO_2 升高，这种升高与呼气相快速上升有关，PETCO$_2$ 通常在肺泡气 CO_2 张力达到新平衡后增加，这时 CO_2 排出与产生再次达到平衡。

一些麻醉机回路，如用小儿麻醉的 Mapleson-D 和 Jackson-Rees 回路，因设计时就存在部分重复吸入。使用这些回路时，应对这种特性有所认识，重复吸入的总量精确计算的机制较复杂，如呼出潮气量、新鲜气流、呼出余气量、APL 活瓣的设置、位置及呼气暂停的时间。使用部分呼吸回路时，基于这些复杂的机制，精确说明 PETCO$_2$、PaCO$_2$ 是困难的或者甚至不可能。但可通过增加新鲜气流量（用更大的 VT 和延长呼气时间）来减少重复吸入。在环路系统 CO_2 重复吸入说明环路有故障，最常见的原因是呼吸活瓣出现问题，CO_2 吸收旁路在起作用或 CO_2 吸收剂失效等。

第二节 循环功能监测

（一）心率和脉搏监测

心率监测是简单和创伤性最小的心脏功能监测方法。心电图是最常用的方法。心电图对心率的测定依赖于对 R 波的正确检测和 R-R 间期的测定。手术中应用电刀或其他可产生电噪声的设备可干扰 ECg 波形，影响心率的测定。逸搏心律可影响 ECg 测定，当起搏尖波信号高时，监护仪可能错误地将其识别为 R 波用于心率计算。高的 T 波也可产生同样的干扰。

脉率的监测与心率相比，主要的区别在于电去极化和心脏收缩能否产生可触摸的动脉搏动。房颤患者由于 R-R 间期缩短影响心室充盈，搏出量降低，导致感觉不到动脉搏动，发生心率与脉率不等。电机械分离或无脉搏的心脏活动时，见于心脏压塞、极度低血容量等，虽然有心脏搏动但无法摸到外周动脉搏动。麻醉过程中脉率监测最常使用脉搏血氧饱和度监测仪。

(二) 动脉血压

动脉血压可反映心脏收缩力、周围血管阻力和血容量的变化，是麻醉期间重要的基础监测项目。测量方法分无创性和有创性动脉血压测量。

1. 无创性动脉血压测量（间接测压）

目前麻醉期间广泛使用自动化间断无创血压测量。麻醉期间测量间隔时间一般至少每 5min 一次，并根据病情调整。测量时须选择合适的袖套宽度（一般为上臂周径的 1/2，小儿袖套宽度须覆盖上臂长度的 2/3）。袖套过大可引起测量血压偏低，反之测量血压偏高。一般来讲，低血压（通常收缩压<80mmHg）反映麻醉过深、有效血容量不足或心功能受损等；高血压（通常收缩压>180mmHg）反映麻醉过浅、容量超负荷或高血压病等。低温、外周血管强烈收缩、血容量不足以及低血压时会影响测量结果。

2. 有创动脉压测量（直接测压）

（1）适应症：适用于各类危重患者、心脏大血管手术及颅内手术患者、需反复测动脉血气的患者、严重低血压休克患者以及应用血管活性药物需连续测量血压的患者；

（2）穿刺置管途径：最常用的动脉穿刺部位为左侧桡动脉。以往桡动脉穿刺置管前须进行 Allen 试验，以了解尺动脉侧支循环情况。现在临床很少用 Allen 试验，因为 Allen 试验在预测桡动脉置管后缺血并发症方面的价值受到质疑，通过荧光素染料注射法或体积描记图测定发现 Allen 试验结果与远端血流没有直接关系。如怀疑手部血流较差可用超声多普勒测定尺动脉血流速度。此外，腋、肱、尺、股、足背和颞浅动脉均可直接穿刺置管测压；

（3）置管技术：一般选择经皮动脉穿刺置管，特殊情况下也可直视穿刺置管。经皮穿刺置管常选用左侧桡动脉，成人用 20g 外套管针，患者左上肢外展，腕部垫高使腕背伸，消毒铺巾。穿刺者左手摸清动脉波动位置，右手持针，针体与皮肤成 30°~45°角，针尖抵达动脉可见针芯内有鲜红血液，将套管针放平减小其与皮肤夹角后，继续进针约 2mm，使外套管也进入动脉，此时一手固定针芯，另一手捻转推进外套管，在无阻力的情况下可将外套管置入动脉腔内。然后拔出针芯，外套管连接压力监测装置，多为压力换能器，进行动脉压力及波形监测分析。小儿、肥胖或穿刺困难者用超声引导穿刺置管；

（4）注意事项：

①有创直接血压测压较无创测压高 5~20mmHg；

②必须预先定标零点：将换能器接通大气，使压力基线定位于零点；

③压力换能器应平齐于第 4 肋间腋中线心脏水平，低或高均可造成压力误差；

④压力换能器和放大器的频率应为 0~100Hz，测压系统的谐频率和阻尼系数为 0.5~0.7。阻尼过高增加收缩压读数，同时使舒张压读数降低，而平均动脉压变化较小。仪器需定时检修和校对，确保测压准确性和可靠性；

⑤测压径路需保持通畅，不能有任何气泡或凝血块。经常用肝素盐水冲洗，冲洗时压力

曲线应为垂直上下，提示径路畅通无阻；

⑥测压装置的延长管不宜长于100cm，直径应大于0.3cm，质地需较硬，以防压力衰减，同时应固定好换能器和管道；

⑦注意观察：一旦发现血栓形成和远端肢体缺血时，必须立即拔除测压导管；

（5）临床意义：动脉血压反映心脏后负荷、心肌氧耗、做功及脏器和周围组织血流灌注，是判断循环功能的重要指标。组织灌注除了取决于血压外，还与周围血管阻力有关。若周围血管收缩，阻力增高，虽血压不低，但组织血流灌注仍然不足。不宜单纯追求较高血压；

①正常值：随年龄、性别、精神状态、活动情况和体位姿势而变化；

②动脉血压组成成分：

a. 收缩压（SBP）：代表心肌收缩力和心排血量，主要特性是克服脏器临界关闭血压，以维持脏器血流供应。SBP<90mmHg 为低血压；<70mmHg 脏器血流减少；<50mmHg 窦房结灌注减少，易发生心搏骤停；

b. 舒张压（DBP）：与冠状动脉血流有关，冠状动脉灌注压（CPP）= DBP−PCWP；

c. 脉压：脉压 = SBP−DBP，正常值为30~40mmHg，代表脉搏量和血容量；

d. 平均动脉压（MAP）：是心动周期的平均血压，MAP = DBP+1/3（SBP−DBP）；

③有创血压监测的价值：

a. 提供正确、可靠和连续的动脉血压数据；

b. 可进行动脉压波形分析，粗略估计循环状态；

c. 便于抽取动脉血进行血气分析；

（6）创伤性测压的并发症。

a. 血栓形成与动脉栓塞：血栓形成率为20%~50%，手部缺血坏死率<1%。其原因有：

①置管时间过长；

②导管过粗或质量差；

③穿刺技术不熟练或血肿形成；

④重症休克和低心排血量综合征；

⑤动脉栓塞发生率桡动脉为17%，颞动脉和足背动脉发生率较低。

防治方法：

①用超声测定尺动脉血流；

②注意无菌操作；

③减少动脉损伤；

④经常用肝素稀释液冲洗；

⑤多发动脉病变患者，术前应关注病变血管的位置，选择无血管病变的肢体进行动脉压监测，包括无创和有创。避免选择病变侧血管进行动脉压测量，影响血压监测的准确性；

⑥发现末梢循环欠佳时，应停止测压，并拔除动脉导管，必要时可急诊手术取出血块等。现采用一次性压力换能器，带有动脉管路持续冲洗功能，安全性已大大提高。

b. 动脉空气栓塞：严防动脉空气栓塞，换能器和管道必须充满肝素盐水，排尽空气，应选用袋装盐水，外围用气袋加压冲洗装置；

c. 渗血、出血和血肿；

d. 局部或全身感染：严格无菌技术，置管时间最长 1 周，如需继续应更换测压部位。

近年来，动脉压的变异在动态反映容量反应性方面的意义逐渐得到越来越多的认识。收缩压变异性（SPV）和脉压变异性（PPV）以及其他相关测定可预测机械通气患者的心脏前负荷及患者对容量治疗的反应性。SPV 及 PPV 作为动态反映指标更有临床参考价值。目前此类方法仅在机械通气患者中得到证实，在临床的应用还缺少确切的阈值和统一的技术标准。

（三）中心静脉压

将导管插入胸腔内大静脉所测得的压力，就是中心静脉压（CVP）。反映右心系统的静脉压或右心房平均压，正常 $3\sim10cmH_2O$。表示心脏功能与血容量和血管张力之间的关系。

1. 临床意义

测定 CVP 对了解有效血容量和右心功能有十分重要的意义。

（1）血容量不足：若动脉压、尿量及 CVP 都低（$0\sim5cmH_2O$），血容量不足；

（2）心功能不全：动脉压低、尿少而 CVP 高（$>15cmH_2O$）表示心功能不全，应考虑用强心药、心脏压塞、输血补液过荷，或外周血管收缩等原因所致。如 CVP 上升，尿量减少，肺底出现湿啰音，说明循环过荷。必须终止或缓慢液体输入，并行利尿处理。分析 CVP 测定值必须结合临床所见，必须排除影响 CVP 的各种因素；

（3）右心房平均压：以 CVP 来代表。

临床用于休克、脱水、失血和血容量不足、心力衰竭、大量输血、CPR 后维护循环功能等作为脱水和液体治疗的观察指标。

2. 测定方法

CVP 的测定较简单，不需要复杂仪器，仅需一个水压表。

（1）插管途径：有上腔静脉经颈内静脉（IJV）、颈外静脉（EJV）、锁骨下静脉 3 种。也选择下腔静脉经股静脉或大隐静脉插管。

（2）IJV 插管：颈内静脉始于颅底，沿颈垂直下行，先向后然后向外侧，最后在颈总动脉的前外侧。患者仰卧，头低 $15°\sim30°$，使静脉膨胀，并防止气栓。

（3）EJV 插管：颈外静脉（EJV）浅表，容易看到，且较正直，易于穿刺。但 EJV 有锐角的弯曲，导管很难通过，需要用特制的能屈曲的 J 形导管。EJV 有静脉瓣，一在锁骨上 4cm 处，一在进入锁骨下静脉部位，深插导管多较困难。但是，此法成功率达 90%，较安全。患者仰卧，肩下垫薄枕，头侧向一边，使穿刺侧充分显露，头低 $5°\sim10°$，麻醉科医师站于患者头前。先用穿刺针或套管针（先用棱针挑开皮肤）穿入 EJV，拔去针芯，插入 J 形导丝，然后沿钢丝导入导管，成人深 $15\sim17cm$，小儿 $5\sim10cm$；

（4）锁骨下静脉插管：锁骨下静脉成人长 $3\sim4cm$。前面为锁骨的内侧缘，后面为前斜角肌，下面是第 1 肋骨宽阔的上表面，越过第 1 肋骨上表面向上呈弓形，然后向内、向下和轻度向前跨越前斜角肌与 IJV 汇合。进针途径有锁骨下法和锁骨上法；

（5）股静脉插管：在腹股沟韧带下方 2 横指处触到股动脉搏动点，在其内侧 $0.5\sim1cm$ 处穿刺或静脉切开，置入导管。在技术上无困难，安全性好，但导管能否达到中心静脉部位难以判断；导管在血管内行程长，增加损伤和感染的机会。从股静脉插管，以右侧较易进入。

3. 影响 CVP 测定的因素

（1）导管位置：导管位于右心房或近右心房的上、下腔静脉内测置准确，管端达不到上述位置的，测压不准；颈内或锁骨下静脉插管，深度易控制，基本保证管端在中心静脉，要比下肢静脉插管测得值可靠；

（2）标准零点的偏差：要控制在±1cm，否则将严重影响测值。以右心房水平线为理想标准零点；

（3）胸膜腔内压：患者屏气及麻醉等影响胸膜腔内压而改变 CVP 的测量数值；

（4）机械因素：如测压系统的通畅度，测压系统通畅，提供正确的 CVP 测压数值。CVP 导管要粗，防血凝块堵管，必要时每 500mL 液体内加肝素 3~5mg。

（李晓磊）

第三章 胸外科手术麻醉

第一节 常见胸内手术的麻醉

一、常见胸内手术的麻醉特点

常见胸内手术包括全肺切除、肺叶切除、肺段切除等，手术多采用开胸入路，开胸对呼吸、循环功能可产生明显影响。手术操作对纵隔内结构的牵拉与压迫可引起不良神经反射。术前疾病本身影响呼吸循环功能，手术可加重这种不良影响。因此，胸内手术的麻醉处理与管理要求较高。为方便手术操作与保护健肺，胸内手术多采用肺隔离技术。

二、麻醉选择

胸内手术的麻醉方法以气管内插管的全身麻醉为主。麻醉诱导可根据患者病情选择吸入诱导、静脉诱导与复合诱导的方法。麻醉维持以静脉吸入复合的方法最常用，使用肌肉松弛药保证充分的肌肉松弛。手术中需要反复清理呼吸道的以静脉麻醉维持能保证稳定的麻醉深度。下胸段硬膜外阻滞与全身麻醉配合不仅有利于减少手术中麻醉药用量，还用于术后镇痛，利于患者恢复。

三、麻醉期间的呼吸管理

胸内手术中麻醉医师应与外科医师密切交流。必要时外科医师可协助麻醉医师调整导管位置，麻醉医师在手术的重要步骤可暂停呼吸保证手术顺利进行。麻醉中应随时吸引气管导管腔内的分泌物与血液，保证气道通畅。呼吸功能监测应强调脉搏氧饱和度监测与呼吸末二氧化碳分压监测。胸内手术常采用肺隔离技术，单肺通气的管理见前。手术结束关胸前应对萎陷肺进行充分膨胀，检查吻合口漏。

四、麻醉期间的循环管理

开胸前，胸腔两侧压力相等，纵隔位于胸腔中间。开胸后，开胸侧胸腔变为正压，而非开胸侧胸腔仍为负压，结果使纵隔移向非开胸侧胸腔。吸气时非开胸侧胸腔负压增加，纵隔向非开胸侧胸腔移位更明显。呼气时非开胸侧胸腔压力增加超过开胸侧胸腔压力，使纵隔向开胸侧胸腔移位。因此，纵隔随呼吸的变化在两侧胸腔之间交替移动，称为纵隔摆动。开胸后纵隔摆动造成大血管扭曲。腔静脉扭曲造成回心血量减少，心排血量降低。动脉扭曲造成血压下降。所以开胸后易出现低血压。血压下降造成心肌灌注减少，加上开胸后对呼吸的不良影响可能出现缺氧或 CO_2 蓄积，因而易引起心律失常。手术对纵隔结构的刺激也是心律失常的常见原因。手术中应实施严密的心电监护，保证血容量，维持循环功能稳定。

五、术后管理

手术后待患者清醒,呼吸功能良好,病情稳定后拔管。拔管后应在恢复室观察一段时间。对术前肺功能减退、肥胖、合并冠心病、高龄、术中出血明显、术后吸入纯氧时动脉血氧分压低于60mmHg或脉搏氧饱和度低于90%的患者应考虑长时间呼吸支持。

术后镇痛是术后管理的重要部分,术后镇痛可改善患者的呼吸功能,增加通气量,还利于咳嗽排痰,减少术后肺部并发症,应采用各种有效的镇痛手段促进患者呼吸功能的恢复。静脉内止痛法(PCA)、胸部硬膜外镇痛、肋间神经阻滞镇痛都可发挥良好的镇痛效应,应根据临床经验选择使用。

第二节 气管手术的麻醉

气管、支气管与隆突部位的疾病经常需要手术治疗。这些部位手术的麻醉有一定特殊性,麻醉医师必须了解该部位疾病的病理生理与手术特点,以制定麻醉计划。本节不包括气管切开手术的麻醉。

气管手术(tracheal surgery)麻醉中应用的通气方式可总结为以下5种。

(1)经口气管插管至病变气管近端维持通气。该法适于短小气管手术。由于气管导管的存在,吻合气管时手术难度增加。插入气管导管时对病变的创伤可能导致呼吸道急性梗阻;

(2)间断喷射通气。经口插入细气管导管或手术中放置通气导管至远端气管或支气管行喷射通气。该法利于手术操作,但远端通气导管易被肺内分泌物阻塞,喷射通气还可能造成气压伤;

(3)高频正压通气。该法与间断喷射通气类似;

(4)体外循环。由于需要全身抗凝,可能导致肺内出血,现基本不用;

(5)手术中外科医师协作在远端气管或支气管插入带套囊的气管导管维持通气。该法目前应用最普遍。

一、气管疾病

先天性疾病、肿物、创伤与感染是气管疾病的常见病因。先天性疾病包括气管发育不全、狭窄、闭锁与软骨软化。肿物包括原发肿物与转移肿物。原发肿物以鳞状细胞癌、囊腺癌与腺癌多见。转移肿物多来自肺癌、食管癌、乳腺癌及头颈部肿瘤。创伤包括意外创伤与医源性创伤。气管穿通伤与颈胸部顿挫伤可损伤气管,气管插管与气管切开也可造成气管损伤。气管手术中居首位的病因是气管插管后的气管狭窄,气管肿物次之。

二、近端气管手术的麻醉

近端气管切除重建手术一般采用颈部切口与胸部正中切口。由于手术操作使气管周围支持组织松弛,在气管插管未通过气管病变的情况下可能引起气道完全梗阻。麻醉诱导插管后静脉吸入复合维持麻醉。暴露病变气管后向下分离,切开气管前10min停用氧化亚氮。于气管前贯穿气管全层缝一支持线,缝支持线时气管导管套囊应放气以防损伤。在气管切口下

2cm 处穿结扎线，切开气管后外科医师将手术台上准备好的钢丝强化气管导管插入远端气管。连接麻醉机维持麻醉与通气。病变气管切除后，以缝合线牵拉两气管断端，麻醉医师通过患者头颈部俯屈可帮助两气管断端接近。如果切除气管长，两气管断端不能接近，应行喉松解使气管断端接近。气管断端采用间断缝合，所有缝合线就位后彻底吸引气管内的血液与分泌物，快速拔出远端气管的气管导管，同时将原经口气管插管管口越过吻合口，麻醉与通气改此途径维持。缝合线打结后应检查是否漏气。气管导管交换中应防止气管导管进入一侧支气管。

手术结束待患者完全清醒后拔除气管导管。由于手术室条件好，气管导管最好在手术室拔除。吻合口水肿较常见，因而拔管前应准备纤维气管镜与其他再插管的物品。拔管后气道通畅，病情稳定后应送入 ICU 继续严密观察。ICU 应做好再插管的准备。为减轻吻合口张力，患者应保持头俯屈体位。

三、远端气管与隆突手术的麻醉

靠近隆突部位的气管切除与隆突成形术一般采用右侧开胸入路，必要时行左侧单肺通气。麻醉的一般原则与近端气管手术相同。手术中通气可以采用全程单肺通气与部分单肺通气。全程单肺通气采用单腔气管导管或双腔管行支气管插管。部分单肺通气则需要手术中交换气管导管，即开始行双肺通气，暴露病变气管后手术台上行支气管插管后单肺通气。病变切除吻合口缝合线就位后拔除支气管插管，同时将主气管内的气管导管向下送入支气管，吻合完毕再将气管导管退回主气管内。手术结束后使用拮抗肌肉松弛药，待自主呼吸良好，患者清醒后在手术室拔管。拔管时同样应准备纤维支气管镜等再插管的设备。

四、术后恢复

气管手术后患者应在 ICU 接受密切监护。进入 ICU 后最好行胸部 X 线检查以排除气胸。患者应保持头俯屈的体位减轻吻合口张力。面罩吸入湿化的高浓度氧气。隆突手术影响分泌物排出，必要时可使用纤维支气管镜辅助排痰。术后吻合口水肿可引起呼吸道梗阻，严重时需要再插管。由于体位的影响，ICU 插管最好使用纤维支气管镜。术后保留气管导管的患者应注意气管导管的套囊不应放置于吻合口水平。需要长时间呼吸支持的患者可考虑气管切开。

靠近喉部位的气管手术后易出现喉水肿，表现为呼吸困难、喘鸣与声嘶。治疗可采用改变体位（坐位）、限制液体、雾化吸入肾上腺素等措施，喉水肿严重时需要再插管。

术后疼痛治疗的方案应根据手术方式、患者痛阈与术前肺功能确定。近端气管手术的术后镇痛可采用镇痛药静脉注射、肌内注射及患者自控给药的方式。远端气管与隆突手术的术后镇痛可选择硬膜外镇痛、胸膜内镇痛、肋间神经阻滞镇痛与患者自控镇痛等方式。

患者在 ICU 过夜，病情稳定后可返回病房。

（沈 琼）

第四章　腹部外科手术麻醉

第一节　腹部外科手术麻醉特点

（1）腹部外科主要为腹腔内脏器质性疾病的手术，腹腔内脏器官的主要生理功能是消化功能；分泌多种激素调节消化系统和全身生理功能。因此，消化器官疾病必然导致相应的生理功能紊乱及全身营养状态恶化。为保证手术麻醉的安全性，减少术后并发症，麻醉前应根据患者病理生理改变及伴随疾病的不同，积极调整治疗，以改善全身状况，提高对手术和麻醉的耐受性；

（2）胃肠道每日分泌大量含有相当数量电解质的消化液，一旦发生肠道蠕动异常或肠梗阻，消化液将在胃肠道内潴留；或因呕吐、腹泻等，必然导致大量体液丢失，细胞内、外液的水和电解质锐减，酸碱平衡紊乱及肾功能损害。纠正上述紊乱是消化道手术麻醉前准备的重要内容之一；

（3）消化道肿瘤、溃疡或食管胃底静脉曲张，可继发大出血。除表现呕血、便血外，胃肠道可潴留大量血液，失血量难以估计。麻醉前应根据血红蛋白，血细胞比积，尿量，尿比重，血压，脉率，脉压，中心静脉压等指标补充血容量和细胞外液量，并做好大量输血的准备；

（4）胆道疾病多伴有感染，阻塞性黄疸和肝损害。麻醉时应注意肝肾功能的维护，出凝血异常及自主神经功能紊乱的防治；

（5）腹部外科以急腹症为多见，如胃肠道穿孔，腹膜炎，急性胆囊炎，化脓性阻塞性肝胆管炎，胆汁性腹膜炎及肝、脾、肠破裂等，病情危重，需急诊手术。麻醉前往往无充裕时间进行综合性治疗。急腹症手术麻醉的危险性、意外及并发症的发生率，均比择期手术为高。因此，麻醉医师应尽可能在术前短时间内对病情做出全面估计和准备，选择适合于患者的麻醉方法和麻醉前用药，以保证患者生命安全和手术顺利进行，这是急腹症麻醉的关键所在；

（6）肥胖，严重腹胀，大量腹水，巨大腹内肿瘤患者，当术中排出大量腹水，搬动和摘除巨大肿瘤时，腹内压容易骤然下降而发生血流动力学及呼吸的明显变化。因此，麻醉医师应依据病情做好防治，并避免发生缺氧、二氧化碳蓄积和休克；

（7）腹内手术中牵拉内脏容易发生腹肌紧张、鼓肠、恶心、呕吐和膈肌抽动，不仅影响手术操作，且易导致血流动力学剧变和患者痛苦。因此，良好的肌肉松弛是腹部手术麻醉不可忽视的问题；

（8）呕吐误吸或反流误吸是腹部手术麻醉常见的死亡原因。胃液、血液、胆汁、肠内容物都有被误吸的可能。一旦发生，可导致急性呼吸道梗阻，吸入性肺炎或肺不张等严重后果，麻醉时应采取有效的预防措施；

（9）腹腔内脏器官受交感神经和副交感神经双重支配，内脏牵拉反应与此类神经有密切关系。

①交感神经的低级中枢位于脊髓颈 8 至腰 3 节段的灰质侧角,节前神经纤维起自侧角细胞。其周围部分包括椎旁节、椎前节及由神经节发出的分支和神经丛。交感神经干位于脊椎两侧,由神经节和节间支相互连接组成。交感神经节总数为 22~25 个。神经节内为多极细胞,节后纤维起自该细胞。

②内脏大神经起自脊髓胸 4~10 节段,终止于腹腔动脉根部的腹腔节,有一小部分纤维终止于主动脉肾节和肾上腺髓质。内脏小神经起自脊髓胸 10~12 节段,有节前纤维穿过膈角终止于主动脉肾节。内脏最小神经起自胸 12 节段,与交感神经干一并进入腹腔,终止于主动脉肾节。由腹腔神经节,主动脉肾节等发出的节后纤维分布至肝、胆、胰、脾、肾等实质器官和结肠左曲以上的肠管。腰交感干由 4~5 对腰节组成,左右交感干之间以横的交通支相连。节上的分支有腰内脏神经,起自腰段侧角的节前纤维,穿过腰节后终止于腹主动脉丛及肠系膜丛等处,其节后纤维分布于结肠左曲以下的肠管和盆腔脏器,部分纤维随血管分布至下肢。盆腔神经丛来自骶 2~3 骶节和尾节所发出的节后纤维。

③副交感神经的低级中枢位于脑干的副交感神经核及骶部 2~4 节段灰质副交感核。节前纤维起自延髓迷走神经背核和骶部副交感神经核。迷走神经后干的腹腔支参与肝丛、胃丛、脾丛、胰丛、肾丛及肠系膜上下丛的组成,各丛分别沿同名血管分支达相应脏器。结肠左曲以下肠管和盆腔脏器受骶 2~4 副交感节前纤维分支组成的直肠丛、膀胱丛、前列腺丛、子宫阴道丛等支配。

④重要腹腔内脏的神经支配。在结肠左曲以上肠管和肝、胆、胰、脾等脏器手术时,椎管内麻醉要阻滞内脏神经交感神经支时,阻滞平面应达胸 4 至腰 1,但迷走神经支不可能被阻滞。而结肠左曲以下肠管和盆腔脏器的手术,阻滞平面达胸 8 至骶 4 时,交感神经和副交感神经可同时被阻滞。为消除牵拉结肠左曲以上肠胃等内脏的反应,可辅用内脏神经局麻药封闭或应用镇痛镇静药。

第二节 腹部手术常用的麻醉方法

腹部手术患者具有年龄范围广,病情轻重不一及并存疾病不同等特点,故对麻醉方法与麻醉药物的选择,需根据患者全身状况,重要脏器损害程度,手术部位和时间长短,麻醉设备条件及麻醉医师技术的熟练程度做综合考虑。

(一)局部麻醉

适用于短小手术及严重休克患者。可用的局麻方法有局部浸润麻醉,区域阻滞麻醉和肋间神经阻滞麻醉。腹腔内手术中还应常规施行肠系膜根部和腹腔神经丛封闭。本法安全,对机体生理影响小,但阻滞不易完善,肌松不满意,术野显露差,故使用上有局限性。

(二)脊麻

适用于下腹部及肛门会阴部手术。脊麻后尿潴留发生率较高,且禁忌证较多,故基本已被硬膜外阻滞所取代。

(三)连续硬膜外阻滞

为腹部手术常用的麻醉方法之一。该法痛觉阻滞完善;腹肌松弛满意;对呼吸、循环、肝、肾功能影响小；因交感神经被部分阻滞，肠管收缩，手术野显露较好；麻醉作用不受手术时间限制，并可用于术后止痛，故是较理想的麻醉方法，但内脏牵拉反应较重，为其不足。

（四）全身麻醉

随着麻醉设备条件的改善，全身麻醉在腹部手术的选用日益增加，特别是某些上腹部手术，如全胃切除，腹腔镜手术，右半肝切除术，胸腹联合切口手术及休克患者手术均适于选用全身麻醉。由于患者情况不同，重要器官损害程度及代偿能力的差异，麻醉药物选择与组合应因人而异。目前常用方法有：静吸复合全麻；神经安定镇痛复合麻醉；硬膜外阻滞与全麻复合麻醉等。麻醉诱导方式需根据患者有无饱胃及气管插管难易程度而定。急症饱胃者（如进食、上消化道出血，肠梗阻等），为防止胃内容误吸，可选用清醒表麻插管。有肝损害者或三个月内曾用过氟烷麻醉者，应禁用氟烷。胆道疾病术前慎用吗啡类镇痛药。

（沈　琼）

第七篇　外科护理

第一章　甲状腺外科护理

第一节　甲状腺肿瘤的护理

甲状腺肿瘤分良性肿瘤与恶性肿瘤两类，良性肿瘤多为腺瘤，恶性肿瘤以癌为主。甲状腺腺瘤是最常见的甲状腺良性肿瘤，腺瘤周围有完整包膜。其按形态学可分为：滤泡状腺瘤和乳头状腺瘤（世界卫生组织将其改名为乳头型滤泡性腺瘤），临床上以前者多见。甲状腺腺瘤可以发生在各个年龄段，以15～40岁最多见，女性多于男性，男女之比约为1∶6。甲状腺癌是头颈部较常见的恶性肿瘤，约占全身恶性肿瘤的1%，女性的发病率高于男性的。除髓样癌外，多数甲状腺癌起源于滤泡上皮细胞。

一、护理评估

（一）健康史

注意患者的年龄、性别，了解有无结节性甲状腺肿等甲状腺疾病史，有无相关疾病的家族史，是否有碘治疗史。

（二）身体评估

1. 甲状腺腺瘤

本病以40岁以下女性多见，且多数患者无不适症状，常在无意间或体检时发现颈部有圆形或椭圆形结节，多为单发。结节表面光滑，边界清楚，包膜完整，无压痛，随吞咽上下移动；质地依瘤体性质而异，腺瘤质地较软，而囊性者质韧。腺瘤一般生长缓慢，但乳头状囊性腺瘤因囊壁血管破裂所致囊内出血时，瘤体在短期内可迅速增大并伴局部胀痛。

2. 甲状腺癌

早期多无症状，偶尔发现甲状腺肿块，质硬，不光滑，吞咽时活动度低。分化高的甲状腺癌发展缓慢，分化低的甲状腺癌常迅速增大而有压迫症状，如吞咽困难、呼吸不畅、声音嘶哑，HORNER综合征。颈淋巴结转移率高，有时转移灶可大于原发灶。

（三）心理社会状况

1. 心理状态

患者常在无意中发现颈部肿块，病史短且突然，或因已存在多年的颈部肿块在短期内迅速增大，因而担忧肿块的性质和预后，表现为惶恐、焦虑和不安，故需正确了解和评估患者患病后的情绪、心情和心理变化状况。

2. 认知程度

患者和家属对疾病、手术和预后的不同认知程度会影响患者对手术和治疗的依从性及疗效。护士对患者及其家属应分别做好评估：

(1) 对甲状腺疾病的认知态度。

(2) 对手术的接受程度。

(3) 对术后康复知识的了解程度。

（四）辅助检查

1. 实验室检查

除血生化和尿常规检查外，测定甲状腺功能和血清降钙素有助于髓样癌的诊断。

2. 影像学检查

(1) B超检查：测定甲状腺大小，探测结节的位置、大小、数目及与邻近组织的关系。结节若为实质性且呈不规则反射，则恶性可能性大；

(2) X线检查：颈部X线摄片可了解有无气管移位、狭窄。胸部及骨骼摄片有助于排除肺和骨转移的诊断。

3. 细针穿刺细胞学检查

这是明确甲状腺结节性质的有效方法，准确率可达80%以上。

4. 放射性核素扫描

甲状腺癌的放射性^{131}I或^{99}MTC扫描多提示为冷结节且边缘较模糊。

（五）治疗措施

甲状腺腺瘤可诱发甲亢（20%）和恶变（10%），故应早期行腺瘤侧甲状腺大部或部分（小腺瘤）切除；切除标本须即刻行病理学检查，以明确肿块病变性质。若为恶性病变需按甲状腺癌治疗。

甲状腺腺瘤手术切除是各型甲状腺癌的基本治疗方式，并辅助应用核素、甲状腺激素和放射外照射等治疗。

二、护理诊断及合作性问题

1. 焦虑

与颈部肿块性质不明、环境改变、担心手术及预后有关。

2. 潜在并发症

呼吸困难和窒息、喉返和（或）喉上神经损伤、手足抽搐等。

3. 清理呼吸道无效

与咽喉部及气管受刺激、分泌物增多及切口疼痛有关。

三、护理目标

(1) 患者情绪稳定，焦虑程度减轻；

（2）患者生命体征平稳，未发生并发症，或已发生的并发症得到及时诊治；

（3）患者有效清除呼吸道分泌物，保持呼吸道通畅。

四、护理措施

甲状腺肿瘤患者的护理与甲亢患者的护理措施基本相同，如无甲亢，则不需术前应用碘剂等药物。甲状腺癌全切后需终身依赖外源性甲状腺激素。注意加强肿瘤患者心理护理；颈淋巴清扫术后，注意颈部及肩关节的功能训练，教会患者颈部检查方法，并定期复查。

五、护理评价

（1）患者情绪是否平稳，能否安静休息。患者及其家属对甲状腺手术的接受程度和治疗护理配合情况；

（2）患者术后生命体征是否稳定，有无呼吸困难、出血、喉返和喉上神经损伤、手足抽搐等并发症出现。防治措施是否恰当及时，术后恢复是否顺利；

（3）患者术后能否有效咳嗽，及时清除呼吸道分泌物，保持呼吸道通畅。

六、健康教育

1. 心理调适

甲状腺癌患者术后存在不同程度的心理问题，指导患者调整心态，积极治疗。

2. 功能锻炼

术后切口愈合以后可以进行颈部活动，直至出院后3个月。颈部淋巴结清扫术因斜方肌受损，功能锻炼尤为重要，故需要在切口愈合后立即开始肩关节和颈部的功能锻炼。

3. 治疗

甲状腺全切者应终身服用甲状腺制剂，以防肿瘤复发。

4. 随访

教会患者颈部自行检查的方法；患者出院后定期随访，复诊颈部、肺部和甲状腺功能等。发现结节、肿块异常及时就诊。

第二节 甲状腺功能亢进症的护理

一、概述

甲状腺功能亢进症（简称甲亢），是指由于多种原因导致正常甲状腺素分泌的反馈控制机制功能丧失，引起循环中甲状腺素分泌过多而出现的以全身代谢亢进为主要特征的疾病。

按引起甲亢的原因可分为3类：

（1）原发性甲亢：最常见，主要指弥散性毒性甲状腺肿，患者在甲状腺肿大的同时出现功能亢进症状。以20~40岁女性多见，腺体多呈弥散性肿大，两侧对称，常伴有眼球突出，故又称"突眼性甲状腺肿"；

（2）继发性甲亢：较少见，常在结节性甲状腺肿基础上发生甲亢。年龄多在40岁以上，腺体呈结节状肿大，两侧不对称，无眼球突出，容易发生心肌损害；

（3）高功能腺瘤：少见，甲状腺内有单个的自主性高功能结节，结节周围的甲状腺组织呈萎缩改变，无眼球突出。放射性碘扫描显示结节的聚碘量增加，呈现"热结节"。

甲亢的病因迄今未明。目前公认本病的发生与遗传和自身免疫有关，属于器官特异性自身免疫病。其淋巴细胞产生的两类 g 类免疫球蛋白分别为"长效甲状腺激素"和"甲状腺刺激免疫球蛋白"，都能抑制腺垂体分泌 TSH，并与 TSH 受体结合，导致甲状腺素的大量分泌。继发性甲亢和高功能腺瘤的病因尚未明确，可能与结节本身自主性分泌紊乱有关。

二、护理评估

（一）健康史

（1）除评估患者的一般资料，如年龄、性别等外，还应询问其是否曾患有结节性甲状腺肿或伴有其他自身免疫性疾病；

（2）了解其既往健康状况及有无手术史和相关疾病的家族史；

（3）发病前有无精神刺激、感染、创伤或其他强烈应激等情况。

（二）身体状况

1. 局部

（1）甲状腺呈弥散性、对称性肿大，随吞咽上下移动，质软、无压痛，有震颤及杂音，为本病主要体征；

（2）突眼症：不到半数的甲亢患者有突眼，突眼为眼征中重要且较特异的体征之一。典型突眼双侧眼球突出、睑裂增宽。严重者眼球向前突出、瞬目减少、上眼睑挛缩、睑裂宽；向前平视时，角膜上缘外露；向上看物时，前额皮肤不能皱起；看近物时，眼球聚合不良；甚至伴眼睑肿胀肥厚、结膜充血水肿。

2. 全身

（1）高代谢综合征：由于 T_3、T_4 分泌过多，促进营养物质代谢，患者产热与散热明显增多，出现怕热、多汗，皮肤温暖湿润，低热等，多食善饥，体重下降；

（2）神经及精神系统症状：神经过敏，多言好动，易激动、紧张焦虑、注意力不集中、记忆力减退、失眠。腱反射亢进，伸舌和双手前伸有细震颤；

（3）心血管系统症状：心悸，脉快有力，脉搏常在 100 次/分以上，休息和睡眠时间仍快是其特征性表现，脉压增大；

（4）消化系统症状：食欲亢进、消瘦；过多甲状腺激素刺激肠蠕动增加，大便次数增多等；

（5）其他：肌无力、肌萎缩，甚至甲亢性肌病等；女性患者月经量减少、闭经不孕；男性患者阳痿、乳房发育和生育能力下降等。

3. 术后并发症评估

（1）呼吸困难和窒息：手术后最危急的并发症，多发生在术后 48 小时以内，表现为进行性呼吸困难、烦躁、发绀甚至窒息，可有颈部肿胀，切口可渗出鲜血。出现呼吸困难和窒息的主要原因：

①手术区内出血压迫气管。
②喉头水肿。
③气管受压软化塌陷。
④气管内痰液阻塞。
⑤双侧喉返神经损伤；

(2) 甲状腺危象：甲亢术后危及生命的严重并发症之一，表现为术后 12~36 小时出现高热（>39℃）、脉搏细速（>120 次/分）、烦躁不安、谵妄甚至昏迷、呕吐、水样便等，多发生于术后 36 小时以内，病情凶险。主要原因：术后出现的甲状腺危象主要与术前准备不充分、甲亢症状未能很好控制、手术创伤致甲状腺素过量释放及手术应激有关；

(3) 喉返神经损伤：单侧喉返神经损伤可致声音嘶哑，双侧喉返神经损伤可发生两侧声带麻痹导致失音、呼吸困难甚至窒息。原因主要为手术切断、缝扎、挫夹或牵拉过度引起，少数由于血肿压迫或瘢痕组织的牵拉而发生；

(4) 喉上神经损伤：外支损伤，会使环甲肌瘫痪，引起声带松弛、音调降低。内支损伤，则使喉部黏膜感觉丧失，容易发生误咽和饮水呛咳。原因多为结扎、切断甲状腺上动静脉时，离甲状腺腺体上极较远，未加仔细分离，连同周围组织大束结扎所引起；

(5) 手足抽搐：多数患者仅有面部或手足的强直麻木感；重者每日多次面肌及手足疼痛性痉挛，甚至喉、膈肌痉挛、窒息。主要为甲状旁腺被误切或血供不足所致，导致具有升高和维持血钙水平的甲状旁腺激素不能正常分泌，血钙浓度下降至 2.0mmol/L 以下。

(三) 心理-社会状况

1. 心理状态

患者的情绪因内分泌紊乱而受到不同程度的影响，从轻微的欣快至谵妄程度不等；纷乱的情绪状态使患者人际关系恶化，更加重了患者的情绪障碍。此外，外形的改变，如突眼、颈部粗大可造成患者自我形象紊乱。因此，需评估患者有无情绪不稳定、坐卧不安、遇事易急躁、难以克制自己情绪或对自己的疾病顾虑重重等。

2. 社会支持状况

评估患者及亲属对疾病和手术治疗的了解程度；了解患者及家庭的经济状况，评估有无因长期治疗造成经济负担加重而影响家庭生活的现象；了解患者所在社区的医疗保健服务情况等。

(四) 辅助检查

1. 基础代谢率测定（BMR）

基础代谢率是指人体在清醒而又极端安静的状态下，不受肌肉活动、环境温度、食物及精神紧张等影响时的能量代谢率。可根据脉压和脉率计算或用基础代谢率测定器测定，前者较简便，后者可靠。常用计算公式为：基础代谢率% =（脉率+脉压）-111，以±10%为正常，+20%~+30%为轻度甲亢，+30%~+60%为中度甲亢，+60%以上为重度甲亢。测定必须在清晨、空腹和静卧时进行。

2. 甲状腺摄^{131}I 率测定

正常甲状腺 24 小时内摄取的^{131}I 量为总入量的 30%~40%，若 2 小时内甲状腺摄^{131}I 量超过25%或24小时内超过50%，且^{131}I高峰提前出现，都表示有甲亢，但不反映甲亢的严重程度。

3. 血清T_3、T_4含量测定

甲亢时T_3值的上升较早，且速度快，约可高于正常值的4倍；T_4上升较迟缓，仅高于正常的2.5倍，故测定T_3对甲亢的诊断具有较高的敏感性。诊断困难时，可做促甲状腺激素释放激素（TRH）兴奋试验，即静脉注射TRH后，TSH不增高（阴性）则更有诊断意义。

4. TSH

血清TSH浓度变化是反映甲状腺功能最敏感的指标，先于TT_3、TT_4、FT_3、FT_4出现异常。甲亢时TSH降低。

5. TRH

甲亢时T_3、T_4增高，反馈性抑制TSH，故TSH不受TRH兴奋，TRH给药后TSH增高可排除甲亢。本实验安全，可用于老人及心脏病患者。

（五）治疗要点

甲状腺大部切除术仍是目前治疗中度甲亢的一种常用而有效的方法，能使90%～90%的患者获得痊愈，手术死亡率低于1%。主要缺点是有一定的并发症，4%～5%的患者术后甲亢复发。

手术适应症：

（1）继发性甲亢或高功能腺瘤；

（2）中度以上的原发性甲亢；

（3）腺体较大，伴有压迫症状或胸骨后甲状腺肿等类型的甲亢；

（4）抗甲状腺药物或碘治疗后复发或坚持长期用药有困难者。

鉴于甲亢对妊娠可造成不良影响（流产和早产等），而妊娠又可能加重甲亢，因此，妊娠早、中期的甲亢患者凡具有上述指征者，仍应考虑手术治疗。

手术禁忌证：

（1）青少年患者；

（2）症状较轻者；

（3）老年患者或有严重器质性疾病不能耐受手术治疗者。

三、护理诊断及合作性问题

1. 营养不良：低于机体需要量

与甲亢时基础代谢率显著增高所致代谢需求量大于摄入量有关。

2. 焦虑

与神经系统功能改变、甲亢所致全身不适等因素有关。

3. 潜在并发症

甲状腺危象、呼吸困难和窒息、喉返神经损伤、喉上神经损伤或手足抽搐。

4. 自我形象紊乱

与突眼和甲状腺肿大引起的身体外观改变有关。

5. 组织完整性受损

与浸润性突眼有关。

四、护理目标

（1）患者能积极配合和遵医嘱做好手术前药物控制甲亢的准备，未发生甲亢危象或发生后能得到及时救治和护理；

（2）患者术后生命体征平稳。未发生呼吸困难和窒息、喉返神经损伤、喉上神经损伤及手足抽搐等并发症；

（3）情绪稳定，焦虑减轻，营养状况稳定，表现为体重恢复正常。

五、护理措施

（一）术前护理

1. 一般护理

（1）提供安静轻松的环境：将患者安置在通风、安静的病室。室温稍低，色调和谐，避免患者精神刺激或过度兴奋，使患者得到充分的休息和睡眠。向同病室室友解释甲亢相关症状，取得同病室患者的体谅与理解，限制来访，减少外来刺激。必要时可给患者提供单人病室，以防患者间的互相干扰，避免情绪波动；

（2）患者因代谢率高，常感饥饿，为满足机体代谢亢进的需要，每天需供给患者5~6餐，鼓励其进食高热量、高蛋白质和富含维生素的均衡饮食。主食应足量，可适当增加奶类、蛋类、瘦肉类等优质蛋白以纠正负氮平衡，两餐之间增加点心。每日饮水2000~3000mL以补充出汗、腹泻、呼吸加快等所丢失的水分。但有心脏疾病的患者应避免大量摄水，以防水肿和心力衰竭。禁用对中枢神经有兴奋作用的浓茶、咖啡等刺激性饮料，戒烟酒。勿进食增加肠蠕动及易导致腹泻的富含纤维的食物。忌食海带、紫菜等含碘丰富的食物；

（3）卧位：睡眠时可采取侧卧颈部微屈位，以减轻肿大甲状腺对气管的压迫。

2. 药物准备

术前通过药物降低基础代谢率是甲亢患者手术准备的重要环节。术前药物准备方法通常是开始即用碘剂，2~3周后待甲亢症状得到基本控制，表现为：患者情绪稳定，睡眠好转，体重增加；脉率<90次/分以下；基础代谢率<+20%后；腺体缩小变硬，便可进行手术。碘剂的作用在于抑制甲状腺素的释放，减少甲状腺血流，使甲状腺缩小变硬，有助避免术后甲状腺危象的发生。但因碘剂只能抑制甲状腺素的释放，而不能抑制甲状腺素的合成，停服后会导致储存于甲状腺滤泡内的甲状球蛋白大量分解，使原有甲亢症状再现，甚至加重。故碘剂不能单独治疗甲亢，仅用于手术前准备，凡不拟行手术治疗的甲亢患者均不宜服用碘剂。常用的碘剂是复方碘化钾溶液，每日3次口服，第1日每次3滴，第2日每次4滴，依此逐日递增至每次16滴止，然后维持此剂量至术日晨。由于碘剂可刺激口腔和胃黏膜，引起恶

心、呕吐、食欲缺乏等不良反应，因此，护士可指导患者于饭后用冷开水稀释后服用或在用餐时将碘剂滴在馒头或饼干上一同服用。

对于单用碘剂效果不佳的患者可先用硫脲类药物，待甲亢症状基本控制后停药，再单独服用碘剂1~2周，再行手术。因硫脲类药物能使甲状腺肿大充血，手术时极易发生出血，增加手术风险；而碘剂能减少甲状腺的血流量，减少腺体充血，使腺体缩小变硬，因此服用硫脲类药物后必须服用碘剂。

3. 突眼护理

对眼睑不能闭合者必须注意保护角膜和结膜，经常点眼药水，防止干燥、外伤及感染，外出戴墨镜或使用眼罩以避免强光、风沙及灰尘的刺激。若患者不易或无法闭合眼睛时，应涂抗生素眼膏，并覆盖纱布或使用眼罩，预防结膜炎和角膜炎。

（二）术后护理

1. 一般护理

（1）卧位：血压平稳后半卧位；

（2）饮食：对于清醒患者，可给予少量温水或凉水，若无呛咳、误咽等不适，可逐步给予微温流质饮食，注意过热可使手术部位血管扩张，加重创口渗血。以后逐渐过渡到半流质及高热量、高蛋白质和富含维生素的软食，以利切口早期愈合；

（3）严密病情观察：术后早期加强巡视和观察病情，每30分钟测量脉搏、呼吸、血压一次。保持呼吸道通畅，加强对甲状腺术后患者的呼吸节律、频率和发音状况的评估，以利早期发现并发症，一旦出现，立即通知医生，并配合急救。

2. 术后并发症的护理

（1）呼吸困难和窒息：需急救处理。

①急救准备：床边必须常规准备气管切开包、拆线包、氧气筒、吸痰设备及急救物品，以备急用；

②急救配合：对因血肿压迫所致呼吸困难或窒息者，须立即配合医生进行床边抢救，即剪开缝线，敞开伤口，迅速除去血肿，结扎出血的血管。若患者呼吸仍无改善则需行气管切开、吸氧；待病情好转，再送手术室做进一步检查、止血和其他处理。对喉头水肿所致呼吸困难或窒息者，应立即遵医嘱应用大剂量激素，如地塞米松30mg静脉滴注。若呼吸困难无好转，可行环甲膜穿刺或气管切开；

（2）甲状腺危象：具体护理措施如下：

①避免诱因：

a. 做好充分的术前准备是避免术后甲状腺危象的最主要措施；

b. 注意避免出现应激状态（感染、手术、放射性碘治疗等）；

c. 严重的躯体疾病（心力衰竭、脑血管意外、急腹症、重症创伤、败血症、低血糖等）及精神创伤；

d. 口服过量甲状腺激素制剂；

e. 手术中避免过度挤压甲状腺。

②提供安静轻松的环境：保持病室安静，室温稍低，色调和谐，避免患者精神刺激或过度兴奋，使患者得到充分的休息和睡眠。必要时可给患者提供单人病室，以防患者间的互相

干扰。

③加强观察：术后早期加强巡视和观察病情，一旦出现甲状腺危象的征象，立即通知医生，并配合急救；

④急救护理：具体如下：

a. 碘剂：口服复方碘化钾溶液 3～5mL，紧急时将 10%碘化钠 5～10mL 加入 10%葡萄糖注射液 500mL 中静脉滴注，以降低循环血液中甲状腺素水平或抑制外周 T_4 转化为 T_3；

b. 氢化可的松：每日 200～400mg，分次静脉滴注，以拮抗应激反应；

c. 肾上腺素能阻滞剂：利舍平 1～2mg，肌内注射；或普萘洛尔 5mg，加入葡萄糖注射液 100mL 中静脉滴注，以降低周围组织对儿茶酚胺的反应；

d. 降温：使用物理降温、药物降温和冬眠治疗等综合措施，使患者体温尽量维持在 37℃左右。常用苯巴比妥钠 100mg 或冬眠合剂Ⅱ号半量肌内注射，6～8 小时 1 次；

（3）喉返和喉上神经损伤：具体护理措施如下：

①喉返神经损伤：一侧喉返神经损伤所引起的声嘶，可由健侧声带过度地向患侧内收而好转；两侧喉返神经损伤导致的失音或严重的呼吸困难，需做气管切开；

②喉上神经损伤：一般经理疗后可自行恢复；

③术后鼓励患者发音，注意有无声调降低或声音嘶哑，以早期发现神经损伤的征象并对症护理。喉上神经内支受损者，因喉部黏膜感觉丧失致反射性咳嗽消失，患者在进食，尤其饮水时，易发生误咽和呛咳，故要加强对该类患者在饮食过程中的观察和护理，吞咽不可过快，并鼓励其多进食固体类食物；

（4）手足抽搐：症状轻者可口服葡萄糖酸钙或乳酸钙 2～4g。重者发作时静脉注射 10%葡萄糖酸钙 10～20mL 或氯化钙 10～20mL；症状较重者，可加服维生素 D3，以促进钙在肠道的吸收；口服二氢速变固醇可迅速提高血钙含量，降低神经肌肉的兴奋性，效果较好。日常生活中适当限制肉类、乳品和蛋类等含磷较高食品的摄入，以减少钙的排出。

（三）心理护理

对患者和蔼、热情，介绍手术的必要性和方法，及手术前后配合的事项，消除患者的紧张心理。解释保持情绪稳定的必要性，帮助患者尽快适应环境。鼓励家属给予心理支持，保持愉快的生活氛围。护士在完善患者各项治疗、提供各项生活护理的同时，更要做好对患者的心理安慰，鼓励其树立起战胜疾病的勇气和信心，以良好的心态积极配合各项治疗和护理措施的顺利实施。

六、护理评价

（1）患者是否出现甲状腺危象或已发生的甲状腺危象是否得到及时发现和治疗；

（2）患者术后生命体征是否稳定，有无呼吸困难和窒息、喉返和喉上神经损伤、手足抽搐等并发症出现，防治措施是否恰当及时；术后恢复是否顺利；

（3）患者的营养需求是否得到满足，体重是否维持在标准体重的（100±10）%；

（4）患者眼结膜有无发生溃疡和感染，是否得到有效防治。

七、健康指导

1. 休息

劳逸结合，适当休息和活动，以促进各器官功能的恢复。

2. 饮食

选用高热量、高蛋白质和富含维生素的软食，以利切口愈合和维持机体代谢需求。

3. 心理调适

引导患者正确面对疾病、症状和治疗，合理控制自我情绪，保持精神愉快和心境平和。

4. 用药指导

使患者了解甲亢术后继续服药的重要性、方法并督促执行。

5. 随访患者

出院后应定期门诊复查甲状腺功能，若出现心悸、手足震颤、抽搐等症状时及时就诊。

（刘嘉斌）

第二章 腹部外科护理

第一节 胃十二指肠溃疡的护理

胃十二指肠溃疡患者经内科治疗可以痊愈，外科手术治疗主要针对胃十二指肠溃疡的严重并发症进行治疗。

一、护理评估

（一）健康史

大多数患者有慢性和反复发作病史，引起胃十二指肠溃疡的常见病因有：胃酸分泌过多，胃酶的消化作用，幽门螺杆菌（HP）感染，非甾体类抗炎药与胃黏膜屏障损害等其他因素。常有暴食、进刺激性食物、情绪激动、过度疲劳等诱发因素。

（二）身体状况

1. 临床表现

胃十二指肠溃疡主要有慢性病程、周期性发作和节律性上腹部疼痛三大特点。十二指肠溃疡主要表现为餐后延迟痛、饥饿痛或夜间痛，进食后腹痛可暂时缓解，服用抗酸药物能止痛。胃溃疡特点为进餐后上腹部疼痛，持续1~2小时，服用抗酸药物疗效不明显。十二指肠溃疡几乎不发生癌变，胃溃疡约有5%癌变。

2. 并发症

（1）急性穿孔：急性穿孔是胃十二指肠溃疡常见的严重并发症。多数患者穿孔前溃疡症状加重。患者突然出现上腹部刀割样剧痛，并迅速波及全腹，甚至出现休克症状。6~8小时后，由于腹膜大量渗出，强酸或强碱性胃十二指肠内容物被稀释，腹痛稍减，继发细菌感染后腹痛可再次加重。全腹有压痛、反跳痛，以上腹部明显，腹肌紧张呈板状强直。约75%的患者肝浊音界不清楚或消失，移动性浊音可阳性。立位腹部X线检查约80%的患者见膈下游离气体。腹腔穿刺抽出液可含胆汁或食物残渣；

（2）急性大出血：出血部位常为胃小弯或十二指肠后壁，主要病变是胃酸和胃蛋白酶腐蚀消化胃壁和十二指肠壁，使营养血管破裂，血液进入胃肠道。主要表现为急性呕血，当出血量达50~80mL即可出现柏油样便。呕血前常有恶心，便血前突感便意，出血后软弱无力、头晕，甚至昏厥或休克。失血量超过400mL时，多有休克前期症状；出血量超过800mL则有明显的休克表现；

（3）瘢痕性幽门梗阻：瘢痕性幽门梗阻是幽门附近的溃疡反复发作，愈合后形成的瘢痕挛缩所致。患者有上腹胀满与沉重感，进食后加重。呕吐为突出症状，呕吐量较大，一次可达1000~2000mL，多为不含胆汁带有酸臭味的宿食。上腹膨隆，可见胃型及胃蠕动波，有振水音。患者多有不同程度的营养不良及水、电解质紊乱和酸碱平衡失调，可发生低氯低钾性碱中毒。

（三）心理-社会状况

患者溃疡可反复发作，若四处求医无效，发生并发症，患者表现出极度焦虑、紧张，因惧怕癌变产生担忧心理。

（四）辅助检查

1. X 线检查

钡餐龛影可提示有溃疡。急性穿孔患者，站立位 X 线检查时，80%可见膈下新月状游离气体。

2. 胃镜检查

这是确诊胃、十二指肠溃疡的首选检查方法。可直接观察到溃疡的位置及大小，必要时取活组织做病理学检查，是鉴别胃溃疡良恶性的可靠方法。

3. 大便潜血试验

可辅助诊断，潜血试验阳性提示溃疡有活动性。

4. 胃液分析

胃酸测定前必须停服抗酸药。迷走神经切断术前后测定胃酸对评估迷走神经切断是否完整有帮助。

（五）治疗要点

胃十二指肠溃疡以制酸、保护胃黏膜、抗炎等内科治疗为主。内科治疗无效的顽固性溃疡或出现严重并发症采取外科治疗。

1. 外科治疗手术方式

（1）胃大部切除术：这是治疗胃十二指肠溃疡的首选术式。切除范围是：胃远侧 2/3～3/4，包括胃体的远侧部分、胃窦部、幽门和十二指肠球部的近胃部分。

胃大部切除术治疗溃疡的原理：

①切除了溃疡本身及溃疡的好发部位；

②切除大部分胃体，减少了分泌胃酸、胃蛋白酶的壁细胞和主细胞数量；

③切除胃窦部，减少 G 细胞分泌的胃泌素所引起的体液性胃酸分泌。

胃大部切除术分两种术式：

①毕 I 式胃大部切除术：在胃大部切除后将残胃与十二指肠吻合。优点是重建后的胃肠道接近正常解剖生理状态，多适用于胃溃疡；

②毕 II 式胃大部切除术：胃大部切除后残胃与空肠吻合，十二指肠残端关闭。其优点是即使胃切除较多，胃空肠吻合也不致张力过大，术后溃疡复发率低，适用于各种胃十二指肠溃疡，尤其是十二指肠溃疡；

（2）胃迷走神经切断术：主要用于治疗十二指肠溃疡。其理论根据是切断了迷走神经，消除了神经性胃酸分泌，消除了迷走神经引起的胃泌素分泌，减少体液性胃酸的分泌。此手术方法临床少用。

胃迷走神经切断术有 3 种类型：①迷走神经切断术；②选择性迷走神经切断术；③高选

择性迷走神经切断术。

2. 并发症的治疗

（1）急性穿孔：对于症状轻、一般情况良好的空腹较小穿孔可施行非手术疗法。主要措施：取半卧位、禁食、胃肠减压、输液、抗生素治疗等。非手术治疗 6~8 小时后不见好转、饱食后穿孔、顽固性溃疡穿孔和伴有幽门梗阻、大出血、恶变等并发症者施行胃大部切除术；

（2）急性大出血：大多数患者可用非手术疗法止血，包括卧床休息、补液输血、遵医嘱用止血药物或给予冰盐水洗胃；在胃镜直视下，局部注射去甲肾上腺素、电凝等可取得满意疗效。但对年龄在 60 岁以上，或有动脉硬化、反复出血及输血后血压仍不稳定者，及早施行包含出血病灶在内的胃大部切除术；

（3）瘢痕性幽门梗阻：手术治疗为主。经充分术前准备后行胃大部切除术。

二、护理诊断及合作性问题

1. 急性疼痛

与穿孔胃肠内容物刺激及手术创伤有关。

2. 体液不足

与急性大出血及急性穿孔后大量腹腔渗出液有关。

3. 营养失调：低于机体需要量

与幽门梗阻致摄入不足、消化液丢失有关。

4. 潜在并发症

出血、感染、吻合口破裂或瘘、术后梗阻、倾倒综合征等。

三、护理目标

使患者疼痛缓解或减轻；体液不足得到补充；营养不良得到纠正；并发症得到有效预防。

四、护理措施

（一）术前护理

1. 心理护理

消除紧张、恐惧情绪，解释手术方式及有关注意事项，安慰患者，使之保持良好的心理状态，增强患者对手术的了解和信心。

2. 择期手术前护理

等待手术期间继续内科药物治疗，以缓解疼痛。改善营养状况，采用高热量、高蛋白、高维生素、易消化、无刺激性饮食。拟行迷走神经切断术的患者，术前应做基础胃酸分泌量和最大胃酸分泌量的测定。其他同腹部外科手术前护理。

3. 急性穿孔患者的术前护理

取半卧位,休克患者取平卧位、禁食、胃肠减压、输液、应用抗菌药物、观察病情变化。做好急症手术前的准备。

4. 急性大出血患者的术前护理

患者取平卧位,暂禁食,情绪紧张者给予镇静剂,补液、输血,使用止血药物。严密观察血压、脉搏、呕血、便血和周围循环情况,并记录每小时尿量。血压宜维持在稍低于正常水平,有利于减轻局部出血。同时,做好急症手术的准备。

5. 瘢痕性幽门梗阻患者的术前护理

静脉补液纠正脱水、低氯低钾性碱中毒。根据病情给予流质饮食或暂禁食,同时由静脉补给营养以改善营养状况,提高手术耐受力。术前 3 天,每晚用温生理盐水洗胃,以减轻胃黏膜水肿,避免术后愈合不良。

(二)术后护理

1. 一般护理

(1)体位与活动:患者回病房后,取平卧位,血压平稳后取半卧位。除年老体弱或病情较重者,鼓励并协助患者术后第 1 日坐起轻微活动,第 2 日协助患者于床边活动,第 3 日可在病室内活动。患者活动量根据个体差异而定,早期活动可促进肠蠕动恢复,预防术后肠粘连和下肢深静脉血栓等并发症的发生;

(2)饮食护理:胃肠减压期间禁食,胃管必须在肛门排气后才可拔除。拔胃管后当日可饮少量水或米汤,每次 4~5 汤匙,1~2 小时一次;如无不适,第 2 日进半量流质饮食,每次 50~80mL;第 3 日进全量流质,每次 100~150mL;进食后无不适,第 4 日可进半流质饮食。食物宜温、软、易于消化,忌生、冷、硬和刺激性食物,少量多餐。开始时每日 6 餐,逐渐减少进餐次数并增加每次进餐量,逐步恢复正常饮食。

2. 病情观察

观察生命体征,尤其是脉搏、呼吸、血压。观察神志、尿量、切口、胃管引流液的情况等。如有异常发现,立即报告医生。

3. 配合治疗

(1)补液:遵医嘱静脉输液,维持水、电解质及酸碱平衡,给予营养支持;

(2)引流管的护理:妥善固定各种引流管(如胃肠减压管、腹腔引流管),并保持各种管道的通畅。观察并记录引流液的颜色、性状和量;

(3)其他护理:遵医嘱应用抗菌药物控制感染。术后疼痛排除并发症者,遵医嘱使用止痛剂。

(三)术后并发症护理

1. 吻合口出血

手术后 24 小时内可以从胃管内流出少量暗红色或咖啡色胃液,一般不超过 300mL,量逐渐减少,颜色变淡,这是手术后正常的现象。吻合口出血表现为术后短期内从胃管内流出大量鲜血,甚至呕血或黑便。采取禁食、应用止血剂、输新鲜血等措施,出血多可停止;经非手术处理效果不佳,甚至血压逐渐下降,或发生出血休克者,立即再次手术止血。

2. 十二指肠残端瘘

这是毕Ⅱ式术后早期最严重的并发症,多发生于术后3~6日。它是由于十二指肠内压力过高或残端缺血坏死,引起残端破裂,十二指肠液进入腹腔,引起腹膜炎。主要表现为右上腹突然发生剧烈疼痛和腹膜刺激征,腹腔穿刺可有胆汁样液体。一旦发生,须立即进行手术。通常做十二指肠残端造口和腹腔引流。

3. 术后梗阻

根据梗阻部位可分为吻合口梗阻、输入段肠袢梗阻、输出段肠袢梗阻,后两者见于毕Ⅱ式胃大部切除后。

(1) 吻合口梗阻:多为吻合口水肿或手术缝合过多,引起吻合口狭窄。表现为进食后上腹部饱胀和呕吐,呕吐物为食物且不含胆汁。一般经禁食、胃肠减压、补液等处理后,可使梗阻缓解;

(2) 输入端梗阻:分为急、慢性两类。慢性不全性输入段梗阻,食后数分钟至30分钟即发生上腹胀痛和绞痛,伴呕吐,呕吐物主要为胆汁,多数可用非手术疗法使症状改善和消失,少数需再次手术。急性完全性梗阻,突发剧烈腹痛,呕吐频繁,呕吐物量少,不含胆汁,上腹偏右有压痛及包块,严重时出现烦躁、脉速和血压下降,及早手术治疗;

(3) 输出端梗阻:表现为进食后上腹饱胀、呕吐食物和胆汁,非手术疗法如不能自行缓解应立即手术。

4. 倾倒综合征

胃大部切除后,吻合口过大,失去对胃排空的控制,胃排空过速所产生的一系列综合征。表现为进食后,特别是进甜的流质饮食后10~20分钟,患者感到上腹胀痛不适、心悸、乏力、出汗、头晕、恶心、呕吐甚至虚脱,并有腹泻等,平卧几分钟后可缓解。术后早期指导患者少量多餐,饭后平卧20~30分钟,饮食避免过甜、过热的流质,1年内多能自愈。如经长期治疗护理未能改善者,应手术治疗,可将毕Ⅱ式改为毕Ⅰ式吻合。

五、护理评价

患者的疼痛是否缓解或减轻;失液和失血是否得到纠正;营养是否得到支持;并发症是否得到预防。

六、健康指导

保持心情舒畅,劳逸结合,戒烟酒。6周内不能负重。多进高蛋白、高热量饮食,有利于伤口愈合。行胃大部切除的患者应少量多餐,避免刺激性食物,餐后平卧片刻。定期门诊复查,如出现剑突下持续性疼痛、呕吐、腹泻、贫血等,及时到医院诊治。

第二节 胃癌的护理

胃癌是起源于胃黏膜上皮细胞的恶性肿瘤,是最常见的消化道肿瘤。胃癌好发于50岁以上人群,男女发病率为2∶1。胃癌常见于胃窦部,其次为贲门部,胃体少见。普遍认为与地域环境、饮食生活（如长期食用熏烤、腌制食品等）、遗传因素有关，幽门螺杆菌感染是引发胃癌的主要原因之一。此外，萎缩性胃炎、胃溃疡、胃息肉、残胃炎可能发生癌变。

一、护理评估

（一）健康史

询问患者的年龄、性别、饮食习惯、烟酒嗜好等一般情况；有无慢性萎缩性胃炎、胃溃疡等慢性胃部疾病史；有无胃癌或其他肿瘤家族史。

（二）身体状况

1. 症状

早期胃癌临床症状多不明显，缺乏典型特征，可出现上腹不适或隐痛、嗳气、反酸、食欲减退、轻度贫血等类似于胃十二指肠溃疡或慢性胃炎的症状。随着病程进展症状逐渐加重，可出现上腹疼痛、食欲缺乏、消瘦、体重减轻等症状。胃窦部癌引起幽门梗阻时发生呕吐，呕吐物多为宿食和胃液。

2. 体征

早期常不明显。进展期可有上腹部质硬、固定的肿块，体重进行性下降、贫血、营养不良甚至恶病质等。癌肿转移时可有锁骨上淋巴结肿大、肝大、腹水等。

（三）心理-社会状况

评估患者对疾病的心理反应，是否存在焦虑、恐惧及其程度；了解患者和家属的心理承受能力，家庭经济状况，对疾病治疗及预后的了解程度。

（四）辅助检查

1. 内镜检查

可直接观察病变部位和范围，并可取病变组织做病理学检查，是诊断早期胃癌的有效方法。

2. 影像学检查

X线钡餐检查可见充盈性缺损或腔内壁龛影。

3. 实验室检查

粪便潜血试验常呈持续阳性。

（五）治疗要点

1. 手术治疗

（1）根治性手术：如果患者全身情况允许又无明显远处转移时，可根据术中探查结果，决定手术方式。根治切除术按癌肿位置完整地切除全胃或胃的大部，全部大、小网膜和局部淋巴结，并重建胃肠道，是胃癌特别是早期胃癌的有效治疗方法。近年来，胃癌的微创手术已渐趋成熟，包括胃镜下的胃黏膜病灶切除和腹腔镜下的胃楔形切除、胃部分切除甚至全胃切除；

（2）姑息性切除：适用于癌肿远处转移，无根治可能，但原发肿瘤尚可切除者，可行包括原发肿瘤在内的胃远端部分切除；

（3）捷径吻合术：如肿瘤导致幽门梗阻又难以切除时，可行胃空肠吻合术，以解决梗阻问题。

2. 化疗

是最主要的辅助治疗方法，以联合用药为主。常用药物有氟尿嘧啶、丝裂霉素、多柔比星（阿霉素）、替加氟（呋喃氟尿嘧啶）等。

3. 其他治疗

包括放疗、免疫治疗、中医中药治疗。

二、护理问题

1. 焦虑/恐惧

与对疾病的发展及预后缺乏了解，对治疗缺乏信心等因素有关。

2. 营养失调：低于机体需要量

与营养摄入不足、肿瘤消耗过多等因素有关。

3. 疼痛

与疾病和手术有关。

4. 潜在并发症

出血、穿孔、梗阻等。

三、护理措施

胃癌患者的手术护理与胃溃疡胃大部切除术的护理基本相同。此外，应注意如下问题。

（一）非手术治疗护理及手术前护理

1. 心理护理

护理人员应关注患者的情绪变化，根据患者的需要程度和接受能力做针对性的解释工作，消除患者的顾虑和消极心理，增强对治疗的信心，使患者能积极配合治疗和护理。

2. 营养护理

加强患者的营养护理，纠正负氮平衡，提高手术耐受力和术后恢复的效果。能进食者给予高热量、高蛋白、高维生素饮食。对不能进食或禁食患者，应静脉补充高营养及水、电解质、维生素，必要时可实施全胃肠外营养（TPN）。对化疗患者应适当减少脂肪及蛋白质摄入，多食蔬菜、水果，以利于消化和吸收。

（二）术后护理

（1）全胃切除者除按胃大部切除术后护理措施外，应注意肺部并发症的预防及营养支持。对于做经胸部全胃切除者，要做好胸腔闭式引流的护理；

（2）观察术后化疗期间出现的不良反应，如恶心、呕吐等消化道症状；有的患者可能出现脱发、口腔溃疡等毒性反应，应给予对症处理；同时还应注意患者的血常规变化，如果白细胞总数低于 $3\times10^9/L$，血小板计数低于 $80\times10^9/L$ 时，应酌情停药，并给予相应的处理；

有的患者可能出现腹泻、便血,如果患者出现持续腹泻、便血时,则应高度重视,并及时处理。

(三) 心理护理

及时做好解释和安慰工作,讲解手术的必要性、术前准备和术后注意事项的相关知识,减轻患者的焦虑,使患者和家属积极配合治疗及护理。

四、健康教育

(1) 让患者及家属了解胃癌发生的相关因素,讲解术后饮食方法及应注意的问题;同时讲解术后并发症的表现及预防措施;

(2) 定期门诊随访,发现问题,及早诊治。

第三节 肠梗阻的护理

一、解剖生理概要

小肠分为十二指肠、空肠、回肠三部分。小肠的血液供应来自肠系膜上、下动脉。静脉的分布与动脉相似,最后集合成肠系膜上静脉,与脾静脉汇合成门静脉干。小肠是食物消化和吸收的主要部位。

二、病因与发病机制

肠内容物运行和通过障碍统称为肠梗阻,是常见的外科急腹症之一。按发病原因分为机械性肠梗阻、动力性肠梗阻、血运性肠梗阻。机械性肠梗阻最为常见,主要由肠道异物堵塞、肠管受压、肿瘤、肠套叠等肠壁疾病引起;动力性肠梗阻又可分为麻痹性肠梗阻和痉挛性肠梗阻两类;血运性肠梗阻是由于肠管血供障碍,发生缺血、坏死。按梗阻处肠管有无血运障碍分为单纯性肠梗阻和绞窄性肠梗阻。按梗阻部位分为高位(如空肠上段)和低位(如回肠末段和结肠)两种。根据梗阻的程度,又分为完全性肠梗阻和不完全性肠梗阻。按病程分为急性肠梗阻和慢性肠梗阻。

梗阻部位以上肠段蠕动增强、肠腔扩张、肠腔内积气和积液、肠壁充血水肿、血供受阻,发生坏死、穿孔。由于频繁呕吐和肠腔积液,血管通透性增强使血浆外渗,导致水分和电解质大量丢失,造成体液失衡。肠腔内细菌大量繁殖并产生大量毒素以及肠壁血运障碍致通透性增加,细菌和毒素可以透过肠壁引起腹腔内感染,经腹膜吸收引起全身性感染和中毒,甚至发生感染性休克。

三、护理评估

(一) 健康史

评估患者的一般情况,发病前有无体位及饮食不当、饱餐后剧烈运动等诱因;有无腹部手术或外伤史,有无各种急慢性肠道疾病病史及个人卫生史等。

(二）身体状况

1. 症状

肠梗阻的四大典型症状是腹痛、呕吐、腹胀和肛门排气、排便停止。

（1）腹痛：单纯性机械性肠梗阻表现为阵发性腹部绞痛；绞窄性肠梗阻表现为持续性疼痛，阵发性加剧；麻痹性肠梗阻腹痛特点为全腹持续性胀痛；肠扭转所致闭袢性肠梗阻多为突发性持续性腹部绞痛伴阵发性加剧；

（2）呕吐：呕吐与肠梗阻的部位、类型有关。肠梗阻早期，呕吐多为反射性，呕吐物以胃液及食物为主。高位肠梗阻呕吐出现早而频繁，呕吐物为胃及十二指肠内容物、胆汁等；低位肠梗阻呕吐出现晚，呕吐物为粪样物；绞窄性肠梗阻呕吐物为血性或棕褐色液体；麻痹性肠梗阻呕吐呈溢出性；

（3）腹胀：腹胀程度与梗阻部位有关，症状发生时间较腹痛和呕吐略迟。高位肠梗阻腹胀程度轻，低位肠梗阻腹胀明显；

（4）肛门排气、排便停止：完全性肠梗阻出现肛门停止排气、排便。但高位完全性肠梗阻早期，可因梗阻部位以下肠内有粪便和气体残存，仍存在排气、排便。绞窄性肠梗阻如肠套叠、肠系膜血管栓塞或血栓形成可排出血性黏液样便。

2. 体征

（1）腹部体征

①视诊：腹式呼吸减弱或消失。单纯机械性肠梗阻常可见肠型及肠蠕动波，腹痛发作时更明显。肠扭转可见不对称性腹胀；麻痹性肠梗阻腹胀明显，呈全腹部均匀性膨胀；

②触诊：单纯性肠梗阻腹壁软，可有轻度压痛；绞窄性肠梗阻有腹膜刺激征、压痛性包块（绞窄的肠袢）；蛔虫性肠梗阻常在腹中部扪及条索状团块；

③叩诊：呈鼓音。绞窄性肠梗阻腹腔有渗液时，叩诊有移动性浊音；麻痹性肠梗阻全腹呈鼓音；

④听诊：机械性肠梗阻时肠鸣音亢进，有气过水声或金属音。麻痹性肠梗阻肠鸣音减弱或消失；

（2）全身表现：单纯性肠梗阻早期可无全身表现，梗阻晚期或绞窄性肠梗阻者，可有脱水、代谢性酸中毒体征，甚至体温升高、呼吸浅快、脉搏细速、血压下降等中毒和休克征象。

（三）心理-社会状况

评估患者对疾病的认知程度，有无接受手术治疗的心理准备。了解患者的家庭、社会支持情况。

（四）辅助检查

1. X线检查

机械性肠梗阻，腹部立位或侧卧透视、摄片可见多个气液平面及胀气肠袢；绞窄性肠梗阻可见孤立的胀气肠袢。

2. 实验室检查

（1）血常规：肠梗阻患者出现脱水、血液浓缩时可出现血红蛋白含量、红细胞比容及尿比重升高。绞窄性肠梗阻多有白细胞计数及中性粒细胞比例的升高；

（2）血气分析及血生化检查：血气分析、血清电解质检查，有助于水、电解质及酸碱平衡失调的判断。

（五）治疗要点

肠梗阻的治疗原则是尽快解除梗阻，纠正全身生理紊乱，防止感染，预防并发症。

1. 非手术治疗

禁食、胃肠减压；纠正水、电解质和酸碱平衡失调，必要时可输血浆或全血；及时使用抗生素防治感染；解痉、止痛。

2. 手术治疗

适用于各种绞窄性肠梗阻、肿瘤及先天性肠道畸形引起的肠梗阻及非手术疗法不能缓解的肠梗阻。常用的手术方式有肠粘连松解术、肠套叠或肠扭转复位术、肠切除吻合术、肠短路吻合术、肠造口或肠外置术等。

（六）几种常见的机械性肠梗阻

1. 粘连性肠梗阻

粘连性肠梗阻是肠粘连或肠管被粘连带压迫所致的肠梗阻，较为常见，多为单纯性不完全性肠梗阻，主要是由于腹部手术、炎症、创伤、出血、异物等所致。多数患者采用非手术疗法可缓解，如非手术治疗无效或发生绞窄性肠梗阻时，应及时手术治疗。

2. 蛔虫性肠梗阻

由于蛔虫聚集成团并刺激肠管痉挛致肠腔堵塞，多见于2~10岁儿童，常见诱因为驱虫不当。主要表现为阵发性脐周疼痛，伴呕吐，腹胀不明显。腹部可扪及条索状团块。单纯性蛔虫堵塞多采取非手术治疗，如无效或并发肠扭转、腹膜炎，应行手术治疗。

3. 肠扭转

肠扭转是指一段肠管沿其系膜长轴旋转而形成的闭袢性肠梗阻，常发生在小肠，其次是乙状结肠。

（1）小肠扭转：多见于青壮年，常在饱餐后立即进行剧烈运动时发病，主要表现为突发腹部绞痛，呈持续性伴阵发性加剧，呕吐频繁，腹胀不明显；

（2）乙状结肠扭转：多见于老年人，常有便秘史，主要表现为腹部绞痛，明显腹胀，呕吐不明显，X线钡剂灌肠可见"鸟嘴状"阴影。肠扭转可在短时间内发生绞窄、坏死，一经诊断，急诊手术治疗。

4. 肠套叠

肠套叠是指一段肠管套入与其相连的肠管内，好发于2岁以下的婴幼儿，以回结肠型最多见。典型表现为阵发性腹痛、果酱样血便和腊肠样肿块（多位于右上腹）。X线空气或钡剂灌肠可见"杯口状"或"弹簧状"阴影。早期肠套叠可试行空气灌肠复位。无效者或病程超过48小时，疑有肠坏死或肠穿孔者，行手术治疗。

四、护理问题

1. 疼痛

与肠内容物不能正常运行或通过障碍有关。

2. 体液不足

与呕吐、禁食、胃肠减压和肠腔积液有关。

3. 组织灌注量改变

与肠梗阻致体液丧失有关。

4. 潜在并发症

肠坏死，腹腔感染、休克。

5. 营养失调：低于机体需要量

与呕吐、禁食有关。

五、护理措施

（一）非手术治疗护理及术前护理

1. 饮食护理

肠梗阻患者应禁食，梗阻缓解，患者排气排便，腹痛、腹胀消失后可进流质饮食。若无不适，可逐渐改为半流质饮食和软食。忌食易产气的甜食和牛奶等。

2. 胃肠减压

是治疗肠梗阻的重要措施之一，通过胃肠减压吸出胃肠道内的积气、积液，以减轻腹胀，降低肠腔内压力，改善肠壁血液循环，减少肠内的细菌和毒素，有利于改善局部和全身情况。胃肠减压时，应保持胃管的通畅，注意观察和记录引流液的颜色、性质和引流量等。

3. 纠正水、电解质代谢和酸碱平衡失调

输液所需的种类和量，要根据呕吐情况、胃肠减压量、脱水体征、尿量，并结合血清电解质和血气分析结果而定。

4. 缓解疼痛

在确定无肠绞窄的情况下，可使用抗胆碱类药物，如阿托品、山莨菪碱等，以解除胃肠道平滑肌痉挛，缓解疼痛。但不可随意使用吗啡类镇痛药，以免掩盖病情，影响病情观察。

5. 缓解腹胀

患者血压平稳，应取半卧位；保持胃肠减压通畅有效；热敷或按摩腹部；针刺双侧足三里穴；如无肠绞窄亦可从胃肠减压管注入液状石蜡，每次 20~30mL，促进肠蠕动，以缓解疼痛。

6. 呕吐护理

呕吐时应坐起或头侧向一边，及时清除口腔内呕吐物，以免误吸引起肺部感染或窒息。呕吐后要漱口，保持口腔清洁，同时要注意观察和记录呕吐物的颜色、性状和量。

7. 预防感染

对单纯性肠梗阻晚期、绞窄性肠梗阻和术后患者，均宜及时使用抗生素以防治感染，减少毒素产生。

8. 严密观察病情变化

定时测量记录体温、脉搏、呼吸、血压、呕吐物、尿量、胃肠减压液体量等。同时要严密观察腹痛及腹部体征情况。若出现下列表现，应考虑有肠绞窄的可能：

（1）腹痛发作急骤，开始即为持续性剧烈疼痛或表现为持续性疼痛阵发性加剧；
（2）肠鸣音减弱或消失；
（3）呕吐出现得早而频繁；
（4）病情发展迅速，早期出现休克，抗休克治疗改善不明显；
（5）有明显腹膜刺激征表现，体温升高，白细胞计数增高；
（6）腹胀不对称，腹部有局限性隆起或触及有压痛的包块；
（7）呕吐物、胃肠减压液、肛门排出物为血性或腹腔穿刺抽出血性液体；
（8）经积极的非手术治疗而症状、体征无明显改善；
（9）腹部 X 线检查符合绞窄性肠梗阻的表现特点。此类患者病情危重，多处于休克状态，需紧急手术治疗，因此在抗休克、抗感染的同时，要积极做好术前准备。

（二）术后护理

1. 体位

血压平稳后取半卧位。

2. 饮食及活动

术后禁食，禁食期间应补液。肠功能恢复后可开始进流质饮食，无不适时，可逐渐过渡到半流质饮食和软食。肠切除肠吻合术后，进食时间应适当推迟。鼓励患者术后早期活动，如病情平稳，术后即可开始床上活动，争取尽早下床活动，以促进机体和胃肠道功能的恢复。

3. 观察病情变化

重点是观察生命体征变化及腹痛、腹胀、呕吐及肛门排气等。同时要注意观察和记录胃肠减压、腹腔引流液的颜色、性质和量。

4. 术后并发症的观察及护理

术后尤其是绞窄性肠梗阻术后，如出现持续发热、腹胀、白细胞计数增高和中性粒细胞增高，腹壁切口处红肿，流出较多带有粪臭味液体，应考虑腹腔内感染和肠瘘的可能，要积极处理。

（三）心理护理

及时做好解释和安慰工作，讲解手术的必要性、术前准备和术后注意事项的相关知识，减轻患者的焦虑，使患者和家属积极配合治疗及护理。

六、健康教育

(1) 告诫患者及家属，认识胃肠减压对治疗疾病的重要意义，争取其配合，及时反映病情变化；

(2) 鼓励患者术后早期活动，如病情平稳，术后即可开始床上活动，争取尽早下床活动，以促进机体和胃肠道功能的恢复；

(3) 出院后应注意饮食卫生，避免暴饮暴食；

(4) 避免饭后立即剧烈活动和体力劳动；

(5) 保持大便通畅，养成每日按时排便习惯；

(6) 如有腹痛、腹胀等不适应及时就诊。

第四节 急性阑尾炎的护理

急性阑尾炎是指阑尾发生的急性炎症反应，是外科最常见的急腹症。多发生于青壮年，以 20~30 岁多见，男性的发病率高于女性。早期确诊、早期手术效果良好。

一、概述

(一) 病因

1. 阑尾管腔阻塞

是急性阑尾炎最常见的病因。

(1) 解剖因素：阑尾管腔狭小细长，开口较小，容易被食物残渣、粪石、寄生虫等阻塞而引起管腔梗阻；

(2) 胃肠功能紊乱：肠道炎症性疾病引起炎症性痉挛时，同时致阑尾腔痉挛，而使阑尾腔梗阻、血运障碍而致炎症。

2. 细菌入侵

因阑尾腔开口于盲肠，腔内存在大量的大肠杆菌和厌氧菌。当阑尾腔阻塞后，腔内的致病菌繁殖并分泌毒素，损伤黏膜上皮，产生溃疡，细菌穿过溃疡面侵入阑尾肌层而引起感染。

(二) 病理

根据急性阑尾炎的病理生理改变及临床过程，将急性阑尾炎分为急性单纯性阑尾炎、急性化脓性阑尾炎、坏疽性及穿孔性阑尾炎和阑尾周围脓肿四种类型。

(三) 转归

急性阑尾炎的转归主要取决于机体免疫力，其结局有 3 种情况：

(1) 炎症消退：炎症完全消退，不遗留病理改变；或瘢痕愈合，留下阑尾腔狭窄，与周围组织粘连，易复发；或迁延成慢性阑尾炎；

(2) 炎症局限：形成阑尾周围脓肿；

(3) 炎症扩散：阑尾坏疽穿孔形成弥散性腹膜炎；炎症扩散到肝门静脉系统，引起肝门静脉炎、肝脓肿；病情恶化可致感染性休克。

二、护理评估

(一) 健康史

患者既往有无类似发作史；发病前有无急性肠炎等诱因；成年女性患者应了解有无停经、月经过期、妊娠等。

(二) 身体状况

1. 常见症状

（1）腹痛：典型症状为转移性右下腹痛。腹痛多开始于上腹部或脐周，数小时后转移并固定于右下腹，70%~80%的急性阑尾炎患者具有此典型症状；少部分患者发病开始即表现为右下腹痛。不同类型的阑尾炎其腹痛特点也有差异。如单纯性阑尾炎表现为轻度隐痛；化脓性阑尾炎呈阵发性胀痛和剧痛；坏疽性阑尾炎呈持续性剧烈腹痛；穿孔性阑尾炎因阑尾腔内压力骤减，腹痛可暂时减轻，但出现腹膜炎后，腹痛又会持续加剧；

（2）胃肠道症状：早期有反射性恶心、呕吐，部分患者有便秘或腹泻。例如，盆位阑尾炎时，炎症刺激直肠和膀胱，引起排便次数增多、里急后重及尿痛；

（3）全身表现：多数患者早期仅有乏力、低热。炎症加重可有全身中毒症状，如寒战、高热、脉搏快、烦躁不安或反应迟钝等。若发生化脓性门静脉炎，则出现寒战、高热和轻度黄疸。

2. 体征

（1）右下腹固定压痛：是急性阑尾炎的重要体征。压痛点通常位于麦氏点，也可随阑尾位置变异而改变，但始终表现为一个固定位置的压痛。压痛的程度与炎症程度相关，若阑尾炎症扩散，压痛范围亦随之扩大，但压痛点仍以阑尾所在部位最明显；

（2）腹膜刺激征：提示阑尾已化脓、坏疽或穿孔等。但在特殊年龄阶段、体质较弱及阑尾位置变化的患者，如小儿、老人、孕妇、肥胖、虚弱者及盲肠后位阑尾炎等，腹膜刺激征可不明显；

（3）右下腹肿块：查体如发现右下腹饱满，可触及一个压痛性肿块，固定、边界不清，应考虑阑尾炎性肿块或阑尾周围脓肿的诊断；

（4）其他体征：

①结肠充气试验：患者仰卧位，检查者右手压迫左下腹，再用左手挤压近侧结肠，结肠内气体可传至盲肠和阑尾，引起右下腹疼痛者为阳性；

②腰大肌试验：患者左侧卧位，右大腿后伸，引起右下腹疼痛为阳性，提示阑尾位于盲肠后位或腰大肌前方；

③闭孔内肌试验：患者仰卧位，将右髋和右膝均屈曲90°，然后被动向内旋转，引起右下腹疼痛者为阳性，提示阑尾位置靠近闭孔内肌；

④直肠指诊：盆位阑尾炎或阑尾炎症波及盆腔时可有直肠右前方触痛；若形成盆腔脓肿可触及痛性包块。

(三) 心理-社会状况

了解患者及家属对阑尾炎及手术的认知程度；妊娠期患者及其家属对胎儿风险的认知程度、心理承受能力。

(四) 辅助检查

实验室检查：血常规检查可见白细胞计数和中性粒细胞比例增高。

(五) 治疗要点

绝大多数急性阑尾炎一旦确诊，应及时行阑尾切除术。非手术治疗适用于诊断不甚明确且症状比较轻者，如早期单纯性阑尾炎。阑尾周围脓肿先行非手术治疗，待肿块缩小局限，体温正常，3个月后，再行手术切除阑尾。

三、护理诊断及合作性问题

1. 急性疼痛

与阑尾炎症、手术创伤有关。

2. 体温过高

与化脓感染有关。

3. 潜在并发症

急性腹膜炎、门静脉炎、术后内出血、术后切口感染、术后粘连性肠梗阻、术后粪瘘等。

四、护理目标

患者的腹痛得到缓解；体温恢复正常；并发症得到预防。

五、护理措施

(一) 非手术疗法的护理

1. 一般护理

(1) 卧位患者宜取半卧位；

(2) 饮食和输液酌情禁食或流质饮食，并做好静脉输液护理。

2. 病情观察

观察患者的神志、生命体征、腹部症状和体征及血白细胞计数的变化。如体温明显增高，脉搏、呼吸加快，或血白细胞计数持续上升，或腹痛加剧且范围扩大，或出现腹膜刺激征，说明病情加重。应注意病程中腹痛突然减轻，可能是阑尾腔梗阻解除、病情好转的表现，但也可能是阑尾坏疽穿孔，使腔内压力骤减而腹痛有所缓解，但这种腹痛缓解是暂时的，并且体征和全身中毒症状迅速恶化。同时，应注意各种并发症的发生。

3. 治疗配合

(1) 抗感染：遵医嘱应用有效的抗生素，常用庆大霉素、氨苄西林、甲硝唑等静脉滴注；

（2）对症护理：有明显发热者，可给予物理降温；便秘者可用开塞露；观察期间慎用或禁用止痛剂。

（二）手术前后护理

术前护理按急诊腹部手术前常规护理，手术后护理要点如下。

1. 一般护理

（1）卧位：患者回病房后，先按不同的麻醉安置体位。血压平稳后改为半卧位；

（2）饮食：术后 1~2 日胃肠功能恢复，肛门排气后可给流食，如无不适渐改半流食。术后 4~6 日给软质普食，但 1 周内忌牛奶或豆制品，以免腹胀。同时 1 周内忌灌肠及泻剂；

（3）早期活动：轻症患者于手术当日即可下床活动，重症患者应在床上多翻身、活动四肢，待病情稳定后，及早起床活动，以促进肠蠕动恢复，防止肠粘连发生。

2. 配合治疗

遵医嘱使用抗生素，并做好静脉输液护理。

3. 术后并发症的护理

（1）腹腔内出血：常发生在术后 24 小时内，故手术后当天应严密观察血压、脉搏。如出现面色苍白、脉速、血压下降等内出血表现，或腹腔引流管有血液流出，应立即将患者平卧，静脉快速输液，报告医生并做好术前准备；

（2）切口感染：是术后最常见的并发症。表现为术后 3~5 日体温升高，切口局部有红肿、压痛及波动感。应给予抗生素、理疗等治疗，如已化脓应拆线引流；

（3）腹腔脓肿：术后 5~7 日体温升高，或下降后又上升，并有腹痛、腹胀、腹部包块或排便排尿改变等，应及时和医生取得联系进行处理；

（4）粘连性肠梗阻：常为慢性不完全性肠梗阻；

（5）粪瘘：因炎症已局限，一般不致引起腹膜炎。属于结肠瘘。一般多可自行闭合，如经久不愈时考虑手术。

（三）心理护理

向患者及其家属讲解手术目的、方法、注意事项，使患者能积极配合治疗。

六、护理评价

患者的腹痛是否得到缓解；体温是否恢复正常；并发症是否得到预防。

七、健康指导

保持良好的饮食、卫生及生活习惯，餐后不做剧烈运动。及时治疗胃肠道炎症或其他疾病，预防慢性阑尾炎急性发作。术后早期下床活动，防止肠粘连甚至粘连性肠梗阻。阑尾周围脓肿者，告知患者 3 个月后再次住院行阑尾切除术。如发生腹痛或不适时及时就诊。

第五节 腹外疝的护理

一、概述

体内某个脏器或组织离开其正常解剖部位,通过先天或后天形成的薄弱点、缺损或孔隙,进入另一部位,即称为疝。全身各部位均可出现疝,但以腹外疝最为多见。腹外疝是由腹腔内的脏器或组织连同腹膜壁层,经腹壁薄弱点或孔隙,向体表突出所形成的。根据其发生部位不同,分为腹股沟疝(斜疝和直疝)、股疝、脐疝、切口疝等。腹股沟疝发生于男性者占大多数,男、女发病率之比约为15:1。腹股沟斜疝最多见,占全部腹外疝的75%~90%。

(一) 病因及分类

腹壁强度降低和腹内压力增高是腹外疝发病的两个主要原因。

1. 腹壁强度降低

(1) 先天性因素:某些组织穿过腹壁的部位,如精索或子宫圆韧带穿过腹股沟管、股动静脉穿过股管、脐血管穿过脐环,以及腹股沟三角区均为腹壁薄弱区;

(2) 后天性因素:腹部手术切口愈合不良,腹壁外伤或感染,老年体弱和过度肥胖致肌肉萎缩等,均导致腹壁强度降低。

2. 腹内压力增高

腹内压力增高既可引起腹壁解剖结构的改变,有利于疝的形成,也可促进腹腔内脏器经薄弱处突出形成疝。腹内压力增高的常见原因有慢性咳嗽、慢性便秘、排尿困难(如前列腺增生)、腹水、妊娠、举重、婴儿经常啼哭等。

(二) 病理解剖

典型的腹外疝由疝环、疝囊、疝内容物和疝外被盖等组成。疝囊是壁腹膜的憩室样的突出部,由疝囊颈、疝囊体和疝囊底组成。疝囊颈是疝囊较狭窄的部分,其位置为疝环所在。疝环,又称疝门,是疝突向体表的门户,即腹壁薄弱区或缺损所在。各种疝通常以发生部位作为命名依据,如腹股沟疝、股疝、脐疝、切口疝等。疝内容物是进入疝囊的腹内脏器或组织,以小肠为最多见,大网膜次之。较少见的,如盲肠、阑尾、乙状结肠、膀胱等也可作为疝内容物进入疝囊。疝外被盖指疝囊以外的各层组织。

(三) 临床分型

腹外疝有易复性、难复性、嵌顿性、绞窄性等临床类型。

1. 易复性疝

凡腹外疝在患者站立、行走或腹内压增高时突出,半卧、休息或用手向腹腔推送时疝内容很容易回纳入腹腔的,称为易复性疝。

2. 难复性疝

疝内容不能或不能完全回纳入腹腔内者,称难复性疝。常见原因是疝内容物反复突出,致疝囊颈受摩擦而损伤,并产生粘连,导致内容物不能回纳,内容物多数是大网膜。

3. 嵌顿性疝

疝门较小而腹内压突然增高时,疝内容物可强行扩张疝环而向外突出,随后因疝环的弹性收缩,又将内容物卡住,使其不能回纳,称为嵌顿性疝。疝发生嵌顿后,如其内容物肠壁及系膜在疝门处受压,先使静脉回流受阻,导致肠壁瘀血和水肿,疝囊内肠壁及系膜渐增厚,颜色由正常的淡红逐渐转为深红,囊内可有淡黄色渗液积聚。肠管受压情况加重,更难回纳。肠管嵌顿后,可导致急性机械性肠梗阻。

4. 绞窄性疝

嵌顿如不能及时解除,疝内容物受压情况不断加重可使动脉血流减少,最终导致完全阻断,即为绞窄性疝。如疝内容物为肠管,此时肠系膜动脉搏动消失,肠壁逐渐失去光泽、弹性和蠕动能力,终于坏死变黑。疝囊内渗液变为淡红色或暗红色。如继发感染,疝囊内的渗液则为脓性。感染严重时,可引起疝外被盖组织的蜂窝织炎。

二、护理评估

(一) 健康史

了解患者的年龄、职业等信息,女性患者询问生育史;询问病史,如有无慢性咳嗽、习惯性便秘、排尿困难、多次妊娠、大量腹水、从事重体力劳动或婴儿经常性啼哭。

(二) 身体状况

1. 腹股沟斜疝

是最常见的腹外疝,腹内脏器从腹壁下动脉外侧的深环突出,经腹股沟管,再由腹股沟外环穿出,可进入阴囊,多见于儿童和青少年,右侧多于左侧,嵌顿机会较多。患者起初症状不明显,仅在站立、行走或剧烈咳嗽等腹内压力增高时出现腹股沟区肿胀和轻微疼痛,以后在腹股沟区或阴囊内出现包块,平卧或用手推后肿块消失。回纳后按住内环口,嘱患者咳嗽以增加腹压,包块不再出现。

2. 腹股沟直疝

腹股沟三角是由腹壁下动脉、腹直肌外侧缘和腹股沟韧带内侧缘围成的三角形区域,该处腹壁缺乏完整的腹肌覆盖,是腹股沟部的最薄弱区。腹股沟直疝是腹内脏器从腹壁下动脉内侧的直疝三角直接由后向前突出,不经过内环,不进入阴囊,多见于老年人,极少嵌顿。主要表现为患者站立时在腹股沟内侧端、耻骨结节外上方出现一半球形肿块。

3. 股疝

是最容易嵌顿的腹外疝,腹内脏器经股环、股管向股部卵圆窝突出,常见于已婚妇女。疝块一般不大,症状轻微,站立或腹压增加时,在卵圆窝处有半球状肿块,极易发生嵌顿和绞窄,若内容物为肠管,嵌顿后易引起肠梗阻、肠坏死,应及早手术治疗。

4. 脐疝

疝囊经脐环向体表突出,多与婴儿脐带处理不良、啼哭和便秘有关。

5. 切口疝

常发生于手术切口部位,与切口感染、切口裂开有关,切口一期愈合者发生率较小。

（三）心理-社会状况

了解患者对疾病的认识程度，有无因担心手术及预后而产生的焦虑、恐惧等不良的心理状态及其程度，了解家庭、社会对患者病情的影响等。

（四）辅助检查

1. 透光试验

腹股沟斜疝透光试验（-），鞘膜积液为（+）。

2. 实验室检查

继发感染时白细胞计数和中性粒细胞比例升高。

3. X线检查

嵌顿疝和绞窄性疝可见肠梗阻征象。

（五）治疗要点

1. 非手术治疗

（1）1岁以内婴幼儿的腹股沟疝可暂不手术，用棉线束带或绷带压迫腹股沟管深环，防止疝块突出，部分患儿随生长发育腹肌逐渐强壮，疝有自愈的可能；

（2）年老体弱或伴有严重器质性疾病不能耐受手术者，可在回纳疝块后，用疝带压迫深环，阻止疝块突出；

（3）小儿脐疝可采用胶布固定法治疗。

2. 手术治疗

腹外疝原则上均应手术治疗，手术方式包括单纯疝囊高位结扎术和疝修补术。

（1）单纯疝囊高位结扎术：仅适用于婴幼儿及绞窄性斜疝致肠坏死、局部严重感染、暂不宜行疝修补术者；

（2）疝修补术：传统方法中常用的加强腹股沟前壁的方法有FERgUSON法；修补或加强腹股沟后壁的方法有BASSINI法、HAISTED法、MCVAY法和SHOUIDICE法4种。股疝常用MCVAY法。

无张力疝修补术：利用人工合成网片材料，在无张力的情况下进行疝修补术。其优点是创伤小、术后下床早、恢复快；缺点是排异和感染的危险。

经腹腔镜疝修补术：利用腹腔镜从腹腔内部用合成纤维网片加强腹壁缺损处，或用钉（缝线）使内环缩小。该法虽然有创伤小、痛苦少、恢复快、美观等优点，并可同时发现和处理并发疝、双侧疝，但对设备和技术要求较高，目前临床上开展较少；

（3）嵌顿性和绞窄性疝的处理：嵌顿性疝原则上需紧急手术治疗，以防疝内容物坏死，并解除肠梗阻。绞窄性疝的内容物已坏死，更需紧急手术。下列两种情况可先试行手法复位：

①嵌顿时间在3~4小时，局部压痛不明显，也无腹膜刺激征者；

②年老体弱或伴有其他较严重疾病而估计肠祥尚未绞窄坏死者。

复位方法是让患者取头低足高卧位，注射吗啡或哌替啶，予以止痛和镇静，松弛腹肌，用一手托起阴囊，持续缓慢地将疝块推向腹腔，同时另一手轻轻按摩浅环以协助疝内容物回纳。手法复位后，必须严密观察腹部体征，一旦出现腹膜炎或肠梗阻的表现，应尽早手术探查。

三、护理问题

1. 急性疼痛

与腹外疝嵌顿、绞窄及手术创伤有关。

2. 体液不足

与嵌顿、绞窄疝引起的机械性肠梗阻有关。

3. 知识缺乏

缺乏预防腹内压升高及术后康复的有关知识。

4. 焦虑、恐惧

与疼痛、担心手术与预后有关。

5. 潜在并发症

肠绞窄坏死、急性腹膜炎、阴囊血肿、切口感染。

四、护理措施

（一）术前护理

1. 病情观察

密切观察患者局部包块和腹部情况，若发现疝嵌顿、绞窄、肠梗阻、腹膜炎的表现，应及时通知医生；嵌顿疝手法复位后应注意观察有无腹膜炎、肠梗阻表现。

2. 消除腹内压增高的因素

吸烟者应戒烟；积极治疗咳嗽、便秘、排尿困难等引起腹内压升高的因素；疝块较大者减少活动，多卧床休息；离床活动时使用疝带压住疝环口，避免腹腔内容物脱出而造成疝嵌顿。

3. 术前准备

除手术前常规准备外，应注意以下几点。

（1）术前严格备皮，尤其对会阴部、阴囊皮肤更应仔细，不可剃破皮肤，防止切口感染。术前嘱患者沐浴更衣；

（2）术前一日给予流质饮食，术前晚灌肠，清除肠内积粪，防止术后腹胀及排便困难；

（3）送患者进手术室前，嘱其排空膀胱或留置尿管，以防术中误伤膀胱。

4. 嵌顿性或绞窄性疝的护理

除一般护理外，应予禁食、胃肠减压、静脉输液、抗感染，纠正水、电解质代谢及酸碱平衡失调，并验血、配血，做好紧急手术的准备。

5. 心理护理

向患者讲解腹外疝的病因、治疗方法及手术治疗的必要性，减轻患者紧张、恐惧心理。

对使用棉线束带或疝带的患者,应说明佩戴的意义,教会患者和家属正确佩戴的方法。

(二) 术后护理

1. 病情观察

密切监测患者生命体征的变化。观察伤口渗血情况,及时更换浸湿的敷料,估计并记录出血量。

2. 生活护理

(1) 卧位:术后取平卧位,膝下垫一软枕,髋、膝关节微屈,以降低切口的张力,减轻疼痛,利于切口愈合;

(2) 饮食:一般术后 6~12 小时若无恶心、呕吐可进水及流食,次日可进半流食、软食或普食。行肠切除吻合术者术后应禁食,待肠道功能恢复后方可进食。饮食上注意少吃易引起便秘及腹内胀气的食物,如红薯、花生、豆类、碳酸饮料等,宜多吃谷物、水果、蔬菜等富含纤维素的食物,多饮水以防便秘。保持有规律的饮食习惯,讲究饮食卫生;

(3) 活动:传统疝修补术后应卧床 4~7 天,术后次日可适当进行床上活动,1 周后下床活动。采用无张力疝修补术的患者术后 24~48 小时即可离床活动。年老体弱、复发性疝、巨大疝、绞窄性疝患者应延长卧床时间。

3. 防治腹内压增高

注意保暖,以防受凉、咳嗽,如有咳嗽应及时治疗;患者在咳嗽时用手掌按压伤口,减少对伤口愈合的影响;注意保持大小便通畅,避免用力排便。

4. 防治并发症

(1) 预防阴囊血肿:可用丁字带将阴囊托起,以减少渗血、渗液积聚,防止阴囊血肿。用 0.5Hg 沙袋压迫切口部位 24 小时,密切观察切口渗血、渗液及阴囊是否肿大,出现异常及时通知医生;

(2) 预防切口感染:切口感染是疝复发的主要原因之一。术后合理应用抗菌药物,注意保持敷料清洁、干燥,避免大小便污染;敷料污染或脱落应及时更换。留置胃肠减压管或其他引流管者,应注意保持引流通畅。注意观察患者体温和脉搏的变化及切口有无红肿、疼痛,一旦发现切口感染,应尽早处理;

(3) 尿潴留的处理:手术后因麻醉或手术刺激引起尿潴留者,可肌内注射卡巴胆碱(氨甲酰胆碱)或针灸,以促进膀胱平滑肌的收缩,必要时留置导尿。

五、健康教育

(1) 适当休息:应逐渐增加活动量,3 个月内应避免重体力劳动或剧烈运动;

(2) 避免腹内压升高:积极治疗引起腹内压增高的疾病;注意保暖,防止受凉、咳嗽;调节饮食,保持大便通畅,避免用力排便;

(3) 定期复查。

第六节 原发性肝癌的护理

原发性肝癌是我国常见的恶性肿瘤之一，以原发性肝细胞癌（又称肝癌）最常见，高发于东南沿海地区，以40~50岁多见，男性多于女性。

一、病因及发病机制

原发性肝癌的病因和发病机制尚未阐明。一般认为病毒性肝炎、肝硬化是其主要原因，临床上肝癌患者常有急性肝炎→慢性肝炎→肝硬化→肝癌的病史；其他有黄曲霉毒素、亚硝胺类致癌物、水土等因素。

二、病理生理

（一）大体病理类型

可分为以下三类。

1. 结节型

多见，常为单个或多个大小不等结节散分布于肝内，多伴有肝硬化，恶性程度高，预后较差。

2. 巨块型

常为单发，也可由多个结节融合而成，癌块直径较大常有假被膜，易出血、坏死；肝硬化程度较轻，手术切除率高，预后较好。

3. 弥漫型

少见，结节大小均等，呈灰白色散在分布于全肝，常伴有肝硬化，肉眼难与肝硬化区别，病情发展迅速，预后极差。

根据肿瘤直径大小，又可分为微小肝癌（≤2cm）、小肝癌（2~5cm，含5cm）、大肝癌（5~10cm，含10cm）、巨大肝癌（>10cm）。

（二）组织学类型

可分为肝细胞癌、肝内胆管细胞癌和二者同时出现的混合型肝癌三类；我国以肝细胞癌为主，约占91.5%，男性多见。

（三）转移途径

常见的转移途径如下。

1. 直接蔓延

癌肿直接侵犯邻近组织、脏器，如膈肌、胸腔等。

2. 血行转移

门静脉系统内转移是最常见的途径，多为肝内转移，癌细胞在生长过程中极易侵犯门静脉分支，形成门静脉内癌栓，癌栓经门静脉系统在肝内直接播散，甚至阻塞静脉主干，导致门静脉高压；肝外血行转移常见于肺，其次为骨、脑等。

3. 淋巴转移

主要累及肝门淋巴结，其次为胰腺周围、腹膜后及主动脉旁淋巴结，晚期可至锁骨上淋巴结。

4. 种植转移

癌细胞脱落可发生腹腔、盆腔种植转移，引起血性腹水。

三、护理评估

（一）健康史

询问患者有无病毒性肝炎、肝硬化病史；饮食习惯及生活环境，有无进食含黄曲霉菌的食品、有无亚硝胺类致癌物的接触史等；注意有无家族病史。

（二）身体状况

原发性肝癌早期缺乏特异性表现，晚期可有局部和全身症状。

1. 症状

（1）肝区疼痛：是最常见和最主要的症状，约半数以上患者以此为首发症状，多为胀痛、钝痛和刺痛，可为间歇性或持续性。突发剧烈腹痛和腹膜刺激征为肝癌结节破裂出血所致；

（2）消化道和全身症状：常表现为食欲减退、腹胀、恶心、呕吐或腹泻等，易被忽视。可有不明原因的持续性低热或不规则发热，抗菌药物治疗无效。早期患者消瘦、乏力不明显；晚期患者体重呈进行性下降，可伴有贫血、出血、水肿等恶病质表现。

2. 体征

肝脏进行性增大，呈结节性，质硬，边缘钝而不规则，为中、晚期肝癌的主要临床体征。晚期患者可出现黄疸和腹水。

3. 其他

可有癌旁综合征（由癌组织产生某些内分泌激素物质所引起）的表现，如低血糖、红细胞增多症、高血钙、高血脂、血小板增多、异常纤维蛋白原等。发生肺、骨、脑等转移者可产生相应症状。此外，患者还可出现肝性脑病、上消化道出血、癌肿破裂出血及继发性感染等并发症。

（三）心理-社会状况

肝癌患者多伴有肝硬化或慢性肝炎病史，长期治疗效果不佳，患者丧失信心，经济负担较重，容易产生焦虑、恐惧、敏感、抑郁，甚至绝望等心理变化。

（四）辅助检查

1. 实验室检查

（1）AFP：对诊断肝细胞癌有相对专一性，阳性率可达70%，是目前诊断原发性肝癌最常用、最重要的方法；

（2）血清酶学及其他肿瘤标记物检查，肝功能检查等。

2. 影像学检查

（1）B超：能发现直径2~3cm或更小的病变，诊断正确率可达90%，是目前肝癌定位检查中首选的一种方法；

（2）CT和MRI检查：可检出直径约1.0cm的早期肝癌，诊断符合率达90%以上；

（3）选择性腹腔动脉或肝动脉造影检查：适用于其他非侵入性定位诊断方法未能明确者，阳性率可达90%，是目前小肝癌的定位诊断的各种检查方法中的最优者。

3. 肝穿刺活组织检查

有确诊意义，目前多在B超引导下行细针穿刺，有助于提高阳性率，但可导致出血、肿瘤破裂和沿针道转移等，肝血管瘤者禁止采用该项检查。

（五）治疗要点

（1）手术治疗：肝切除术是目前治疗肝癌最有效的方法，主要术式有肝叶切除、半肝切除、肝三叶切除或局部肝切除等；

（2）对于难以手术切除的中、晚期肝癌，可视病情单独或联合应用肝动脉结扎、肝动脉栓塞化疗、冷冻、激光、微波、射频等方法，有一定的疗效；

（3）其他治疗：包括放射治疗、免疫治疗、中医中药治疗等。

四、护理诊断及合作性问题

1. 预感性悲哀

与担忧疾病预后和生存期限有关。

2. 疼痛

与肿瘤迅速生长导致肝包膜张力增加或手术、放疗、化疗后的不适有关。

3. 营养失调：低于机体需要量

与厌食、化疗所致胃肠道反应及肿瘤消耗有关。

4. 潜在并发症

出血、肝性脑病、膈下积液或脓肿等。

五、护理目标

（1）患者愿意表达出悲哀情绪，能正确面对疾病、手术和预后，并参与对治疗和护理的决策；

（2）患者疼痛减轻或缓解；

（3）患者能主动进食富含蛋白质、能量、维生素等营养均衡的食物或接受营养支持治疗；

（4）患者未出现出血、肝性脑病、膈下积液或脓肿等并发症；若出现，能被及时发现并处理。

六、护理措施

(一) 加强心理支持

鼓励患者和家属说出有关对癌症诊断、预后的感觉。解释各种治疗、护理知识。告知患者手术切除可使早期肝癌患者获得根治的机会;肝癌的综合治疗有可能使以前不能切除的大肝癌转变为可以手术治疗,使不治之症转变为可治之症,患者有望获得较长的生存时间。通过各种心理护理措施,促进患者的适应性反应。

(二) 减轻或有效缓解疼痛

对肝叶和肝局部切除术后疼痛剧烈者,应采取积极有效的镇痛措施,若患者有止痛泵则教会患者使用,并观察药物效果及不良反应。指导患者控制疼痛和分散注意力的方法。术后48小时,若病情允许,促进患者的适应性反应。

(三) 改善营养状况

1. 术前

原发性肝癌患者宜采用高蛋白质、高热量、高维生素饮食。选择患者喜爱的食物种类,安排舒适的环境,少量多餐。此外,还可给予营养支持、输血等,以纠正低蛋白血症,提高手术耐受力。

2. 术后

术后禁食、胃肠减压,待肠蠕动恢复后逐步给予流质或半流质饮食,直至正常饮食。患者术后肝功能受影响,易发生低血糖,禁食期间应从静脉输入葡萄糖或进行营养支持。术后两周内适量补充白蛋白和血浆,以提高机体免疫力。

(四) 并发症的预防和护理

1. 出血

(1) 术前:

①改善凝血功能。术前3天给予维生素K肌内注射,以改善凝血功能,预防术中、术后出血;

②癌肿破裂出血:这是原发性肝癌常见的并发症,最紧急。

告诫患者尽量避免致肿瘤破裂的诱因,如剧烈咳嗽、用力排便等致腹内压骤升的动作。加强腹部体征的观察,若患者突然主诉腹痛,伴腹膜刺激征,应高度怀疑肿瘤破裂出血,应及时通知医生,积极配合抢救。少数出血可自行停止;

(2) 术后:术后出血是肝切除术常见的并发症之一,因此术后应注意预防和控制出血。

①严密观察患者病情变化;

②体位与活动:手术后患者若血压平稳,可采取半卧位,为防止术后肝断面出血,一般不鼓励患者早期活动。术后24小时内卧床休息,避免剧烈咳嗽,以免引起术后出血;

③引流液的观察:手术后当日可从肝旁引流管引流出血性液体100~300mL,若血性液体增多,应警惕腹腔内出血,做好再次手术止血的准备。

2. 肝性脑病

（1）术前：术前3天进行肠道准备，口服肠道抗生素如新霉素等；术前晚用生理盐水清洁灌肠，注意禁用肥皂水；

（2）术后：

①病情观察，注意有无肝性脑病早期症状；

②吸氧，间歇吸氧3~4天，以提高氧的供给，保护肝功能；

③避免肝性脑病的诱因，如上消化道出血、高蛋白饮食、感染、便秘等，若有便秘者可口服乳果糖，促使肠道内氨的排出；

④遵医嘱给予支链氨基酸和降氨药如谷氨酸钠等。

3. 膈下积液及脓肿

膈下积液及脓肿是肝切除术后的一种严重并发症。术后引流不畅或引流管拔除过早，使残肝旁积液、积血或肝断面坏死组织及渗漏胆汁积聚造成膈下积液，如果继发感染则形成膈下脓肿。护理应注意以下几项：

（1）保持引流通畅，对经胸手术放置胸腔引流管的患者，应按闭式胸腔引流的护理要求进行护理；

（2）加强观察：膈下积液及脓肿多发生在术后1周左右，若患者术后体温正常后再度升高或术后体温持续不降，应疑有膈下积液或膈下脓肿；

（3）脓肿引流的护理：若已形成膈下脓肿，应穿刺抽脓，对穿刺后置入引流管者，应加强冲洗和吸引护理；

（4）加强支持治疗和抗菌药物的应用护理。

（五）其他

1. 维持体液平衡的护理

对肝功能不良伴腹水者，积极行保肝治疗，严格控制水和钠盐的摄入量，准确记录24小时出入液量，每天观察、记录体重及腹围变化。

2. 介入治疗的护理

（1）术前：向患者解释治疗的目的及注意事项，检查凝血功能等，术前6小时禁食水；

（2）术后：嘱患者平卧位，穿刺处压迫止血15分钟，肢体制动6小时，观察有无出血现象；多数患者术后1周内有低热，若体温超过38.5℃应及时降温；肝动脉栓塞化疗可造成肝细胞坏死，加重肝功能损害，应注意观察患者的意识状态、黄疸程度，注意补充高糖、高能量营养素，积极给予保肝治疗，防止肝功能衰竭。

七、护理评价

（1）患者能否正确面对疾病、手术和预后；

（2）患者疼痛是否减轻或缓解；

（3）患者营养状况是否改善，体重是否稳定或有所增加；

（4）患者神志是否清醒，生命体征是否平稳，循环血容量是否充足，尿量是否大于30mL/H，有无腹痛、腹胀、体温升高、白细胞和中性粒细胞增高等表现。

八、健康指导

（1）注意防治肝炎，不吃霉变食物。有肝炎、肝硬化病史者和肝癌高发地区人群应定期做体格检查，做 AFP 测定、B 超检查，以期早期发现、及时诊断；

（2）坚持后续治疗，应树立战胜疾病的信心，根据医嘱坚持治疗；

（3）注意营养，多吃富含能量、蛋白质和维生素的食物和新鲜蔬菜、水果，食物以清淡、易消化为宜；

（4）保持大便通畅，防止便秘，可适当应用缓泻剂，预防血氨升高；

（5）患者应注意休息，如体力许可，可做适当活动或参加部分工作；

（6）自我观察和定期复查。嘱患者及家属注意有无水肿、体重减轻、出血倾向、黄疸和疲倦等症状，必要时及时就诊，定期随访；

（7）给予肝癌晚期患者精神上的支持，鼓励患者和家属共同面对疾病。

（杨培容）

第三章 血管外科护理

第一节 下肢静脉曲张的护理

下肢静脉曲张指下肢浅静脉伸长、迂曲和扩张而呈曲张状态的一种疾病。下肢静脉曲张多见于大隐静脉及其属支，常并发小腿慢性溃疡。下肢静脉曲张是下肢血管最常见的疾病之一。长时间负重及站立工作者多发该病。

一、解剖生理概要

下肢静脉由浅静脉、深静脉和交通静脉组成。

1. 浅静脉

位于皮下，主要有大隐静脉和小隐静脉。大隐静脉起自足背静脉网的内侧，沿下肢内侧上行，在腹股沟韧带下穿过卵圆窝注入股总静脉。小隐静脉起自足背静脉网的外侧，沿小腿后外侧上行到腘窝处穿过深筋膜注入腘静脉。

2. 深静脉

位于肌肉中间与同名动脉伴行，主要有胫前静脉和胫后静脉，汇合进腘窝称腘静脉，在大腿称股静脉，后经腹股沟韧带的深面移行为髂外静脉。

3. 交通静脉

深浅静脉之间、大隐静脉和小隐静脉间有许多交通支。交通静脉常将浅静脉血引流向深静脉。

4. 静脉瓣膜

下肢静脉管腔内有许多瓣膜，尤其是大隐静脉汇入股静脉处以及小隐静脉汇入腘静脉处都有较坚韧的瓣膜，可保证下肢静脉血由下向上、由浅入深地单向回流，对阻止静脉血逆流起重要作用。

5. 下肢血流动力学

下肢静脉血液向心回流主要依赖于静脉瓣膜向心单向开放功能、下肢肌肉收缩对静脉的挤压作用、心脏的搏动和呼吸时胸腔内负压对周围静脉血的向心吸引作用。

二、病因与发病机制

静脉壁薄弱、静脉瓣膜缺陷和浅静脉内压力持续升高是引起下肢浅静脉曲张的主要原因。按其发病原因分为原发性和继发性两类。

1. 原发性下肢静脉曲张

最多见。主要原因：

(1) 静脉壁薄弱和静脉瓣膜缺陷。

(2) 浅静脉内压力升高，如长期站立、重体力劳动、妊娠、慢性咳嗽、习惯性便秘等因素使静脉瓣膜承受过度的压力而关闭不全，静脉血就会由上向下、由深而浅逆流，最终导致浅静脉瘀血、伸长迂曲，形成下肢静脉曲张。

2. 继发性下肢静脉曲张

常继发于下肢深静脉病变和深静脉外病变等，如深静脉阻塞、深静脉瓣膜功能不全、盆腔肿瘤和妊娠子宫等压迫髂静脉，引起下肢静脉曲张。

三、护理评估

(一) 健康史

了解患者的职业及工作特点，是否为长期站立或重体力劳动者；询问患者是否妊娠、有无慢性咳嗽、习惯性便秘等腹内压增高病史。

(二) 身体状况

以大隐静脉曲张多见，其次是大、小隐静脉曲张同时发生，单独的小隐静脉曲张比较少见，主要表现为患肢浅静脉曲张、蜿蜒扩张、迂曲。早期仅在久站后感患肢小腿沉重、酸胀、乏力和疼痛，至后期曲张静脉明显隆起，蜿蜒成团，可出现踝部轻度肿胀和足靴区皮肤营养不良的变化，如皮肤萎缩、脱屑、瘙痒、色素沉着，甚至湿疹和溃疡形成。

(三) 心理-社会状况

了解下肢静脉曲张是否影响患者正常的生活与工作；慢性溃疡或创面经久不愈是否引起患者紧张不安和焦虑；患者对本病预防知识是否有一定的了解。

(四) 辅助检查

1. 深静脉通畅试验

让患者站立，待曲张静脉充盈后，用止血带阻断大腿浅静脉主干，然后嘱患者连续用力踢腿或做下蹲活动10余次，观察曲张静脉变化。若曲张静脉消失或充盈程度减轻，表示深静脉通畅；若浅静脉曲张更明显，张力增高，甚至出现胀痛，提示深静脉不通畅。

2. 大隐静脉及交通支瓣膜功能试验

患者平卧，抬高下肢使曲张静脉血液排空，在大腿根部扎止血带阻断大隐静脉的回流，然后让患者站立，迅速放开止血带，若出现曲张静脉自上而下的逆向充盈，提示大隐静脉进入股静脉处的瓣膜功能不全；若未放开止血带前，在30秒内曲张静脉迅速充盈，则表明交通支瓣膜功能不全。

3. 下肢静脉造影

下肢静脉造影是检查下肢深静脉通畅情况和瓣膜功能，以及病变程度最可靠、最有效的方法。

4. 血管超声检查

超声多普勒血流仪能观察静脉反流的部位和程度，超声多普勒显像仪可以观察瓣膜关闭活动及有无逆向血流。

（五）治疗要点

1. 非手术治疗

（1）促进下肢静脉回流：避免久站和久坐，间歇性抬高患肢，穿弹力袜或用弹力绷带，使曲张静脉处于萎瘪状态以改善症状。适用于：

①病变局限，症状较轻者；

②妊娠期静脉曲张；

③症状虽明显，但不能耐受手术者；

（2）注射硬化剂疗法：将硬化剂注入曲张的静脉内，造成静脉炎症反应使曲张静脉闭塞。适用于病变小而局限者、术后残留的病变以及术后复发者。常用的硬化剂有鱼肝油酸钠、酚甘油液等。

2. 手术治疗

手术治疗是治疗下肢静脉曲张的根本方法，适用于深静脉通畅、无手术禁忌证者。常用的手术方法为大隐静脉高位结扎术、大隐静脉主干及曲张静脉剥脱术以及结扎功能不全的交通静脉。

3. 并发症的治疗

（1）血栓性浅静脉炎：局部热敷、理疗及给予抗菌药物；禁止局部按摩；

（2）湿疹和溃疡：抬高患肢，保持创面清洁并给予湿敷；

（3）曲张静脉破裂出血：立即抬高患肢，局部加压包扎止血，必要时手术缝扎止血。

四、护理诊断及合作性问题

1. 活动无耐力

与下肢静脉回流不畅有关。

2. 皮肤完整性受损

与皮肤营养障碍有关。

3. 潜在并发症

小腿曲张静脉破裂出血、术后深静脉血栓形成。

4. 知识缺乏

缺乏预防下肢静脉曲张的有关知识。

五、护理目标

（1）患者的活动耐力逐渐增加；

（2）患者皮肤营养障碍性变化好转，溃疡创面无继发感染，逐渐愈合；

（3）并发症能得到预防、及时发现与处理；

（4）患者能正确描述预防下肢静脉曲张的有关知识。

六、护理措施

1. 非手术治疗患者的护理

（1）穿弹力袜或缚扎弹力绷带：行走前抬高患肢排空曲张静脉内的血液后，自下而上包扎弹力绷带或穿弹力袜，以促进静脉回流；

（2）保持合适体位：坐时双膝勿交叉，以免压迫腘窝而影响静脉回流；卧床休息时抬高患肢30°~40°，以利于静脉回流；

（3）避免引起腹内压和静脉压增高的因素：保持大便通畅，防止便秘，避免久站，肥胖者减轻体重。

2. 手术治疗患者的护理

（1）术前护理：具体如下：

①一般护理：患肢水肿者，术前数日抬高患肢，有利于减轻患肢水肿。并发慢性溃疡者，加强换药，保持创面清洁，待溃疡愈合后或溃疡创面感染基本控制后方可手术，术前2~3日，用70%乙醇消毒创面周围皮肤后包扎，每日1~2次；

②皮肤准备：应注意清洗肛门和会阴部，备皮范围包括腹股沟部、会阴部和整个患肢。若术中需植皮，还应做好供皮部位的皮肤准备；

（2）术后护理：具体如下：

①卧床休息：抬高患肢30°，促进静脉回流；

②应用弹力绷带：患肢用弹力绷带自足部向大腿方向加压包扎，注意保持合适的松紧度，以能扪及足背动脉搏动和保持足部正常皮肤温度为宜。弹力绷带一般需维持两周后方可拆除；

③观察手术切口：观察有无切口或皮下渗血，局部有无感染征象；

④早期活动：卧床期间指导并协助患者做足背伸屈运动；术后24~48小时鼓励患者下床活动，防止下肢深静脉血栓形成；

⑤有小腿慢性溃疡者应继续加强换药，并使用弹力绷带护腿。

七、护理评价

（1）患者的活动耐力是否逐渐增加；
（2）患者皮肤营养障碍性变化是否好转，溃疡创面是否得到有效处理并愈合；
（3）并发症能否得到有效预防、及时发现和处理；
（4）患者能否正确描述预防下肢静脉曲张的有关知识。

八、健康指导

（1）指导患者进行适度的体育锻炼，增强血管壁的弹性；
（2）避免长时间站立、久坐，坐时双膝尽量勿交叉，休息时抬高患肢；
（3）指导患者正确使用弹力袜或弹力绷带，手术后宜继续使用1~3个月；
（4）保持大小便通畅，避免肥胖。

第二节 血栓闭塞性脉管炎的护理

血栓闭塞性脉管炎，又称 BUERgER 病，是累及四肢中小动静脉的一种慢性非化脓性炎症，可导致血管阶段性狭窄闭塞，可呈周期性发作，尤其多发生在双下肢血管。我国北方多见，好发于有长期吸烟史的青壮年男性。

一、病因与发病机制

病因尚未明确，一般认为与多种因素有关。

1. 外因

主要有长期吸烟、寒冷与潮湿的生活环境、外伤和感染。

2. 内因

自身免疫功能紊乱，性激素与前列腺素失调及遗传因素。在各因素中，主动或被动吸烟是本病发生和发展的重要环节，烟碱能使血管收缩。病变呈节段性分布，两段之间血管比较正常。早期为血管全层非化脓性炎症，后期炎症消退，血栓机化，新生毛细血管形成，血管周围广泛纤维化并有侧支循环形成，以代偿血液供应。但随着病程发展，最终动脉血管完全闭塞，侧支循环失代偿，可造成肢体远端坏疽和溃疡。

二、护理评估

（一）健康史

详细询问患者有无长期大量吸烟史，有无长期在湿冷环境中工作生活史，有无感染和外伤史。了解患者有无自身免疫功能紊乱、性激素和前列腺素失调等。

（二）身体状况

起病隐匿，进展缓慢，常呈周期性发作。根据肢体缺血程度和表现，结合 FONTAINE 分类法，将本病分为四期。

Ⅰ期：患肢动脉有局限性狭窄，患肢麻木、发凉、皮肤温度稍低，色泽苍白，足背动脉或胫后动脉搏动减弱。

Ⅱ期：患肢动脉狭窄，侧支循环代偿。患肢活动后出现间歇性跛行为突出症状，皮肤温度降低、苍白明显、干燥，趾（指）甲增厚变形，足背或胫后动脉搏动消失。

Ⅲ期：动脉严重、广泛狭窄，侧支循环失去了代偿能力。缺血性静息痛为主要症状，患肢出现持续性剧烈疼痛，夜间更甚，迫使患者屈膝抚足而坐或将患肢垂于床沿，以增加血供，缓解疼痛。并伴有趾（指）腹色泽暗红、肢体远端水肿。

Ⅳ期：患处动脉完全闭塞。趾（指）端发黑、干瘪、坏疽和溃疡为主要症状。继发感染后，干性坏疽转为湿性坏疽，常伴有全身感染中毒症状。

（三）心理-社会状况

因患肢持续剧烈的疼痛、肢端坏死及感染等常使患者异常痛苦、焦虑、悲观，对治疗和生活丧失信心。

（四）辅助检查

1. 一般检查

（1）跛行距离和跛行时间的测定；

（2）测定皮肤温度：如果双侧肢体对应部位皮肤温度相差2℃以上，提示皮肤温度降低侧肢体动脉血流量减少；

（3）肢体抬高试验：患者平卧，患肢抬高70°~80°，持续60秒后若出现麻木、疼痛、苍白或蜡黄色者为阳性，提示动脉供血不足。患者坐起，患肢自然下垂于床沿以下，如足部皮肤渐出现潮红或紫斑，进一步提示患肢严重血供不足。

2. 特殊检查

肢体血流图、超声多普勒检查、动脉造影可了解动脉阻塞的部位、范围、程度及侧支循环建立的情况。

（五）治疗要点

本病应着重于防止病变进展，改善和促进下肢血液循环。

1. 一般疗法

严格戒烟，防止受潮、外伤和感染，肢体保暖但不使用热疗，以免组织需氧量增加而加重症状。疼痛严重者，可用止痛剂和镇静剂。患肢功能锻炼，以促进侧支循环建立。

2. 药物治疗

适用于早期、中期患者。血管扩张剂可改善患肢血供，缓解缺血性疼痛。低分子右旋糖酐能降低血黏度，对抗血小板聚集，改善微循环。并发感染者选用有效抗菌药物控制感染。中医中药可活血化瘀通络。

3. 高压氧疗法

可提高血氧含量，改善组织的缺氧程度。

4. 手术治疗

目的是重建动脉血流通道，增加肢体血供，改善缺血引起的不良后果。手术方法有动脉重建术，分期动、静脉转流术，大网膜移植术，腰交感神经切除术及截肢术。

三、护理诊断及合作性问题

1. 疼痛

与患肢缺血、组织坏死有关。

2. 焦虑

与患肢剧烈疼痛、久治不愈、对治疗缺乏信心有关。

3. 皮肤完整性受损

与患肢远端供血不足，肢端坏疽、脱落有关。

4. 活动无耐力

与患肢远端供血不足有关。

5. 潜在并发症

感染与肢端坏疽。

四、护理目标

（1）患肢疼痛能有效控制或减轻；
（2）患者焦虑、悲观程度减轻，对治疗有信心；
（3）患肢皮肤完整、无破损；
（4）患者活动耐力逐渐增加；
（5）并发症得到预防或及时发现和处理。

五、护理措施

1. 一般护理

（1）绝对戒烟，防止主动或被动吸烟，以消除烟碱对血管的收缩作用；
（2）注意肢体保暖，避免受寒冷刺激，但应避免用热水袋或热水给患肢直接加温；
（3）保持足部清洁、干燥，有足癣者及时治疗。每天用温水洗脚，告知患者先用手试水温，勿用足趾试水温，以免烫伤；
（4）皮肤破溃或组织坏死时应卧床休息，保持溃疡部位清洁，加强创面换药，并遵医嘱使用抗菌药物。

2. 疼痛护理

早期轻症患者，可遵医嘱应用血管扩张剂及中医中药缓解疼痛。中、晚期患者疼痛剧烈常需使用麻醉性镇痛药，应注意成瘾性。如疼痛难以缓解，可采用连续硬膜外阻滞方法止痛。

3. 术后护理

（1）体位：静脉手术后抬高患肢30°，制动1周，以利于静脉回流；动脉手术后患肢平放，制动2周。患者卧床制动期间应做足背屈伸运动，以促进局部血液循环；
（2）病情观察：
①术后密切观察血压、脉搏及伤口渗血或血肿情况；
②观察肢体远端血运情况，两侧足背动脉搏动、皮肤温度、色泽及感觉，并做好记录。若动脉搏动消失、皮温降低、苍白、麻木，提示有动脉栓塞；动脉重建术后，若出现肢体肿胀、皮肤颜色发紫、皮温降低，可能是血管重建部位发生痉挛或继发性血栓形成，应立即通知医生采取相应措施；
③预防或控制感染：密切观察患者体温变化和切口情况，如发现伤口红肿、渗出和体温升高，应及时报告医生配合处理，遵医嘱合理使用抗菌药物。

4. 心理护理

关心体贴患者，耐心做好思想工作，消除其悲观情绪，帮助患者树立战胜疾病的信心，使其积极配合治疗和护理。

（杨培容）

参考文献

[1] 王杉. 外科与普通外科 [M]. 北京：中国医药科技出版社，2014.
[2] 王深明. 普通外科疾病临床诊断与治疗方案 [M]. 北京：科学技术文献出版社，2014.
[3] 韩成珺，马友龙，孙志德. 外科临床治疗与护理 [M]. 武汉：湖北科学技术出版社，2017.
[4] 丁淑贞，吴冰. 普通外科临床护理 [M]. 北京：中国协和医科大学出版社，2016.
[5] 王国俊. 现代普通外科临床新进展 [M]. 长春：吉林科学技术出版社，2019.
[6] 王连武. 外科疾病临床诊疗策略 [M]. 北京：科学技术文献出版社，2018.
[7] 卫中庆，汪宝林. 外科临床处方手册 [M]. 4版. 南京：江苏凤凰科学技术出版社，2015.
[8] 孙树印，乔森，刘辉. 临床疾病诊疗常规外科 [M]. 济南：山东大学出版社，2014.
[9] 杨玻，宋飞. 实用外科诊疗新进展 [M]. 北京：金盾出版社，2015.
[10] 李汉忠. 泌尿外科诊疗常规 [M]. 北京：中国医药科技出版社，2012.
[11] 李简. 胸外科诊疗常规 [M]. 北京：中国医药科技出版社，2012.
[12] 陈德宁. 中医外科诊疗思维 [M]. 北京：人民军医出版社，2011.
[13] 罗杰. 实用外科诊疗常规 [M]. 武汉：湖北科学技术出版社，2011.
[14] 王杉. 外科与普通外科诊疗常规 [M]. 北京：中国医药科技出版社，2013.
[15] 石汉平，余红兰. 普通外科营养学 [M]. 北京：人民军医出版社，2012.
[16] 任国胜. 普通外科临床实践（习）导引与图解 [M]. 北京：人民卫生出版社，2014.
[17] 任杰，苏中振. 普通外科超声解剖与诊断图谱 [M]. 广州：广东科技出版社，2013.
[18] 刘海勇. 普通外科急症与重症诊疗学 [M]. 北京：科学技术文献出版社，2013.